全国高等医药院校"十二五"规划教材

供中医学、中药学、针灸推拿、中西医结合、中医骨伤等专业用

医 古 文

主　编　沙　涛　沙恒玉

副主编　王靖博　孙国华　李　可
　　　　刘维庆　陈书宝　孙孝中

编　者　（按姓氏笔画排序）
　　　　王雪梅　田　端　包红梅
　　　　吴　昊　范雪峰　周计春
　　　　赵　旭　夏　曼　黄克艳
　　　　熊德良

第四军医大学出版社·西安

图书在版编目（CIP）数据

医古文／沙涛，沙恒玉主编. —西安：第四军医大学出版社，2013.8
ISBN 978－7－5662－0071－6

Ⅰ . ①医…　　Ⅱ . ①沙…　②沙…　　Ⅲ . ①医古文－医学院校－教材　　Ⅳ . ①R2

中国版本图书馆 CIP 数据核字（2013）第 196446 号

yiguwen

医古文

出版人：富　明　　　　　　　　责任编辑：张永利　　　　　　　　责任校对：黄　璐

出版发行：第四军医大学出版社
　　　　　地址：西安市长乐西路 17 号　邮编：710032
　　　　　电话：029－84776765　　　传真：029－84776764
　　　　　网址：http：//press. fmmu. edu. cn

制版：绝色设计
印刷：西安永惠印务有限公司
版次：2013 年 8 月第 1 版　2013 年 8 月第 1 次印刷
开本：787×1092　1/16　　印张：25.5　字数：600 千字
书号：ISBN 978－7－5662－0071－6/ R · 1243
定价：49.00 元

编写说明

一、教材的性质与目的

医古文是高等院校中医药类专业的基础课程；是研究中医药古代文献语言文化现象的一门学科；是探索古代医药文献，如何学习医药著作，掌握医药文献理论的中医药类专业的必修课程；也是对学生进行人文素质教育和对中医药人员进行终身教育的主要课程。医古文知识是挖掘整理中医药宝库的必备工具，是中医师、中药师、针灸推拿、骨伤、中西医结合医师学习、研究中医药的必需基础知识。

医古文的教学目的是通过对古代医学文选和古代汉语基础知识的学习及综合练习的训练，培养学生阅读古医籍的能力，为学习中医经典原著课程和其他古医籍文献消除文字文理上的困难，为以后学习打下良好的基础。

二、教材内容

本教材分为上编、下编与附编三个部分。

上编为文选。选注医学及与医学相关的古文45篇，包括医家传记、医书序言、医学论文、医案医话、医书凡例、医书提要及医经校记等。以语言规范、词汇丰富、医理清楚为选文原则，并顾及历版教材的传统篇目，以求具有连贯性。按体裁分为四个单元：医家传记（1~10）、医论（11~25）、医著序文（26~36）、杂著（37~45）。同一单元的文章依时代先后排列。正文前都有一个"提示"，扼要说明所选版本、作者生平、著作内容及选文的内容。本教材的"提示"是每一篇、每一章的学习要点，并提供与所属篇章相关的阅读素材，注重检验词语解释、文章理解、翻译、句读及有关基础知识的掌握情况。

下编为基础知识。内容包括汉字、音韵、词汇、语法、训诂、句读、今译、文意理解、古代文化常识等九章。这样安排，是结合高等医药院校本科和医药高职学生的知识结构，通过归纳分析上编阅读文选和中医药古籍的实例，讲清基本概念，阐述基本知识，传授基本技能，提高古医籍水平。所用例句绝大部分出自于教材文选及其他医药相关文章，个别出自中学学过的古文名篇。

附编为《繁简字对照表》与《常用异体字表》。前者按繁体字笔画编排，便于检索。后者列出本教材中的所有异体字以及中医药常用的异体字，便于学习、查阅。

上、下编的每课之后都设计有综合练习，共53组。上编课后的综合练习分七个题型：一是解释题，每课精选23~28个词语；二是单项选择题，每课1~3题，选出重点词句，进行判断；三是多项选择题，每课1~3题，选出难点词句，进行判断；四是翻译题，每课1~5题，细选有代表性的语句；五是思考题，每课2~4题；六是背诵题，每课1~3题，选一些脍炙人口的著名句段，要求学生背诵，以加深理解与提高素养；七是阅读题，选择与所属篇章相关的阅读素材，选文一般短小精悍，易于理解。下编根据章节内容安排练习题，题型灵活多样，有填空题、解释题、注音题、今译题、断句加标点题、简答题、问答题、阅读题等，与各章节的基础知识相结合，有利于学生学习和掌握。

三、编写体例

文选的课文严格按教材"提示"中注明的版本如实录入。为便于阅读，对原文中讹字予以修改，但在注释中加以注明。正文有删节的，在注释中予以注明。

文选的注释力求详细准确，通俗易懂，便于自学。除注释词义外，还对疑难语句进行串讲和语法分析。串讲句意一般放在词语注释之前。注释一般不采用两说，对于历来有争议的解释，选较为合理的一说，但不加以注明。

词语注释一般注明词语本身固有的意义。如果用"指……""此指……"，表示这是随文释义，亦即该词只有在该语言环境中才有此义。

注释中注明"……的样子"一般为形容词，相对于训诂术语的"貌"。注为"犹……"，表示这是以更习用的同义词来注释。

注释中以"同"标识古字，如：见，同"现"，表示"见"为古字，"现"为今字。以"通"标识通假字，如：蚤，通"早"，表示"蚤"是"早"的通假字。

异体字则直接标明，如：宜，"宜"的异体字，表示"宜"为正体字，"宜"为异体字。如果正体字是简化字的，则在其后括号注明相应的繁体字，以资对照，如：为，"为"（爲）的异体字。文选中的俗字不单独注明，因其隶属异体字，只注明是某字异体字。

异体字的标准，依据的是第10版《新华字典》（商务印书馆，2004年1月）。尽管有些字考证起来属于古今字或通假字，但只要《新华字典》规定为异体的，一律注为异体。

课文中所有繁体字，一律不注明对应的简化字，读者可在附编的《繁简字对照表》查到答案。一般遇到未注的生字绝大部分是繁体字，因为通假字、古字及其他冷僻字都有注释。

文选中的所有生僻字词，均予以注音。一般是前注拼音字母，后注同音字。没有同音字或比同音字更冷僻的，只注拼音字母。基础知识部分的冷僻字只注拼音，不注同音字。对于一些旧读的去留，一般以第10版《新华字典》和《汉语大字典》为准。

附编中的《繁简字对照表》和《常用异体字表》是本教材的两大改进。以前的同类教材均有《简繁字对照表》，但其按简化字的拼音编排，无从检索，而教材中又不注繁体字，读者只能另备字典查繁体字；而《异体字整理表》收录的是国家1956年的标准，该表最大的缺点是名为异体字表，实不能包含本教材文选中出现的异体字，不便于学习。

四、教学方法

本教材供全国高等医药院校中医专业、中药专业、针灸推拿专业、骨伤专业、中西医结合专业、中医药类专业（含高职高专和3＋2五年制大专班）本科和专科学生使用。

使用本教材的参考教学时数以94～128节为宜。其中教材题名后标有＊号的是重点讲授篇目，其他为一般篇目，可由学生自学，教师可根据情况酌情掌握。在教学进度上，文选与基础知识宜交叉进行，齐头并进，比如先讲几节文选，穿插讲一章基础知识。

鉴于本教材非常适合自学，所以教师宜在课前布置预习，再由学生在课堂上提出问题或串讲课文，然后由老师答疑解惑。上编阅读文选以讲授文理为主，兼顾医理，着重提示性地讲解疑难的词句，说明理解文句意义的具体方法，而不宜逐字逐句地疏通。文选中某些脍炙人口的著名句段，要求学生背诵，以加深理解与提高素养。下编基础知识的教学，主要是通过归纳分析上编阅读文选和中医药古籍的实例，讲清基本概念，阐述基本知识，传授基本技能，尤宜以后者为主，对于教材中的用例不必全部掌握。

附编中的《繁简字对照表》要求学生课外自学，原则是"识繁写简"，即能够认识所有的繁体字，但不一定要求会写；《常用异体字表》亦供课外自学，要求掌握教材文选中出现的所有异体字。上、下两编均可有选择性地开展多媒体教学。

鉴于医古文是一门知识性、实践性很强的课程，必须加强实践环节的教学。本教材设计的综合练习内容相当丰富，教师可指导学生在课外努力完成。其中的解释题在教材中有现成答案，而翻译题、文意理解和阅读题则要求学生在努力利用已学知识，配合使用工具书的情况下完成，最后由老师作适当指导。

五、编写组织

本教材由沙涛、沙恒玉教授拟教材目录和编写大纲，确定编写指导思想，主持编写。分别召开了编写会、定稿会，编写人员共同讨论，根据各位参编人员的教学经验、特长分配编写任务，分工合作；完成编写后，由沙涛、沙恒玉进行统稿，北京中医药大学博士生导师钱超尘教授审定。参加编写的人员均为教学一线的专家教授，确保了本教材的质量和水平。

参加本教材编写的有十多所院校的专业教师，他们集思广益，辛勤耕耘。由张仲景国医学院沙涛、沙恒玉，江西中医学院熊德梁，贵阳中医学院黄克艳，河北医科大学中医学院周计春、孙国华、刘维庆老师撰写上篇；由沙涛、沙恒玉、李可、刘维庆、夏门大学中医学院孙孝中、重庆医科大学杨济舟老师撰写下篇；还有内蒙古医学院包红梅，北京中医药大学王靖博，南京中医药大学王明强，陕西中医学院李莹波，黑龙江中医药大学佳木斯学院赵旭，上海中医药大学王新华、陈书宝、田端、范雪峰、李全兴、王雪梅、夏曼、吴昊、赤光春、刘力源老师也参加了编写工作。本教材在编写过程中得到了全国高等医药院校教材建设研究会、专家指导委员会和编写单位领导、老师的大力支持和协助，得到了北京中医药大学博士生导师钱超尘教授的支持帮助，也得到了第四军医大学出版社领导、编辑的大力支持和帮助，在此一并表示衷心的感谢！

本教材根据卫生类高等医药院校本科及高等医药院校高职的培养目标、学制等特点，在内容选择与体例安排、练习训练上进行了一些改进和增加，由于时间紧，难免存在疏漏和不足之处，恳请各位同道和广大读者提出宝贵意见，给予批评指正，以便进一步修订提高。

《医古文》编委
2013 年 5 月

目　　录

上编　文　选

下编　基础知识

附　编

上编 文 选

‖一、秦医缓和*‖

【提示】　本文选自《左传·成公十年》和《左传·昭公元年》，据阮刻《十三经注疏》本排印，标题后加。《左传》相传为春秋晚期鲁国史官左丘明编著，是我国第一部编年体史书，起于鲁隐公元年（公元前 722 年），止于鲁悼公四年（公元前 464 年）。该书是研究春秋时期历史的重要文献。作者善于记叙纷纭复杂的重大历史事件，刻画人物形象，对后世的文学和史学发展有着重大影响。

本文记述了秦国医生医缓、医和为晋侯诊病的两则故事。文中"晋侯梦大厉"一节有些荒诞不经，但它反映了医缓诊断的正确，治疗手段的多样，并揭露了统治阶级杀害无辜的残暴行径。医和的故事则记载了"六气致病"的病因学说，同时揭露了统治阶级荒淫纵欲的腐朽生活。文中"膏肓"、"二竖子"等典故，一直为后世所广泛传诵引用。

晋侯夢大厲，被髮及地，搏膺而踊[1]，曰："殺余孫，不義。余得請於帝矣！"壞大門及寢門而入[2]。公懼，入於室[3]。又壞户[4]。公覺，召桑田巫[5]。巫言如夢。公曰："何如？"曰："不食新矣[6]！"

[1] 晋侯：晋景公姬獳（nòu 耨），公元前 599—前 581 年在位。曾听信谗言，杀掉无辜的大夫赵同、赵括，故梦见赵氏先祖来报仇。厉：恶鬼。被：同"披"。搏：击打。膺：胸。踊：跳跃。
[2] 大门：宫门。寝门：寝宫的门。
[3] 室：寝宫内室。
[4] 户：单扇的门。此指寝宫与室相通的门。
[5] 觉：睡醒。此指惊醒。桑田巫：桑田的巫者。桑田，地名，今河南灵宝附近。
[6] 不能吃到新麦了。意为死在麦收前。新：指新收获的麦子。

公疾病[1]，求醫於秦。秦伯使醫緩爲之[2]。未至，公夢疾爲二豎子[3]，曰："彼良醫也。懼傷我，焉逃之[4]？"其一曰："居肓之上，膏之下[5]，若我何？"醫至，曰："疾不可爲也。在肓之上，膏之下，攻之不可，達之不及，藥不至焉[6]，不可爲也。"公曰："良醫也！"厚爲之禮而歸之[7]。

[1] 疾病：病重。古汉语中"疾"常指生一般的病，"病"常指病得很重，当"疾病"连用时，则专指病重。

[2] 秦伯：秦桓公，公元前603—前577年在位。缓：医生的名字。为：此指治疗。

[3] 竖子：小孩，儿童。后人称疾病为"二竖"本此。豎，"竖"（竪）的异体字。

[4] 焉：哪里。疑问代词。逃：逃避，躲避。之：去，往。

[5] 肓：心脏与膈膜之间。膏：心尖脂肪。膏与肓都属人体内深层的部位，针药难以达到，因又喻病重。"病入膏肓"的成语本此。

[6] 攻：指用灸法攻治。达：指用针刺治疗。焉：于此。兼有介词加代词的功能。

[7] 归：通"馈"，赠送。下文"厚其礼而归之"同。

六月丙午，晉侯欲麥，使甸人獻麥，饋人爲之[1]。召桑田巫，示而殺之[2]。將食，張，如廁，陷而卒[3]。小臣有晨夢負公以登天，及日中，負晉侯出諸廁，遂以爲殉[4]。

[1] 丙午：丙午日。这是古代的干支纪日法。欲麦：要尝新麦子。麦，活用作动词。甸人：官名，掌管公田。馈人：宫中厨师。

[2] 示而杀之：因桑田巫曾预言其"不食新"，故出示新麦并杀之以泄愤。

[3] 张：同"胀"。如：往，到……去。卒（zú足）：死亡。

[4] 小臣：官名。此指宫中执役的太监。殉：殉葬，陪葬。

晉侯求醫於秦，秦伯使醫和視之[1]，曰："疾不可爲也，是謂近女室，疾如蠱[2]。非鬼非食，惑以喪志。良臣將死，天命不佑[3]。"公曰："女不可近乎？"對曰："節之[4]。先王之樂，所以節百事也，故有五節[5]。遲速本末以相及[6]，中聲以降[7]。五降之後[8]，不容彈矣。於是有煩手淫聲[9]，慆堙心耳[10]，乃忘平和，君子弗聽也。物亦如之。至於煩，乃舍也已，無以生疾[11]。君子之近琴瑟[12]，以儀節也，非以慆心也。天有六氣，降生五味，發爲五色，徵爲五聲，淫生六疾[13]。六氣曰：陰[14]、陽、風、雨、晦、明也。分爲四時，序爲五節，過則爲菑[15]：陰淫寒疾，陽淫熱疾，風淫末疾[16]，雨淫腹疾，晦淫惑疾[17]，明淫心疾[18]。女，陽物而晦時，淫則生內熱惑蠱之疾[19]。今君不節不時[20]，能無及此乎？"

[1] 晋侯：晋平公姬彪，公元前557—前532年在位，也是荒淫无度的昏君。秦伯：秦景公，公元前576—前537年在位。和：医生的名字。视：诊察。

[2] 是：此，这。谓：通"为"，因为。女室：女色。蛊：蛊疾。病名，指心志沉迷惑乱的疾病，多认为或鬼或食引起，此因惑于女色所致，非通常病因，故称"疾如蛊"。

[3] 此暗指良臣赵孟不能匡救君过，故将死而不为天所保佑。晋国正卿赵盾，字孟，因而其子孙多有称赵孟者，如赵武（谥文子）及其子赵成、其孙赵鞅（谥简子）、曾孙赵无恤（谥襄子），皆称赵孟。此指赵武。

[4] 节：节制。下文"节百事"、"以仪节也"、"不节不时"之"节"同此。

[5] 五节：指宫、商、角、徵、羽五声之节奏。

[6]（五声）有迟有速，有本有末，递相连及。

[7] 中声以降：奏乐时五声调和而得中和之声后，降于无声，表示一曲终了。中声，指和谐的音乐。以，而。

[8] 五降：五声皆降。

[9] 烦手：繁复的奏乐手法。淫声：杂声。

[10] 惛（tāo 滔）堙（yīn 因）心耳：即"惛心堙耳"，这是分承的修辞方式。意为使心志惑乱，使耳际充塞（杂音）。惛，惑乱。堙，堵塞。都是使动用法。

[11]"至于烦"三句：意为事情到了"烦手淫声"的程度，就要舍弃它，这样才不会生病。

[12] 琴瑟：古代弦乐器名。比喻女色。

[13] 发：表现。征：验证。淫：过度。

[14] 陰："阴"（陰）的异体字。

[15] 序：按次序排列。活用作动词。菑："灾"的异体字。

[16] 末疾：四肢的疾病。末，四末，即四肢。

[17] 晦淫惑疾：意为夜间近女色过度，易患心神惑乱的疾病。晦，指夜晚。

[18] 明淫心疾：意为白天思虑操劳过度，易患心神疲惫的疾病。明，指白昼。

[19] 意为女人是伴随男性之附属物，当在夜晚交欢，过度就会生内热蛊惑之病。阳，此指男性。

[20] 不时：不按时，即不分昼夜地近女色。时，活用作动词。

出，告赵孟。赵孟曰："谁当良臣？"对曰："主是谓矣[1]。主相晋国，於今八年，晋国无乱，诸侯无阙，可谓良矣[2]。和闻之，国之大臣，荣其宠禄，任其大节[3]。有菑祸兴，而无改焉，必受其咎[4]。今君至於淫以生疾，将不能图恤社稷，祸孰大焉[5]？主不能禦，吾是以云也[6]。"赵孟曰："何谓蛊？"对曰："淫溺惑乱之所生也。於文，皿虫为蛊[7]。谷之飞亦为蛊[8]。在《周易》，女惑男，风落山，谓之蛊[9]。皆同物也。"赵孟曰："良医也。"厚其礼而归之。

[1] 说的就是您啊。宾语前置，"主"为前置的宾语，"是"为宾语前置的标志。主：此指赵孟。

[2] 相：辅佐，名词活用为动词。阙：通"缺"，缺失。

[3] 我听说，国家的大臣，应以国家的恩宠与利禄为荣，担任国家之大事。荣，以……为荣。意动用法。大节，指关系国家安危存亡的大事。

[4] 焉：之，此。代词。咎（jiù 旧）：罪过，责任。

[5] 图恤社稷：谋虑顾念国家。图，图谋。恤，顾念，顾恤。社稷：本指土地神和五谷神，后代称国家。孰：什么。焉：于此。

[6] 禦：阻止，制止。是以：因此。是，此。以，因。

[7] 皿虫为蛊："蛊"是一个会意字，由"皿"、"虫"二字组成。

[8]"谷之飞"句：谷物储久所生的飞虫也是蛊。

[9] 意为在《周易》中，蛊卦的含义是长女迷惑少男，风木吹落在山下。按，《周易》

有蛊卦，卦象为☶☴，艮上巽下，艮代少男与山，巽代为长女与风。

综合练习

（一）解释题

1. 厉　2. 被（发及地）　3. 觉　4. 竖子　5. 焉（逃之）　6. 膏肓　7. 若我何
8. 归（之）　9. 麦（欲麦）　10.（将食，）张　11. 如（厕）　12. 谓（近女室）
13. 惛堙（心耳）　14. 淫（生六疾）　15.（过则为）菑　16. 晦（淫惑疾）
17. 是（谓矣）　18.（无）阙　19. 荣（其宠禄）　20. 社稷　21. 而踊　22. 公（疾病）　23. 达之不及　24. 小臣有晨　25. 出诸厕　26. 烦手（淫）声　27. 以（仪节）也
28.（征）为五声

（二）单项选择题

1. 公觉，召桑田巫，巫言如梦。句中"觉"义为（　　）

    A. 睡眠　　　　　　B. 睡醒　　　　　　C. 发觉　　　　　　D. 省悟

2. 赵孟曰："谁当良臣？"句中"当"义为（　　）

    A. 面对　　　　　　B. 应当　　　　　　C. 相当　　　　　　D. 担当

3. 对曰："主是谓矣。"句中"是"为（　　）

    A. 判断词"是"　　B. 代词"这"　　C. 形容词、正确　　D. 宾语前置标志

4. 示而杀之；将食，张，如厕，陷而卒。句中"张"为（　　）

    A. 张姓　　　　　　B. 张开　　　　　　C. 腹胀　　　　　　D. 张从政

（三）多项选择题

1. 在下列句中"及"作动词的句子有（　　）

    A. 在血脉，针石之所及也　　　　　　B. 坏大门及寝门而入
    C. 攻之不可，达之不及　　　　　　　D. 及日中负晋侯出诸厕
    E. 今君不节不时，能无及此乎

2. 在下列句中有通假字的句子是（　　）

    A. 晋侯梦大厉，被大及地　　　　　　B. 序为五节，过则为菑
    C. 将食，张，如厕，陷而卒　　　　　D. 使甸人献麦，馈人为之
    E. 厚为之礼而归之

3. 在下列句中有词性活的句子是（　　）

    A. 谷之飞亦为蛊　　　　　　　　　　B. 国之大臣，荣其宠禄，任其大节
    C. 今君不节不时，能无及此乎　　　　D. 而无改焉，必受其咎
    E. 分为四时，序为五节，过则为菑

（四）翻译题

1. 晋侯梦大厉，被发及地，搏膺而踊，曰："杀余孙，不义，余得请于帝矣！"坏大门及寝门而入。

2. 未至，公梦疾为二竖子，曰："彼良医也。惧伤我，焉逃之？"其一曰："居肓之上，膏之下，若我何？"医至，曰："疾不可为也。在肓之上，膏之下，攻之不可，达之不及，药不至焉，不可为也。"

3. 召桑田巫，示而杀之；将食，张，如厕，陷而卒；小臣有晨梦负公以登天，及日中，负晋侯出诸厕，遂以为殉。

4. 君子之近琴瑟，以仪节也，非以慆心也。天有六气，降生五味，发为五色，徵为五声，淫生六疾。

5. 和闻之，国之大臣，荣其宠禄，任其大节。有灾祸兴，而无改焉，必受其咎。今君至于淫以生疾，将不能图恤社稷，祸孰大焉，不能御，吾是以云也。

（五）思考题

1. 文中"疾为二竖子"、"在肓之上，膏之下"，说的是哪两句成语？分别指什么？

2. 文中所论述的"六气"是指哪些？六气过度会导致哪些疾病？

3. 文中对"蛊"的解释有几种？具体是什么？

4. 文中"阴、阳、风、雨、晦、明也。分为四时，序为五节，过则为菑：阴淫寒疾、阳淫热疾，风淫末疾，雨淫腹疾，晦淫惑疾，明淫心疾"。是什么意思

5. 文中"天有六气，降生五味，发为五色，徵为五声，淫生六疾。"是什么意思？

（六）背诵题

1. 背诵第一自然段。

2. 背诵第四自然段。

（七）阅读题

魏颗败秦师于辅氏获杜回秦之力人也初魏武子有嬖妾无子武子疾命颗曰必嫁是疾病则曰必以为殉及卒颗嫁之曰疾病则乱吾从其治也及辅氏之役颗见老人结草以亢杜回杜回踬而颠故获之夜梦之曰余而所嫁妇人之父也尔用先人治命余是以报（《左传·宣公十五年》）

要求：

1. 给上文加标点。

2. 解释带点的字词。

3. 翻译画横线的句子。

‖ 二、扁鹊传* ‖

【提示】　本文选自《史记·扁鹊仓公列传》，据 1959 年中华书局点校本排印，并校以文渊阁四库本。《史记》作者司马迁（公元前 145 年—前 86 年），字子长，西汉夏阳（今陕西韩城）人，杰出的历史学家和文学家。少而好学，壮而遍游全国，后继承其父司马谈之职，任太史令。因替投降匈奴的李陵辩解而获罪，下狱受宫刑。出狱后任中书令，遂忍辱含垢，发愤著书，耗多年心血，终完成《史记》。该书是我国第一部纪传体通史，记载了黄帝至汉武帝间长达三千多年的历史。全书分十二本纪、三十世家、七十列传、十表、八书，共一百三十篇。善于以简练生动的语言塑造人物形象，刻画人物性格。

　　本文通过几则医案，生动地说明了扁鹊的医学成就。扁鹊善于综合运用望、闻、问、切四诊，和汤剂、针灸、药熨、按摩等疗法，精通内、儿、妇产、五官各科，是一个医术全面、深受人民爱戴的医生。最后提出"六不治"的治病原则以及"信巫不信医"的观点。

　　扁鹊者，勃海郡鄭人也[1]，姓秦氏，名越人。少時爲人舍長[2]。舍客長桑君過[3]，扁鹊獨奇之[4]，常謹遇之[5]。長桑君亦知扁鹊非常人也。出入十餘年，乃呼扁鹊私坐，間與語曰[6]："我有禁方[7]，年老，欲傳與公，公毋泄。"扁鹊曰："敬諾[8]。"乃出其懷中藥予扁鹊："飲是以上池之水三十日[9]，當知物矣[10]。"乃悉取其禁方書盡與扁鹊。忽然不見，殆非人也。扁鹊以其言飲藥三十日，視見垣一方人[11]。以此視病，盡見五藏癥結[12]，特以診脈爲名耳。爲醫或在齊，或在趙。在趙者名扁鹊。

　　[1] 扁鹊：相传黄帝时代即有神医扁鹊，但后世所说扁鹊均指东周时名医秦越人。

　　[2] 舍长：旅舍的主管人。

　　[3] 过：至，来到。下文"过虢"、"过小国"、"过齐"、"过邯郸"等同此。

　　[4] 唯独扁鹊认为他奇特不凡。奇："奇"的异体字。认为……奇特。形容词意动用法。

　　[5] 谨：恭敬。遇：接待，款待。

　　[6] 间（jiàn 见）与语：悄悄地跟他谈话。间，秘密地，悄悄地。与语，为"与之语"的省略。

　　[7] 禁方：秘方。

　　[8] 敬诺：恭敬地应诺。诺，答应的声音。

　　[9] 上池之水：未曾沾及地面的水，如草木上的露水。

　　[10] 应当看见鬼物了。物：鬼物。

　　[11] 看得见墙另一边的人。垣：矮墙。一方：另一边。

　　[12] 藏：同"脏"（臟）。

　　當晉昭公時，諸大夫彊而公族弱，趙簡子爲大夫，專國事[1]。簡子疾，五日不知人。大夫皆懼，於是召扁鵲。扁鵲入，視病，出，董安于問扁鵲[2]，扁鵲曰："血脉治也，而何怪[3]？昔秦穆公嘗如此，七日而寤[4]。今主君之病與之同，不出三日必間[5]，間必有言也。"居二日半，簡子寤[6]。

　　[1] 晋昭公：春秋时晋国国君，姓姬名夷，公元前531—前526年在位。彊："强"的异体字。公族：诸侯或君王的同族。赵简子：即赵鞅，又名孟。简子为其谥号。專："专"（專）的异体字，独揽。国事：国家政事。
　　[2] 董安于：赵简子的家臣。
　　[3] 治：正常。形容词，与"乱"相对。而何怪：你惊怪什么？而，你。何怪，即"怪何"。疑问代词"何"为宾语前置。
　　[4] 以下删节97字。
　　[5] 主君：对赵简子的敬称。间（jiàn见）：病愈。
　　[6] 居：过了，经过。寤：醒。"简子寤"下删节147字。

　　其後扁鵲過虢[1]。虢太子死，扁鵲至虢宮門下，問中庶子喜方者曰[2]："太子何病，國中治穰過於衆事[3]？"中庶子曰："太子病血氣不時，交錯而不得泄，暴發於外，則爲中害[4]。精神不能止邪氣，邪氣畜積而不得泄[5]，是以陽緩而陰急[6]，故暴蹶而死[7]。"扁鵲曰："其死何如時？"曰："雞鳴至今[8]。"曰："收乎[9]？"曰："未也，其死未能半日也。""言臣齊勃海秦越人也，家在於鄭，未嘗得望精光，侍謁於前也[10]。聞太子不幸而死，臣能生之[11]。"中庶子曰："先生得無誕之乎[12]？何以言太子可生也？臣聞上古之時，醫有俞跗[13]，治病不以湯液醴灑、鑱石撟引、案扤毒熨[14]，一撥見病之應[15]，因五藏之輸[16]，乃割皮解肌，訣脈結筋，搦髓腦，揲荒爪幕[17]，湔浣腸胃，漱滌五藏，練精易形[18]。先生之方能若是，則太子可生也；不能若是，而欲生之，曾不可以告咳嬰之兒[19]！"終日，扁鵲仰天嘆曰："夫子之爲方也，若以管窺天，以郄視文[20]。越人之爲方也，不待切脈、望色、聽聲、寫形[21]，言病之所在。聞病之陽，論得其陰[22]；聞病之陰，論得其陽。病應見於大表，不出千里，決者至衆，不可曲止也[23]。子以吾言爲不誠，試入診太子，當聞其耳鳴而鼻張，循其兩股，以至於陰，當尚溫也。"中庶子聞扁鵲言，目眩然而不瞚，舌撟然而不下[24]，乃以扁鵲言入報虢君。

　　[1] 虢（guó国）：古国名。
　　[2] 中庶子喜方者：爱好方药的中庶子。中庶子，太子的属官。"喜方"是"中庶子"

的后置定语，"者"为定语后置的标志。

[3] 国都中举行祈祷消灾的祭祀超越过其他所有的事情。国：国都。治：举行。禳：通"禳"，祈祷消灾的祭祀。过：超越，胜过。

[4] 太子患了血气不按时运行的病，正邪交错相争而邪气不能泄除，邪气突然突然在体表发作，便造成内脏受害。病：患。动词时：按时运行。二词均活用作动词。

[5] 精神：指人体正气。止：制止。畜：同"蓄"。

[6] 因此精气衰微，阴邪亢盛。隂："阴"（陰）的异体字。

[7] 暴躄：突然昏倒，不省人事。躄，"蹶"的异体字，跌倒。

[8] 雞鸣：古代时辰的名称。相当于丑时（凌晨1~3时）。雞，"鸡"（鷄）的异体字。

[9] 收：收殓（即装尸入棺）。

[10] 精光：神采光泽。引申为尊容。侍谒：侍奉进见。

[11] 我能使他复活。生：使……生还。使动用法。

[12] 先生您莫不是欺骗我吧？得无……乎：莫不是……吧。固定结构，也作"得毋……乎"。诞：欺骗。之：我。第一人称代词。

[13] 俞跗：传说为黄帝时代名医。也写作俞拊、俞柎、俞附等。

[14] 汤液：汤剂，汤药。醴灑：酒剂，药酒。醴（lǐ礼），甜酒。灑，通"釃"（shī师），滤过的酒。镵（chán谗）石：镵针与砭石。挢（jiǎo矫）引：导引。古代的养生方法，主要是呼吸吐纳、屈伸手足，以使气血流通。案扤（wù务）：按摩。案，通"按"。扤，摇动。毒熨（wèi慰）：用药物熨贴。毒，指药物。熨，药物炒热在体外热敷的治病方法。

[15] 意为只要一进行诊察就能察知疾病所在。挢：诊察。应：疾病的感应部位。

[16] 因：顺着，就着。输：同"腧"，腧穴。

[17] 割开皮肤，剖开肌肉，疏通经脉，结扎筋腱，按治髓脑，触动膏肓，疏理膈膜。诀：通"决"，疏通。脈："脉"的异体字。搦（nuò诺）：按摩。揲（shě舌）：持。荒：通"肓"，膏肓。爪：同"抓"。幕：通"膜"，膈膜。

[18] 湔浣（jiān huàn 煎换）：洗涤。漱涤：洗涤。练精易形：修炼精气，矫正形体。易，改变。

[19] 曾（zēng增）：竟然，简直。咳（hái孩）：小儿笑声。《说文》"小儿笑"义，"咳"为正体字，"孩"为异体字。因"咳"与咳嗽之"咳"同形，所以后世表小儿笑只用"孩"，进一步引申作小孩义。

[20] 以郄视文：从缝隙中看图纹。比喻见识浅陋。郄，"隙"的异体字。文，同"纹"。

[21] 写形：指从外形审察病人。

[22] 意为诊察到病人的症状，即能推知其内在的病机。阳：指外表症状。阴：指内在病机。

[23] 疾病的症状应该显现在整个体表，只要病人不在千里之外，确诊的依据很多，不可一一尽述。见：同"现"，表现，显现。大表：整个体表。决者：确诊的依据。决，"决"的异体字。曲：委曲详尽。止：语气助词。

[24] 眼睛昏花，不知眨动；舌头举起，不知放下。形容目瞪口呆的样子。眩：眼睛昏花的样子。瞋：同"瞬"，眨眼。挢（jiǎo矫）：举，翘。

虢君聞之大驚，出見扁鵲於中闕[1]，曰："竊聞高義之日久矣[2]，然未嘗得拜謁於前也。先生過小國，幸而舉之[3]，偏國寡臣幸甚，有先生則活，無先生則棄捐填溝壑，長終而不得反[4]。"言未卒，因噓唏服臆，魂精泄橫，流涕長潸，忽忽承睞[5]，悲不能自止，容貌變更。扁鵲曰："若太子病，所謂尸蹷者也[6]。太子未死也[7]。"扁鵲乃使弟子子陽厲鍼砥石，以取外三陽五會[8]。有間[9]，太子蘇。乃使子豹爲五分之熨，以八減之齊和煮之，以更熨兩脅下[10]。太子起坐。更適陰陽，但服湯二旬而復故[11]。故天下盡以扁鵲爲能生死人。扁鵲曰："越人非能生死人也，此自當生者，越人能使之起耳。"

[1] 中闕：宫殿的中门。
[2] 窃：私下，私自。谦词。
[3] 幸，古汉语表示对人尊敬的副词，主语多为他人，现代汉语无确切的对应译词。如："先生何以幸教寡人？"（《史记·范雎蔡泽列传》）举：救治。之：指太子。
[4] 弃捐填沟壑："死"的委婉语。捐，弃。壑，山谷。反：同"返"。
[5] 因：就。噓唏：悲咽抽泣声。又写作"歔欷"。服臆：因愤怒或哀伤而心气郁结。服，通"腷"（bì 必），郁结。臆，心间。涕：眼泪。长潸（shān 山）：长时间流泪。潸，"潸"的异体字，流泪。忽忽：泪珠滚动的样子。承睞：（泪珠）挂在睫毛上。睞，"睫"的异体字。
[6] 尸蹷：古病名。突然昏倒，其状如尸，但身脉犹如常人而动。"者也"下删节82字。
[7] 以下删节41字。
[8] 厉针砥石：研磨针石。厉：同"砺"，研磨。砥：研磨。外：体表。此指头顶。三阳五会：百会穴别名，在头顶正中部位。
[9] 有间（jiàn 见）：有一定时间，有顷。
[10] 五分之熨：使药力深入体内五分的熨法。八减之齐：古方名。减，"减"的异体字。齐，同"剂"，药剂。更（gēng 耕）：交替，轮换。脅："胁"（脅）的异体字。
[11] 更：再，又。适：调适，调和。但：只是。

扁鵲過齊，齊桓侯客之[1]。入朝見，曰："君有疾在腠理[2]，不治將深。"桓侯曰："寡人無疾。"扁鵲出，桓侯謂左右曰："醫之好利也，欲以不疾者爲功。"後五日[3]，扁鵲復見，曰："君有疾在血脈，不治恐深。"桓侯曰："寡人無疾。"扁鵲出，桓侯不悦。後五日，扁鵲復見，曰："君有疾在腸胃間，不治將深。"桓侯不應。扁鵲出，桓侯不悦。後五日，扁鵲復見，望見桓侯而退走[4]。桓侯使人問其故。扁鵲曰："疾之居腠理也，湯熨之所及也；在血脈，鍼石之所及也；其在腸胃，酒醪之所及也[5]；其在骨髓，雖司命無奈之何[6]！今在骨髓，臣是以無請也。"後五日，桓侯體病[7]，使人召扁鵲，扁鵲已逃去。桓侯遂死。

［1］齐桓侯：《韩非子·喻老》作"蔡桓公"。客之：把他当作客人。"客"为名词的意动用法。

［2］腠理：皮肉之间。

［3］后五日：五日后。

［4］走：跑。

［5］酒醪（láo 劳）：药酒。醪，浊酒。

［6］司命：掌管生命之神。

［7］病：患重病。用作动词。

使聖人預知微，能使良醫得蚤從事，則疾可已[1]，身可活也。人之所病[2]，病疾多；而醫之所病，病道少。故病有六不治：驕恣不論於理，一不治也；輕身重財，二不治也；衣食不能適，三不治也；陰陽并[3]，藏氣不定，四不治也；形羸不能服藥，五不治也；信巫不信醫，六不治也。有此一者，則重難治也[4]。

扁鵲名聞天下。過邯鄲，聞貴婦人，即爲帶下醫[5]；過雒陽[6]，聞周人愛老人，即爲耳目痹醫[7]；來入咸陽，聞秦人愛小兒，即爲小兒醫：隨俗爲變。秦太醫令李醯自知伎不如扁鵲也[8]，使人刺殺之。至今天下言脈者，由扁鵲也[9]。

［1］使：假使，如果。蚤：通"早"。从事：处理；处置。此指治疗。已：停止。指痊愈。

［2］人们所担忧的。病：担忧。下三个"病"字同此。

［3］阴阳并：阴阳偏亢。《素问·调经论》云："血气未并，五脏安定。"

［4］重（zhòng 众）：很。

［5］贵：尊重。带下医：妇科医生。妇女所患经带胎产诸病，多在带脉以下，故名。

［6］雒阳：即洛阳。东周王都所在地，故下文言"周人"。

［7］痹："痹"的异体字。风寒湿邪引起的关节、肌肉痠痛拘急的疾病。

［8］伎：通"技"，医技。

［9］由：遵循。

综合练习

（一）解释题

1．奇（之）　2．遇（之）　3．间（与语）　4．上池之水　5．垣（一方人）
6．（血脉）治　7．而（何怪）　8．（必）间　9．得无……乎　10．诞（之）　11．毒熨
12．咳（婴）　13．有间　14．厉（针）　15．客（之）　16．蚤（从事）　17．（人之所）病　18．贵（妇人）　19．带下医　20．伎（不如）　21．撟　22．拨　23．魘
24．痹　25．酒醪　26．醴灑　27．暴魘

（二）单项选择题

1．过邯郸，闻贵妇人，即为带下医。句中"贵"义为（　　）

A．高贵　　　　　B．尊重　　　　　C．尊贵　　　　　D．富贵

2．而欲生之，曾不可告咳婴之儿。后句义为（　　）

A．简直不能把这话告诉刚会笑的婴儿　　B．曾经不能告诉刚会哭的婴儿

C．曾经不能告诉咳嗽的婴儿　　　　　　D．简直不能告诉患咳嗽的小孩

3．至今天下言脉者，由扁鹊也。句中"由"义为（　　）

A．从此　　　　　B．遵循　　　　　C．由于　　　　　D．通"犹"好像

4．舍客长桑君过，扁鹊独奇之，常谨遇之。"奇"义是（　　）

A．奇物不凡　　　　　　　　　　　B．奇怪

C．惊奇　　　　　　　　　　　　　D．认为……奇特不凡

5．扁鹊至虢宫门下，问中庶子喜方者。句中定语是（　　）

A．中庶子　　　　B．喜方　　　　　C．者　　　　　　D．子

（三）多项选择题

1．在下列句中有通假字的句子有（　　）

A．"扁鹊乃使弟子子阳厉针砥石"。句中"厉"

B．"使圣人预知微，能使良医得蚤从事"。句中"蚤"

C．"太子何病，国中治穰过于众事"？句中"穰"

D．"是以阳缓而阴急，故暴蹶而死"。句中"蹶"

E．"捣髓脑，揲荒爪幕"。句中"荒""幕"

2．在下列句中有"病愈"的意思的有（　　）

A．"今主君之病与之同，不出三日必间"。句中"间"

B．"太子起坐。更适阴阳"。句中"起"

C．"此自当生者，越人能使之起耳。"句中"起"

D．"能使良医得蚤从事，则疾可已，身可活也"。句中"已"

E．"有间，太子苏"句中"苏"

3．句中的敬词谦词是（　　）

A．"常谨遇之"的"谨"　　　　　　B．"敬诺"的"敬"

C．"闻太子不幸而死"的"幸"　　　　D．"窃闻高义之日久矣"的"窃"

E．"然未尝得拜谒于前也"的"拜"

（四）翻译题

1．舍客长桑君过，扁鹊独奇之，常谨遇之。长桑君亦知扁鹊非常人也。出入十余年，乃呼扁鹊私坐。间与语曰："我有禁方，年老，欲传与公，公毋泄"。扁鹊曰："敬诺。"乃出其怀中药予扁鹊："饮是以上池之水三十日，当知物矣。"乃悉取其禁方书尽与扁鹊。忽然不见，殆非人也。扁鹊以其言饮药三十日，视见垣一方人。以此视病，尽见五脏癥结，特以诊脉为名耳。

2．当晋昭公时，诸大夫疆而公族弱。赵简子为大夫，专国事。简子疾，五日不知人。大夫皆惧，于是召扁鹊。扁鹊入，视病，出；董安于问扁鹊，扁鹊曰："血脉治也，而何怪？昔秦穆公尝如此，七日而寤。今主君之病与之同，不出三日必间。"居二日半，简子寤。

3．使圣人预知微，能使良医得蚤从事，则疾可已，身可活也。人之所病，病疾多；而医之所病，病道少。

4．故病有六不治：骄恣不论于理，一不治也；轻身重财，二不治也；衣食不能适，三不治也；阴阳并、藏气不定，四不治也；形羸不能服药，五不治也；信巫不信医，六不治也。有此一者，则重难治也。

5．扁鹊乃使弟子子阳厉针砥石，以取外三阳五会。有间，太子苏。乃使子豹为五分之熨，以八减之齐和煮之，以更熨两胁下。太子起坐。更适阴阳，但服汤二旬而复故。故天下尽以扁鹊为能生死人。扁鹊曰："越人非能生死人也，此自当生者，越人能使之起耳。"

6．越人之为方也，不待切脉、望色、听声、写形，言病之所在。闻病之阳，论得其阴；闻病之阴，论得其阳。病应见于大表，不出千里，决者至众，不可曲止也。子以吾言为不诚，试入诊太子，当闻其耳鸣而鼻张，循其两股，以至于阴，当尚温也。

（五）思考题

1．"越人非能生死人也，此自当生者，越人能使之起耳"，反映了扁鹊怎样的医学观？

2．扁鹊提出"六不治"的具体内容是什么？它对后世有何影响？

3．怎样理解扁鹊能"视见垣一方人。以此视病，尽见五脏症结，特以诊脉为名耳"这几句话？

4．扁鹊怎样分析虢太子的病？对虢太子采用什么样的治疗方法？

5．"终日，扁鹊仰天叹曰……子以吾言为不诚，试入诊太子"。体现了扁鹊什么样的精神？

（六）背诵题

1．背诵第五自然段。

2．背诵第六自然段。

（七）阅读题

扁鹊过赵赵王太子暴疾而死鹊造宫门曰吾闻国中卒有壤土之事得无有急乎中庶子之好方者应之曰然王太子暴疾而死扁鹊曰入言郑医秦越人能活太子中庶子难之曰吾闻上古之为医者曰苗父苗父之为医也以菅为席以刍为狗北面而祝发十言耳诸扶而来者举而来者皆平复如故子之方能如此乎扁鹊曰不能又曰吾闻中古之为医者曰俞柎俞柎之为医也搦脑髓束肓莫炊灼九窍而定经络死人复为生人故曰俞柎子之方能若是乎扁鹊曰不能（汉·刘向《说苑·辨物》）

要求：

1．给上文加标点。

2．解释带点的字词。

3．翻译画横线的句子。

三、华佗传[*]

【提示】　本文选自《三国志·华佗传》，据 1959 年中华书局点校本排印，并校以文渊阁四库本。《三国志》作者陈寿（公元 233—297 年），字承祚，巴西安汉（今四川南充）人。曾在蜀汉和晋初担任观阁令史和著作郎。《三国志》反映汉末魏蜀吴三国的历史，该书与《史记》、《汉书》、《后汉书》并称为前四史。《三国志》属纪传体的分国史，记事翔实，评价公允。

　　本文较全面地记载了神医华佗的生平事迹和卓越的医学成就。华佗技术全面，精通各科，尤擅外科，发明"麻沸散"，施行外科大手术，比欧洲人的麻醉剂早了一千六百多年。强调运动对于生命的意义，创立了"五禽戏"。重视医学教育，培养了吴普、樊阿等一批优秀学生。对于华佗的不幸结局，作者字里行间流露出惋惜之情。

　　華佗，字元化，沛國譙人也，一名旉[1]。游學徐土，兼通數經[2]。沛相陳珪舉孝廉，太尉黃琬辟，皆不就[3]。曉養性之術，時人以為年且百歲，而貌有壯容[4]。又精方藥，其療疾，合湯不過數種，心解分劑，不復稱量，煮熟便飲，語其節度，舍去，輒愈[5]。若當灸，不過一兩處，每處不過七八壯，病亦應除[6]。若當針，亦不過一兩處，下針言"當引某許，若至，語人"，病者言"已到"，應便拔針，病亦行差[7]。若病結積在內，針藥所不能及，當須刳割者，便飲其麻沸散[8]，須臾便如醉死，無所知，因破取[9]。病若在腸中，便斷腸湔洗，縫腹膏摩[10]，四五日差，不痛，人亦不自寤[11]，一月之間，即平復矣。

　　[1] 沛国：汉代分封的一个王国，在今安徽、江苏、河南三省交界处。谯（qiáo 瞧）：沛国县名。今安徽亳（bó 博）县。按，曹操也是沛国谯县人，二人同乡。旉：同"敷"。

　　[2] 游学：外出求学。徐土：今徐州一带。数经：多种经书。汉代一般指《诗经》、《尚书》、《仪礼》、《周易》、《春秋》等儒家五经。

　　[3] 沛相：沛国的相。"七国之乱"后，封国的相，由中央直接委派，掌实权。举：推举，推荐。孝廉：汉代选举人才的科目，孝指孝子，廉指廉士，合称孝廉。太尉：官名。汉代掌握军权的最高长官。辟（bì 必）：征召，征辟。就：就任，到任。

　　[4] 养性：养生。为："为"（爲）的异体字。且：将近。岁："岁"（歲）的异体字。

　　[5] 合汤：调配汤药。合，调配，调制。分（fēn 份）剂：指所配药物的分量和比例。煮："煮"的异体字。语（yù 玉）：告诉。下文"语人"、"语之曰"、"佗语普"同此。节度：服药的方法和注意事项。舍去：此指离开。下文"舍去"同此。辄，"辄"（輒）的异体字，便，就。

　　[6] 壮：量词。在一个部位灸一次为一壮。应：立即。下文"应便拔针"同此。

[7] 针：扎针，针刺。用作动词。引某许：指针感循经络延引到某处。许，处所，此指部位。行：将要。下文"亦行复差"同此。差（chài）：同"瘥"，病愈。下文所有"差"同此。

[8] 刳（kū枯）：剖开。饮其麻沸散，让病人饮服麻沸散。饮（yìn印），使……饮。动词的使动用法。其：此指病人。麻沸散：华佗发明的一种中药麻醉剂，后失传。

[9] 须臾：一会儿，片刻。因：于是。

[10] 湔（jiān煎）洗：清洗。同义复用。膏摩：用药膏敷摩。膏，用药膏。名词活用作状语。

[11] 病人也没有感觉。不自：无。自：词缀。用于形容词或副词后，构成双音节副词，一般不译，也可译成"地"，下文"故自刳裂"、"意常自悔"、"好自将爱"之"自"同此。窹：此指知觉、感觉。

　　故甘陵相夫人有娠六月，腹痛不安，佗视脉[1]。曰："胎已死矣。"使人手摸知所在，在左则男，在右则女。人云："在左"，於是为湯下之[2]，果下男形，即愈。

　　縣吏尹世苦四支煩[3]，口中乾，不欲聞人聲，小便不利。佗曰："試作熱食，得汗則愈；不汗，後三日死。"即作熱食，而不汗出。佗曰："藏氣已絕於内，當啼泣而絕[4]。"果如佗言。

　　府吏兒尋、李延共止[5]，俱頭痛身熱，所苦正同。佗曰："尋當下之[6]，延當發汗。"或難其異[7]。佗曰："尋內實，延外實，故治之宜殊[8]。"即各與藥，明旦並起[9]。

　　鹽瀆嚴昕與數人共候佗，適至[10]，佗謂昕曰："君身中佳否？"昕曰："自如常。"佗曰："君有急病見於面[11]，莫多飲酒。"坐畢歸，行數里，昕卒頭眩墮車，人扶將還，載歸家，中宿死[12]。

　　故督郵頓子獻得病已差，詣佗視脉[13]，曰："尚虛，未得復，勿為勞事，御内即死[14]。臨死，當吐舌數寸。"其妻聞其病除，從百餘里來省之，止宿交接，中間三日發病，一如佗言[15]。

　　督郵徐毅得病，佗往省之。毅謂佗曰："昨使醫曹吏劉租針胃管訖，便苦欬嗽，欲臥不安[16]。"佗曰："刺不得胃管，誤中肝也，食當日減，五日不救[17]。"遂如佗言。

[1] 故：原来的。下文"故督邮"同此。甘陵：县名。在今山东临清东。视脉：诊病，看病。下文同。

[2] 下：使……下。使动用法。此指打胎。

[3] 苦：患。下文"所苦"、"苦头风"、"苦咳嗽"同此。支：同"肢"。

[4] 藏气：五脏功能。藏，同"脏"（臟）。前"绝"：丧失，衰竭。后"绝"：死亡。

[5] 兒（ní泥）：同"倪"，姓。共止：一起居住。止，居住。下文"止宿交接"、"止亲人舍"同此。

［6］下：使……泻下。使动用法。

［7］或：有人。难（nàn）：质问，发问。异："异"的异体字。

［8］"寻内实"二句：原文作"寻外实，延内实"，误。《太平御览》和元刻本《类证普济本事方》引此均作"寻内实，延外实"，据改。殊：不同。

［9］明旦：第二天早晨。并起：一起病愈。起，愈。

［10］盐渎：县名。在今江苏盐城西北。适：刚刚。

［11］见：同"现"，表现，显现。面："面"的异体字。

［12］卒（cù 促）：通"猝"，突然。堕：坠落。将：扶。中宿：半夜。

［13］督邮：官名，汉代为郡守佐吏，掌督察纠举所领县违法之事。诣（yì 意）：到，往。

［14］劳事：房劳之事。御内：与妻子性交。御，与女子交合。内，古代泛称妻妾，后专指妻子。

［15］省（xǐng 醒）：看望，探望。交接：性交。间：间隔。一：完全。

［16］曹吏：属吏。胃管：中脘穴别名，在脐上四寸。讫：毕，结束。欬："咳"的异体字。臥："卧"的异体字。

［17］刺不得：没刺中。日：一天天地。活用作状语。减，"减"的异体字。

東陽陳叔山小男二歲得疾，下利常先啼，日以羸困[1]。問佗，佗曰："其母懷軀，陽氣内養，乳中虛冷，兒得母寒，故令不時愈[2]。"佗與四物女宛丸，十日即除。

彭城夫人夜之廁，蠆螫其手，呻呼無賴[3]。佗令溫湯近熱，漬手其中，卒可得寐，但旁人數為易湯，湯令煖之，其旦即愈[4]。

軍吏梅平得病，除名還家，家居廣陵，未至二百里，止親人舍[5]。有頃，佗偶至主人許[6]，主人令佗視平，佗謂平曰："君早見我，可不至此。今疾已結，促去可得與家相見，五日卒[7]"。應時歸，如佗所刻[8]。

佗行道，見一人病咽塞，嗜食而不得下，家人車載欲往就醫[8]。佗聞其呻吟，駐車，往視，語之曰："向來道邊有賣餅家，蒜齏大酢，從取三升飲之，病自當去[9]。"即如佗言，立吐蚘一枚，縣車邊，欲造佗[10]。佗尚未還，小兒戲門前，逆見，自相謂曰："似逢我公，車邊病是也[11]。"疾者前入坐，見佗北壁縣此蚘輩約以十數[12]。

［1］东阳：县名。在今安徽天长西北。男：儿子。下利：腹泻。日以：一天天地。

［2］意为在小儿子哺乳期间，母亲又怀孕了，由于阳气需要内养胎儿，所以乳汁虚冷，导致小儿子受乳之寒，所以使下利病不能及时痊愈。怀躯：怀孕。令：使。不时：不能及时。

［3］彭城：县名。在今江苏铜山境内。之：去，往。蚤（chài）：蝎类毒虫。螫（shì 是）：刺，蜇。赖："赖"（赖）的异体字。无赖：不堪其苦，不可忍耐。

［4］温汤：加热汤药。卒（cù 促）：通"猝"，很快。数（shuò 硕）：多次。煖：

"暖"的异体字。

    [5] 除名:除去名籍,取消原有身份。此指退伍。广陵:郡名。今江苏扬州。

    [6] 有顷:过了一会儿。许:处。结:深结,牢固。促:赶紧。

    [7] 应时:立即。所刻:预计的时间。刻,通"剋"(今简化作"克"),限定。

    [8] 病:患。车载:用车载着。车,用车。名词作状语。

    [9] 向来:刚才。饼:面食的统称。蒜齑(jī 机):蒜泥。齑,切碎的姜、葱、蒜等。大酢(cù 醋):甚酸。酢,同"醋"。

    [10] 立:立刻,马上。虵:"蛇"的异体字,此指人体内的寄生虫。县:同"悬",悬挂。下文"人命所县"同。造:到,往。

    [11] 逆见:迎面看见。逆,迎。自相谓:自言自语。公:指父亲。车边病:车边悬挂的寄生虫。病,此指寄生虫。

    [12] 軰,"辈"(輩)的异体字。

    又有一郡守病,佗以为其人盛怒则差,乃多受其货而不加治,无何弃去,留书骂之[1]。郡守果大怒,令人追捉杀佗。郡守子知之,属使勿逐[2]。守瞋恚既甚[3],吐黑血数升而愈。

    又有一士大夫不快[4],佗云:"君病深,当破腹取。然君寿亦不过十年,病不能杀君,忍病十岁,寿俱当尽,不足故自刳裂[5]。"士大夫不耐痛癢[6],必欲除之。佗遂下手,所患寻差,十年竟死[7]。

    廣陵太守陳登得病,胷中煩懣,面赤不食[8]。佗脉之曰[9]:"府君胃中有蟲数升,欲成内疽,食腥物所為也[10]。"即作湯二升,先服一升,斯須盡服之[11]。食頃,吐出三升許蟲,赤頭皆動,半身是生魚膾也,所苦便愈[12]。佗曰:"此病後三期當發[13],遇良醫乃可濟救。"依期果發動[14],時佗不在,如言而死。

    [1] 郡守:郡的太守。货:财物。无何:不久,不多时。书:书信。骂:"骂"(罵)的异体字。

    [2] 属使:嘱咐追赶的人。属,同"嘱",嘱咐。

    [3] 瞋恚(chēn huì 琛惠):愤怒。既:已经。

    [4] 不快:不舒服,有病。

    [5] 不足:不值得。故自:特地。故,特地。自,词缀。

    [6] 痛痒:痛。偏义复词,义偏于"痛"。

    [7] 寻:随即,很快。竟:终于,果然。

    [8] 陈登:陈珪之子。建安二年,曹操授之以广陵太守。胷:"胸"的异体字。烦懣(mèn 闷):烦闷。

    [9] 脉:为……诊脉。

    [10] 府君:对太守的尊称。内疽(jū 居):病名。腹内痈毒。腥物:此指生鱼肉。腥,生肉。

    [11] 斯须:片刻,一会儿。

[12] 食顷：吃一顿饭的时间。许：左右。表约数。生鱼脍：生的鱼肉丝。脍，切细的肉丝。

[13] 后三期（jī基）：三年后。期，周年。

[14] 期：期限。发动：发作。

太祖聞而召佗[1]，佗常在左右。太祖苦頭風[2]，每發，心亂目眩。佗針鬲[3]，隨手而差。

李將軍妻病甚，呼佗視脉。曰："傷娠而胎不去[4]。"將軍言："聞實傷娠，胎已去矣。"佗曰："案脉[5]，胎未去也。"將軍以為不然。佗舍去，婦稍小差。百餘日復動[6]，更呼佗。佗曰："此脉故事有胎[7]。前當生兩兒，一兒先出，血出甚多，後兒不及生。母不自覺，旁人亦不寤，不復迎[8]，遂不得生。胎死，血脉不復歸，必燥著母脊，故使多脊痛[9]。今當與湯，並針一處，此死胎必出。"湯針既加，婦痛急如欲生者。佗曰："此死胎久枯，不能自出，宜使人探之[10]。"果得一死男，手足完俱，色黑，長可尺所[11]，

佗之絕技，凡此類也[12]。

[1] 太祖：指曹操。曹操死后，其子曹丕称帝，追尊谥号为武皇帝，其孙曹叡又定其庙号为太祖。

[2] 头风：病证名。一种顽固头痛，经久不愈，时作时止，且多有并发症。

[3] 鬲：同"膈"，此指膈俞穴。

[4] 伤娠：流产。

[5] 案脉：根据脉象。案，据根。

[6] 稍：逐渐。小：稍微。动：发作。

[7] 故事：先例；惯例。此指按照惯例。

[8] 迎：接生，助产。

[9] 燥：干枯。著（zhuó浊）：附着。脊：此指后腹部。多：常常。

[10] 探：摸取。

[11] 完：完备，完整。可：大约。尺所：一尺左右。所，表约数。

[12] 凡：皆，都。

然本作士人，以醫見業，意常自悔[1]。後太祖親理，得病篤重，使佗專視[2]。佗曰："此近難濟，恒事攻治，可延歲月[3]。"佗久遠家思歸，因曰："當得家書，方欲暫還耳[4]。"到家，辭以妻病，數乞期不反[5]。太祖累書呼，又勑郡縣發遣[6]。佗恃能厭食事，猶不上道[7]。太祖大怒，使人往檢：若妻信病，賜小豆四十斛[8]，寬假限日；若其虛詐，便收送之[9]。於是傳付許獄，考驗首服[10]。荀彧請曰："佗術實工，人命所縣，宜含宥之[11]。"太祖曰："不憂，天下當無此鼠輩耶？"遂考竟佗[12]。佗臨死，出

一卷書與獄吏，曰："此可以活人[13]。"吏畏法不受，佗亦不彊[14]，索火燒之。佗死後，太祖頭風未除。太祖曰："佗能愈此。小人養吾病[15]，欲以自重，然吾不殺此子，亦終當不為我斷此根原耳。"及後愛子倉舒病困[16]，太祖歎曰："吾悔殺華佗，令此兒彊死也[17]。"

[1] 士人：读书人。见业：立业。见，立。常自：常常。自，词缀。

[2] 亲理：亲自处理国事。此指曹操夺了皇权。笃重：深重。

[3] 近：大概。恒：经常。事：进行。

[4] 远：远离。活用作动词。当：刚刚，才。方：正。暂：短期。

[5] 数（shuò朔）：多次。乞期：请求延长假期。反：同"返"。

[6] 累：多次。书：写信。勑（chì赤）："敕"的异体字，（皇帝）命令。"敕"本指皇帝的命令，此活用作动词。曹操虽未称帝，但史书以"太祖"呼之，故得用"敕"。发遣：押送遣返。

[7] 厌食事：厌倦拿食禄之事。指不愿意为曹操一个人服务。犹：仍旧，还。

[8] 信：的确，确实。斛（hú胡）：容量单位。宋以前十斗为一斛。

[9] 收：逮捕。送：押送。

[10] 传：递解，递送。许狱：许昌的监狱。汉献帝建安元年（公元196年），曹操将东汉都城由洛阳迁至许昌。考验：拷问核实。首服：供认服罪。

[11] 荀彧（yù玉）：曹操的谋士，字文若。工：高明。县：同"悬"，系。含宥（yòu又）：宽恕。含，包含。宥，饶恕。

[12] 考竟：在狱中处死。

[13] 可以活人：即"可以（之）使人活。"以，用。后面省"之"字。活：使……活。使动用法。

[14] 彊（qiǎng抢）："强"的异体字，勉强。

[15] 养：豢养。此指拖延。

[16] 病困：病危。

[17] 歎："叹"（嘆）的异体字。彊（qiǎng抢）死：死于非命。指活活死去。

初，軍吏李成苦欬嗽，晝夜不寐，時吐膿血，以問佗[1]。佗言："君病腸臃[2]，欬之所吐，非從肺來也。與君散兩錢[3]，當吐二升餘膿血訖，快，自養，一月可小起，好自將愛，一年便健[4]。十八歲當一小發[5]，服此散，亦行復差。若不得此藥，故當死[6]。"復與兩錢散，成得藥去。五六歲，親中人有病如成者[7]，謂成曰："卿今彊健，我欲死，何忍無急去藥，以待不祥[8]？先持貨我[9]，我差，為卿從華佗更索。"成與之。已故到譙，適值佗見收，忽忽不忍從求[10]。後十八歲，成病竟發，無藥可服，以至於死。

[1] 初：史书都用"初"来进行补叙，上段华佗已死，此追叙生前事。寐：原文作"寤"，误。《后汉书·华佗传》作"寐"，据改。

[2] 臃："痈"（癰）的异体字，毒疮。《说文》："癰，……或作臃。"

〔3〕散：药散。中药一种剂型，药材打成粉末状而成。钱：容量单位，也称钱匕。用汉代用五铢钱量取药末至不散落为一钱匕，合今二克余。后世以"钱"为重量单位，实际分量历代不同。

〔4〕讫：止，完毕。快：舒畅。小起：稍微好转。好自：好好地。自，词缀。将爱：保养。将，将养，调养。

〔5〕十八岁：十八年后。下文"五六岁"指五六年后。

〔6〕故：通"固"，一定。

〔7〕亲戚中有人患了像李成一样的病。这句是定语后置，正常语序为：有病如成之亲中人。"者"是定语后置的标志。

〔8〕卿：对人表示亲热的称呼。去：通"弆"（jǔ举），收藏。

〔9〕贷：借。

〔10〕已故：因此。已，通"以"。"以故"为古汉语常用固定结构。适：正好，恰好。值：遇到。见：被。收：逮捕。忽："匆"的异体字。

　　廣陵吳普、彭城樊阿皆從佗學[1]。普依準佗治，多所全濟[2]。佗語普曰："人體欲得勞動，但不當使極爾[3]。動搖則穀氣得消，血脈流通，病不得生，譬猶戶樞不朽是也[4]。是以古之仙者為導引之事，熊經鴟顧，引輓腰體[5]，動諸關節，以求難老。吾有一術，名五禽之戲：一曰虎，二曰鹿，三曰熊，四曰猨，五曰鳥[6]。亦以除疾，並利蹄足，以當導引。體中不快，起作一禽之戲，沾濡汗出，因上著粉，身體輕便，腹中欲食[7]。"普施行之，年九十餘，耳目聰明，齒牙完堅[8]。阿善針術[9]。凡醫咸言背及胷藏之間不可妄針，針之不過四分，而阿針背入一二寸，巨闕、胷藏針下五六寸，而病輒皆瘳[10]。阿從佗求可服食益於人者，佗授以漆葉青黏散。漆葉屑一升，青黏屑十四兩，以是為率[11]。言久服去三蟲，利五藏，輕體，使人頭不白[12]。阿從其言，壽百餘歲。漆葉處所而有，青黏生於豐、沛、彭城及朝歌云[13]。

〔1〕吴普：著名医家，著有《吴普本草》。

〔2〕依准：依照。治：治疗方法。用作名词。多所全济：即所全济者多。谓语前置。全，保全。济，医治好。

〔3〕劳动：运动，活动。极：疲劳，疲惫。

〔4〕动摇：活动，运动。譬犹：譬如。户枢：门轴。

〔5〕熊经鸱（chī痴）顾：像熊一样攀挂，像鸱一样左右回顾。熊、鸱，名词作状语。经，悬挂，攀挂。"经"，原文作"颈"，字误，据《后汉书·华佗传》改。顾：回头看。引輓：伸展。輓，"挽"的异体字，牵引，此指伸展。

〔6〕五禽之戏：华佗模仿五种动物的动作而创造的保健体操。禽，鸟兽的总称。猨："猿"的异体字。

〔7〕沾濡：湿润的样子。因：于是，就。上：体表。著：拍，搽。

[8] 耳目聪明：即耳聪目明。齿牙完坚：即齿完牙坚。齿，门齿。牙，大牙。两句均是分承的修辞方式。

[9] 善：擅长。

[10] 凡：凡是，所有。咸：都。不过：不能超过。巨阙：穴位名。在脐上六寸。下：指进针。瘳（chōu 抽）：病愈。

[11] 率（lǜ 律）：比例。

[12] 三虫：指蛔虫、赤虫、蛲虫等多种寄生虫。轻体：使身体轻便。轻，使……轻便。使动用法。

[13] 处所：处处。丰：汉代县名。今江苏丰县。沛：汉代县名。今江苏沛县。朝（zhāo 招）歌：汉代县名。今河南淇（qí 旗）县。云：语气助词，用于文章最后一句的末尾。

综合练习

（一）解释题

1．（数）经 2．养性 3．节度 4．行差 5．刳（割） 6．苦（四支烦）

7．（共）止 8．诣（佗） 9．交接 10．之（厕） 11．逆（见） 12．无何

13．（三升）许 14．发动 15．敕（郡县） 16．信（病） 17．见收 18．（皆）瘳

19．率（为率） 20．处所 21．屑 22．讫 23．沾濡 24．臃 25．案脉

26．熊經鸱顾 27．病困 28．斛

（二）单项选择题

1．"太尉黄琬辟，皆不就。"句中"辟"的义是（   ）

　　A．排除　　　　　　B．征召　　　　　C．躲避　　　　　　D．邪僻

2．"太祖闻而召佗，佗常在左右。"句中"太祖"是指（   ）

　　A．谥号　　　　　　B．年号　　　　　C．庙号　　　　　　D．别号

3．又敕郡县发遣，佗恃能厌食事，犹不上道。"食事"（   ）

　　A．吃饭之事　　　B．求生之事　　　C．供养之事　　　D．拿食禄之事

4．"一名旉。游学徐土，兼通数经。"句中"游学"的义为（   ）

　　A．到远方拜师学习　B．旅游　　　C．游玩和学习　　　D．到各地学习

（三）多项选择题

1．在下列句中有"将要"义的词有（   ）

　　A．"病者言'已到'，应便拔针，病亦行差。"句中"行"

　　B．"时人以为年且百岁，而貌有壮容。"句中"且"

　　C．"府君胃中有虫数升，欲成内疽。"句中"欲"

　　D．"十八岁当一小发，服此散，亦行复差。"句中的"行"

　　E．"昨使医曹吏刘租针胃管讫，便苦咳嗽，欲卧不安。""欲"

2．在下列句中表示短暂时间的词语是（   ）

　　A．"先服一升，斯须尽服之。"句中"斯须"

　　B．"佗遂下手，所患寻差。"句中"寻"

　　C．若当灸，不过一两处，每处不过七八壮，病亦应除。句中"应"

D. "人云，在左，于是为汤下之，果下男形，即愈。"句中"即"

E. "但旁人数为易汤，汤令暖之，其旦即愈。"句中"即"

3. 在下列句中不能解释为"终于"、"最终"的句子有（　　　）

　　A. "佗令温汤近热，渍手其中，卒可得寐。"句中"卒"

　　B. "佗遂下手，所患寻差，十年竟死"句中的"竟"

　　C. "后十八岁，成病竟发，无药可服，以至于死。"句中"以至于"

　　D. "小人养吾病，欲以自重，然吾不杀此子，亦终当不为我断此根原耳。"句中"终"

　　E. "促去可得与家人相见，五日卒，应时归。"句中"卒"

（四）翻译题

1. 若病结积在内，针药所不能及，当须刳割者，便饮其麻沸散，须臾便如醉死，无所知，因破取。

2. 即如佗言，立吐蛇一枚，县车边，欲造佗。佗尚未还，小儿戏门前，逆见，自相谓曰："似逢我公，车边病是也。"

3. 佗语普曰："人体欲得劳动，但不当使极尔。动摇则谷气得消，血脉流通，病不得生，譬犹户枢不朽是也。"

4. "卿今彊健，我欲死，何忍无急去药，以待不祥？先持贷我，我差，为卿从华佗更索。"成与之。已故到谯，适值佗见收，匆匆不忍从求。

5. 游学徐土。兼通数经。陈珪举孝廉，太尉黄琬辟，皆不就。

6. 太祖大怒，使人往检：若妻信病，赐小豆四十斛，宽假限日；若其虚诈，便收送之；于是传付许狱，考验首服。荀彧请曰："佗术实工，人命所县，宜含宥之"。

（五）思考题

1. 华佗的医学成就有哪些？

2. 华佗为什么被曹操杀害？

3. 怎样理解"然本作士人，以医见业，意常自悔"？

4. "兼通数经"与"合汤不过数种"的"数"在表意上有何不同？

5. 本文从哪几个方面说明华佗是"人命所县"的人？

（六）背诵题

1. 背诵第一自然段。

2. 背诵第十三自然段。

（七）阅读题

史称华佗以恃能厌事为曹公所怒荀文若请曰佗术实工人命系焉宜议能以宥曹公曰忧天下无此鼠辈邪遂考竟佗至仓舒病且死见医不能生始有悔之之叹嗟乎以操之明略见几然犹轻杀材能如是文若之智力地望以的然之理攻之然犹不能返其恚执柄者之恚真可畏诸亦可慎诸原夫史氏之书册也使后之人宽能者之刑纳贤者之谕而惩暴者之轻杀故自恃能至有悔悉书焉（唐·刘禹锡《刘宾客文集·华佗论》）

要求：

1. 给上文加标点。

2. 解释带点的字词。

3. 翻译画横线的句子。

‖ 四、皇甫谧传 ‖

【提示】　　本文选自《晋书·皇甫谧传》，据 1959 年中华书局点校本排印，并校以文渊阁四库本。《晋书》为唐代房玄龄等人修撰。房玄龄（公元 578—648 年），临淄（今山东淄博）人。唐初名相，居相位十五年，举贤兴教，佐理朝政，后封为梁国公。《晋书》一百三十卷，记载两晋封建王朝的兴衰史，是一部纪传体的史书。

本文较详尽地记述了魏晋时期的医学家和文史学家皇甫谧的生平事迹。皇甫谧年轻时感奋叔母所教，勤力求学，博览典籍，以著述为务。中年患风痹，婴沉疴三十年，仍手不释卷，笃守其志。他不慕名利，频诏不就，终身不仕，唯道是奋，在医学、文学、史学等方面都有很高成就。病后潜心医学，撰成《黄帝针灸甲乙经》，对我国针灸学的发展作出了杰出贡献。

　　皇甫謐，字士安，幼名靜，安定朝那人，漢太尉嵩之曾孫也[1]。出後叔父，徙居新安[2]。年二十，不好學，游蕩無度，或以為癡[3]。嘗得瓜果，輒進所後叔母任氏。任氏曰：“《孝經》云：‘三牲之養，猶為不孝[4]。’汝今年餘二十，目不存教[5]，心不入道，無以慰我。”因歎曰：“昔孟母三徙以成仁[6]，曾父烹豕以成教[7]，豈我居不卜鄰，教有所闕[8]？何爾魯鈍之甚也[9]！脩身篤學，自汝得之，於我何有[10]？”因對之流涕。謐乃感激，就鄉人席坦受書，勤力不怠[11]。居貧，躬自稼穡，帶經而農，遂博綜典籍百家之言[12]。沉靜寡欲，始有高尚之志，以著述為務，自號玄晏先生。著《禮樂》、《聖真》之論[13]。後得風痺疾，猶手不輟卷[14]。

　　[1] 安定：郡名。在今甘肃灵台。朝（zhū 朱）那：县名。在今甘肃平凉县西北。汉太尉嵩：即皇甫嵩。东汉灵帝时为北地太守，以破黄巾功，领冀州牧，拜太尉。

　　[2] 出后叔父：过继给叔父。出后：过继，出继。下文“所后”之“后”意同。徙：迁移，移居。下“三徙”同此。新安：郡名。在今浙江淳安西。

　　[3] 或：有人。癡："痴"的异体字。

　　[4] 即使每天用三牲来奉养父母，还是不孝之子。三牲：指牛、羊、猪，这是祭祀用品。養："养"（養）的异体字。

　　[5] 教："教"的异体字。

　　[6] 孟母三徙：相传孟子幼年时，居住环境不好，孟母为教育孟轲，三次迁居，最终使孟子有了很好的学习环境。后喻母教之德。

　　[7] 曾父烹豕（shǐ 史）：曾参（孔子弟子）的儿子闹着要随母亲去赶集，曾妻哄儿子说回家杀猪吃，儿子便不闹了。曾妻归后，发现曾参正要捕猪杀之，妻止之，说与儿戏言，曾参认为不能失信于子，终杀猪以兑现诺言。豕，猪。

［8］卜：选择。阙：通"缺"，缺失。

［9］为什么你鲁莽愚钝得这么严重。尔：你。鲁钝：鲁莽愚钝。之：结构助词，连接谓语与补语。甚：严重，厉害。

［10］脩身：修养身心。脩："修"的异体字。笃学：专心学习。于我何有：即"于我有何"，"何"为宾语前置。对我来说有什么（益处）呢？

［11］感激：感动激奋。就：跟从。席坦：人名。

［12］躬自：亲自。稼穑（sè 色）：此指从事农业劳动。稼，播种。穑，收获。农：做农活。博综：博通。

［13］礼乐、圣真：皇甫谧早年著作，已佚。

［14］痹："痹"的异体字。辍（chuò 绰）：停止。

　　或勸謐修名廣交[1]。謐以為非聖人孰能兼存出處，居田里之中亦可以樂堯舜之道，何必崇接世利，事官鞅掌，然後為名乎[2]？作《玄守論》以答之，曰："或謂謐曰：'富貴，人之所欲；貧賤，人之所惡。何故委形待於窮而不變乎[3]？且道之所貴者，理世也；人之所美者，及時也[4]。先生年邁齒變，饑寒不贍，轉死溝壑，其誰知乎[5]？'謐曰：'人之所至惜者，命也；道之所必全者，形也；性形所不可犯者，疾病也。若擾全道以損性命[6]，安得去貧賤存所欲哉？吾聞食人之祿者懷人之憂，形強猶不堪，況吾之弱疾乎[7]！且貧者，士之常；賤者，道之實[8]。處常得實，沒齒不憂，孰與富貴擾神耗精者乎[9]？又生為人所不知，死為人所不惜，至矣！暗聾之徒，天下之有道者也[10]。夫一人死而天下號者，以為損也；一人生而四海笑者，以為益也。然則，號笑非益死損生也[11]。是以至道不損，至德不益。何哉？體足也[12]。如廻天下之念，以追損生之禍，運四海之心，以廣非益之病，豈道德之至乎[13]！夫唯无損，則至堅矣；夫唯無益，則至厚矣。堅，故終不損；厚，故終不薄。苟能體堅厚之實，居不薄之真，立乎損益之外，游乎形骸之表，則我道全矣[14]。'"遂不仕。

　　耽翫典籍，忘寢與食，時人謂之"書淫"[15]。或有箴其過篤[16]，將損耗精神，謐曰："朝聞道，夕死可矣[17]。況命之脩短分定懸天乎[18]！"。

　　叔父有子既冠，謐年四十喪所生後母，遂還本宗[19]。

［1］或：有人。修名：端正名分。此指出仕任职。

［2］出处（chǔ 楚）：出仕为官和居家为民。乐：以……为乐。意动用法。崇：崇尚。接：接近，接触。此指追求。事官：从事官务。鞅掌：烦劳。语出《诗·小雅·北山》。

［3］委形：犹"委身"。置身，寄身。穷：不得志。

［4］理世：治世。及时：逢时，指得到有利时机。

［5］赡（shàn 善）：富足。

［6］扰全道：扰乱保全身体之道。

［7］堪：承受。况："况"的异体字。

［8］实：本质，实质。

［9］没齿：终身。孰与：与……相比，哪一种更好？

［10］意为对外事哑口不言和充耳不闻之人，才是天底下得道之人。喑（yīn音）：哑。

［11］号哭和欢笑并不会使死者受益，使生者受损。

［12］体：此指道德。足：完备，完美。

［13］廻："回"的异体字，扭转。运：此指扭转，义同上面"回"。

［14］苟：如果。体：体察，领悟。居：安处。表：外。

［15］耽：酷爱。翫，"玩"的异体字，研习，研究。滛："淫"的异体字。

［16］箴（zhēn针）：劝告，规劝。过笃：过于专心。笃，专心，虔诚。

［17］"朝闻道"两句：早晨得知真理，就是晚上死去也满足了。语出《论语·里仁》。

［18］脩：长。分（fèn奋）定：本分所定，命定。

［19］既冠（guàn灌）：已经成人。冠，古代男子年二十束发加冠，举行成人礼。所生后母：指养育他的后母，即其叔母。

城陽太守梁柳，謐從姑子也，當之官，人勸謐餞之[1]。謐曰："柳為布衣時過吾，吾送迎不出門，食不過鹽菜，貧者不以酒肉為禮[2]。今作郡而送之，是貴城陽太守而賤梁柳，豈中古人之道[3]？是非吾心所安也[4]。"

［1］城阳：郡名。在今山东莒（jǔ举）县。从姑：父亲的堂姊妹。即皇甫谧与梁柳为堂表兄弟。之官：赴任。之，去，往。饯之：为他饯行。饯，设酒食送行。

［2］布衣；平民的代称。过：来访，拜访。

［3］作郡：担任郡太守。贵：认为……尊贵。意动用法。贱：认为……低贱。意动用法。中（zhòng众）：符合。

［4］以下删节1660字。

其後武帝頻下詔敦逼不已[1]。謐上疏自稱草莽臣，曰："臣以尫弊，迷於道趣，因疾抽簪，散髮林皋，人綱不閑，鳥獸為羣[2]。陛下披榛採蘭，並收蒿艾[3]。是以皋陶振褐，不仁者遠[4]。臣惟頑蒙，備食晉粟，猶識唐人擊壤之樂，宜赴京城，稱壽闕外[5]。而小人無良，致災速禍，久嬰篤疾，軀半不仁，右脚偏小，十有九載[6]。又服寒食藥[7]，違錯節度，辛苦荼毒[8]，于今七年。隆冬裸袒食冰，當暑煩悶，加以欬逆，或若溫瘧，或類傷寒，浮氣流腫，四肢酸重。於今困劣，救命呼噏，父兄見出，妻息長訣[9]。仰迫天威，扶輿就道，所苦加焉，不任進路，委身待罪，伏枕歎息[10]。臣聞韶衛不並奏，雅鄭不兼御[11]，故郤子入周，禍延王叔[12]，虞丘稱賢，樊姬掩口[13]。君子小人，禮不同器[14]，況臣穅糗，糅之彫胡[15]！庸夫錦衣，不稱其服也。竊聞同命之士，咸以畢到，唯臣疾疚，抱釁牀蓐，雖貪明時，懼斃命路隅[16]。設臣不疾，已遭堯舜之世，執志箕山，猶當容之[17]。臣聞上有明聖之主，下有輸實之臣，上有在寬之政，下有委情之人[18]。唯陛下留神垂恕，更旌瓌俊[19]，索隱於傅巖[20]，收釣於渭濱[21]，無令泥滓久濁清流[22]。"謚辭切言至，遂见聽许[23]。

[1] 武帝：晋武帝司马炎，公元265—290年在位。敦逼：敦促逼迫。

[2] 尫（wāng 汪）："尪"的异体字，瘦弱。弊：衰弱，疲困。道趣：学术旨趣。抽簪：指弃官归隐。古代官员须以簪连冠于发，故称弃官引退为抽簪。林阜：山林。阜，土山。人纲：人伦纲纪。闲：同"娴"，熟悉。羣："群"的异体字。

[3] 披榛（zhēn 真）采兰：拔开榛丛，采摘兰花。比喻君主探访征用隐居的人才。蒿艾：均是野草。此以蒿艾喻自己不才。

[4] 皋陶（gāo yáo 高摇）：虞舜时的司法官。原为布衣，是舜从民间选拔而出。皋，"皋"的异体字。振褐：抖掉布衣上的尘土。喻从百姓到朝廷任官。褐，古代贫贱之人所穿的短布衣。

[5] 惟：虽然。"犹识"句：还记得唐尧时老人击壤的歌曲。传说唐尧时，有老人歌曰："日出而作，日落而息，凿井而饮，耕田而食，帝何力于我哉？"后成为歌颂太平盛世的典故。称寿阙外：臣子在宫廷门楼下呼颂万岁。

[6] 无良：无善德。灾："灾"的异体字。速：招致。婴：遭受，缠绕。笃疾：重病。不仁：麻木没有感觉。十有九载：十九年。

[7] 寒食药：指寒食散。也叫五石散，古人将紫石英、白石英、赤石脂、钟乳石、硫黄等五种矿石配制起来服用，以兴奋壮阳，赶时髦等，相当于今吸毒。因五石散热性极大，服后需寒食、寒饮、寒衣，所以也称寒食散。

[8] 辛苦荼毒：痛苦于寒食散的火邪毒害。

[9] 呼噏：即"呼吸"。喻时间短促。此指急迫。噏，"吸"的异体字。见出：嫌弃我。犹"见弃"。见，代替宾语"我"，可译作"我"。出，弃。妻息：妻子儿女。息，子女。

[10] 天威：帝王的威严。扶舆就道：扶车上路。不任进路：不能胜任进身之路。进，进身（即入仕为官）。

[11] 韶：乐曲名，相传舜所作。此喻高雅之乐。卫：指卫乐，卫献公好淫乐而得名。此喻低俗之乐。雅郑：雅乐和郑声，意同"韶卫"。御：使用，应用。

[12] 鲁成公十六年（公元前575年）晋师在鄢陵大败楚军。晋厉公派郤至入周报功。郤至归功于己，并重赂周大夫王叔简公。王叔即唆使在朝公卿上言周简王擢升郤至为上卿。郤至返晋，于次年即被晋厉公处死。王叔因此而受到牵累。事见《国语·周语中》。此自嘲不祥。

[13] 春秋时虞丘子作楚相十余年，未曾引贤，楚庄王却称其为贤相，招致夫人樊姬掩口窃笑。事见《列女传·楚庄樊姬》。此自嘲不贤。

[14] 君子和小人，按照礼制是不能同才使用的。

[15] 穅黂（kuàng 矿）：谷糠麦麸。喻自己才智低劣。穅，"糠"的异体字。糅：混杂。彫胡：菰（gū 孤）米。喻才高之贤士。彫，"雕"的异体字。

[16] 同命之士：同时拜官之人。命，受命。以：通"已"，已经。疢（chèn 衬）：热病。此泛指疾病。抱衅：指负罪。衅，罪过。牀："床"的异体字。明时：政治清明的时代。

[17] 设：假使。箕（jī鸡）山：传说唐尧时的大贤人许由隐于箕山，后以箕山为退隐的典故。

[18] 输实：竭尽忠诚。在：存问，慰问。委情：倾注全心。

[19] 唯：希望。垂恕：施予宽恕。更旌瓌俊：再选拔杰出的人才。旌（jīng精），识别。瓌（guī龟），"瑰"的异体字。

[20] 到傅岩去寻求隐士。傅岩：古地名。传说傅说版筑于傅岩之野，殷高宗求贤，举傅说为相。巗："岩"的异体字。

[21] 到渭水之滨访求贤士。传说姜子牙垂钓于渭滨，周文王访贤得之，后佐武王灭殷。澨："滨"（濱）的异体字。

[22] 不要让泥滓长期地把清水弄混浊。无：通"毋"，不要。泥滓：喻自己。清流：喻贤才。

[23] 见：被。聽许：准许。聽，"听"（聽）的异体字。以下删节1185字。

太康三年卒，時年六十八[1]。謐所著詩、賦、誄、頌、論、難甚多[2]，又撰《帝王世紀》、《年歷》，《高士》、《逸士》、《列女》等傳，《玄晏春秋》，並重於世。門人摯虞、張軌、牛綜、席純，皆為晉名臣。

[1] 太康：晋武帝司马炎年号（公元280—289年）。以下删节10字。

[2] 誄（lěi磊）：哀悼死者之文。颂：颂扬功德之文。论：辩说道理之文。难：驳诘责难之文。

综合练习

（一）解释题

1. 出后 2. 三牲 3. 卜（邻） 4. 感激 5. 稼穑 6. 辍（卷） 7. 鞅掌
8. 没齿 9. 孰与 10. 从（姑） 11. 饯（之） 12. 贱（梁柳） 13. 中（古人）
14.（不）闲 15. 速（祸） 16.（妻）息 17. 输实 18. 唯（陛下） 19.（更）旌
20. 誄（颂） 21. 巗 22. 噆 23. 厓 24. 荼毒 25. 抽簪 26. 皋陶 27. 辍
28. 输实

（二）单项选择题

1. "岂我居不卜邻，教有所阙"中的"卜"义为（　　）
    A. 选择　　　　　　B. 估算　　　　　C. 占卜　　　　D. 询问

2. "朝闻道，夕死可矣"出自（　　）
    A.《墨子》　　　B.《国语》　　　　C.《论语》　　　D.《韩非子》

3. "陛下披榛采兰，并收蒿艾"中"蒿艾"意思是（　　）
    A. 长得好的野草　　　　　　　B. 可以治病的药草
    C. 自喻不才　　　　　　　　　D. 比喻不同的人才

4. 况命之修短分定悬天乎（　　）
    A. 修饰　　　　　B. 长　　　　　C. 美好　　　　D. 整治

5. "久婴笃疾，躯半不仁"中的"婴"意思是（　　）

A．婴儿　　　　B．触犯　　　　C．遭受　　　　D．系，戴

6．"先生年迈齿变，饥寒不赡"中的"赡"意思是（　　）

　　A．赡养　　　　B．丰富　　　　C．富足　　　　D．满足

7．"耽玩典籍，忘寝与食"中的"耽"意思是（　　）

　　A．耽搁　　　　B．深入　　　　C．讨厌　　　　D．酷爱

8．含有宾语前置句式的是（　　）

　　A．问中庶子喜方者　　　　　　B．于我何有

　　C．且贫者，人之　　　　　　　D．眸然貌也，癯然身也

（三）多项选择题

1．下列表现皇甫谧勤奋钻研的句子是（　　）

　　A．就乡人席坦受书，勤力不怠　　B．居贫，躬自稼穑，带经而农

　　C．后得风痹疾，犹手不辍卷

　　D．耽玩典籍，忘寝与食，时人谓之"书淫"

　　E．沈静寡欲，始有高尚之志

2．表示"寻访贤才"的典故是（　　）

　　A．庸人击壤　　　　　　　　　　B．执志箕山

　　C．索隐傅岩　　　　　　　　　　D．曾父烹豕

　　E．收钓渭滨

3．下列加点字表示"因为"义的是（　　）

　　A．因对之流涕　　　　　　　　　B．臣以尪弊，迷于道趣

　　C．因疾抽簪，散发林皋　　　　　D．贫者不以酒肉为礼

　　E．窃闻同命之士，咸以毕到

4．《甲乙经》是皇甫谧根据下列哪些书籍整理而成的（　　）

　　A．《素问》　　　B．《针经》　　　C．《脉经》

　　D．《夫子脉诀》　　E．《明堂孔穴针灸治要》

（四）翻译题

1．谧乃感激，就乡人席坦受书，勤力不怠。居贫，躬自稼穑，带经而农，遂博综典籍百家之言。沈静寡欲，始有高尚之志，以著述为务。

2．谧以为非圣人孰能兼存出处，居田里之中亦可以乐尧舜之道，何必崇接世利，事官鞅掌，然后为名乎？

3．柳为布衣时过吾，吾送迎不出门，食不过盐菜，贫者不以酒肉为礼。今作郡而送之，是贵城阳太守而贱梁柳，岂中古人之道？是非吾心所安也。

4．人之所至惜者，命也；道之所必全者，形也；性形所不可犯者，疾病也。若扰全道以损性命，安得去贫贱存所欲哉？

5．吾闻食人之禄者怀人之忧，形强犹不堪，况吾之弱疾乎！且贫者，士之常；贱者，道之实。处常得实，没齿不忧，孰与富贵扰神耗精者乎？又生为人所不知，死为人所不惜，至矣！

（五）思考题

1．怎样理解"至道不损，至德不益"？

2．文中"武帝频下诏"，而皇甫谧终不就的原因有哪些？

3．皇甫谧认为的"道全"是什么？"体足"的含义是什么？

4．文中"韶卫不并奏，雅郑不兼御"、"郤子入周，祸延王叔"、"虞丘称贤，樊姬掩口"各表达的是什么意思？

5．文中以"孟母三徙以成仁，曾父烹豕以存教"比喻什么？

6．"无令泥滓久浊清流"中"泥滓"和"清流"各比喻什么？

（六）背诵题

1．背诵第五自然段。

2．背诵第六自然段。

（七）阅读题

魏郡召上计掾举孝廉景元初相国辟皆不行其后乡亲劝令应命谧为释劝论以通志焉其辞曰相国晋王辟余等三十七人及泰始登禅同命之士莫不毕至皆拜骑都尉或赐爵关内侯进奉朝请礼如侍臣唯余疾困不及国宠宗人父兄及我僚类咸以为天下大庆万姓赖之虽未成礼不宜安寝纵其疾笃犹当致命余惟古今明王之制事无巨细断之以情实力不堪岂慢也哉乃伏枕而叹曰夫进者身之荣也退者命之实也（《晋书·皇甫谧传》）

要求：

1．给上文加标点。

2．解释带点的字词。

3．翻译画横线的句子。

五、明处士江民莹墓志铭

【提示】　本文选自 1957 年人民卫生出版影印本《名医类案·附录》。作者汪道昆（公元 1525—1593 年），字伯玉，号太函南溟，歙（今安徽歙县）人。明嘉靖二十六年（公元 1547 年）进士，为义乌令，官至兵部左侍郎。善文，著有《太函集》。江瓘与其子应宿共同编有《名医类案》十二卷，集明代以前医案之大成。其书所采上自《史记》、《三国志》中记载的秦越人、淳于意、华佗诸人。下迄元、明诸名医，凡治验之医案，全部收录书中，分 205 门。所收医案分别详述病情、方药，其后列有江瓘的评注。

本文以墓志铭形式记述了江瓘的生平事迹。他年幼丧母，立志仕途，屡试不第，积劳成疾，遂弃仕途而潜心医学，医文并茂。虽身居素位，但关心国事。作者是江瓘的同乡好友，文中饱含着深厚的情谊，实为铭文佳作。

　　丞当世以布衣稱作者，無慮數十家，乃若質行雅馴[1]，則余竊多江民瑩[4]。頃，民瑩將捐館舍[2]，遺季公民璞書曰[3]："平生知我者，唯季若汪中[4]，願季爲狀[5]，中丞爲銘[6]，幸須臾無死，猶及見之，死且不朽。"往，余爲民瑩立傳，曾未得其什二三，乃今要我以平生之言[7]，奈何負民瑩地下？遂受季公狀，摭其軼事志之[8]。

　　[1] 稱：自称。无虑：大略；大约。乃若：至于。雅馴：文辞典雅有法。
　　[2] 多：推崇。捐馆舍："死"的婉言。
　　[3] 遺（wèi 胃）：给予。季公民璞：江瓘最小的弟弟江民璞。季，排行在最后。
　　[4] 若：连词。和。汪中丞：指汪道昆。中丞，官名。
　　[5] 狀：行状。文体名称。记述死者生平事迹的文章。亦称行述。
　　[6] 銘：文体名称。多刻在碑版或器物上，用以称功德或自警。此指墓志铭。
　　[7] 乃今：而今。要（yāo 腰）：邀请。
　　[8] 摭（zhí 直）：摘取；拾取。轶事：散失的事迹。轶，通"佚"，失。志：记述。

　　志曰：江处士瓘，歙人，世家篁南[1]，字民瑩，贈尚書郎終慕公第三子也[2]。幼負奇氣，顧猶跳梁。年十四，母鄭安人以暴疾終[3]，即含不瞑[4]。民瑩拊棺号哭："母其以二三子未樹邪？所不夙夜以求無忝者，有如此木[5]！"遂瞑。自是折節爲學，務以身先季公[6]。乃從故太守吳先生受詩。吳先生間得李献吉賦詩若干篇示民瑩[7]。民瑩心獨喜，終日誦之，嘗竊倣爲詩。有近似者。初試县官，不利。父命之商，民瑩則商，孳孳務脩業[8]。會督學使者蕭子雒行县[9]，並舉民瑩、民璞補县諸生[10]。又明年应鄉試，復不利。民瑩慚，自憤不務稼而罪歲凶，何爲乎？遂下帷讀書，歷寒暑，窮日夜，不遺餘力。民璞請少息，毋已太勞。民瑩愀然："季子遊困而歸[11]，由發憤起；縱自愛，而忘而母不瞑邪？"頃之病作，一夕嘔血數升，延醫十餘曹，不效[12]。因涉獵醫家指要，自藥而瘳。此治本業如初，又復病，釋業復瘳，遞病遞瘳，蓋十年往矣[13]。乃歎曰："顯親揚名，即男子所有事，彼亦儻然而來者耳[14]；顧輕身以希必獲，謂父母遺體何？"遂謝學官，罷舉子業。日鍵關[15]，坐便坐，几上置《離騷》、《素問》諸書，臥起自如，不問閫外事[16]，即家務左右棼起，終不入於心，由是就業益多，神益王矣[17]。

[1] 篁南：今安徽歙县。江瓘自号篁南山人。

[2] "赠尚书郎"句：江瓘父死后追封尚书郎。终慕是江瓘父之字。赠，死后追封爵位。

[3] 跳梁：顽皮。安人：封建王朝给妇女封赠的称号。明代六品官之妻封安人。

[4] 含同"琀"。古代放在死者口中的珠、玉、米、贝等物。此作"死"的婉言。

[5] "所不夙夜"句：意为如果不做到早起晚睡，勤奋进取，以求不辱没父母的话。语本《诗经·小雅·小宛》："夙兴夜寐，无忝尔所生。"又见《孝经·士章》。所，假如。无忝，不辱没，无愧于。有如：古人誓词中的常用语。

[6] 折节：改变平日志向。谓强自克制。先：走在前面。此为做表率。

[7] 间：偶尔。李献吉：李梦阳（公元1473—1530年），字天赐，又字献吉，号空同子，明代文学家，有《空同集》。

[8] 孳孳：亦作"孜孜"。勤勉不懈。孳，通"孜"。脩业：经营产业。亦作"修业"。

[9] 会：恰巧。督学使者：官名。督察学政之职。行：巡视。

[10] 补县诸生：增补为县的诸生。明、清两代已入学的生员为诸生，即后来所称之秀才。

[11] 下帏：闭门苦读。此为闭门。毋已：不得；不能。季子：指战国时的苏秦。苏秦，字季子。他"游困而归，由发愤起"。事见《史记·苏秦列传》，又见《战国策·秦策一》。

[12] "而忘"句：能忘了你我的母亲死不瞑目吗？前"而"，通"能"。后"而"，代词，指"你我二人"。曹：表人称复数。

[13] 指要：要旨；要义。蓋："盖"的异体字。往：过去。

[14] 儻然而来：意外得到；偶然得到。儻然，偶然，侥幸。

[15] 谓……何：同"为……何"、"如……何"。父母遗体：旧谓子女的身体为父母所生，因称子女的身体为父母亲的遗体。键：门闩。

[16] 便坐：指正房以外的别室。閫外：门外。閫，亦作"阃"，门槛。

[17] 棼：杂乱。益：逐渐。王：通"旺"。旺盛；充沛。

　　甲辰，季公舉進士，民瑩沾沾喜曰："幸哉！有此無傷母氏心，瞑可也！瞑可也！"民瑩屬辭爾雅，藉藉稱名家[1]。當是時，邑人王仲房、海陽人陳達甫，亦皆負論著而薄諸生，相繼引去[2]。郷大夫遊汝潛、汪正叔、方定之[3]，則尤推轂民瑩，郡中人士習翕然附之。既而自託遠遊，將傾四海之士[4]，則之越之吳之楚，足跡徧於東南。會民璞徒官留都，則之留都，習朝市之隱；及拜信州太守[5]，則道信州，出閩越[6]，褐武夷君；其後兵備饒州，則又道饒州[7]。登匡廬，汎彭蠡而下[8]。所至未嘗通褐，而縉紳學士爭願從遊[9]。歸語人曰："入其境，其士可知也。頃餘入會稽[10]，探禹穴，其士多奇；余歷吳門，汎五湖而東[11]，其士放達；楚有七澤，泱泱乎大觀，其士閎廓而多材[12]；詠陵爲高皇帝故都[13]，衣冠文物盛矣，四方豪傑，分曹而仕，伏軾而遊[14]，蓋士之淵藪也[15]；大江以西，以匡廬勝，其士好脩[16]；閩越以武夷勝，其士倬詭。遊方之内，此其大較也。吾將爲方外遊矣[17]。"既又赴會稽，視仲子应宿病。应宿愈，民瑩乃負病西歸。中道应宿刲股進之，幸少，呕乘舟就舍。病益深，季子应乾、季子婦程氏刲股遞進之。卒不起[18]，蓋乙丑八月二十六日也，距生宏治癸亥[19]，享年六十三。

[1] 甲辰：此指公元 1544 年。属（zhǔ 主）辞尔雅：文章近于雅正。属辞，连缀文辞以成文章。尔雅，近于雅正。藉藉（jí jí 吉吉）：显著盛大貌。

[2] 负：凭借；依仗。引去：离去。

[3] 遊汝潛：即游汝潛。字震得，婺源人，嘉靖进士，官至副都御使，曾为《名医类案》作序。遊，当为"游"。汪正叔：汪一中，字正叔，歙人，嘉靖进士，曾任江西副史等职。方定之：方宏静，字定之，歙人，嘉靖进士，官至南京户部右侍郎。

[4] 推轂（gǔ 古）：喻推荐人才。如助人推车轂，使之前进。倾：倾慕；拜谒。

[5] 留都：古代王朝迁都后，在旧都常置官留守，称留都。明成祖迁都北京后，旧都南京为留都。习：了解。朝市：泛指尘世。信州：地名。今江西上饶。

[6] 道：取道、经过。闽越：古国名。今福建、浙南地区。亦作"闽粤"。

[7] 武夷君：即武夷山。相传汉武夷君居此，故名。饶州：鄱阳（今江西波阳）。

[8] 匡庐：庐山的别名。彭蠡（lǐ 梨）：湖名。又名鄱阳湖。

[9] 缙绅：旧时官宦的代称。缙，同"搢"，插。绅，束腰的大带。古代仕者，插笏（hù 户）于绅，故称。

[10] 会（kuài 快）稽：此指会稽山，在今浙江绍兴东南。《史记·夏本纪》："或言禹会诸侯江南，计功而崩，因葬焉，命曰会稽。"

[11] 禹穴：禹的墓地。在会稽山上。《史记·太史公自序》："上会稽，探禹穴。"吴门：古吴县为春秋吴都，因称吴门。即今苏州。五湖：太湖及附近湖泊。

[12] 放达：豪放豁达，不拘礼俗。七泽：指古时楚地诸湖泊，其中以云梦泽最为著名。泱泱：宏大貌。闳（hóng 红）廓：知识渊博。闳，大。

[13] 詠陵：古县名，今南京秦淮河以南。明洪武元年，太祖朱元璋建都于此。

[14] 分曹：犹今之的分部门，分科。伏轼：驾车。轼，车前用作扶手的横木。

[15] 渊薮（sǒu 叟）：生长着很多草的湖。喻人或物聚集之地。

[16] 好（hào 浩）脩：喜好修饰仪容。喻重视道德修养。语见《楚辞·离骚》。

[17] 倬诡：奇特。大较：大略情况。方外：超然世俗礼教以外的边远地区。

[18] 刲（kuī 亏）股：即"割股为羹"，割股肉做羹汤，喻至孝之举。此谓精心侍奉而尽孝心。不起："死"的婉言。

[19] 宏治癸亥：即公元 1503 年。宏治，即弘治，明孝宗年号，因清代重印《名医类案》时，为避免高宗爱新觉罗弘历（乾隆）讳，改为宏治。

居常于于近人，一切無所失；及其操直言，引當否，不取苟容[1]。歲饑，浙有司下遏耀令[2]，輒引春秋大義上書部使者[3]，請能之，語在集中，不具載。某子甲，以貲爵萬戶，會有疾，侮諸醫[4]。民瑩過萬戶家，讓萬戶："公能以富鮭貴驕人矣，亦能以生死下士乎[5]？公之疾得士則生，不得則死，富貴無爲也！"季公既貴，始立祖朝，屬民瑩定約法，脩祠事，以爲常。即民瑩以處士之義終，功用未試，其於國事，則尤惓惓，嘗著論言備邊事，犁然可採[6]。藉弟令得志，其畫策何可勝窮[7]！乃今食不過上農[8]，年不逮中壽，家人之產，葢厪有存，惜也！配臨溪吳氏[9]，舉子三，長曰應元，仲、季即刲股者。兹當大事[10]，將卜所宜，爲之銘以待。銘曰："相彼良玉，胡然而終藏？爾有文德[11]，惡用乎珪璋[12]？相彼梁木，胡然而先墢？爾有令名，惡用乎黃髮[13]？"漸江東漸，厥有新阡[14]；君子歸止，是曰九原[15]。

[1] 于于：悠然自得的样子。苟容：谓苟且容身于世。

[2] 有司：专管某事的官吏。古代设官分职，事有专司，故称。遏粜（tiào 跳）：阻止卖出粮食。语见《孟子·告子下》。

[3] 春秋大义：指《春秋》一书中所阐述的要旨。

[4] 某子甲：某人。甲，代称。以贲爵万户：用钱买个食禄万户的官爵。贲，"资"的异体字，钱财。爵，买官爵。侮：轻慢。

[5] 让：责备。骄：傲视。下：鄙视；轻视。

[6] 脩祠事：修定祭祖的各项事宜。惓惓（quán quán 全全）：同"拳拳"。诚恳的样子。此谓关心。犁然：明辨貌。犁，"犁"的异体字。

[7] 藉弟令：假如。亦作"藉第令"、"藉令"。画策：谋划策略。

[8] 乃今：而今。食（sì 四）：养活。上农：上等收入的农夫。

[9] 厪：通"仅"。才；只。亦作"廑"。配：配偶。临溪：地名。今属安徽。

[10] 举子：生子。兹当大事：谓现在面临出葬。

[11] 胡然：为什么；怎么。终：始终。文德：大德；美德。

[12] 珪（guī 圭）璋：亦作"圭璋"。贵重的玉制礼器。孔颖达疏："圭璋，玉中之贵也……诸侯朝王以圭，朝后执璋。"此指为官。

[13] "相彼梁木"二句：以栋梁的折断，喻有德之人的死。语本《礼记·檀弓上》。墢，折断。令名：美好的名声。黄发：老人发白，白久而黄，以喻年高。

[14] 渐江：浙江。东渐：向东流。阡：墓道；坟墓。

[15] 九原：本指地名，是晋国卿大夫墓地所在地。在今山西新绛县西北。此借指墓地。语见《礼记·檀弓下》。

综合练习

（一）解释题

1．称（作者） 2．雅驯 3．捐馆舍 4．若（汪中丞） 5．（为）状 6．要（我）
7．轶事 8．赠（尚书郎） 9．（既）含 10．吴淞 11．间（得） 12．下帷 13．而
（母） 14．傥然 15．谓……何 16．自如 17．益（多） 18．属辞 19．籍藉
20．翕然 21．朝市 22．泱泱 23．伏轼 24．大较 25．割股 26．于于 27．有司

（二）单项选择题

1．"乃若质行雅驯，则余窃多江民莹"的"多"意为（ ）
    A．只是   B．讥笑   C．多余   D．赞扬

2．"平生知我者，唯季若汪中丞"中的"若"意为（ ）
    A．像   B．如果   C．和   D．你

3．"坐便坐"的"便坐"指的是（ ）
    A．正室   B．别室   C．卧室   D．客厅

4．"习朝市之隐；及拜信州太守"的"习"意为（ ）
    A．了解   B．研习   C．习惯   D．通晓

5．"乃今要我以平生之言，奈何负民莹地下"的"要"意为（ ）
    A．想要   B．邀请   C．概要   D．信任

（三）多项选择题

1．以下加点字属于名词活用作动词的是（ ）
    A．世家篁南   B．不务稼而罪岁凶   C．自药而瘳   D．则道信州
    E．以货爵万户

2．下面加点字属于名词活用作状语的是（ ）
    A．世家篁南   B．日键关   C．五湖而东
    D．则余窃多江民莹   E．负论著而薄诸生

3．在下列句中有通假字的有（ ）
    A．遂受季公状，撮其轶事志之。句中"轶"
    B．由是就业益多，神益王矣。句中"王"
    C．卧起自如，不问梱外事。句中"梱"
    D．楚有七泽，泱泱乎大观，其士闶廓而多材。句中"材"
    E．浙江东渐，厥有新阡，君子归止，是曰九原。句中"阡"

（四）翻译题

1．当世以布衣称作者，无虑数十家，乃若质行雅驯，则余窃多江民莹。

2．入其境，其士可知也。顷余人会稽，探禹穴，其士多奇，余历吴门，凡五湖而东，其士放达；楚有七泽，泱泱乎大观，其士宏廓而多材。

3．某子甲，以货爵万户，会有疾，侮诸医。民莹过万户家，让万户："公能以富贵骄人矣，亦能以生死下士乎？公之疾得士则生，不得则死，富贵无为也！"

4．父命之商，民莹则商，孳孳务修业。会稽学使者萧子雠行县，并举民莹、民璞补县诸生。

5．铭曰：相彼良玉，胡然而终藏？尔有文德，恶用乎珪璋？相彼梁木，胡然而先拨？尔有令名，恶用乎黄发？渐江东渐，厥有新阡；君子归止，是曰九原。

（五）思考题

1．"自愤不务稼而罪岁凶"的意思是什么？文中用以比喻何意？

2．江民莹所到越、吴、楚三地有哪些人文景观和风俗？

3．江民莹引用事典"季子遊困而归，由发愤起"的目的是什么？

4．尔有文德，恶用乎珪璋？相彼梁木，胡然而先拨？这句是什么意思？

（六）背诵题

1．背诵最后一自然段。

2．背诵最后二自然段。

（七）阅读题

自夫三坟坠而九邱湮方书繁而经论废或指素难以语人鲜不以为迂者医之术日益滥觞通经学古世不多见昔郑公孙桥聘于晋适晋侯有疾卜云实沈台骀为崇史莫之知乃问于侨侨具述高辛无冥之遗参汾主封之故四时节宣之道通国惊异以侨为博物君子太史公作史记传淳于意备书其治病死生主名病状诊候方脉详悉弗遗盖将以析同异极变化求合神圣之道以立权度于万世轩歧俞扁之书匪直为虚诙已也今予斯编虽未敢潜慁先哲然宣明往范昭示来学既不诡于圣经复易通乎时俗指迷广见或庶几焉耳（明·江应宿《名医类案·自序》）

要求：

1．给上文加标点。

2．解释带点的字词。

3．翻译画横线的句子。

4．文意理解

（1）《名医类案》取名之意是什么？

（2）《褚氏遗书》的名言是什么内容？

六、孙思邈传

【提示】　本文选自《旧唐书·孙思邈传》卷一百九十一。据 1975 年中华书局校点本。《旧唐书》是一部纪传体唐代史。原名《唐书》，因与《新唐书》区别，故称。编撰于后晋天福五年至开运二年间（公元 940—945 年）由刘日句监修，作者为张昭远、贾纬等。全书共二百卷。

　　本文记叙了唐代名医孙思邈颇具神奇色彩的一生。文中着重所述的某些观点，如阐述"阴阳失常即易致疾"的理论，提出"心小胆大行方智圆"的原则，皆为孙氏医学思想的精髓，对后世影响很大。

　　孫思邈，京兆華原人也[1]。七歲就學，日誦千餘言。弱冠[2]，善談莊、老及百家之說[3]，兼好釋典[4]。洛州總管獨孤信見而歎曰[5]："此聖童也[6]，但恨其器大難爲用也[7]。"周宣帝時[8]，思邈以王室多故，乃隱居太白山[9]。隋文帝輔政[10]，乃徵爲国子博士[11]，稱疾不起。嘗謂所親曰："過五十年，當有聖人出，吾方助之以濟人。"及太宗即位[12]，召詣京師[13]，嗟其容色甚少[14]，謂曰："故知有道者誠可尊重，羨門、廣成[15]，豈虛言哉！"將授以爵位，固辭不受。顯慶四年[16]，高宗召見[17]，拜諫議大夫[18]，又固辭不受。

　　[1] 京兆華原：京兆，隋爲郡，唐改爲府，其轄縣華原，即今陝西省耀縣。孫思邈的故居，即在此縣的孫家塬。
　　[2] 弱冠：古代男子二十歲行冠禮，是時體猶未壯，故稱弱冠。後世即用以指男子二十左右的年齡。
　　[3] 莊：指莊子。老：指老子。
　　[4] 釋典：佛教的經典。釋，中國佛教用作釋迦牟尼的簡稱，後又用來泛指佛教。
　　[5] 洛州：即洛陽。總管：地方高級軍政長官，原稱督軍、都督。獨孤信：本名如願，原爲北魏將領，後仕北周，賜名信，封衛國公，不久即爲大司馬宇文護所逼而自殺。按《北史》及《周書》本傳，他於西魏文帝三年（公元 537 年）任大都督，"率衆與馮翊、王元、季海入洛陽"，未載任洛州總管事。獨孤信死於周孝愍帝元年（公元 557 年），其時孫思邈尚未出生，兩人不可能相見。此處疑記載有誤。
　　[6] 聖童：猶言神童。
　　[7] "但恨"句：謂只憾其才器過於宏大，反而難以任用。恨，遺憾。器，才器，才能。
　　[8] 周宣帝：即宇文贇，在位二年（公元 578 至 579 年）。
　　[9] 太白山：秦嶺山脈中的太乙山，在陝西省郿縣南。一說爲終南山，因終年積雪，

故名。按此時孫思邈尚未出生，隱居之說，不足信。

　　[10] 隋文帝：即隋朝開國之君楊堅。未稱帝時，曾輔佐北周，於周宣帝宣政元年（公元 578 年）任上柱國大司馬。周靜帝大象二年（公元 580 年）自爲大丞相。輔政，當指此時。

　　[11] 征：征聘。國子博士：爲當時最高學府國子學中的教授之官。按楊堅於公元 581 年廢北周靜帝自立，建立隋朝。是年思邈方生，征聘一事，亦疑有誤。

　　[12] 太宗：即唐太宗李世民，公元 626 年即位，在位二十三年。

　　[13] 京師：指京城長安。

　　[14] 嗟：歎美。容色：容貌顏色。

　　[15] 羨門：神話人物。《史記·秦始皇本紀》：“始皇之碣石，使燕人盧生求羨門、高誓。”廣成：即廣成子。神話人物。《莊子·在宥》謂其隱於崆峒山石室，黃帝曾問以養生之要。

　　[16] 顯慶四年：公元 659 年。顯慶，唐高宗年號，自公元 656 至 660 年。

　　[17] 高宗：即李治，唐太宗之子。公元 649 年即位，在位三十四年。

　　[18] 拜：授官。諫議大夫：掌侍從規諫之官。

　　上元元年[1]，辭疾請歸，特賜良馬，及鄱陽公主邑司以居焉[2]。當時知名之士宋令文、孟詵、盧照鄰等[3]，執師資之禮以事焉[4]。思邈嘗從幸九成宮[5]，照鄰留在其宅。時庭前有病梨樹，照鄰爲賦[6]，其序曰：“癸酉之歲[7]，餘臥疾長安光德坊之官舍[8]。父老云：‘是鄱陽公主邑司，昔公主未嫁而卒，故其邑廢。’時有孫思邈處士居之[9]。邈道合古今[10]，學殫數術[11]。高談正一[12]，則古之蒙莊子[13]；深入不二[14]，則今之維摩詰[15]。其推步甲乙[16]，度量乾坤[17]，則洛下閎、安期先生立儔也[18]。”照鄰有惡疾，醫所不能愈，乃問思邈：“名醫愈疾，其道何如？”思邈曰：“吾聞善言天者，必質之於人；善言人者，亦本之於天[19]。天有四時五行，寒暑疊代，其轉運也[20]，和而爲雨，怒而爲風，凝而爲霜雪，張而爲虹蜺[21]，此天地之常數也[22]。人有四支五藏[23]，一覺一寢，呼吸吐納[24]，精氣往來[25]，流而爲榮衛[26]，彰而爲氣色[27]，發而爲音聲，此人之常數也。陽用其形，陰用其精[28]，天人之所同也。及其失也[29]，蒸則生熱[30]，否則生寒[31]，結而爲瘤贅[32]，陷而爲癰疽[33]，奔而爲喘乏[34]，竭而爲燋枯[35]，診發乎面[36]，變動乎形[37]。推此以及天地亦如之。故五緯盈縮[38]，星辰錯行，日月薄蝕[39]，孛彗飛流[40]，此天地之危診也。寒暑不時，天地之蒸否也；石立土踊[41]，天地之瘤贅也；山崩土陷，天地之癰疽也；奔風暴雨，天地之喘乏；川瀆竭涸[42]，天地之燋枯也。良醫導之以藥石，救之以鍼劑，聖人和之以至德，輔之以人事，故形體有可愈之疾，天地有可消之災。”又曰：“膽欲大而心欲小[43]，智欲圓而行欲方[44]。《詩》曰：‘如臨深淵，如履薄冰’[45]，謂小心也；‘赳赳武夫，公侯幹城’[46]；謂大膽也。‘不爲利回，不爲義疚'[47]，行之方也；'見機而作，不俟終日'[48]，智之圓也。"

[1] 上元元年：公元 674 年上元，亦爲唐高宗年號，公元 674—676 年。

[2] 鄱（婆）陽公主邑司：指已故鄱陽公主的府第。邑司，公主的府第，府中設有邑司令丞，掌管家産財富收支等事。

[3] 宋令文：唐高宗時任東台詳正學士，善文辭，工書隸，有力過人，世稱三絕。孟詵：初唐醫藥學家，進士出身，官至同州刺史，著有《食療本草》等。盧照鄰：初唐文學家，與王勃、楊炯、駱賓王合稱"初唐四傑"，終生多病，後憤投潁水而死。

[4] 師資：猶言師。《谷梁傳·僖公三十二年》楊士勳疏："師者教人以不及，故謂師爲師資也。"

[5] 幸：臨幸。指帝王駕臨。九成宮：爲唐朝皇帝避暑之宮，在陝西省麟遊縣西。

[6] 照鄰爲賦：盧氏寫有《病梨賦》一文，系自歎身患惡疾不愈，藉托病梨樹而作，文載於《盧照鄰集》。

[7] 癸酉之歲：高宗咸亨四年，即公元 673 年。按此時思邈尚未獲賜此宅，照鄰等豈能居之？疑記時有誤。

[8] 光德坊：長安城分五十四坊，光德坊位於朱雀街西第三街，爲其中十三坊之一。可參見清代徐松《唐兩京城坊考》。

[9] 處士：古時稱有才德而隱居不仕的人。

[10] 道合古今：謂孫氏學問廣博，能貫通古今。合，融合。

[11] 殫（dān 丹）：盡。數術：一稱"術數"，"術"指方術，"數"爲氣數。即以各種方法，觀察自然界可注意的現象，來推測人和國家的氣數和命運。後世一般專指星相、占卜等技藝。

[12] 正一：系莊子學說中所常論述的問題，如《知北遊》云："正汝形，一汝志，天和將至。"後世道教傳正一法，並有正一道，與全真道同爲道教兩大教派。

[13] 蒙莊子：莊子，戰國時宋國蒙（今河南商丘縣東北）人，故稱。此處系贊譽孫思邈精曉道學，如同蒙莊子一般。

[14] 不二：佛家語。佛家諸法，真如平等，無彼此之別，故言"不二"。凡悟入"不二"之境界，稱爲"入不二法門"。

[15] 維摩詰：人名，梵語的音譯，意譯爲"淨名"。《維摩詰經》中說他是一位大乘居士，與釋迦牟尼同時。爲佛典中現身說法、辨才無礙的代表人物。此處稱譽思邈通曉佛學，有如維摩詰一樣。

[16] 推步：古稱推算曆法之學，意謂日月星辰轉運於天，猶如人之行步，可推算而知。甲乙：十天幹之名。此處用以指代歲月。

[17] 乾坤：天地。

[18] 洛下閎（hóng 宏）：字長公，漢代巴人，通曉天文，隱于洛下，曾爲漢武帝改顓頊曆爲太初曆。安期先生：即安期生。皇甫謐《高士傳》："安期生者，琅琊人也，受學河上丈人，賣藥海邊，老而不仕，時人謂之千歲公。"儔（仇）：同輩；同一類的人物。此處系稱贊思邈精通天文地理之學，類似古代隱而不仕的高士。

[19] "善言天者"四句：意謂善談天地之變者，必須參證於人事；善談人身之病者，也必須根據於天道。按《素問·舉痛論》云："余聞善言天者，必有驗於人；善言古者，

必有合於今；善言人者，必有厭於己。"此殆孫思邈之論所本。

[20] 轉運：循環運行。

[21] 虹蜺：即虹霓。虹有主虹、副虹。主虹亦稱爲虹，位於光弧內側；副虹亦稱爲蜺，位於光弧外側。蜺，"霓"的異體字。

[22] 常數：猶言常度。意爲一定的規律。

[23] 支：同"肢"。藏：同"臟"。

[24] 呼吸吐納：出息爲呼，入息爲吸；呼出濁氣爲吐，吸入清氣爲納。這是古代養生導引之術。

[25] 精氣：指飲食水谷的精華。

[26] 流：流注。榮衛：營氣衛氣。榮，通"營"。

[27] 彰：顯示。氣色：神采和面色。

[28] "陽用其形"兩句：意謂陽之氣表現於外，即爲事物之體態形貌；陰之氣蘊聚於內，即爲事物之性質功能。

[29] 及其失：指陰陽失常。

[30] 蒸：火氣上行。

[31] 否（pǐ 匹）：閉塞不通。

[32] 結：指氣血蓄結。

[33] 陷：指氣血下陷。

[34] 奔：指氣行狂越。

[34] 竭：指氣血虛竭。燋枯：形容枯槁。燋，通"焦"。

[36] 診發乎面：征候呈現於外表。

[37] 變動乎形：變化顯露於形貌。動，與"發"同義。

[38] 緯：即金、木、水、火、土五個行星。盈縮：亦作"贏縮"。盈爲進、縮爲退，這裏指五星運行遲速失常。

[39] 日月薄蝕：指日蝕和月蝕。薄，意爲虧損，與"蝕"同義。

[40] 孛（bèi 背）彗：彗星，俗名"掃帚星"。孛，彗星的一種。飛流：飛掃流逝。

[41] 踊：向上踊起。

[42] 瀆（dú 讀）：小溝渠。

[43] 膽欲大而心欲小：《新唐書·孫思邈傳》："膽爲之將；以果決爲務，故欲大。""心爲之君，君尚恭，故欲小。"今多作"膽大心細"，謂任事果決而又思慮周密。

[44] 智欲圓而行欲方：《新唐書·孫思邈傳》："智者動，天之象，故欲圓。""仁者靜，地之象，故欲方。"古人以爲天圓地方、天動地靜，故智者恒動，如天之圓通，仁者寧靜，如地之方正。今多作"智圓行方"，謂智慮要圓通靈活，行爲要方正不苟。

[45] "如臨深淵"兩句：比喻小心。臨，面對。履，踩踏。語見《詩·小雅·小旻》。

[46] "赳赳武夫"兩句：意爲勇敢的武將，是公侯的捍衛者。比喻大膽。赳赳，武貌。幹城，捍衛。幹謂盾牌，城謂城郭。語見《詩·周南·兔罝》。

[47] "不爲利回"兩句：意謂仁者不會因圖謀私利而違禮，也不會因不見義勇爲而內疚。回，乖違。語見《左傳·昭公三十一年》。

[48] "見機而作"兩句：意謂智者在事態尚處於隱微不顯之時，即能洞察其細微動向，並立即動作以應之，而不坐等終日。機，幾微的迹象。俟（sì 四），等待。語見《易·

系辭下》。

　　思邈自云開皇辛酉歲生[1]，至今年九十三矣[2]。詢之鄉裏，咸云數百歲人，話周、齊間事，歷歷如眼見[3]，以此參之，不啻百歲人矣[4]。然猶視聽不衰，神采甚茂，可謂古之聰明博達不死者也。

　　初，魏徵等受詔修齊、梁、陳、周、隋五代史[5]，恐有遺漏，屢訪之，思邈口以傳授，有如目觀。東臺侍郎孫處約將其五子佽、儆、俊、佑、佺以謁思邈[6]。思邈曰：“俊當先貴；佑當晚達；佺最名重，禍在執兵[7]。”後皆如其言。太子詹事廢齊卿童幼時[8]，請問人倫之事。思邈曰：“汝後五十年位登方伯[9]，吾孫當爲屬吏，可自保也。”後齊卿爲徐州刺史，思邈孫溥果爲徐州蕭縣丞[10]。思邈初謂齊卿之時，溥猶未生，而預知其事。凡諸異迹，多此類也。

　　永淳元年卒[11]。遺令薄葬，不藏冥器[12]，祭祀無牲宰[13]。經月餘，顏貌不改，舉屍就木[14]，猶若空衣，時人異之。自注《老子》、《莊子》，撰《千金方》三十卷，行於代，又撰《福祿論》三卷，《攝生真錄》及《枕中素書》、《會三教論》各一卷[15]。

　　子行，天授中爲鳳閣侍郎。

　　[1] 開皇：隋文帝年號（公元 581—600 年）辛酉：疑爲“辛醜”之誤。辛醜即開皇元年。按：從“自云”以下十一句，系引自《病梨樹賦序》。
　　[2] 九十三：《病梨樹賦序》作“九十二”。見《全唐文》卷一百六十六。
　　[3] 歷歷；分明可數貌。
　　[4] 不啻（chì 斥）：不止。
　　[5] 魏征：字玄成，館陶（今屬河北）人，唐初政治家。唐太宗貞觀三年（公元 629 年）任秘書監，參預朝政，受命對諸史總加修定。
　　[6] 東台侍郎：官名。唐高宗龍朔二年改黃門侍郎爲此名。將：挈領。
　　[7] 禍在執兵：據《新唐書》載，孫佺在唐睿宗延和元年（公元 712 年）任左羽林大將軍，征契丹戰歿。
　　[8] 太子詹事：官名。爲太子官屬之長，職掌東宮事務。
　　[9] 方伯：舊謂一方之長。漢唐時用作對刺史的稱呼。
　　[10] 蕭縣：今屬安徽。丞：縣令的輔佐之官。
　　[11] 永淳：唐高宗李治的年號，公元 682—683 年。
　　[12] 冥器：同“明器”。古代殉葬的器物，一般用陶或木、石制成。自宋代起，多指焚化给死者的纸制器物。
　　[13] 牲宰：指被宰殺後供祭祀用的家畜，即牛、羊、豕三牲。
　　[14] 就木：入棺。
　　[15]“自注”以下：所載諸書，除《千金方》行於世，其余皆佚，唯書名錄於《新唐書·藝文志》。代，“世”的避諱字。

综合练习

(一) 解释题

1. 恨 (其器) 2. 嗟 (其) 3. 拜 4. 殚 5. 乾坤 6. (立) 儔 7. 轉運

8. 常數 9. (四) 支 10. 彰 (而) 11. 蒸 (則) 12. 否 (則) 13. (利) 回

14. (見) 機 15. (不) 俟 16. (不) 啻 17. 孛彗 18. 推步 19. (乎) 面

20. 薄蝕 21. 嗟 (其) 22. 叠代 23. 燋 (枯) 24. 盈縮 25. 但 (恨) 26. 浚

27. 陷 (而) 28. 幸 29. (五) 緯 30. 历历 31. 赢缩 32. (四) 支 33. 癃

(二) 单项选择题

1. 上元元年, 辞疾请归, 特赐良马, 句中 "上元元" 指 ( )
   A. 添一元   B. 唐高宗年号第一年
   C. 名叫上元元   D. 以上都不是

2. 人有四支五藏, 一覺一寝, 呼吸吐納, 精气往來, 句中 "四支五藏" 指 ( )
   A. 四支五种藏法   B. 藏通脏, 四肢五脏
   C. 四种支持五种藏法   D. 以上都不是

3. "胆欲大而心欲小", 此句意思是 ( )
   A. 胆想大心想小   B. 胆要大心要小
   C. 胆量要大心要细   D. 以上都不是

4. 呼吸吐納, 精气往來, 流而为荣卫, 句中 "精气" 指 ( )
   A. 精神气质   B. 精液之气
   C. 飲食水谷的精华   D. 以上都不是

5. 汝后五十年位登方伯, 吾孙当为属吏, 可自保也, 句中 "方伯" 指 ( )
   A. 姓方的伯伯   B. 一方之長   C. 大伯   D. 以上都不是

(三) 多项选择题

1. 寒暑不时, 天地之蒸否也, 句中 "之" 是 ( )
   A. 结构助词   B. 当 "他讲"   C. 当 "的讲"
   D. 介词   E. 以上都不是

2. 孙思邈, 京兆华原人也, 此句为 ( )
   A. 也, 判断语气词   B. 判断句
   C. 孙思邈在京兆华原   D. 孙思邈是京兆华原人
   E. 以上都不是

3. 思邈自云开皇辛酉岁生, 至今年九十三矣, 此句为 ( )
   A. 思邈自等开皇辛酉岁生, 至今年九十三
   B. 判断句
   C. 思邈自己说开皇辛酉年生, 至今年九十三
   D. 思邈说开皇辛酉年生, 到今年九十三岁
   E. 思邈说开皇辛酉年出生, 今年九十三岁

(四) 翻译题

1. 天有四时五行, 寒暑叠代, 其转运也, 和而为雨, 怒而为风, 凝而为霜雪, 张而为

虹蜺，此天地之常数也。

2. 人有四支五脏，一觉一寝，呼吸吐纳，精气往来，流而为荣卫，彰而为气色，发而为音声，此人之常数也。

3. 及其失也，蒸则生热，否则生寒，结而为瘤赘，陷而为痈疽，奔而为喘乏，竭而为燋枯，诊发乎面，变动乎形。

4. 良医道之以药石，救之以针剂，圣人和之以至德，辅之以人事，故形体有可愈之疾，天地有可消之灾。

5. 胆欲大而心欲小，智欲园而行欲方。《诗》曰：如临深渊，如履薄冰，谓小心也；赳赳武夫，公侯干城；谓大胆也。不为利回，不为义疚，行之方也；见机而作，不俟终日，智之园也。

（五）思考题

1. "成，岂虚言哉"的意思是什么？

2. "善言天者，必质之于人；善言人者，亦本之于天"有何含义？《内径》中有何相关论述？

3. 如何理解"胆欲大而心欲小，智欲圆而行欲方"？

4. 孙思邈主张养生必须做到哪些？

5. 孙思邈提出医生应具有什么样的思想修养？

（六）背诵题

背诵第二自然段。

（七）阅读题

凡欲爲大醫必須諳素問甲乙黄帝針經明堂流注十二經脈三部九侯五臟六腑表裏孔穴本草藥對張仲景王叔和阮河南範東陽張苗靳邵等諸部經方又須妙解陰陽祿命諸家相法及灼龜五兆周易六壬並須精熟如此乃得爲大醫若不爾者如無目夜遊動致顛殞次須熟讀此方尋思妙理留意鑽研始可與言于醫道者矣又須涉獵群書何者若不讀五經不知有仁義之道不讀三史不知有古今之事不讀諸子覩事則不能默而識之不讀内經則不知有慈悲喜捨之德不讀莊老不能任真體運則吉凶拘忌觸塗而生至于五行術王七耀天文並須探賾若能具而學之則于醫道無所滯礙盡善盡美矣（唐·孫思貌《備急千金要方·大醫習業第一》）

要求：

1. 给上文断句。

2. 注释文中加点字的词语。

3. 今译文中加横线的句子。

4. 文意理解

①文中所述甲乙黄帝針經明堂流注十二經脈三部九侯五臟六腑表裏孔穴本草藥指的是什麼？

②文中说的"仁义之道""三史"指的是哪些书？

③文中"五行術王七耀天文並須探賾"是什麼意思？

七、丹溪翁传*

【提示】　本文节选自《九灵山房集》卷十，据四部丛刊本排印。作者戴良（公元1317—1383年），字叔能，号九灵山人，浦江（今浙江浦江县）人，元代学者，通经史百家之说。著有《九灵山房集》，书中载有多篇有关医学方面的文章。

本文较全面的记述了朱丹溪的生平事迹和医学理论。首先介绍了朱氏学医的经历，攻读了《素》、《难》等医学经典，深入研究刘完素、张从正、李杲等人的医学思想，"去其短而用其长。"其次介绍了朱氏"阳常有余，阴常不足"的医学观点，并通过大量医案，说明他辨证施治、不拘古方的高明医技。最后赞扬他执心以正，立身以诚，不务名利的高尚品德。

丹溪翁者，婺之义乌人也，姓朱氏，讳震亨，字彦修，学者尊之曰丹溪翁[1]。翁自幼好学，日记千言。稍长，从乡先生治经，为举子业[2]。后闻许文懿公得朱子四传之学，讲道八华山，复往拜焉[3]。益闻道德性命之说，宏深粹密，遂为专门[4]。一日，文懿谓曰："吾卧病久，非精于医者，不能以起之[5]。子聪明异常人，其肯游艺于医乎[6]？"翁以母病脾，于医亦粗习，及闻文懿之言，即慨然曰："士苟精一艺，以推及物之仁，虽不仕于时，犹仕也[7]。"乃悉焚弃向所习举子业，一于医致力焉[8]。

[1] 婺（wù 务）：婺州。今浙江金华市。义乌：县名，属金华。讳："名"的委婉说法，表尊敬。学者：学习的人，学生。丹溪翁：朱家住义乌丹溪，故人称丹溪翁。

[2] 长（zhǎng 涨）：年龄增大。治经：研究经学。治，研究。举子业：有关科举考试的学业。也叫举业。

[3] 许文懿公：即许谦（公元1270—1337年）。字益之，自号白云山人，金华人，元代理学家，著有《读书丛说》、《白云集》等，卒谥文懿。朱子：指宋代理学家朱熹。四传（zhuàn 撰）：关于《论语》、《孟子》、《大学》、《中庸》四书的注解。传，解释经义的注解。道：道学。也称理学。焉：之。指许谦。

[4] 益：逐渐。道德性命之说：我国古代哲学的一个流派。认为人物之性都是天生的，人性是天道天理在人身上的体现。宏深粹密：广博、深奥、专精、严密。专门：专职研究。

[5] 起之：使之起。起，愈。此是使动用法。之，我。第一人称代词。

[6] 异："异"的异体字。游艺：优游于技艺，即从事某项技艺。艺，技艺，技术。

[7] 苟：如果。以推及物之仁：用来推行由爱己而及于众人的仁爱。以，用来。及物之仁，指由爱己而及于众人的仁爱。物，万物，此指众人。仕：做官。

[8] 悉：尽，全。向：原先，从前。一：专一，专心。焉：句尾语气助词。

　　時方盛行陳師文、裴宗元所定大觀二百九十七方[1]，翁窮晝夜是習[2]。既而悟曰[3]："操古方以治今病，其勢不能以盡合。苟將起度量，立規矩，稱權衡[4]，必也《素》、《難》諸經乎！然吾鄉諸醫鮮克知之者[5]。"遂治裝出游，求他師而叩之[6]。乃渡浙河，走吳中，出宛陵，抵南徐，達建業，皆無所遇[7]。及還武林，忽有以其郡羅氏告者[8]。羅名知悌，字子敬，世稱太無先生，宋理宗朝寺人[9]，學精於醫，得金劉完素之再傳，而旁通張從正、李杲二家之説[10]，然性褊甚，恃能厭事，難得意[11]。翁往謁焉，凡數往返，不與接[12]。已而求見愈篤，羅乃進之[13]，曰："子非朱彥修乎？"時翁已有醫名，羅故知之。翁既得見，遂北面再拜以謁，受其所教[14]。羅遇翁亦甚懽，即授以劉、張、李諸書，爲之敷揚三家之旨，而一斷於經，且曰："盡去而舊學，非是也[15]。"翁聞其言，涣焉無少凝滯於胸臆[16]。居無何，盡得其學以歸[17]。

　　[1]　方：正，正在。"大观"八字：指《校正太平惠民和剂局方》，简称《局方》。北宋徽宗大观年间，由太医陈师文、裴宗元等将当时太医局熟药所的处方校正补充而成。

　　[2]　丹溪翁整天整夜学习它。穷：穷尽。是习：即习是。是，此。作"习"的前置宾语。

　　[3]　既而：不久。

　　[4]　如果要建起医学法度，确立治疗规范，符合医治准则。

　　[5]　鲜（xiǎn显）：少。克：能。

　　[6]　治装：整理行装。叩：叩问，请教。

　　[7]　浙河：钱塘江。吴中：今江苏吴县。宛陵：今安徽宣城。南徐：今江苏镇江。建业：今南京。

　　[8]　武林：今杭州。

　　[9]　宋理宗：南宋皇帝赵昀（yún云），公元1225—1264年在位。寺人：宦官，太监。

　　[10]　刘完素：金代著名医家。刘完素、张从正、李杲、朱丹溪四人，人称金元四大家。再传（chuán船）：从某人的弟子受业，叫某人的再传。罗知悌从荆山浮屠学医，荆山浮屠又从刘完素学医，故云再传。

　　[11]　褊：原指衣服狭小，后引申指心胸狭小。恃（shì是）：凭借，依仗。厌事：厌倦于事。

　　[12]　谒（yè业）：拜见，进见。凡：总共，总计。

　　[13]　已而：旋即，不久。进之：让朱进见。笃：诚恳。进，进见，晋见。此用为使动用法。

　　[14]　北面：面向北。古礼臣拜君、卑幼拜尊长，皆面向北行礼。再拜：两拜。古代礼节，表示恭敬。

　　[15]　懽，"欢"（歡）的异体字。敷扬：传授发挥。敷，传布，此指传授。一：完全。断：决断。而：你，你的。是：正确。

　　[16]　涣焉：解开消散的样子。凝滞：停止流动。此指存疑。胸臆：胸。同义复用。

膻，胸。

　　[17] 居：过了，经过。无何：不久，不多时。

　　鄉之諸醫泥陳、裴之學者，聞翁言，即大驚而笑且排，獨文懿喜曰："吾疾其遂瘳矣乎[1]！"文懿得末疾，醫不能療者餘十年，翁以其法治之，良驗[2]。於是諸醫之笑且排者，始皆心服口譽。數年之間，聲聞頓著[3]。翁不自滿足，益以三家之說推廣之。謂劉、張之學，其論臟腑氣化有六[4]，而於濕熱相火三氣致病爲最多，遂以推陳致新瀉火之法療之，此固高出前代矣。然有陰虛火動，或陰陽兩虛濕熱自盛者，又當消息而用之[5]。謂李之論飲食勞倦，內傷脾胃，則胃脘之陽不能以升舉，并及心肺之氣，陷入中焦[6]，而用補中益氣之劑治之，此亦前人之所無也。然天不足於西北，地不滿於東南[7]。天，陽也；地，陰也。西北之人，陽氣易於降；東南之人，陰火易於升[8]。苟不知此，而徒守其法，則氣之降者固可愈，而於其升者亦從而用之，吾恐反增其病矣。乃以三家之論，去其短而用其長，又復參之以太極之理，《易》、《禮記》、《通書》、《正蒙》諸書之義，貫穿《內經》之言，以尋其指歸[9]。而謂《內經》之言火，蓋與太極動而生陽、五性感動之說有合[10]；其言陰道虛[11]，則又與《禮記》之養陰意同。因作《相火》及《陽有餘陰不足》二論，以發揮之[12]。

　　[1] 泥（nì昵）：拘泥。瘳（chōu抽）：病愈。
　　[2] 末：四肢。余十年：十年有余。良：的确，实在。
　　[3] 声闻（wèn问）：声誉。闻，声誉，名声。顿著：顿，马上。著，显露。
　　[4] 刘完素、张从正论述脏腑感受致病之气，有风、寒、暑、湿、燥、火六种。
　　[5] 消息：斟酌。
　　[6] "则胃"三句：那么脾胃阳气就不能升发，连及心肺之气，都陷入中焦。
　　[7] 古人以天为阳，地为阴。西北地区气候寒冷，阴盛而阳不足；东南地区气候温热，阳盛而阴不足。天不足，即阳不足；地不满，即阴不足。语见《素问·阴阳应象大论》。
　　[8] 阴火：指心火。《脾胃论》："心火者，阴火也。起于下焦，其系于心。"
　　[9] 太极：指衍生万物之本原。通书：北宋周敦颐所著《周子通书》。正蒙：书名，北宋张载所著。寻：探求，研究。指归：主旨。
　　[10] 五性感动：五行属性中火性恒动。
　　[11] 阴道虚：指人体精血阴气最易损耗。《素问·太阴阳明论》："故阳道实，阴道虚。"
　　[12] 以下删节1458字。

　　於是，翁之醫益聞[1]。四方以病來迎者，遂輻湊於道[2]，翁咸往赴之。其所治病凡幾，病之狀何如，施何良方，飲何藥而愈，自前至今，驗者何人，何縣里，主名，得諸見聞，班班可紀[3]。

浦江鄭義士病滯下，一夕忽昏仆，目上視，溲注而汗泄[4]。翁診之，脈大無倫，即告曰：“此陰虛而陽暴絕也，蓋得之病後酒且內，然吾能愈之[5]。”急命治人參膏，而且促灸其氣海[6]。頃之手動，又頃而脣動[7]。及參膏成，三飲之甦矣[8]。其後服參膏盡數斤，病已。

天臺周進士病惡寒，雖暑亦必以綿蒙其首，服附子數日，增劇[9]。翁診之，脈滑而數，即告曰：“此熱甚而反寒也。”乃以辛涼之劑，吐痰一升許，而蒙首之綿減半；仍用防風通聖飲之，愈[10]。周固喜甚，翁曰：“病愈後須淡食以養胃，內觀以養神，則水可生，火可降；否則，附毒必發，殆不可救[11]。”彼不能然，後告疽發背死。

[1] 聞：出名，有名。
[2] 輻湊：又作“輻輳”。车辐集中于轴心。喻聚集。湊，“凑”的异体字。
[3] 凡几：共多少。主名：当事人姓名。此指患者姓名。班班：明显的样子。纪：通“记”，记载。
[4] 滯下：痢疾。溲注：小便失禁。溲，大小便。此指小便。注，流。
[5] 脈：“脉”的异体字。脉大无伦：脉虚大不整齐。伦，次序。内：御内，行房事。
[6] 治：犹“修治”。炮制。气海：穴位名。在脐下一寸五分。
[7] 顷之：不久，一会儿。顷，顷刻。之，助词。顷而：不久，一会儿。而，助词。
[8] 甦：“苏”的异体字。
[9] 天台：县名。属浙江。数日：原文作“数百”。“百”乃“日”之讹字。今据《格致余论》改。
[10] 涼：“凉”的异体字。仍：乃，于是。防风通圣：方名。即防风通圣散，乃刘完素《宣明论方》中方剂。饮（yìn 印）之：给病人饮服。饮，使……饮。动词的使动用法。
[11] 内观：犹“内视”。指不视外物，排除杂念。这是道家的修炼方法之一。殆：恐怕。

一男子病小便不通，醫治以利藥，益甚。翁診之，右寸頗弦滑，曰：“此積痰病也，積痰在肺。肺爲上焦，而膀胱爲下焦，上焦閉則下焦塞，辟如滴水之器，必上竅通而後下竅之水出焉[1]。”乃以法大吐之，吐已，病如失。

一婦人產後有物不上如衣裾，醫不能喻[2]。翁曰：“此子宮也，氣血虛，故隨子而下。”即與黃芪當歸之劑，而加升麻舉之，仍用皮工之法，以五倍子作湯洗濯，皺其皮[3]。少選，子宮上[4]。翁慰之曰：“三年後可再生兒，無憂也。”如之。

一貧婦寡居病癩，翁見之惻然[5]，乃曰：“是疾世號難治者，不守禁忌耳。是婦貧而無厚味，寡而無欲，庶幾可療也[6]。”即自具藥療之，病愈。後復投四物湯數百，遂不發動[7]。

翁之爲醫，皆此類也。

[1]辟：通“譬”，比喻，比方。滴水之器：即漏壶。古代利用滴水多寡来计量时间的一种仪器。也称“滴漏”。
[2]衣裾（jū居）：衣袍。《说文·衣部》：“裾，衣袍也。”喻：明白，理解。
[3]皮工：制皮革的人。洗濯：洗涤。同义复用。濯，洗。
[4]少选：犹“须臾”。一会儿。
[5]癞：麻风病。古也称疠风。恻然：同情的样子。
[6]庶几：或许。
[7]四物汤：方名。见《太平惠民和剂局方》数日：原文作“数百”。“百”乃“日”之讹字，径改。发动：发作。

　　蓋其遇病施治，不膠於古方，而所療皆中；然於諸家方論，則靡所不通[1]。他人靳靳守古，翁則操縱取捨，而卒與古合[2]。一時學者咸聲隨影附，翁教之亹亹忘疲[3]。

　　翁春秋既高，乃徇張翼等所請，而著《格致餘論》、《局方發揮》、《傷寒辨疑》、《本草衍義補遺》、《外科精要新論》諸書，學者多誦習而取則焉[4]。

　　翁簡愨貞良，剛嚴介特，執心以正，立身以誠，而孝友之行，實本乎天質[5]。奉時祀也，訂其禮文而敬泣之；事母夫人也，時其節宣以忠養之[6]。寧歉於己，而必致豐於兄弟；寧薄於己子，而必施厚於兄弟之子[7]。非其友不友，非其道不道[8]。好論古今得失，慨然有天下之憂。世之名公卿多折節下之，翁爲直陳治道，無所顧忌[9]。然但語及榮利事，則拂衣而起[10]。與人交，一以三綱五紀爲去就[11]。嘗曰：天下有道，則行有枝葉；天下無道，則辭有枝葉[12]。夫行，本也；辭，從而生者也。苟見枝葉之辭，去本而末是務，輒怒溢顏面，若將浼焉[13]。翁之卓卓如是，則醫又特一事而已[14]。然翁講學行事之大方，已具吾友宋太史濂所爲翁墓誌[15]，茲故不錄，而竊錄其醫之可傳者爲翁傳，庶使後之君子得以互考焉[16]。

[1]盖：句首语气助词。胶：胶着，拘泥。靡：无，没有什么。
[2]靳靳（jìn近）：拘泥的样子。操纵取舍：比喻翁医术高明，运用自如。操，握住。纵，放开。卒（zú足）：最终，最后。
[3]声随影附：像回声一样相随，像影子一样依附。声、影，均名词活用作状语，表示“像回声一样”、“像影子一样”。亹亹（wěi伟）：勤奋的样子。以下删节225字。
[4]春秋：指年龄。徇：顺从。取则：取为准则。
[5]简愨（què却）贞良：简朴、诚挚、坚贞、和悦。宋苏洵《谥法》云：“一德不解曰简”，“行见中外曰愨”，“清白守节曰贞”，“温良好乐曰良”。刚严：刚毅、严肃。介特：独特不凡，清高而不随俗。友：孝敬父母，友爱兄弟。天质：自然品质。

[6] 时祀：每年四季祭祀祖先。文：祭文。事：侍奉。母夫人：对母亲的尊称。时：按时调节。活用作动词。节宣：此指饮食起居。

[7] 歉：不足。与"丰"相反。

[8] 不是那种可作朋友的人不去结交，不是正确的道理不遵循。后"友"：结交。活用作动词。后"道"：遵循。活用作动词。

[9] 折节下之：屈己向他请教。下，下问，请教。

[10] 拂衣：挥动衣服。表示愤怒。

[11] 一：完全。三纲五纪：即三纲五常。封建社会的伦理道德准则。君臣，父子、夫妇为三纲；仁、义、礼、智、信为五常。去就：指绝交或亲近。

[12] 曾经说：天下行正道时，那么实际行为就兴盛；天下不行正道时，那么浮夸空谈就盛行。语见《礼记·表记》。

[13] 末是务：即务末。"末"为"务"的前置宾语，"是"为宾语前置的标志。务，从事，致力，求。浼（měi美）：玷污。

[14] 卓卓：超群不凡的样子。如是：如此。特：仅，只是。

[15] 大方：大略，大概。宋太史濂：即明初著名文学家宋濂，因他主修《元史》，故称太史。许曾写墓志《故丹溪先生朱公石表辞》，载于《宋学士全集》卷五十，又附录于《丹溪心法》内。誌："志"的异体字。

[16] 兹：此，这。二"传"：立传。活用作动词。庶：或许，也许。

論曰：昔漢嚴君平，博學無不通，賣卜成都[1]。人有邪惡非正之問，則依蓍龜爲陳其利害[2]。與人子言，依於孝；與人弟言，依於順；與人臣言，依於忠。史稱其風聲氣節，足以激貪而厲俗[3]。翁在婺得道學之源委，而混迹於醫[4]。或以醫來見者，未嘗不以葆精毓神開其心[5]。至於一語一默，一出一處[6]，凡有關於倫理者，尤諄諄訓誨，使人奮迅感慨激厲之不暇[7]。左丘明有云："仁人之言，其利溥哉[8]！"信矣[9]。若翁者，殆古所謂直諒多聞之益友[10]，又可以醫師少之哉[11]？

[1] 论：这是传记最后的总评语。也称赞。严君平：名遵，西汉蜀郡（今成都）人，卖卜于成都街头，以忠孝信义教人，终身不仕，下文所述事迹，引自《汉书·王贡两龚鲍传序》。卖卜：以卜卦为业。

[2] 蓍（shī师）龟：蓍草和龟甲，古代占卜用物。利害：祸害。偏义复词，义偏于"害"，"利"不表义。

[3] 风声：风度声誉。气节：志气节操。激贪：抑制贪婪之风。激，抑制。厉俗：劝勉良好的世俗。厉，同"励"。下文"激厉"的"厉"同此。

[4] 源委：本末。混迹：指使行踪混杂在大众间。常有隐身的意思。

[5] 葆精毓神：保养精神。葆，通"保"。毓，养育。开：启发。

[6] "一语"八字：语本《周易·系辞上》："君子之道，或出或处，或默或语，二人同心，其利断金；同心之言，其臭如兰。"一，或。出，出仕。处，隐退。

[7] 奋迅：精神振奋，行动迅速。激厉：受到激发勉励。不暇：来不及。此指反应

很快。

[8] 仁德之人的教海，它的益处真大呀！语出《左传·昭公三年》作"仁人之言，其利博哉"。博、溥：广大。

[9] 信：确实。

[10] 大概是古人所说的正直、诚信、博学的良师益友。语本《论语·季氏》。殆：大概。谅：诚实可信。

[11] 少（shǎo）：轻视。

综合练习

（一）解释题

1. 益（闻） 2. 起（之） 3. 一（于医） 4. 克（知之者） 5. 叩（之）
6. 恃（能） 7. 进（之） 8. 居（无何） 9. （居）无何 10. 泥（陈） 11. （声）闻 12. 消息 13. 殆（不可救） 14. （能）喻 15. 少选 16. 溲（注） 17. 徇（张翼） 18. 大方 19. 溥（哉） 20. 少（之） 21. 源委 22. 奋迅 23. 信
24. 葆精毓神 25. 卓卓 26. 简慤 27. 阴道虚

（二）单项选择题

1. 一于医致力焉。句中"一"义为（   ）

　　A. 数词　　　　　　B. 专一　　　　　　C. 统一　　　　　　D. 助词，无实义

2. 仍用防风通圣饮之，愈。句中"仍"义为（   ）

　　A. 依照　　　　　　　　　　B. 通假字，通"乃"

　　C. 仍然　　　　　　　　　　D. 接着

3. 盖其遇病施治，不胶于古方。句中"胶"义为（   ）

　　A. 具有粘性的物质　B. 用胶粘　　　C. 像胶一样的　　D. 拘泥

（三）多项选择题

1. 在下列句中"以"表示"因为"的句子有（   ）

　　A. 翁以母病脾，于医亦粗习　　B. 四方以病来迎者，遂辐凑于道

　　C. 操古方以治今病，其势不能以尽合　D. 又可以医师少之哉

　　E. 或以医来见者，未尝……

2. 在下列句中有通假字的句子是（   ）

　　A. 吾疾其遂瘳矣乎　　　　　　B. 尽去而旧学

　　C. 得诸见闻，班班可纪

　　D. 若翁者，殆古所谓直谅多闻之益友，又可以医师少之哉

　　E. 辟如滴水之器，必上窍通而后下窍之水出焉

（四）翻译题

1. 翁自幼好学，日记千言。稍长，从乡先生治经，为举子业。后闻许文懿公得朱子四传之学，讲道八华山，复往拜焉。

2. 于是，翁之医益闻。四方以病来迎者，遂辐凑于道，翁咸往赴之。其所治病凡几，病之状何如，施何良方，饮何药而愈，自前至今，验者何人，何县里，主名，得诸见闻，班班可纪。

3. 左丘明有云："仁人之言，其利溥哉！"信矣。若翁者，殆古所谓直谅多闻之益友，又可以医师少之哉？

4. 翁简悫贞良，刚严介特，执心以正，立身以诚，而孝友之行，实本乎天质。

5. 与人交，一以三纲五纪为去就。尝曰：天下有道，则行有枝叶；天下无道，则辞有枝叶。夫行，本也；辞，从而生者也。苟见枝叶之辞，去本而末是务，辄怒溢颜面，若将浼焉。翁之卓卓如是，则医特一事而已。

6. 昔汉严君平，博学无不通，卖卜成都。人有邪恶非正之问，则依蓍龟为陈其利害。与人子言，依于孝；与人弟言，依于顺；与人臣言，依于忠。史称其风声气节，足以激贪而厉俗。

（五）思考题

1. 文中"许文懿公得朱子四传之学"的四传指的是什么？

2. "天不足于西北，地不满于东南"的含义是什么？

3. 丹溪翁"乃以三家之论，去其短而用其长"中"三家之论"指的是什么？丹溪翁倡导的医学观点是什么？

4. "起度量，立规矩，称权衡"是什么意思？本文为什么要引用这句话？

5. 文中"天下有道，则行有枝叶；天下无道，则辞有枝叶"如何理解？

（六）背诵题

1. 背诵第十三自然段。

2. 背诵第十四自然段。

（七）阅读题

震亨三十岁时因母之患脾疼众工束手由是有志于医遂取素问读之三年似有所得又二年母氏之疾以药而安因追念先子之内伤伯考之瞀闷叔考之鼻衄幼弟之腿痛室人之积痰一皆殁于药之误也心胆摧裂痛不可追然犹虑学之未明至四十岁复取而读之顾以质钝遂朝夕钻研缺其所可疑通其所可通又四年而得罗太无讳知悌者为之师因见河间戴人东垣海藏诸书始悟湿热相火为病甚多又知医之为书非素问无以立论非本草无以立方有方无论无以识病有论无方何以模仿（朱丹溪《格致余论·序》）

要求：

1. 给上文加标点。

2. 解释带点的字词。

3. 翻译画横线的句子。

八、李时珍传*

【提示】　本文选自《白茅堂集》卷三十八。作者顾景星（公元 1621—1687 年），字赤方，号黄公，清代蕲州（今湖北蕲春）人。他才气纵横，诗文雄健，著述甚丰，有《读书集论》、《南渡集》、《耒耕集》等，今存《白茅堂集》四十卷。李时珍是作者的同乡与前辈，晚年曾从顾的曾祖父就读。

本文记述明代著名医药学家李时珍的生平事迹，早年刻苦学习，弃儒习医，成名后不图利禄，以治病救人为己任，尽毕生精力，编著《本草纲目》，反映其高尚的思想品德，严谨的治学精神与《本草纲目》的辉煌成就。虽着墨不多，颇能反映全貌。

李時珍，字東璧，祖某，父言聞，世孝友，以醫爲業[1]。年十四，補諸生；三試於鄉，不售[2]。讀書十年，不出戶庭，博學，無所弗睨[3]。善醫，即以醫自居。楚王聞之，聘爲奉祠，掌良醫所事[4]。世子暴厥，立活之[5]。薦於朝，授太醫院判[6]。一歲告歸，著《本草綱目》[7]。

[1] 某：作者不知李时珍祖父的名字，故称某。言闻：李时珍父名言闻，字子郁，号月池，是一位有名望的医生，《本草纲目》中常提到他的著述和事迹。孝友：孝敬父母，友爱兄弟。指家庭和睦有礼。

[2] 补诸生：名字补入各类生员之列。此指考取秀才。明清两代称已考取府、州、县学的人员称为生员，俗称秀才，书面语称为诸生。乡：指乡试。秀才每三年赴省城参加乡试，考中的称为举人。不售：犹言"不第"。未考取。

[3] 睨（guī 规）：看，视。此指阅读。

[4] 楚王：朱英燫（xiān 先），朱元璋的八世孙。奉祠：即奉祠正。明代各王府掌管祭祀的官员。良医所：明代各王府的医疗机构。

[5] 世子：指帝王、诸侯正妻所生的嫡长子。此指楚王的嫡长子。

[6] 太医院判：明代太医院的副主管。

[7] 告归：此指请求辞职回家。

年七十六，爲遺表，授其子建元[1]。其略曰："臣幼苦羸疾，長成鈍椎[2]。惟耽嗜典籍，奮切編摩，纂述諸家，心殫鼇定[3]。伏念本草一書，關係頗重，謬誤實多，竊加訂正，歷歲三十，功始成就[4]。"

"自炎皇辨百穀，嘗衆草，分氣味之良毒[5]；軒轅師岐伯[6]，遵伯高，剖經絡之本標，爰有《神農本草》三卷[7]。"梁陶宏景益以注釋，爲藥三百六十五[8]。唐高宗命李勣重修，長史蘇恭表請增藥一百一十四[9]。宋太祖命劉翰詳較[10]，仁宗再詔補註，增藥一百[11]。唐慎微合爲《證類》，修補諸本，自是指爲全書[12]。

［1］遺表：臣子生前写好死后呈给皇帝的报告。建元：李时珍的次子。

［2］苦：患。羸（léi雷）疾：衰弱多病。钝椎：喻愚笨。自谦之辞。

［3］耽嗜：酷爱，特别爱好。耽，沉溺。嗜，爱好。奋切编摩：振作精神深入整理研究。切，急迫，急切。摩，研究。

［4］心殚厘定：尽心订正。殚，尽，竭尽。厘，整理修定。伏：俯伏，趴在地下。谦词。功：功业，事业。

［5］炎皇：即炎帝神农氏。相传上古神农氏辨百谷，教民耕种，尝众草而发现药物。

［6］轩辕：即黄帝。《史记·五帝本纪》："黄帝者，少典之子，姓公孙，名曰轩辕。"

［7］本标：此指经络的起点（本）和终点（标）。爰（yuán援）：乃，于是。《神农本草》：即《神农本草经》，简称《本经》，秦汉时著作，是我国现在最早的药物学著作，收载中药365种。署名神农系托名。

［8］陶宏景：即陶弘景。南朝梁代医药学家，著《名医别录》（简称《别录》），收药365种，并将之与《本经》合为一书，成《本草经集注》，共收药730种。益：增加。註："注"的异体字。为：整理，增补。

［9］唐高宗：唐太宗之子李治。李勣（jì记）：初唐大将徐世勣。因功封英国公，赐姓李，又因避李世民之讳，遂称李勣。其领衔主修的本草即《新修本草》，也叫《唐本草》、《英公本草》，收药844种，在《本草经集注》的基础上增药114。长史：官名。苏恭：即苏敬。因避赵匡胤祖父赵敬之名，宋人改称其名为苏恭。表：上表，给皇帝呈报奏章。

［10］宋太祖：即赵匡胤。太祖为其庙号。刘翰：宋代医官，与马志受命校订前代本草成《开宝新详定本草》，后又由李昉等重校成《开宝本草》。较：通"校"，校订。

［11］仁宗：即宋仁宗赵祯。仁宗时，诏令掌禹锡、林亿、苏颂等校订《开宝本草》，增药97种，成《嘉祐补注本草》，简称《嘉祐本草》。

［12］唐慎微：宋代药物学家，撰著《经史证类备急本草》，简称《证类本草》，该书代表宋以前药物学的最高成就。自是：从此。

"夷考其間，瑕疵不少[1]：有當析而混者，葳蕤、女萎，二物併入一條；有當併而析者，南星、虎掌，一物分爲二種[2]。生薑、薯蕷，菜也，而列草品；檳榔、龍眼，果也，而列木部[3]。八穀，生民之天，不能辨其種類[4]；三菘，日用之蔬，罔克灼其質名[5]。黑豆、赤菽，大小同條；硝石、芒硝，水火混注[6]。蘭花爲蘭草，卷丹爲百合，寇氏《衍義》之舛謬[7]；黄精即鈎吻，旋花即山薑，陶氏《别録》之差譌[8]。酸漿、苦膽，草、菜重出，掌氏之不審；天花、栝樓，兩處圖形，蘇氏之欠明[9]。五倍子，構蟲窠也，認爲木實；大蘋草，田字草也，指爲浮萍[10]。似兹之類，不可枚舉[11]。"

［1］夷：句首语气助词。无义。瑕疵：缺点，毛病。瑕，玉石表面的赤色斑点。

［2］併："并"的异体字。

［3］品：类。

［4］八谷：黍、稷、稻、粱、禾、麻、菽、麦。说见陶弘景《本草经集注》生民，人民。天，指人们赖以生存的食物。

［5］三菘：牛肚菘、白菘和紫菘。罔：不。克：能。灼：显著，明白。此为使动用法。质名：实体与名称。

［6］菽：豆。水火：硝石即火硝，芒硝又称朴硝、盐硝、水硝。故曰水火混注。

［7］寇氏：指宋代药物学家寇宗奭（shì 是）。著有《本草衍义》。舛（chuǎn 喘）：错乱，错误。

［8］陶氏：指陶弘景。差謬（é 额）：差错。謬，"讹"的异体字。

［9］掌氏：指掌禹锡。苏氏：指宋代药物学家苏颂。编写《图经本草》。

［10］楉（bèi 备）虫：即五倍子蚜。窠（kē 科）：窠穴。指五倍子蚜虫形成的虫瘿。

［11］兹："兹"的异体字，此，这。

"臣不揣愚陋，僭肆删述，複者芟，缺者補[1]。如磨刀水、潦水、桑柴火、艾火、鎖陽、山奈、土茯苓、番木鱉、金枯、樟腦、蝎虎、狗蠅、白蠟、水蛇、狗寶，今方所用，而古本則無；三七、地羅、九仙子、蜘蛛香、猪腰子、勾金皮之類，方物土苴，而稗官不載[2]。舊藥一千五百一十八，今增三百七十四。分一十六部，五十二卷。正名爲綱，附釋爲目，次以集解、辨疑正誤，詳其出産、氣味、主治[3]。上自墳典[4]，下至稗記，凡有攸關，靡不收掇[5]。雖命醫書，實賅物理[6]。"

［1］揣（chuǎi）：估量。僭（jiàn 见）：超出本分。肆：放肆，放胆。芟（shān 山）：删除。

［2］潦（lǎo 老）水：下雨所成的积水。方物：土产。土苴（zhǎ 眨）：渣滓，糟粕。比喻微贱的东西。苴，通"渣"。稗（bài 拜）官：指野史、小说、笔记等书。也叫稗记。

［3］正名：通名，正式的名称。释：释名。"释名"为《本草纲目》栏目名，用来解释异名。详：详细记述。活用作动词。

［4］坟典：三坟五典。传说古代三皇（伏羲、神农、皇帝）之书为三坟，五帝（少昊、颛顼、高辛、唐尧、虞舜）之书，谓之五典。此泛指古代经典著作。

［5］攸关：所关。指有关记述药物的内容。攸，所。靡：无，没有什么。掇：选取，采录。

［6］命：命名。赅：包括。物理：事物的道理。

萬曆中，敕中外獻書[1]。建元以遺表進，命禮部謄寫，發兩京、各省布政刊行[2]。

晚年自號瀕湖山人[3]。又著《蕳所館詩》、《醫案》、《脈訣》、《五藏圖論》、《三焦客難》、《命門考》、《詩話》[4]。詩文他集失傳，惟《本草綱目》行世。蒐羅百氏，採訪四方，始於嘉靖壬子，終於萬曆戊寅，凡二十八年而成書[5]。舊本附方二千九百三十五，增八千一百六十一。

　　赞曰：李公份份，乐道遗荣[6]；下学上达，以师古人[7]；既智且仁，道熟以成。遐以媲之？景纯、通明[8]。

　　[1] 万历：明神宗的年号。敕：（皇帝）命令。活用作动词。
　　[2] 礼部：古代中央六部之一。主管礼乐、祭祀及学校科举等政令的机构。两京：北京和南京。布政：即布政司。明代省级行政机构。
　　[3] 濒湖：李时珍家乡蕲春瓦屑坝有雨湖，故取以为号。
　　[4] 蔰（kē科）所馆诗：已失传。蔰所馆是李时珍居室名。李时珍的著述除《本草纲目》、《濒湖脉诀》及《奇经八脉考》外，均失传。
　　[5] 蒐罗：搜集罗致。蒐，"搜"的异体字。嘉靖壬子：公元1552年。嘉靖，明世宗年号。壬子，干支纪年法。万历戊寅：公元1578年。
　　[6] 赞：这是传记最后的总评语。也称论。份份（bīn彬）：文雅有礼的样子。份，同"彬"。乐道：指乐于医道。遗荣：抛弃荣华。
　　[7] 下学：学习一般的知识。上达：通达高深的道理。语见《论语·宪问》。
　　[8] 遐：通"何"。媲（bì壁）：匹配。景纯：指郭璞。字景纯。通明：指陶弘景。字通明。

综合练习

（一）解释题

1. 诸生　2.（不）售　3. 世子　4.（心）殚　5. 厘（定）　6. 爱（有）　7. 夷（考）　8. 生民　9. 僭（肆）　10.（复者）芟　11. 潦水　12. 方物　13. 土苴　14. 稗官　15. 坟典　16. 攸（关）　17. 物理　18. 赞（曰）　19. 份份　20. 遐（以）　21. 蔰　22. 蒐罗　23. 蔰　24. 坟典　25. 耽嗜　26. 攸关　27. 揣

（二）单项选择题

1. 下列句子中含有实词使动用法的是（　　）
　　A. 臣幼苦羸疾，长成钝椎　　　　B. 轩辕师岐伯，遵伯高
　　C. 世子暴厥，立活之　　　　　　D. 三菜，日用之蔬，冈克灼其质名
2. "历岁三十，功始成就"的"岁"意为（　　）
　　A. 年　　　　B. 年成　　　　C. 年龄　　　　D. 时间
3. "夷考其间，瑕疵不少"中"夷"为（　　）
　　A. 人名　　　　B. 平坦　　　　C. 平常　　　　D. 句首语气词
4. "纂述诸家，心殚厘定"中"殚"的意思是（　　）
　　A. 害怕　　　　B. 担心　　　　C. 努力　　　　D. 竭尽
5. "轩辕师岐伯，遵伯高"中"师"的用法是（　　）
　　A. 名词作动词　　B. 名词的意动用法　C. 使动用法　　D. 名词作状语
6. 出现异体字的一句是（　　）
　　A. 有当析而混者，葳蕤、女菱，二物并入一条　　B. 宋太祖命刘翰详较
　　C. 李公份份，乐道遗荣　　　　　　　　　　　　D. 方物土苴，而稗官不载
7. "道熟以成。遐以媲之？"中的通假字是（　　）
　　A. 熟　　　　B. 以　　　　C. 遐　　　　D. 媲

8. "臣不揣愚陋，僭肆删述，复者芟，缺者补"中"芟"的意思是（　　　）

    A．补充　　　　　　　B．删除　　　　　　C．减少　　　　　　D．改变

（三）多项选择题

1．下列加点字词属于谦词的是（　　　）

    A．臣幼苦羸疾，长成钝椎　　　　　　B．伏念本草一书，关系颇重

    C．谬误实多，窃加订正　　　　　　　D．臣不揣愚陋，僭肆删述

    E．陛下披榛採蘭，並收蒿艾

2．下列词属于同义复词的是（　　　）

    A．夷考其间，瑕疵不少　　　　　　　B．寇氏《衍义》之舛谬

    C．陶氏《别録》之差讹　　　　　　　D．伏念本草一书，关系颇重，谬误实多

    E．温凉寒热，其说异同

3．下列名词具有动词功能的是（　　　）

    A．轩辕师岐伯，遵伯高　　　　　　　B．长史苏恭表请增药一百一十四

    C．聘为奉祠，掌良医所事　　　　　　D．下学上达，以师古人

    E．万历中，敕中外献书

4．下列句子中的"以"意思相同的是（　　　）

    A．别撰《玄珠》，以陈其道　　　　　B．居无何，尽得其学以归

    C．既智且仁，道熟以成　　　　　　　D．其窍滑以夷，其肌廉以微

    E．毒药则以之攻邪

5．下列句子中出现通假字的是（　　　）

    A．宋太祖命刘翰详较　　　　　　　　B．方物土苴，而稗官不载

    C．窃闻同命之士，咸以毕到

    D．廉台罗天益谦甫，性行敦朴，尝恨所业未精

    E．木敷者，其叶发

（四）翻译题

1．自炎黄辨百谷，尝众草，分气味之良毒；轩辕师岐伯，遵伯高，剖经络之本标，爰有《神农本草》三卷。

2．八谷，生民之天，不能辨其种类；三菘，日用之蔬，罔克灼其质名。

3．赞曰：李公份份，乐道遗荣；下学上达，以师古人；既智且仁，道熟以成。遐以媲之，景纯、通明。

4．臣不揣愚陋，僭肆删述，複者芟，缺者補。如磨刀水、潦水、桑柴火、艾火、鎖陽、山奈、土茯苓、番木鱉……

5．自炎皇辨百谷，尝众草，分气味之良毒；轩辕师岐伯，遵伯高，剖经络之本标，爰有《神农本草》三卷。梁陶宏景益以注释，为药三百六十五。唐高宗命李勣重修，长史苏恭表请增药一百一十四。宋太祖命刘翰详较，仁宗再詔补註，增药一百。唐慎微合为《证类》，修补诸本，自是指为全书。

6．正名为纲，附释为目，次以集解、辨疑、正误，详其出产、气味、主治。上自坟典，下至稗记，凡有攷关，靡不收掇。虽命医书，实賅物理。

（五）思考题

1．李时珍编纂《本草纲目》的原因是什么？

2．《本草纲目》共载药多少种？

3．李时珍的刻苦治学精神有哪些？

4．药物的基本属性"四气"和"五味"分别指什么？

5．作者是如何评价李时珍的为人和历史地位的？

（六）背诵题

1．背诵第三自然段。

2．背诵最后一自然段。

（七）阅读题

考诸家本草旧有者一千五百一十八种时珍所补者又三百七十四种<u>搜罗群籍贯串百氏自谓岁历三十书采八百余家稿凡三易然后告成者非虚语也</u>其书初刻于万历间王世贞为之序其子建元又献之于朝有进疏一篇冠于卷首至国朝顺治间钱塘吴毓昌重订付梓于是业医者无不家有一编明史方技传极称之盖集本草之大成者无过于此矣（《四库全书总目·本草纲目》）

要求：

1．给上文加标点。

2．解释带点的字词。

3．翻译画横线的句子。

九、徐灵胎先生传

【提示】 本文选自《小仓山房诗文集》卷三十四，据《四库备要》本排印。作者袁枚（公元1716—1797年），字子才，号简斋，世称随园老人，钱塘（今浙江杭州）人，清代著名文学家。曾任江苏溧水、江浦、沭阳等地知县，后辞官，在南京小仓山下修葺随园定居。著有《随园诗话》、《小仓山房诗文集》等。

本文记录了清代吴江医家徐灵胎（公元1693—1771年）的生平事迹。采用倒叙法，以徐氏病逝作引，再为徐氏立传，全面记述了徐的家世、生平、品德和成就。选录治疗病案，表现徐"奇方异治"的创新精神；介绍治水工程，说明徐富有经世济民之才。在赞文中，点明被卓越医技掩盖了的高尚德行；文末追记作者求徐治病，初次相识之情景。传文用第一人称来写，感情真挚，读来亲切动人。

　　乾隆二十五年，文華殿大學士蔣文恪公患病，天子訪海内名醫，大司寇秦公首薦吳江徐靈胎[1]。天子召入都[2]，命視蔣公疾。先生奏疾不可治[3]。上嘉其樸誠[4]，欲留在京師效力。先生乞歸田里，上許之。後二十年，上以中貴人有疾，再召入都[5]。先生已七十九歲，自知衰矣，未必生還，乃率其子爔載楄柎以行，果至都三日而卒[6]。天子惋惜之，賜帑金，命爔扶櫬以歸[7]。

　　嗚呼！先生以吳下一諸生，兩蒙聖天子蒲輪之徵，巡撫司道到門速駕，聞者皆驚且羨，以爲希世之榮[8]。余，舊史官也，與先生有撫塵之好，急思採其奇方異術，奮筆書之，以垂醫鑑而活蒼生，倉猝不可得[9]。今秋訪爔於吳江，得其《自述》、《紀略》[10]，又訪諸吳人之能道先生者，爲之立傳[11]。

　　[1] 乾隆二十五年：公元1760年。乾隆为清高宗爱新觉罗弘历的年号。文华殿：清宫殿名。大学士：官名。为清代文臣中最高职位，主统帅百官，赞理朝政。蒋文恪：指蒋溥，字质甫，江苏常熟人。文恪是其谥号。海内：国内，天下。大司寇：刑部尚书的别称，主管刑狱。秦公：指秦蕙田，字树峰，江苏无锡人。吴江：今江苏吴江。

　　[2] 都：京都。此指北京。

　　[3] 奏：臣子向皇帝呈报。

　　[4] 上：皇上。嘉：赞许，嘉奖。朴诚：敦厚诚实。

　　[5] 中贵人：皇帝宠幸的宦官。再：第二次。

　　[6] 爔（xī西）：徐灵胎之子徐爔。楄柎（pián fū 骈夫）：棺材里的垫尸板。此指棺材。卒：死。

　　[7] 帑（tǎng 倘）金：国库所藏的金银。帑，国库。扶槟（chèn 衬）：扶棺，护棺。

樑，棺材。

[8] 吴下：指苏南地区。诸生：秀才。蒲轮：用蒲草包裹车轮的车子，可使车辆减轻震动，古代常用于礼聘贤才。此指皇帝派出的专车。征：征召，征聘。巡抚：清代各省最高行政官员。司道：巡抚以下的诸如藩司、臬司、道台等官员。速：请。希世：世上少有。为"希于世"之省略。希，少。

[9] 抚尘之好：喻深厚的友情。抚尘，指儿童堆泥聚沙玩。採："采"的异体字。異："异"的异体字。奋笔：挥笔。垂：流传。医鑑：喻医学经验。鑑，"鉴"（鑒）的异体字。镜子。活苍生：使苍生活。活，使动用法。苍生，指百姓。仓猝：匆忙。

[10] 自述：指徐灵胎自己写的传记《自序》。纪略：指徐灵胎第一次受召后写的《述恩纪略》。

[11] "又访诸"句：又向能讲述先生事迹的吴江人访问。定语后置句。诸，之于。之，指徐灵胎。

传曰："先生名大椿，字靈胎，晚自號洄溪老人。家本望族[1]。祖釚，康熙十八年鴻詞科翰林，纂修《明史》[2]。先生生有異稟，聰強過人[3]。凡星經、地志、九宮、音律[4]，以至舞刀奪槊、勾卒、嬴越之法，靡不宣究，而尤長於醫[5]。每視人疾，穿穴膏肓，能呼肺腑與之作語[6]。其用藥也，神施鬼設，斬關奪隘，如周亞夫之軍從天而下[7]。諸岐黃家目瞠心駭，帖帖讋服，而卒莫測其所以然[8]。"

[1] 望族：有名望的家族。

[2] 祖釚（qiú 求）：祖父徐釚。鸿词科：即博学鸿词科。封建时代科举考试的科目之一，考期不固定，科目由皇帝临时决定。

[3] 异稟：特殊的稟赋。稟，"禀"的异体字，聪强：聪明强记。强，"强"的异体字，此指记忆力好。

[4] 星经：关于天文星象的书籍。地志：关于地理的书籍。九宫：古代一种算法。音律：此指音乐。

[5] 舞刀夺槊（shuò 硕）：指舞刀弄枪。槊：长矛。勾卒：古代军阵名。指作战时将部队分为两翼，作钳形前进的一种战法。嬴越之法：指秦国、越国的攻战之法。嬴，秦多嬴姓，故代称秦国。靡：无，没有什么。宣究：广泛研究。

[6] 穿穴膏肓：洞察脏腑。穿穴，穿过，此指洞察。膏肓，此泛指脏腑。作语：谈话，交谈。

[7] 神施鬼设：像鬼神一样地设方用药。喻处方用药神奇灵验。神、鬼，均名词作状语。斩关夺隘：攻克关口，夺取要塞。喻用药神奇，无病不克。周亚夫：西汉名将。以治军严谨，用兵出奇著称。

[8] 岐黄家：指医家。古人以为医之始，本于岐伯黄帝，故称医家为岐黄家。瞠（chēng 撑）：同"瞠"，瞪眼直视的样子。帖帖：服帖顺从的样子。讋（zhé 折）服：慑服。此指敬服，佩服。讋，恐惧。

　　蘆墟迮耕石臥病，六日不食不言，目炯炯直視[1]。先生曰："此陰陽相搏證也[2]。"先投一劑，須臾目瞑能言；再飲以湯，竟躍然起[3]。唶曰："余病危時，有紅黑二人纏繞作祟，忽見黑人爲雷震死，頃之，紅人又爲白虎銜去，是何祥也[4]？"先生笑曰："雷震者，余所投附子霹靂散也；白虎者，余所投天生白虎湯也[5]。"迮驚，以爲神。

　　張雨村兒生無皮，見者欲嘔，將棄之。先生命以糯米作粉，糝其體，裹以絹，埋之土中，出其頭，飲以乳，兩晝夜而皮生[6]。

　　任氏婦患風痹，兩股如針刺[7]。先生命作厚褥，遣強有力老嫗抱持之，戒曰："任其顛撲叫號，不許放鬆，以汗出爲度[8]。"如其言，勿藥而愈[9]。

　　有拳師某，與人角伎，當胸受傷，氣絕口閉[10]。先生命覆臥之，奮拳擊其尻三下，遂吐黑血數升而愈[11]。

　　[1] 芦墟：地名，在江苏吴江县境内。迮（zé 则）：姓。臥："卧"的异体字。炯炯：光亮的样子。此指目光炯炯，眼睛不能闭合而眠。
　　[2] 搏：斗。
　　[3] 跃然：活跃的样子。起：病愈。
　　[4] 唶（jiè 借）：赞叹声。祥：征兆，预兆。
　　[5] 附子霹雳散：即附子根，能回阳去寒。古称附子根为霹雳散。天生白虎汤：西瓜瓤，能清暑解热。《本草求真》称西瓜瓤为天生白虎汤。
　　[6] 糝（sǎn 伞）：撒敷。出其头：使头露出。
　　[7] 股：大腿。
　　[8] 妪（yù 玉）：老年妇女。度：限度，标准。
　　[9] 药：服药。活用作动词。
　　[10] 角（jué 决）伎：比武。角，较量。伎，通"技"。下文"伎绝"同此。
　　[11] 覆臥之：使之覆臥。覆臥，使动用法。尻（kāo）：屁股。

　　先生長身廣顙，音聲如鐘，白鬚偉然，一望而知爲奇男子[1]。少時留心經濟之學[2]，於東南水利尤所洞悉。雍正二年，當事大開塘河，估深六尺，傍塘岸起土[3]。先生爭之曰："誤矣！開太深則費重，淤泥易積，傍岸泥崩，則塘易倒。"大府是之[4]。改縮淺短，離塘岸一丈八尺起土，工費省而塘以保全[5]。乾隆二十七年，江浙大水，蘇撫莊公欲開震澤七十二港，以洩太湖下流[6]。先生又爭之曰："誤矣！震澤七十二港，非太湖之下流也。惟近城十餘港，乃入江故道，此真下流所當開濬者[7]。其餘五十餘港，長二百餘里，兩岸室廬墳墓以萬計[8]，如欲大開，費既重而傷民實多；且恐湖泥倒灌，旋開旋塞[9]。此乃民間自濬之河，非當官應辦之河也。"莊公以其言入奏，天子是之。遂賦工屬役，民不擾而工已竣[10]。

［1］颡（sǎng 嗓）：额。伟然：壮美的样子。

［2］经济：即"经世济民"。治理国家，济助百姓。

［3］雍正二年：公元1724年。当事：执掌专项事务的当权者。此指当局，官府。塘河：堤旁的河道。塘，堤防。傍：靠近。

［4］大府：明清时称总督、巡抚为大府。是之：认为他的意见正确。下"天子是之"同此。是，"认为……正确"。意动用法。

［5］改缩浅短：即"改浅缩短"。

［6］乾隆二十七年：公元1762年。苏抚：江苏巡抚。庄公：指庄有恭，字容可，号滋圃，广东番禺人。震泽：清代县名。今属江苏，位于太湖之东。港：大水别出而可通船的支流。七十二港：与太湖相通的七十二条河。洩："泄"的异体字。下流：下游。故道：旧的河道。

［7］濬（jùn 俊）："浚"的异体字，疏通。

［8］室庐：房屋。庐，房舍。

［9］旋：随即。副词。

［10］赋工属役：将工程交付下属的役吏办理。赋，交付。属役，下属的役吏。竣：完成，完工。

　　先生隱於洄溪，矮屋百椽[1]。有畫眉泉，小橋流水，松竹鋪紛[2]。登樓則太湖奇峰鱗羅布列，如兒孫拱侍狀[3]。先生嘯傲其間，人望之疑真人之在天際也[4]。所著有《難經經釋》、《醫學源流》等書，凡六種。其中鈲剉利弊，剖析經絡，將古今醫書存其是，指其非，久行於世[5]。

　　子燨，字榆村，儻莽有父風，能活人濟物，以世其家[6]。孫垣，乙卯舉人，以詩受業隨園門下[7]。

［1］隐：隐居。洄溪：徐家乡的地名。椽（chuán 船）：本指椽子。此代称房屋。

［2］画眉泉：泉名。传说西施用此泉调粉画眉，故名。铺纷：铺陈缤纷。茂盛繁多貌。

［3］鳞罗：像鱼鳞一样罗列。鳞，像鱼鳞一样。用作状语。拱：拱手。两手相合以示敬意。

［4］啸傲：放歌长啸，傲然自得。形容放旷不受拘束。真人：道家指修养本性而得道的人，也指有养生之道而长寿的人。此处指仙人。

［5］鈲剉（pī luò 披络）利弊：即鈲利剉弊。取利除弊。这是分承的修辞方式。鈲，截取。剉，剔除。剖析经络：剖析经脉和络脉。此处比喻分析来龙去脉。是：正确之处。活用作名词，

［6］儻莽（tǎng dàng 倘荡）：潇洒超脱。亦作"傥荡"。莽，同"荡"。风：风度，风采。济物：犹"济人"。救助他人。物，指自己以外的人。世：继承。活用作动词。

［7］乙卯：指公元1795年。受业：从师学习。随园：即作者自己。

　　贊曰："紀稱德成而先，藝成而後，似乎德重而藝輕[1]。不知藝也者，德之精華也。德之不存，藝於何有[2]？人但見先生藝精伎絕，而不知其平

素之事親孝，與人忠，葬枯粟乏，造修輿梁，見義必爲，是據於德而後游於藝者也[3]。宜其得心應手，驅遣鬼神[4]。"嗚呼！豈偶然哉？

[1]"纪称"二句：古书上说品德的成就居首位，技艺的成就在其次。纪，指古书。此指《礼记》。

[2]德行不存在，在技艺方面还能有什么呢？之，结构助词，取消句子的独立性。艺于何有：即"于艺有何"。何有，有何。"何"为宾语前置。

[3]事：侍奉。亲：父母。葬枯：埋葬无人收殓的尸骨。粟乏：施舍粮食救济贫困的人。粟，活用作动词。乏，活用作名词。輿梁：桥梁。"据于德"八字：立足于品德然后从事技艺的人啊。语出《论语·述而》。

[4]宜：当然，无怪。一般用于句子开头，表示后面所述的话本当如此。

猶記丙戌秋，余左臂忽短縮不能伸，諸醫莫效[1]。乃扡舟直詣泂溪，旁無介紹，惴惴然疑先生之未必我見也[2]。不料名紙一投，蒙奓門延請，握手如舊相識，具雞黍爲歡，清談竟日，贈丹藥一丸而別[3]。故人李尊溪迎而笑曰："有是哉！子之幸也。使他人來此一見，費黃金十笏矣[4]。"其爲世所欽重如此。先生好古，不喜時文，與余平素意合，故采其嘲學究俳歌一曲[5]，載《詩話》中以警世云[6]。

[1]丙戌：公元1766年。效：取效。活用作动词。

[2]扡舟：指驾船。扡，"拖"的异体字。诣：到，往。惴惴（zhuì 缀）然：志忑不安的样子。我见：见我。"我"为宾语前置。

[3]名纸：名片。古亦称"名刺"。奓（zhà 诈）：开启。延请：邀请。同义复用。延，请。具鸡黍：备办饭菜。具，备办，准备。雞，"鸡"（鷄）的异体字。清淡：本指空谈玄理。此指闲谈。竟日：终日，整天。

[4]故人：旧交，老友。李尊（chún 纯）溪：即李光远，字尊溪，吴江人。笏（hù护）：条，块。量词，用于金银、墨等。

[5]古：此处指古文。时文：指当时应付科举考试的八股文。学究：指迂腐的读书人。俳（pái 排）歌：古代民间舞乐。此指道情，民间说唱之一。

[6]诗话：指《随园诗话》。

综合练习

（一）解释题

1. 奏（疾）　2. 中贵人　3. 楄柎　4. 樣（扶樣）　5. 希世　6. 抚尘　7. 医鉴　8. 苍生　9. 岐黄家　10. 愓（目愓）　11. 帖帖　12. 奢服　13. 喈（曰）　14.（何）祥　15. 掺（其体）　16.（广）颡　17. 经济　18. 世（其家）　19. 名纸　20. 奓（门）　21. 扡舟　22. 笏　23. 釽剖　24. 鳞罗　25. 傥荡

（二）单项选择题

1．"后二十年，上以中贵人有疾，再召入都"中"中贵人"指（　　）
　　A．皇帝的妃子　　　B．刑部尚书的别称　C．相当宰相　　　　D．皇帝宠信的宦官

2．"以垂医鉴而活苍生"中"医鉴"义为（　　）
　　A．医书　　　　　　B．医学经验　　　　C．镜子　　　　　　D．药物

3．"清谈竟日，赠丹药一丸而别"中"竟日"与下面哪个词语义近（　　）
　　A．终日　　　　　　B．半天　　　　　　C．翌日　　　　　　D．长久

4．"其用药也，神施鬼设"中"神"义为（　　）
　　A．名词作状语　　　B．普通名词　　　　C．使动用法　　　　D．主语

（三）多项选择题

1．下列注音正确的有（　　）
　　A．喈 jiè　　　　　　B．糁 cān　　　　　C．尻 gāo
　　D．椽 chuán　　　　　E．俳 pái

2．下列哪些句子有含"棺材"意思的词（　　）
　　A．乃率其子爔载楄柎以行　　　　　　B．天子惋惜之，赐帑金，命爔扶榇以归
　　C．两蒙圣天子蒲轮之征　　　　　　　D．以垂医鉴而活苍生
　　E．葬枯粟乏，造修舆梁

3．下列属于宾语前置现象的句子是（　　）
　　A．以为稀世之荣　　　　　　　　　　B．惴惴然疑先生之未必见我也
　　C．以垂医鉴而活苍生　　　　　　　　D．又访诸吴人之能道先生者，为之立传
　　E．德之不存，艺于何有

（四）翻译题

1．其用药也，神施鬼设，斩关夺隘，如周亚夫之军从天而下。诸岐黄家目憆心骇，帖帖詟服，而卒莫测其所以然。

2．人但见先生艺精伎绝，而不知其平素之事亲孝，与人忠，葬枯粟乏，造修舆梁，见义必为，是据于德而后游于艺者也。

3．不料名纸一投，蒙爰门延请，握手如旧相识，具鸡黍为欢，清谈竟日，赠丹药一丸而别。故人李蕁溪迎而笑曰："有是哉！子之幸也。使他人来此一见，费黄金十笏矣。"其为世所钦重如此。

4．纪称德成而先，艺成而后，似乎德重而以艺轻。不知艺也者，德之精华也。德之不存，艺于何有？人但见先生艺精伎绝，而不知其平素之事亲孝，与人忠，葬枯粟乏，造修舆梁，见义必为，是据于德而后游于艺者也。

5．芦墟迮耕石卧病，六日不食不言，目炯炯直视。先生曰："此阴阳相搏证也。"先投一剂，须臾目瞑能言；再饮以汤，竟跃然起。

6．有拳师某，与人角伎，当胸受伤，气绝口闭。先生命覆卧之，奋拳击其尻三下，遂吐黑血数升而愈。

（五）思考题

1．文章中哪些方面反映出了徐灵胎先生的高尚品质？

2．"余病危时，有红黑二人缠绕作祟，忽见黑人为雷震死，顷之，红人又为白虎衔去"比喻什么？

4．文中用"神施鬼设，斩关夺隘，如周亚夫之军从天而下"来说明什么？

5．本文通过什么事件表明徐灵胎富有经世济民的才干？

6．结合徐灵胎及本人情况，谈谈你对"德"、"艺"是如何理解的？

（六）背诵题

1．背诵传曰——而卒莫测其所以然。

2．背诵赞曰——岂偶然哉？

（七）阅读题

若夫有疾病而保全之法何如盖元气虽自有所在然实与脏腑相连属者也寒热攻补不得其道则实其实而虚其虚必有一脏大受其害邪入于中而精不能续则元气无所附而伤矣人之一身无处不宜谨护而药不可轻试也若夫预防之道惟上工能虑在病前不使其势已横而莫救使元气克全则自能托邪于外（徐灵胎《医学源流论》卷上）

要求：

1．给上文加标点。

2．解释带点的字词。

3．翻译画横线的句子。

十、东垣老人传*

【提示】　本文选自《医史》卷五，据天一阁抄本排印。《医史》共十卷，明代李濂编撰，收载历代名医传记七十二篇。本文的作者是砚坚，即砚弥坚，一名贤，字伯固，应城（今湖北应城）人。元初名士，被招致北上，定居真定，授徒为业。旋任真定路儒学教授及国子监司业，不久即辞官还乡。长于古文，著有《鄅城集》。

本文记述金元时期著名医家李东垣的有关事迹和为人特点。他虽出身富家，但洁身自爱、交结儒士、勤于学习，乐于助人。认为学医不是博取个人名利的手段，而是为了"传道医人"。并以此为标准，选定罗天益为自己的接班人，循循善诱，悉心培养。文中某些细节描写，具体生动；而对李杲的治验事迹，则略而不书。在医家传记文中，别具一格。

東垣老人李君，諱杲，字明之。其先世居真定[1]，富於金財。大定初，校籍真定河間，戶冠兩路[2]。君之幼也，異於羣兒；及長，忠信篤敬，慎交遊，與人相接，無戲言[3]。衢間眾人以爲懽洽處，足跡未嘗到，蓋天性然也[4]。朋儕頗疾之，密議一席，使妓戲狎，或引其衣，即怒罵，解衣焚之[5]。由鄉豪接待國使，府尹聞其妙齡有守也，諷妓強之酒，不得辭，稍飲，遂大吐而出[6]。其自愛如此，受《論語》、《孟子》於王內翰從之，受《春秋》於馮內翰叔獻[7]。宅有隙地，建書院，延待儒士[8]。或不給者，盡周之[9]。泰和中，歲饑，民多流亡，君極力賑救，全活者甚衆[10]。

[1] 先：祖辈。世居真定：世代居于真定。真定，今河北正定。春秋时属中山国的东垣邑，故李杲以之为号。

[2] 大定：金世宗完颜雍的年号，公元 1161—1189 年。校（jiào 较）籍：查核户籍。河间，今河北河间县。户冠（guàn 贯）两路：指李家（财富）居真定、河间两个地区之首。冠，居于首位。路，宋元时代的地方行政区域名，元代的"路"，相当于今之地区。

[3] 交游：交际，交朋友。接：交往。

[4] 衢（qú 渠）：四通八达的道路。此指街坊、街道。懽洽处：欢乐惬意的地方。懽，"欢"（歡）的异体字。跡："迹"的异体字。

[5] 朋儕（chái 柴）：朋友辈。疾：通"嫉"，妒忌。戏狎（xiá 霞）：轻浮的开玩笑。狎，亲昵而不庄重。

[6] 国使：国家派出的使节。此指南宋派出的使者。守：操守；品行。讽：用语言暗示。强之酒：强使他（李杲）饮酒。酒，活用作动词。

[7] 内翰：翰林的别称。

[8] 延接：接待。

[9] 不给（jǐ己）：生活不丰足。给，生活丰足。周：周济，救济。

[10] 岁饥：年成荒歉。岁，一年的农业收成。饥，年成很差或颗粒无收。泰和：金章宗完颜璟的年号，公元1201—1208年。全：保全。

母王氏寢疾，命里中數醫拯之，温涼寒熱，其説異同，百藥備嘗，以水濟水，竟莫知爲何證而斃[1]。君痛悼不知醫而失其親，有願曰：“若遇良醫，當力學以志吾過[2]。”聞易水潔古老人張君元素，醫名天下，捐金帛詣之[3]。學數年，盡得其法。進納得官，監濟源税[4]。彼中民感時行疫癘，俗呼爲大頭天行[5]。醫工遍閲方書，無與對證者；出己見，妄下之，不效；復下之，比比至死[6]。醫不以爲過，病家不以爲非。君獨惻然於心，廢寢食，循流討源，察標求本，製一方，與服之，乃效。特壽之於木，刻揭於耳目聚集之地，用之者無不效[7]；時以爲仙人所傳，而鏨之於石碣[8]。

[1] 寝疾：卧病，卧床不起的重疾。里中：指同里。异同：不同，不一致。偏义复词，义偏于“异”。以水济水：犹言以寒治寒。指误诊误治。
[2] 愿：愿望，希望。志：记住，牢记。
[3] 名：闻名。捐：舍弃。诣：到，往。
[4] 进纳：古代称交纳钱粮向官府买取官爵。监：监察，主管。济源：地名。今河南济源。在黄河以北，接近山西。
[5] 大头天行：病名。又称大头瘟、大头风、大头伤寒。是感受风温时毒，邪气侵入三阴经络，以头面红肿、咽喉不利为主证的疾病。天行，流行病。
[6] 比比：一个挨着一个，接连不断地。
[7] 寿：镌刻，镌镂。乃：竟然，居然。刻揭：刻印公布。
[8] 鏨（zàn 赞）：雕刻，镌刻。石碣（jié 杰）：石碑。碣，圆顶的石碑。

君初不以醫爲名，人亦不知君之深於醫也。君避兵汴梁，遂以醫游公卿間，其明效大驗，具載別書[1]。壬辰北渡，寓東平；至甲辰還鄉里[2]。一日，謂友人周都運德父曰：“吾老，欲遺傳後世，艱其人奈何[3]？”德父曰：“廉臺羅天益謙甫，性行敦樸，嘗恨所業未精，有志於學，君欲傳道，斯人其可也[4]。”他日，偕往拜之。君一見曰：“汝來學覓錢醫人乎？學傳道醫人乎？”謙甫曰：“亦傳道耳[5]。”遂就學，日用飲食，仰給於君[6]。學三年，嘉其久而不倦也，予之白金二十兩[7]，曰：“吾知汝活計甚難，恐汝動心，半途而止，可以此給妻子[8]。”謙甫力辭不受。君曰：“吾大者不惜，何吝乎細？汝勿復辭。”君所期者可知矣。臨終，平日所著書檢勘卷帙[9]，以類相從，列於几前，囑謙甫曰：“此書付汝，非爲李明之、羅謙甫，蓋爲天下後世，慎勿湮没，推而行之。”行年七十有二，時辛亥二月二十五日也[10]。君歿，迄今十有七年，謙甫言猶在耳，念之益新。噫嘻！君之學，知所托矣。

[1] 往梁：到汴梁去。一本作"汴梁"。今河南开封。游：交往，交际。

[2] 壬辰：金哀宗开兴元年。即公元1232年。是年，元兵南下，大举攻金，围困汴梁。东平：今属山东。甲辰：公元1244年。其时金已被元兵所灭。

[3] 周都运德父：姓周，名都运，字德父。古人名字连称，一般名在前，字在后。下文"罗天益谦甫"同。遗传：一本作"道传"。据下文，似应作"传道"。艰：难。奈何：如何，怎么办。

[4] 罗天益：字谦甫，元代医家。尝：通"常"，常常。

[5] 亦：仅仅，只是。

[6] 仰给：仰赖，依赖。

[7] 嘉：赞许，嘉奖。白金：即白银。

[8] 活计：生计，谋生的手段。此指家庭的生活。给（jǐ己）：供给，供养。妻子：妻儿。

[9] 卷帙（zhì至）：书籍。

[10] 行年：经过的岁年。等于说"享年"。辛亥：公元1251年。

综合练习

（一）解释题

1. 冠（两路）　2. 衢（间）　3. 朋侪　4. 疾（之）　5. 守（有守）　6. 讽（妓）　7. 周（之）　8. 寝疾　9. 异同　10. 志（吾过）　11. 比比　12. 寿（之）　13. 錾（之）　14. 石碣　15. 尝（恨）　16. 亦（传道）　17. 仰给　18. 给（妻子）　19. 妻子　20. 行年　21. 卷帙　22. 活计　23. 卷帙　24. 行年　25. 奈何

（二）单项选择题

1. "大定初，校籍真定河间，户冠两路"中"冠"的意思是（　　　）

　　A. 居首位　　　B. 超过　　　C. 覆盖　　　D. 闻名

2. "朋侪颇疾之"中"疾"的意思是（　　　）

　　A. 厌恶　　　B. 憎恨　　　C. 责备　　　D. 嫉妒

3. "府尹闻其妙龄有守也，讽妓强之酒"中"讽"的意思是（　　　）

　　A. 讥讽　　　B. 用语言暗示　　　C. 以言语挑逗　　　D. 诱迫

4. "噫嘻！君之学，知所托矣。"中"知"的意思是（　　　）

　　A. 知道　　　B. 了解　　　C. 得到　　　D. 识别

5. "特寿之于木，刻揭于耳目聚集之地"中"寿"的用法是（　　　）

　　A. 使动用法　　B. 意动用法　　C. 名词活用作状语　D. 名词活用作动词

6. "斯人其可也"中"斯"的意思是（　　　）

　　A. 这　　　B. 全；都　　　C. 语气词　　　D. 才

7. "谦甫曰：'亦传道耳'"中"亦"的意思是（　　　）

　　A. 也　　　B. 仅仅，只是　　　C. 助词，无义　　　D. 来

8. 下列句子含有通假字的是（　　　）

　　A. 百药备尝，以水济水　　　　B. 衢间众人以为懂洽处

　　C. 尝恨所业未精　　　　D. 足跡未尝到

9．"尝恨所业未精"中"恨"的意思是（　　）

A．厌恨　　　　B．埋怨　　　　C．愤怒　　　　D．遗憾

（三）多项选择题

1．下列句子含有通假字的有（　　）

A．朋侪颇疾之　　　　　　　　B．延待儒士，或不给者，尽周之

C．彼中民感时行疫疠　　　　　D．尝恨所业未精，有志于学

E．泰和中岁饥，民多流亡

2．下列句子含有异体字的有（　　）

A．衢间众人以为懂洽处　　　　B．足跡未尝到

C．民多流亡，君极力赈捄　　　D．时以为僊人所传

E．君之学，知所託矣

3．下列加点字名词用作动词的是（　　）

A．讽妓强之酒　　　　　　　　B．出己见，妄下之，不效

C．欲道传后世，艰其人　　　　D．特寿之于木

E．尝恨所业未精，有志于学

4．下列句子中，"稍"作"稍微"义的是（　　）

A．稍飲，遂大吐而出　　　　　B．妇稍小差

C．反复更秋，稍得其绪，然后合二为一

D．稍长，从乡先生治经　　　　E．上疾稍侵，意忽忽不平也

5．下列句子中画线的词语表示"死亡"意义的是（　　）

A．无先生则弃捐填沟壑　　　　B．太康三年卒

C．君殁，迄今十有七年

D．子之大父一瓢先生，医之不朽者也，高年不禄

E．顷，民莹将捐馆舍

（四）翻译题

1．君之幼也，异于群儿。及长，忠信笃教，慎交游，与人相接，无戏言。衢间众人以为欢恰处，足跡未尝到，盖天性然也。

2．朋侪颇疾之，密议一席，使妓戏狎，或引其衣，即怒骂，解衣焚之。由乡豪接待国使，府尹闻其妙龄有守也，讽妓强之酒，不得辞，稍饮，遂大吐而出。其自爱如此。

3．君一见曰："汝来学觅钱医人乎？学传道医人乎？"谦父曰："亦传道耳。"遂就学，日用饮食，仰给于君。学三年，嘉其久而不倦也，予之白金二十两，曰："吾知汝活计甚难，恐汝动心，半途而止，可以此给妻子。"谦甫力辞不受。

4．其自爱如此，受《论语》、《孟子》于王内翰从之，受《春秋》于冯内翰叔献。宅有隙地，建书院，延待儒士。或不给者，尽周之。泰和中，岁饥，民多流亡，君极力赈救，全活者甚众。

5．母王氏寝疾，命里中数医拯之。温凉寒热，其说异同；百药备尝，以水济水，竟莫知为何证而毙。

（五）思考题

1．文中通过那些事例说明李杲"忠信笃敬"、"传道"及"医人"？

2．李杲师从何人？著有何书？擅长治疗那些疾病？

3. "户冠两路"意思是什么？

4. 从文中看出，李杲为何要选择学医？

5. 李杲有哪些高贵品格至今仍值得我们学习？

6. 结合现时情况，你是如何理解"学觅钱医人乎，学传道医人乎"的？

（六）背诵题

1. 背诵第一自然段。

2. 背诵第三自然段。

（七）阅读题

往予在京师闻镇人李杲明之有国医之目而未之识也壬辰之兵明之与予同出汴梁于聊城于东平与之游者六年于今然后得其所以为国医者为详盖明之世以赀雄乡里诸父读书嘉宾客所居竹里名士日造其门明之幼岁好医药时易州人张元素以医名燕赵间明之捐千金从之学不数年尽传其业家既富厚无事于技操有余以自重人不敢以医名之（元好问《遗山集》卷三十七）

要求：

1. 给上文加标点。

2. 解释带点的字词。

3. 翻译画横线的句子。

十一、宝命全形论*

【提示】 本文选自《黄帝内经·素问》，据 1956 年人民卫生出版社影印的明代顾从德翻刻宋本《黄帝内经·素问》排印。《素问》是我国现存最早的医学理论著作之一，约成书于战国至两汉时期，由众多作者先后撰写而成。该书阐述阴阳五行、藏象经络、病因病机、诊法治则、预防摄生等内容，奠定了祖国医学的理论基础，至今仍广泛而有效地指导着临床实践。

本篇《宝命全形论》是《素问》中的第二十五篇，篇名是保护生命、健全形体之意（宝，通"保"）。文中主要论述人体气血虚实与自然界阴阳五行变化的密切关系。指出人类要保护自己的生命和形体，必须根据自然界阴阳五行的客观规律来养生及防治疾病。此外，还具体论述了针刺的原则和行针的要求。

黄帝問曰："天覆地載，萬物悉備，莫貴於人。人以天地之氣生，四時之法成[1]。君王衆庶，盡欲全形，形之疾病，莫知其情，留淫日深，著於骨髓，心私慮之[2]。余欲鍼除其疾病[3]，爲之奈何？"歧伯對曰："夫鹽之味鹹者，其氣令器津泄[4]；絃絕者[5]，其音嘶敗；木敷者，其葉發[6]。病深者，其聲噦[7]。人有此三者，是謂壞府，毒藥無治，短鍼無取[8]。此皆絕皮傷肉，血氣爭黑[9]。"

[1] 四时之法：四季的变化规律。
[2] 留淫：停留蔓延。著（zhuó 浊）：附着。私：私下，暗自。
[3] 鍼："针"（針）的异体字，用针。活用作状语。
[4] 歧伯：即岐伯。歧，通"岐"。令器津泄：使器皿渗出水来。津泄，水分渗出。
[5] 弦绝：弦断。绝，断。
[6] 敷：陈，久旧。发：通"废"，指草木枝叶凋零。
[7] 哕（yuě）：呃逆。
[8] 坏府：指脏气败坏。毒药：此泛指药物。短针：原指小针。此泛指治病的针具。
[9] 绝：此指损伤。血气争黑：意为人体血气交瘁，肤色晦暗。

帝曰："余念其痛，心爲之亂惑，反甚其病，不可更代[1]。百姓聞之，以爲殘賊[2]。爲之奈何？"歧伯曰："夫人生於地，懸命於天[3]，天地合氣，命之曰人。人能應四時者，天地爲之父母[4]。知萬物者，謂之天子[5]。天有陰陽，人有十二節[6]；天有寒暑，人有虛實。能經天地陰陽之化者[7]，不失四時；知十二節之理者，聖智不能欺也[8]。能存八動之變[9]，五勝更立[10]，能達虛實之數者，獨出獨入，呿吟至微，秋毫在目[11]。"

［1］甚：加重。更代：替代。

［2］残贼：残暴不仁。

［3］悬命于天：人的生命系于上天。悬，系。

［4］意为人如果能顺应四季阴阳变化，那么天地的阳气阴精就能养育人类。

［5］天子：此指掌握自然规律的人。

［6］陰："阴"（陰）的异体字。十二节：指人体左右两侧肩、肘、腕、髋、膝、踝十二处大关节。一说指人体十二经脉。

［7］经：效法。

［8］欺：超越。

［9］存：察。八动：王冰注："谓八节之风变动。"《灵枢·九针论》："八者，风也。风者，人之股肱八节也，八正之虚风。八风伤人，内舍于骨解腰脊节腠理之间，为深痹也。"

［10］五胜更立：五行之气相胜，或衰或旺，循环更替主时。

［11］数：理。独出独入：指独立的见解和行动。呿（qū区）吟：泛指人嘘气、呵欠、呻吟声。呿，张开嘴巴。吟，呻吟。

帝曰："人生有形，不離陰陽。天地合氣，別爲九野[1]，分爲四時，月有小大，日有短長，萬物並至，不可勝量[2]，虛實呿吟，敢問其方[3]。"歧伯曰："木得金而伐，火得水而滅，土得木而達，金得火而缺，水得土而絶[4]，萬物盡然，不可勝竭。故鍼有懸布天下者五，黔首共餘食，莫知之也[5]。一曰治神，二曰知養身，三曰知毒藥爲真，四曰制砭石小大，五曰知府藏血氣之診[6]。五法俱立，各有所先[7]。今末世之刺也，虛者實之，滿者泄之，此皆衆工所共知也[8]。若夫法天則地，隨應而動，和之者若響，隨之者若影[9]。道無鬼神，獨來獨往[10]。"

［1］九野：九州地域。据《尚书·禹贡》所载，古代中国设置冀、豫、雍、扬、兖、徐、梁、青、荆九个州。

［2］"万物"两句：意为自然界万物并存于世上，它们的阴阳消长变化是不可能一一进行估量的。胜，尽。

［3］方：道，规律。

［4］达：贯通，通达。绝：绝止，阻断。

［5］"黔首"两句：为插入语。意为百姓们都只知饱食终日，而不明阴阳的道理、针刺的妙处。黔首，百姓。共，皆。余食，饱食。宋林亿《新校正》引全元起本作"饱食"。

［6］治神：安定神志。为真：假真。为，通"伪"。府：同"腑"。藏：同"脏"（臟）。

［7］意为五种方法确立以后，选择运用时还当根据需要有所先后。

［8］末世：后世。此指近世。工：医生。古称医生为治病工。

［9］法：效法。则：效法。动：指施治。响：回声。

［10］意为医道并不神秘，只要掌握规律，针法就能运用自如。独来独往：指针法神

妙、高超。

帝曰："願聞其道。"歧伯曰："凡刺之真，必先治神，五藏已定，九候已備，後乃存鍼[1]。衆脈不見，衆凶弗聞[2]，外内相得，無以形先[3]，可玩往來[4]，乃施於人。人有虛實，五虛勿近，五實勿遠[5]，至其當發[6]，間不容瞚[7]。手動若務，鍼耀而勻[8]，靜意視義，觀適之變[9]，是謂冥冥[10]，莫知其形。見其烏烏，見其稷稷[11]，從見其飛，不知其誰[12]。伏如橫弩，起如發機[13]。"

[1] 真：正。正法。存鍼：存意于针刺之法。存，留意，关注。

[2] 意为医生进针时须全神贯注，尽管周围众目睽睽却视而不见，众口喧闹却听而不闻。脈：通"眽"（mò 莫），视。凶：通"讻"。喧闹。

[3] 意为外表的证候应与内在的病机相符，不能把外表的证候作为诊断的首要依据。

[4] 玩：熟习。往来：指人体经脉气血循环往来的情况。

[5] "五虚"两句：意为对虚证病人不可即用泻法，对实证病人不可迟缓不泻。五虚：指脉细、皮寒、气少、泄利前后、饮食不下。五实：指脉盛、皮热、腹胀、前后不通、闷瞀。见《素问·玉机真藏论》。

[6] 发：出针。

[7] 间不容瞚：比喻刻不容缓。瞚，同"瞬"，眨眼。

[8] 意为运用针刺手法要专心致志，针具要光洁，上下匀称。动：指捻针。若：而。务：专一。

[9] "静意"两句：意为静心观察进针后气至的情况，以及所调适经脉的经气变化。

[10] 冥冥：渺茫而无形象的状态。此指针刺得气后的细微变化几乎无迹可寻。

[11] 意为针刺得气，医生手下会感觉到经气的到来。乌乌、稷稷，形容其气有如飞鸟之往来。

[12] 意为一般医生只感觉到经气往来如鸟之飞，却不知其原因。或疑"从"当作"徒"，形近而误。说见清代于鬯《香草续校书》。

[13] 意为在留针候气之时，要像张弓待发般地屏息以待；当经气到来之时，如拨机发箭似地迅疾神速。横弩：张弓。横，当作"彉"（guō 锅）。张。机：弓弩上的机栝。

帝曰："何如而虛？何如而實？"歧伯曰："刺虛者須其實，刺實者須其虛[1]。經氣已至，慎守勿失，深淺在志，遠近若一[2]。如臨深淵，手如握虎，神無營於衆物[3]。"

[1] 意为针刺虚证，要待经气实（阳气至，针下热）才出针；针刺实证，要待经气虚（阴气至，针下凉）才出针。说见《素问·针解》。须：待。

[2] "深浅"二句：意为针刺的程度或深或浅，在于医生根据病情灵活掌握；针刺的穴位有远有近，而留针候气的道理是一致的。

[3] 营：通"荧"，惑乱。

综合练习

（一）解释题

1. 留淫　2.（木）敷　3.（叶）发　4.（声）哕　5. 坏府　6. 毒药　7. 更代
8. 经（天地）　9.（不能）欺　10.（能）存　11. 咶吟　12. 九野　13. 黔首　14. 为
（真）　15. 则（地）　16.（众）脉　17.（众）凶　18.（可）玩　19.（间不容）瞚
20.（发）机　21. 发　22. 务　23. 营　24. 横弩　25. 五胜更立

（二）单项选择题

1. "天覆地载，万物悉备，莫贵于人"中的"于"的意思是（　　　）
　　A. 对于　　　　　B. 等于　　　　　C. 比　　　　　D. 从

2. "留淫日深，著于骨髓"中"著"的意思是（　　　）
　　A. 显示　　　　　B. 明显　　　　　C. 著作　　　　　D. 附着

3. "君王众庶，尽欲全形"中的"庶"的意思是（　　　）
　　A. 庶几　　　　　B. 庶民　　　　　C. 几乎　　　　　D. 希望

4. "夫人生于地，悬命于天"中"悬"的意思是（　　　）
　　A. 悬挂　　　　　B. 远　　　　　C. 牵挂　　　　　D. 系

5. "能经天地阴阳之化者，不失四时"中"经"的意思是（　　　）
　　A. 已经　　　　　B. 经过　　　　　C. 经历　　　　　D. 效法

6. "知十二节之理者，圣智不能欺也"中"欺"的意思是（　　　）
　　A. 超越　　　　　B. 欺负　　　　　C. 欺诈　　　　　D. 欺骗

7. 下列句子中的"者"指代人的是（　　　）
　　A. "人能应四时者"中的"者"　　　B. "人有此三者"中的"者"
　　C. "知万物者"中的"者"　　　　　D. "刺实者须其虚"中的"者"

8. "火得水而灭，土得木而达"中"达"的意思是（　　　）
　　A. 到达　　　　　B. 贯穿　　　　　C. 通晓　　　　　D. 显贵

（三）多项选择题

1. 下列句中含有代词"我"词义的是（　　　）
　　A. 且予之三法，能兼众法　　　B. 而尔顽若不知
　　C. 仆昔疾病，性命危笃　　　　D. 世有愚者，读方三年，便谓天下无病可治
　　E. 余欲鍼除其疾病，爲之奈何

2. 下列句中加点的词不是偏义复词的有（　　　）
　　A. 昧经权之妙者　　　　　B. 无格致之明
　　C. 皮质之难窥　　　　　　D. 心口之难辨
　　E. 愚智寡多之非类

3. 观适之变，是謂冥冥，莫知其形，此句"冥冥"为（　　　）
　　A. 叠韵词　　　　　　　　B. 喻渺茫而无形的状态
　　C. 强调无形的意思　　　　D. 复合词
　　E. 指针刺得气后的细微变化几乎无迹可寻

4. 下列句子中出现通假字的是（　　　）

A. 木敷者，其叶发　　　　　　　　　B. 絃绝者，其音嘶败

C. 三曰知毒药为真　　　　　　　　　D. 众脉不见，众凶弗闻

E. 至其当发，间不容瞬

5. 下列句子中的"其"属于代词的是（　　　　）

A. 形之疾病，莫知其情　　　　　　　B. 木敷者，其叶发

C. 余念其痛，心为之乱惑　　　　　　D. 身非木石，其能就乎

E. 其肯游艺于医乎

6. 下列句子中画线的词语表示"全部、都"的是（　　　　）

A. 天覆地载，万物<u>悉</u>备　　　　　　B. 君王众庶，<u>尽</u>欲全形

C. 五法<u>俱</u>立，各有所先　　　　　　D. 仰观俯察，莫不<u>皆</u>然

E. <u>咸</u>臻至善

（四）翻译题

1. 夫盐之味咸者，其气令器津泄；弦绝者，其音嘶败；木敷者，其叶发。病深者，其声哕。人有此三者，是谓坏府，毒药无治，短鍼无取。此皆绝皮伤肉，血气争黑。

2. 能经天地阴阳之化，不失四时；知十二节之理者，圣智不能欺也，能存八动之变，五胜更立，能达虚实之数者，独出独入，呿吟至微，秋毫在目。

3. 今末世之刺也，虚者实之，满者泄之，此皆众工所共知也。若夫法天则地，随应而动，和之者若响，随之者若影。道无鬼神，独来独往。

4. 天覆地载，万物悉备，莫贵於人。人以天地之气生，四时之法成。君王众庶，尽欲全形，形之疾病，莫知其情，留淫日深，著于骨髓，心私虑之。

5. 刺虚者须其实，刺实者须其虚。经气已至，慎守勿失，深浅在志，远近若一。如临深渊，手如握虎，神无营于众物。

（五）思考题

1. 为什么说"刺虚者须其实，刺实者须其虚"？

2. 文中"针有悬布天下者五"指的是什么？

3. "众脉不见，众凶弗闻"指的是什么？

4. 怎样理解"天有阴阳，人有十二节"？

5. "众脉不见，众凶弗闻，外内相得，无以形先，可玩往来，乃施于人。"要求医生在针刺时应当注意什么？

（六）背诵题

1. 背诵第一自然段。

2. 背诵第三自然段。

（七）阅读题

<u>刺虚则实</u>之者针下热<u>也</u>气实乃热<u>也</u>满而泄之者针下寒<u>也</u>气虚乃寒<u>也</u>菀陈则除之者出恶血也邪胜则虚之者出针勿按徐而疾则实者徐出针而疾按之疾而徐则虚者疾出针而徐按之言实与虚者寒温气多少也若无若有者疾不可知也察后与先者知病先后也为虚与实者工勿失其法若得若失者离其法也虚实之要九针最妙者为其各有所宜也补写之时者与气开阖相合也九针之名各不同形者针穷其所当补写也刺实须其虚者留针阴气隆至乃去针也刺虚须其实者阳气隆至针下热乃去针也经气已至慎守勿失者勿变更也深浅在志者知病之内外也近远如一者深浅其候等也（《素问·针解》）

要求：

1．用给上文加标点。
2．解释带点的字词。
3．翻译画横线的句子。

十二、脏腑经络先后病脉证*

【提示】　本文选自张仲景《金匮要略》，据人民卫生出版社影印《金匮要略方论》本排印。作者介绍参见本教材《伤寒论·序》。《金匮要略》，全称《金匮要略方论》，系宋代人选取《伤寒杂病论》中杂病部分编辑成书，凡三卷，主要论述内科杂病，兼述外、妇科疾患等。书中记载四十余种疾病，据病辨证，阐述病因、诊断、治疗和方药，是我国现存最早的一部诊治杂病的专著，对后世内科学的发展有深远的影响。

本文为全书开篇之总论，在全书中具有纲领性的意义。作者根据《内经》、《难经》的理论，总结汉以前治疗杂病的经验，对杂病的病因、病机、诊断、治疗及预防等方面，都举例说明，并作出原则性的提示。

问曰：上工治未病[1]，何也？师曰：夫治未病者，見肝之病，知肝傳脾，當先實脾[2]，四季脾王不受邪[3]，即勿補之。中工不曉相傳，見肝之病，不鮮實脾[4]，惟治肝也。

夫肝之病，補用酸，助用焦苦，益用甘味之藥調之。酸入肝，焦苦入心，甘入脾。脾能傷腎，腎氣微弱，則水不行；水不行，則心火氣盛，則傷肺；肺被傷，則金氣不行；金氣不行，則肝氣盛。故實脾，則肝自愈。此治肝補脾之要妙也。肝虗則用此法，實則不在用之[5]。

經曰："虗虗實實[6]，補不足，損有餘"，是其義也。餘藏準此[7]。

[1] 上工：指高明的医生。治未病：此指未病的脏腑。

[2] 实脾：即调补脾脏之意。

[3] 四季脾王（wàng 望）：四季脾气旺盛。王，通"旺"。脾属土，土寄旺于四季，故云四季脾旺。《素问·太阴阳明论》："脾者土也，治中央，常以四时长四藏，各十八日寄治，不得独主于时也。"即农历三、六、九、十二月之末十八天，为脾土当旺之时。

[4] 鮮："解"的异体字。

[5] 虗："虚"的异体字。

[6] 意为虚证用泻法，使虚者更虚；实证用补法，使实者更实。这是错误的治法，正确的治法即下文所言"补不足，损有余"。前"虚"、前"实"，使动用法。

[7] 準："准"（準）的异体字，依照。

夫人稟五常，因風氣而生長[1]，風氣雖能生萬物，亦能害萬物，如水能浮舟，亦能覆舟。若五臟元真通暢[2]，人即安和。客氣邪風，中人多死[3]。千般疢難，不越三條：一者，經絡受邪，入臟腑，為內所因也[4]；二者，四肢九竅，血脉相傳，壅塞不通，為外皮膚所中也；三者，房室、金刃、蟲獸所傷。以此詳之，病由都盡。

　　若人能養慎，不令邪風干忤經絡[5]。適中經絡[6]，未流傳臟腑，即醫治之；四肢纔覺重滯，即導引、吐納、鍼灸、膏摩，勿令九竅閉塞[7]；更能無犯王法、禽獸災傷，房室勿令竭乏，服食節其冷熱苦酸辛甘，不遣形體有衰，病則無由入其腠理[8]。腠者，是三焦通會元真之處，為血氣所注；理者，是皮膚臟腑之文理也[9]。

　　[1] 五常：指五行。因：依据，凭借。风气：此指自然界的气候。
　　[2] 元真：指元气、真气。
　　[3] 客气邪风：泛指外来致病因素。客气，外来的邪气。邪风，不正常的气候。中（zhòng 众）：侵犯，伤害。下文"适中"同此。
　　[4] 疢（chèn 趁）难：疾病。为："为"（爲）的异体字。
　　[5] 干忤（wǔ 五）：干犯，侵犯。干，触犯。忤，违逆。
　　[6] 适：才，刚刚。导引：此指自我按摩。吐纳：一种调整呼吸的方法。膏摩：用药膏涂摩体表的一种外治法。
　　[7] 九窍：头面部耳、目、鼻、口七窍和前、后阴二窍。
　　[8] 无犯王法：意为不触犯国家法令而免受形伤。无，通"毋"，不要。灾："灾"的异体字。服食：衣服饮食。遣：使，令。
　　[9] 文理：即纹理。文，同"纹"。

　　問曰：病人有氣色見於面部[1]，願聞其説。師曰：鼻頭色青，腹中痛，苦冷者死；鼻頭色微黑者，有水氣。色黃者，胸上有寒；色白者，亡血也。設微赤非時者死[2]；其目正圓者痓[3]，不治。又色青為痛，色黑為勞，色赤為風，色黃者便難，色鮮明者有留飲[4]。

　　師曰：病人語聲寂然，喜驚呼者，骨節間病；語聲喑喑然不徹者，心膈間病[5]；語聲啾啾然細而長者，頭中病[6]。

　　師曰：息搖肩者，心中堅；息引胸中上氣者，欬[7]；息張口短氣者，肺痿唾沫。

　　師曰：吸而微數，其病在中焦，實也，當下之即愈[8]；虛者不治。在上焦者，其吸促；在下焦者，其吸遠[9]：此皆難治。呼吸動搖振振者[10]，不治。

　　師曰：寸口脈動者，因其王時而動，假令肝王色青，四時各隨其色[11]。肝色青而反色白，非其時色脈，皆當病。

　　[1] 见：同"现"，表现，显现。
　　[2] 意为如果在非当令之时出现面色微赤如妆，则为虚阳外越的死证。设：如果。
　　[3] 目正圆：指两眼直视不能转动。痓：原文作"痓"，乃"痓"的讹俗字，手抄本医书多如此。

[4] 色赤为风：面色赤为风证。色赤为热盛，热极能生风，故云色赤为风。留饮：痰饮之一。指水饮蓄而不散者。

[5] 寂然：寂静无声的样子。喑喑（yīn 阴）：形容语声低微不清彻。

[6] 啾啾（jiū 揪）：形容语声细长。

[7] 息：呼吸。一呼一吸谓之一息。摇肩：指肩部摇动不安。上气：气上逆。欬："咳"的异体字。

[8] 微数（shuò 硕）：稍快。指呼吸短促。数，快。

[9] 吸促：指吸气浅短。吸远：指吸气深长。远，"远"（遠）的异体字。

[10] 指病人呼吸急促时出现身体颤动的症状。振振：战栗的样子。

[11] 王时：指一年四季中五脏所主的当令之时。如春为肝之令，夏为心之令，秋为肺之令，冬为肾之令，四季之末各十八日为脾当令之时。假令：假使，如果。"四时"句：指春青、夏赤、秋白、冬黑。

問曰：有未至而至[1]，有至而不至，有至而不去，有至而太過，何謂也？師曰：冬至之後，甲子夜半少陽起[2]，少陽之時[3]，陽始生，天得溫和。以未得甲子，天因溫和[4]，此為未至而至也；以得甲子，而天未溫和，為至而不至也；以得甲子，而天大寒不解，此為至而不去也；以得甲子，而天溫如盛夏五六月時，此為至而太過也。

[1] 未至而至：前"至"指时令到，后"至"指气候到。下同。

[2] 甲子：古代用天干、地支配合计算年月日的方法。始于甲子，终于癸亥，共六十个。此用于纪日，指冬至后六十日第一个夜半。

[3] 少阳之时：指冬至后六十日起，为少阳当令之时，即雨水至谷雨节气间，是为冬至后第二个甲子六十日。

[4] 以：如果。下三"以"同此。因：已；已经。

師曰：病人脉浮者在前，其病在表；浮者在後，其病在裏，腰痛背強不能行，必短氣而極也[1]。

問曰：經云"厥陽獨行[2]"，何謂也？師曰：此為有陽无陰，故稱厥陽。

問曰：寸脉沈大而滑，沈則為實，滑則為氣[3]，實氣相搏，血氣入臟即死，入腑即愈，此為卒厥[4]，何謂也？師曰：唇口青，身冷，為入臟，即死；如身和[5]，汗自出，為入腑，即愈。

問曰：脉脱入臟即死[6]，入腑即愈，何謂也？師曰：非為一病，百病皆然。譬如浸淫瘡[7]，從口起流向四肢者可治，從四肢流来入口者不可治；病在外者可治，入裏者即死。

[1] 前：指关前，即寸脉。后：指关后，即尺脉。·短气而极：指病人短气而疲倦乏

力。极，疲倦，疲惫。

　　[2] 厥阳：指阴虚阳亢，失去阴气涵敛而偏亢上逆的孤阳之气。厥，孤绝。

　　[3] 沈：同"沉"。实：指血实。气：指气实。

　　[4] 实气：指亢盛的血与气。脏：此指体内。腑：此指体表。卒（cù 促）厥：突发的昏厥。

　　[5] 和：温和。

　　[6] 脉脱：指一时性脉象乍伏不见的病证。多由邪气阻遏，脉中气血一时不通所致。

　　[7] 浸淫疮：即"黄水疮"。一种皮肤病，能从局部遍及全身，多由风邪挟湿热蕴于皮肤所致。

　　問曰：陽病十八[1]，何謂也？師曰：頭痛，項、腰、脊、臂、腳掣痛[2]。陰病十八[3]，何謂也？師曰：欬、上氣、喘、噦、咽、腸鳴、脹滿、心痛、拘急[4]。五臟病各有十八，合為九十病[5]。人又有六微[6]，微有十八病，合為一百八病。五勞[7]、七傷[8]、六極[9]、婦人三十六病[10]，不在其中。

　　[1] 阳病十八：指三阳经的病，病在三阳，其证有六，即头痛、项痛、腰痛、背痛、臂痛、脚掣痛等六者，以三乘六，故合为一十八病。

　　[2] 掣（chè 彻）痛：抽掣作痛。

　　[3] 陰病十八：指三阴经的病，病在三阴，其证也有六，即咳嗽上气、喘息、哕逆、哽咽、肠鸣胀满、心痛拘急等，以三乘六，故合为一十八病。陰："阴"（陰）的异体字。

　　[4] 咽：阻塞。此指噎膈一类的病证。

　　[5] 指五脏分别感受六淫之邪所致的病证，其病又有在气分、血分、气血两病三者之分，三六一十八，再以五三六一十八，再以五乘之，故有九十病。

　　[6] 六微：此指六腑。六淫之邪中于六腑，腑病较脏病为轻，故称六微。微有十八病，六淫之邪传于六腑，也有病气、病血、气血两病三者之分，三六一十八，再以六乘之，故有一百零八病。

　　[7] 五劳：指久视、久卧、久坐、久立、久行等五种过劳致病因素。《素问·宣明五气篇》及《灵枢·九针论》皆以久视伤血、久卧伤气、久坐伤肉、久立伤骨、久行伤筋为五劳所伤。

　　[8] 七伤：指七种致病原因。《金匮要略·血痹虚劳病脉证并治》有食伤、忧伤、饮伤、房室伤、肌伤、劳伤、经络荣卫气伤等七伤。

　　[9] 六极：指气极、血极、筋极、骨极、肌极、精极。极，指极度劳损。

　　[10] 妇人三十六病：泛指妇人的多种疾病。《诸病源候论·妇人带下三十六疾候》指十二癥、九痛、七害、五伤、三痼。

　　清邪居上，濁邪居下，大邪中表，小邪中裏，榖飪之邪，從口入者，宿食也[1]。五邪中人，各有法度，風中於前，寒中於暮，濕傷於下，霧傷於上[2]。風令脉浮，寒令脉急，霧傷皮腠，濕流關節，食傷脾胃，極寒傷經，極熱傷絡。

[1] 清邪：指雾露之邪。浊邪：指水湿之邪。大邪：指风邪。小邪：指寒邪。
[2] 榮（gǔ谷）饪：指饮食。榮，"谷"（穀）的异体字。
[3] 五邪：指下文所说的风、寒、湿、雾、食五种病邪。前：指午前。

　　問曰：病有急當救裏救表者，何謂也？師曰：病，醫下之，續得下利清穀不止[1]，身體疼痛者，急當救裏；後身體疼痛，清便自調者，急當救表也。
　　夫病痼疾，加以卒病，當先治其卒病，後乃治其痼疾也[2]。
　　師曰：五臟病各有所得者愈，五臟病各有所恶，各隨其所不喜者為病[3]。病者素不應食，而反暴思之，必發熱也[4]。
　　夫諸病在藏，欲攻之，當隨其所得而攻之。如渴者，與猪苓湯，餘皆做此[5]。

[1] 清谷：指大便完谷不化。
[2] 痼疾：顽疾，久治不愈的疾病。卒病：此指新病。
[3] 所得：指与病情相适宜的时令、气候、情志、饮食、居处等因素。所恶：指为病人所厌恶的时令、气候、情志、饮食、居处等因素。下文"所不喜"与此同义。
[4] 素不应食：平时不喜吃的食物。暴：突然。
[5] 做："仿"的异体字。

综合练习

（一）解释题
1. 上工　2. 实脾　3.（脾）王　4. 五常　5. 疢难　6. 干忤　7. 适（中经络）
8. 九窍　9.（不）遗　10. 文（理）　11. 息（摇肩）　12. 上气　13. 振振　14. 浸淫疮　15. 五劳　16. 榮饪　17. 下利清谷　18. 痼疾　19. 卒病　20. 暴（思）
21. 六极　22. 六微　23. 寂然　24. 做　25. 所得

（二）单项选择题
1. 在"此《内经》治燥淫之旨，可赞一辞者也"句中，"赞"字解释正确的是（　　　）
　　A. 称赞　　　　B. 赞同　　　　C. 增加　　　　D. 帮助
2. 在"《内经》燥淫所胜，其主治必以苦温"句中，"淫"字解释正确的是（　　　）
　　A. 荒淫　　　　B. 浸淫　　　　C. 邪僻　　　　D. 太过
3. 下列句子不属于宾语前置的是（　　　）
　　A. 伤燥云乎哉　　　　　　　　B. 则仓卒之间，何所趋赖
　　C. 艺能之难精者　　　　　　　D. 惟五谷是见
4. 有未至而至，有至而不至，句中，"至"是（　　　）
　　A. 极　　　　B. 以致　　　　C. 高　　　　D. 到

5. 夫人禀五常，因风气而生長，句中，"因"是（　　）

　　A. 因为　　　　　　B. 于是　　　　　　C. 原因　　　　　　D. 依据

6. "病人脉浮者在前，其病在表"中"前"指的是（　　）

　　A. 关前，即寸脉　　B. 关后，即尺脉　　C. 体表　　　　　　D. 体内

7. "吸而微数，其病在中焦，实也，当下之即愈"中"微"的意思是（　　）

　　A. 细小　　　　　　B. 少　　　　　　　C. 无　　　　　　　D. 稍微

8. "以未得甲子，天因温和"中"以"的意思是（　　）

　　A. 因为　　　　　　B. 如果　　　　　　C. 而　　　　　　　D. 在

（三）多项选择题

1. 下列句中含有代词"他"词义的是（　　）

　　A. 世或有谓神仙可以学得，不死可以力致者

　　B. 渠亦不自省其过

　　C. 佗术实工，人命所县，宜含宥之

　　D. 遂治装出游，求他师而叩之

　　E. 彼不能然，后告疽发背死

2. 以下画线词语解释为"不久；一会儿"的句子是（　　）

　　A. 有一少年新娶，未几出痘

　　B. 吴某晨起方洒扫，忽仆地不语，移时方醒

　　C. 扁鹊乃使弟子子阳厉针砥石，以取外三阳五会。有间，太子苏

　　D. 即作汤二升，先服一升，斯须尽服之

　　E. 应时归，如佗所刻

3. 下列句子中出现异体字的是（　　）

　　A. 当先实脾，四季脾王不受邪　　　　B. 餘藏準此

　　C. 更能无犯王法、禽兽灾伤　　　　　D. 息引胸中上气者，欬

　　E. 饪之邪，从口入者，宿食也

4. 《诸病源候论·妇人带下三十六疾候》中"妇人三十六病"指的是（　　）

　　A. 十二瘕　　　　B. 九痛　　　　　C. 七害

　　D. 五伤　　　　　E. 三痼

（四）翻译题

1. 夫治未病者，见肝之病，知肝传脾，当先实脾。四季脾王不受邪，即勿补之。中工不晓相传，见肝之病，不解实脾，惟治肝也。夫肝之病，补用酸，助用焦苦，益用甘味之药调之。

2. 酸入肝，焦苦入心，甘入脾，脾能伤肾，肾气微弱，则水不行；水不行，则心火气盛，则伤肺；肺被伤，则金气不行；金气不行，则肝气盛，故实脾，则肝自愈。此治肝补脾之要妙也。肝虚则用此法，实则不在用之。经曰："虚虚实实，补不足，损有余"，是其义也。余脏准此。

3. 五脏病各有所得者愈，五脏病各有所恶，各随其所不喜者为病。病者素不应食，而反暴思之，必发热也。

4. 夫人禀五常，因风气而生長，风气虽能生万物，亦能害万物，如水能浮舟，亦能覆舟；若五脏元真通畅，人即安和，客气邪风，中人多死。

5. 冬至之后，甲子夜半少阳起，少阳之时，阳始生，天得温和。以未得甲子，天因温和，此为未至而至也；以得甲子，而天未温和，为至而不至也；以得甲子，而天大寒不解，此为至而不去也；以得甲子，而天温如盛夏五六月时，此为至而太过也。

6. 清邪居上，浊邪居下，大邪中表，小邪中里，谷饪之邪，从口入者，宿食也。五邪中人，各有法度，风中于前，寒中于暮，湿伤于下，雾伤于上。风令脉浮，寒令脉急，雾伤皮腠，湿流关节，食伤脾胃，极寒伤经，极热伤络

（五）思考题

1. 为什么说"上工治未病"？

2. 文中"千般疢难，不越三条"的内容包括那些？

3. 怎样理解"有未至而至，有至而不至，有至而不去，有至而太过"？

4. "五邪中人"指的是哪五邪？"中"是何义？

5. 文中提到"虚虚实实，补不足，损有余"，对你有何启发？

（六）背诵题

1. 背诵第一自然段。

2. 背诵第三自然段。

3. 背诵第四自然段。

（七）阅读题

张仲景为伤寒杂病论合十九卷今世但传伤寒论十卷杂病未见其书或于诸家方中载其一二矣翰林学士王洙在馆阁日于蠹简中得仲景金匮玉函要略方三卷上则辨伤寒中则论杂病下则载其方并疗妇人乃录而传之世流才数家耳常以对方证对者施之与人其效若神然而或有证而无方或有方而无证救疾治病其有未备国家诏儒臣校正医书臣奇先校订伤寒论次校订金匮玉函经今又校成此书仍以诸方次于证候之下使仓促之际便于检用也又采散在诸家之方附于诸篇之末以广其法以其伤寒文多节略故断自杂病以下终于饮食禁忌凡二十五篇除重复合二百六十二方勒成上中下三卷依旧名曰金匮方论（《金匮要略方论·孙奇等人序》）

要求：

1. 用给上文加标点。

2. 解释带点的字词。

3. 翻译画横线的句子。

十三、养生论[*]

【提示】 　本文选自《嵇中散集》卷三，据明黄省曾刻本，并参照《昭明文选》排印。作者嵇康（公元 223—263 年），字叔夜，谯郡铚（今安徽宿县西南）人，三国魏文学家、思想家。因曾任中散大夫，世称嵇中散。崇尚老庄之学，信奉服食养生之道，主张回归自然，厌恶儒家的繁琐礼教。后遭诬陷，为司马昭所杀。为"竹林七贤"之一，与阮籍齐名。能诗善文，以文见长。今传《嵇中散集》十卷。

　　本文围绕"导养得理"可以长寿的论点，运用一系列具体事例，从正反两个方面论述修性保神和服食养身两种互相关联的养生方法，说明唯有摒除物欲，坚持不懈，方能获效。文章波澜起伏，含义深远，感染力强。

　　世或有謂神仙可以學得，不死可以力致者[1]；或云上壽百二十，古今所同，過此以往，莫非妖妄者[2]。此皆兩失其情[3]。請試粗論之。

　　夫神仙雖不目見，然記籍所載，前史所傳，較而論之，其有必矣[4]。似特受異氣，禀之自然，非積學所能致也[5]。至於導養得理[6]，以盡性命，上獲千餘歲，下可數百年，可有之耳。而世皆不精，故莫能得之。

　　[1] 或：有人。致：获得，实现。
　　[2] 上寿：高寿。指最长的寿命。莫非：没有一个不是。妖妄：虚假。
　　[3] 此：指上文的两种说法。情：实情。
　　[4] 目见：亲眼见到。目，用眼睛。活用作状语。较：通"皎"，明白，清楚。
　　[5] 自然：天然。积学：长期学习。
　　[6] 导养：导气养性。道家的养生之术。

　　何以言之？夫服藥求汗，或有弗獲；而愧情一集，渙然流離[1]。終朝未餐，則嚣然思食；而曾子銜哀，七日不飢[2]。夜分而坐，則低迷思寢；內懷殷憂，則達旦不瞑[3]。勁刷理鬢，醇醴發顏，僅乃得之；壯士之怒，赫然殊觀，植髮衝冠[4]。由此言之，精神之於形骸，猶國之有君也。神躁於中，而形喪於外，猶君昏於上，國亂於下也。

　　[1] 或：有时。渙然流离：大汗淋漓。渙，水盛的样子。流离，淋漓。
　　[2] 终朝：整个早晨。嚣然：饥饿的样子。嚣，通"枵"，空虚。曾子：名参，字子舆，孔子学生，以孝著称，因亲丧而七日未食。衔：含。引申为藏在心里。
　　[3] 夜分：夜半。低迷：昏昏沉沉，模模糊糊。殷忧：深忧。瞑：通"眠"。下文"榆令人瞑"同此。

［4］劲刷：梳子。古代多用竹木制成，比棕毛刷坚硬，故称劲刷。醇醴：厚味酒，烈酒。赫然：盛怒的样子。殊观：不同的景象。此指不同于常人的怒容。植：竖起，树立。

夫爲稼於湯之世[1]，偏有一溉之功者，雖終歸於燋爛，必一溉者後枯。然則，一溉之益固不可誣也[2]。而世常謂一怒不足以侵性，一哀不足以傷身，輕而肆之，是猶不識一溉之益，而望嘉穀於旱苗者也[3]。是以君子知形恃神以立，神須形以存，悟生理之易失[4]，知一過之害生。故修性以保神，安心以全身，愛憎不棲於情，憂喜不留於意，泊然無感，而體氣和平；又呼吸吐納，服食養身，使形神相親，表裏俱濟也[5]。

夫田種者，一畝十斛，謂之良田，此天下之通稱也[6]。不知區種可百餘斛[7]。田、種一也，至於樹養不同，則功效相懸[8]。謂商無十倍之價[9]，農無百斛之望，此守常而不變者也。

［1］为稼：种庄稼。汤：商代开国的君王。传说商汤时曾大旱七年。
［2］然则："既然这样，那么"。诬：抹煞，以有为无。
［3］侵：伤害。轻而肆之：轻率地放纵情欲。轻，轻率。肆，放纵。嘉谷：好的庄稼。
［4］生理：养生之理。
［5］栖：留。泊：恬静，淡泊。亲：亲附，结合。
［6］田种（zhòng 众）：散播漫种的耕作方法。种，动词。斛（hú 胡）：古代容量单位。宋以前十斗为一斛，南宋末改为五斗。
［7］区种：把作物种在带状低畦或方形浅穴的小区内，精耕细作，集中施肥、灌水，适当密植的耕作方法。
［8］种（zhǒng 肿）：种子。名词。树养：种植管理的方法。
［9］价：此指利润。

且豆令人重，榆令人瞑[1]，合歡蠲忿，萱草忘憂[2]，愚智所共知也。薰辛害目，豚魚不養[3]，常世所識也。虱處頭而黑[4]，麝食柏而香[5]，頸處險而癭[6]，齒居晉而黃[7]。推此而言，凡所食之氣，蒸性染身[8]，莫不相應。豈惟蒸之使重而無使輕，害之使暗而無使明，薰之使黃而無使堅，芬之使香而無使延哉[9]？

故神農曰"上藥養命，中藥養性"者[10]，誠知性命之理，因輔養以通也。而世人不察，惟五穀是見，聲色是耽[11]，目惑玄黃，耳務淫哇[12]。滋味煎其府藏，醴醪鬻其腸胃，香芳腐其骨髓，喜怒悖其正氣，思慮銷其精神，哀樂殃其平粹[13]。夫以蕞爾之軀，攻之者非一塗[14]；易竭之身，而外內受敵。身非木石，其能久乎[15]？

［1］且：句首语气助词。重：身体重滞。《神农本草经》言黑大豆"久服，令人身重。"榆：植物名。亦称白榆。《神农本草经》言其皮、叶皆能"疗不眠"。

[2]合欢：树皮入药，能除郁解闷。《神农本草经》言其"安五脏和心志，令人欢乐无忧"。蠲（juān 捐），消除。萱草：古人以为可以使人忘忧的一种草。也叫忘忧草。

[3]薰辛：腥膻辛辣的肉、菜等食物。此指大蒜（依李善说）。薰，通"荤"。豚鱼：即河豚。李时珍言其"不中食"。

[4]《抱朴子》认为头虱着身则渐白，身虱着头则渐黑。

[5]柏：此指柏叶。陶弘景言麝："常食柏叶"。

[6]意为生活在山区的人，颈部易生瘿。因山区多轻水。《吕氏春秋·尽数》："轻水所，多秃与瘿人。"险：通"岩"，山崖。瘿：颈项部生长的肿瘤，类似甲状腺肿大一类病。

[7]意为生活在晋地（今山西一带）的人，牙齿易变黄。因晋地产枣。李时珍言"啖枣多，令人齿黄生蛋"，可参。

[8]蒸性染身：熏陶情志，影响形体。

[9]芬：香气。此指香气侵袭。延：当为"脡"（据黄省曾注）。脡，生鱼肉酱，此指腥臭味。

[10]所以《神农本草经》说：上品药能延年益寿，中品药能陶冶性情。

[11]"惟五谷"两句均为宾语前置，正常语序应为"惟见五谷，耽声色"，"是"用宾语前置的标志。声色：指歌舞和女色。耽：沉溺。

[12]玄黄：《周易·坤卦·文言》有"天玄而地黄"句，后以"玄黄"代称天地。此泛指自然界的事物，以应上文"惟五谷是见"。淫哇：淫邪不正之声。哇：淫声。

[13]醴醪（lǐ láo 礼劳）：此指厚味酒。义同"醇醴"。醴，甜酒。醪，浊酒。煮：通"煮"，煎熬，腐蚀。一本作"煑"。悖：扰乱。销：消耗。殃：危害，残害。平粹：宁静纯粹的情绪。

[14]蕞尔：小的样子。尔，词尾。涂：同"途"，途径，道路。

[15]其：难道，岂。

　　其自用甚者，飲食不節，以生百病，好色不倦，以致乏絶，風寒所災，百毒所傷，中道夭於衆難[1]。世皆知笑悼，謂之不善持生也[2]。至於措身失理，亡之於微，積微成損，積損成衰，從衰得白，從白得老，從老得終，悶若無端[3]。中智以下，謂之自然。縱少覺悟，咸歎恨於所遇之初，而不知慎衆險於未兆[4]。是由桓侯抱將死之疾，而怒扁鵲之先見[5]，以覺痛之日，爲受病之始也。害成於微，而救之於著，故有無功之治；馳騁常人之域，故有一切之壽[6]。仰觀俯察[7]，莫不皆然。以多自證，以同自慰，謂天地之理，盡此而已矣。縱聞養生之事，則斷以所見，謂之不然；其次狐疑，雖少庶幾，莫知所由[8]；其次自力服藥，半年一年，勞而未驗，志以厭衰，中路復廢[9]。或益之以畎澮，而泄之以尾閭，欲坐望顯報者[10]；或抑情忍欲，割棄榮願，而嗜好常在耳目之前，所希在數十年之後，又恐兩失，内懷猶豫，心戰於内，物誘於外，交賒相傾，如此復敗者[11]。

　　夫至物微妙，可以理知，難以目識。譬猶豫章生七年[12]，然後可覺耳。今以躁競之心，涉希靜之塗[13]，意速而事遲，望近而應遠，故莫能相終。

夫悠悠者既以未效不求，而求者以不專喪業，偏恃者以不兼無功，追術者以小道自溺[14]。凡若此類，故欲之者萬無一能成也。

[1] 自用：只凭自己主观意图行事，不听劝告。中道：中途。此指生命的中途。

[2] 笑悼：可笑又可哀。持生：养生。

[3] 措身：安身。亡：失，疏忽。闷若无端：迷迷糊糊地不知衰亡的原因。闷若，犹"闷闷然"，愚昧的样子。无端，无因。

[4] 纵：纵使，即使。少：稍微。未兆：尚未显露征兆。兆，征兆，苗头。

[5] 事见《扁鹊传》。由：通"犹"，好似。

[6] 驰骋：纵马奔驰。引申为奔竞，趋附。一切：一时，短时。

[7] 仰观俯察：指全面观察。

[8] 庶：庶慕，仰慕。几：微。此指养生的精妙。所由：所从，如何做。

[9] 自力：尽自己的力量。劳：辛劳，辛苦。志：志向。此指养生的志向。以：通"已"，已经。

[10] 畎浍（quǎn kuài 犬快）：田间水沟。同义复用。畎，田中小沟。浍，田中水沟。尾闾：传说中海水所归之处。此以"畎浍"喻补益之少，以"尾闾"喻消耗之多。

[11] 所希：此指养生的效验。希，希求。战：交战，斗争。交：近。此指物质嗜好之近。赊：远。此指养生效验之远。倾：倾轧，排挤。

[12] 豫：枕木。章：樟木。按《史记·司马相如列传》张守节《正义》："二木生至七年，枕、章乃可分别。"

[13] 希静：无声。此指清心寡欲的修养。

[14] 悠悠：众多。"偏恃"句：作者认为修性保神和服食养身是两种互相联系的养生方法，应配合进行，偏执其一，则难获功效。追：求。溺：沉迷。

善養生者則不然也，清虛靜泰[1]，少私寡欲。知名位之傷德，故忽而不營，非欲而彊禁也[2]；識厚味之害性，故棄而弗顧，非貪而後抑也。外物以累心不存，神氣以醇白獨著[3]。曠然無憂患，寂然無思慮[4]。又守之以一，養之以和，和理日濟，同乎大順[5]。然後蒸以靈芝，潤以醴泉，晞以朝陽，綏以五絃，無爲自得，體妙心玄，忘歡而後樂足，遺生而後身存[6]。若此以往，庶可與羨門比壽，王喬爭年[7]，何爲其無有哉！

[1] 清虚静泰：指心地清净，行动安和。

[2] 营：求。彊："强"的异体字。

[3] 累：带累，使受害。存：留意，关注。醇泊：淳朴恬静。醇，淳朴，淳厚。泊，恬静，淡泊。

[4] 旷然：开朗的样子。寂然：心神安静的样子。

[5] 守之以一：即"守一"。道家修养之术，谓专一精思以通神。语出《庄子·在宥》："我守其一以处其和，故我修身千二百岁矣，吾形未常衰。"《抱朴子·地真》："守一存真，乃能通神。"一，专一。大顺：指安定的境界。语见《老子·第六十五章》。

〔6〕醴泉：甘美的泉水。晞（xī西）：晒。绥：安抚。五弦：此指乐器。无为：清净虚无，顺应自然，道家称为"无为"。体妙心玄：身体轻妙，心境高远。玄，奥妙，微妙。引申为深沉静默。

〔7〕庶：几乎，差不多。羡门：神话人物。事见《史记·秦始皇本纪》。王乔：即王子乔。神话人物。一说名晋，字子晋，相传为周灵王太子，喜吹笙作凤凰鸣声，为浮丘公引往嵩山修炼，三十余年后升天而去。事见《列仙传》。

综合练习

（一）解释题

1．较（而）　　2．流离　　3．嚣（然）　　4．衔（哀）　　5．殷（忧）　　6．（不可）诬
7．玄黄　　8．淫哇　　9．蕞（尔）　　10．（一）涂　　11．自用　　12．措（身）　　13．一切
14．眹浍　　15．尾闾　　16．交赊　　17．晞（以）　　18．（不）存　　19．（守之以）一　　20．绥（然）
21．庶　　22．旷然　　23．五弦　　24．醇泊　　25．悠悠　　26．悠悠　　27．清虚静泰

（二）单项选择题

1．"夫为稼于汤之世，偏有一溉之功者"，句中"偏"的意思是（　　）
　　A．偏于一方　　　B．仅，独　　　　C．虽然　　　　D．遍

2．"身非木石，其能久乎？"句中"其"的意思是（　　）
　　A．如果　　　　　B．大概　　　　　C．难道　　　　D．或许

3．"今以躁竞之心，涉希静之涂。"句中"今"义为（　　）
　　A．今天　　　　　B．句首语气词　　C．现在　　　　D．如果

4．"惟五谷是见，声色是耽。"句中出现的语法现象是（　　）
　　A．定语后置　　　B．主谓倒装　　　C．宾语前置　　D．无特殊现象

5．"终朝未餐，则嚣然思食"，句中"嚣然"的意思是（　　）
　　A．嚣张　　　　　B．吵闹　　　　　C．饥饿　　　　D．虚弱

6．"一溉之益，固不可诬也"，句中"诬"的意思是（　　）
　　A．污蔑　　　　　B．诬蔑　　　　　C．欺骗　　　　D．轻视

7．"是由桓侯抱将死之疾，而怒扁鹊之先见"中出现的通假字是（　　）
　　A．是　　　　　　B．由　　　　　　C．抱　　　　　D．见

8．"上药养命，中药养性"一语出自（　　）
　　A．《黄帝内经》　B．《本草纲目》　C．《神农本草经》　D．《新修本草》

9．"庶可与羡门比寿，王乔争年，何为其无有哉？"句中"庶"的意思是（　　）
　　A．几乎，差不多　B．或许　　　　　C．仰慕　　　　D．一般

（三）多项选择题

1．《养生论》中所言"善养生者"的做法是（　　）
　　A．抑情忍欲，割弃荣愿　　　　　B．致力服药，一年半年
　　C．以朝阳，绥以五弦　　　　　　D．守之以一，养之以和
　　E．无为自得，体妙心玄

2．下列句子中，画线的词语充当形容词词尾的是（　　）
　　A．从白得老，从老得终，闷若无端　　B．夫以蕞尔之躯，攻之者非一涂

C. 亡如世鲜知十之才士，以阙如为耻　　D. 善养生则不然也

E. 翁闻其言，涣焉无少凝滞与胸臆

3. 与"意速而事迟，望近而应远，故莫能相终。"中"相"字用法相同的是选项是（　　）

A. 而相成之德，谓孰非吾后进之吾师云　B. 默庵诊症，……必相对数日沉思

C. 自相谓曰："似逢我公，车边病是也"　D. 使形神相亲，表里俱济也

E. 世俗乐其浅近，相与宗之，而生民之祸亟矣

4. 下列句子中含有通假字的选项是（　　）

A. 虱處頭而黑，麝食柏而香，頸處險而瘦，齒居晉而黃

B. 內懷殷憂，則達旦不瞑

C. 薰辛害目，豚魚不養，常世所識也

D. 目惑玄黃，耳務淫哇

E. 知名位之傷德，故忽而不營，非欲而彊禁也

（四）翻译题

1. 世人不察，惟五谷是见，声色是耽，目惑玄黄，耳务淫哇。滋味煎其府藏，醴醪鬻其肠胃，香芳腐其骨髓，喜怒悖其正气，思虑销其精神，哀乐殃其平粹。

2. 夫以蕞尔之躯，攻之者非一涂，易竭之身，而外内受敌，身非木石，其能久乎？

3. 清虚静泰，少私寡欲；知名位之伤德，故忽而不营，非欲而疆禁也；识厚味之害性，故弃而弗顾，非贪而后抑也；外物以累心不存，神气以醇泊独著；旷然无忧患，寂然无思虑；又守之以一，养之以和，和理日济，同乎大顺。然后蒸以灵芝，润以醴泉，晞以朝阳。绥以五绬，无为自得。

4. 纵少觉悟，咸叹恨于所遇之初，而不知慎重险于未兆。是由桓侯抱将死之疾，而怒扁鹊之先见，以觉痛之日，为受病之始也。害成于微，而救之于著，故有无功之治；驰骋常人之域，故有一切之寿。

5. 仰观俯察，莫不皆然。以多自证，以同自慰，谓天地之理，尽此而已矣。纵闻养生之事，则断以所见，谓之不然；其次狐疑，虽少庶几，莫知所由；其次自力服药，半年一年，劳而未验，志以厌衰，中路复废。或益之以畎浍，而泄之以尾闾，欲坐望显报者；或抑情忍欲，割弃荣愿，而嗜好常在耳目之前，所希在数十年之后，又恐两失，内怀犹豫。

（五）思考题

1. 怎样理解"夫至物微妙，可以理知，难以目识，譬犹豫章生七年，然后可觉耳"这句话？

2. "夫田种者，一亩十斛，谓之良田，此天下之通称也。不知区种可百余斛。"此句说明了什么养生道理？

3. 清虚静泰，少私寡欲；知名位之伤德，故忽而不营，非欲而疆禁也，是什么意思？

4. "故修性以保神，安心以全身，爱憎不棲于情，忧喜不留于意，泊然无感，而体气和平；又呼吸吐纳，服食养身，使形神相亲，表里俱济也"指出了哪些养生方法？

5. 文中指出哪两种自我养生方法？

6. 旷然无忧患，寂然无思虑；又守之以一，养之以和，和理日济，同乎大顺，是什么意思？

（六）背诵题

1. 第八自然段。

2．第十一自然段。

（七）阅读题

古今医书汗牛充栋何可胜言哉自上古及周秦两汉魏晋六朝唐宋元明至国朝名贤代出各自成家其书不下几千百种其中砂混南金鱼目混珠者亦复不少今汰其繁而检其要若干种如三光之丽乎天五味之益于口诚不可一日废焉每种略疏其大旨俾人知所采择而访求善本有欲熟读者有欲熟玩者有欲查阅者此皆在人神而明者也（黄凯钧《友渔斋医话·橘旁杂论》）

要求：

1．给上文加标点。

2．解释带点的字词。

3．翻译画横线的句子。

十四、大医精诚*

【提示】　本文选自《备急千金要方》，据 1955 年人民卫生出版社影印的北宋刻本排印。作者孙思邈（公元 581—682 年），京兆华原（今陕西耀县）人，隋唐间著名医药学家。他博涉经史百家学术，儒佛道医，无所不通。终身不仕，隐居山林，行医民间，世称孙真人、药王。一生著述很多，主要有《备急千金要方》和《千金翼方》各三十卷（合称《千金方》）。

本文有关医德论述的千古名篇，孙氏认为要成为一名大医，必须要做到两点：一是"精"，即医术要精湛。作者认为医道是"至精至微之事"，告诫医者必须"博极医源，精勤不倦"。二是"诚"，即医德要高尚。作者从"心"、"体"、"法"三方面，对大医提出了严格的要求。这些看法，至今仍有一定教育意义。

張湛曰："夫經方之難精，由來尚矣[1]。"今病有內同而外異，亦有內異而外同，故五藏六腑之盈虛，血脈榮衛之通塞，固非耳目之所察，必先診候以審之[2]。而寸口關尺，有浮沈絃緊之亂[3]；俞穴流注，有高下淺深之差[4]；肌膚筋骨，有厚薄剛柔之異。唯用心精微者，始可與言於茲矣[5]。今以至精至微之事，求之於至麤至淺之思，其不殆哉[6]？若盈而益之，虛而損之，通而徹之，塞而壅之，寒而冷之，熱而溫之，是重加其疾，而望其生，吾見其死矣[7]。故醫方卜筮，藝能之難精者也，既非神授，何以得其幽微[8]？世有愚者，讀方三年，便謂天下無病可治；及治病三年，乃知天下無方可用。故學者必須博極醫源，精勤不倦，不得道聽途說，而言醫道已了，深自誤哉[9]！

[1] 张湛：字处度，东晋学者，撰有《养生集要》和《列子注》。经方：通常指《伤寒杂病论》等书中的方剂。此泛指医道。尚：久远。

[2] 今：犹"夫"。句首语气助词。荣卫：营卫。荣，通"营"。固：本来。候：脉象，脉候。

[3] 寸口关尺：指寸关尺。手腕上的脉诊部位称为寸口，分为寸关尺三部。寸口，此指寸。浮沈弦紧：泛指各种脉象。浮脉，"举之有余，按之不足"。沈，同"沉"。沉脉，"举之不足，按之有余"。弦脉，"举之无有，按之如弓弦状"。紧脉，"数如切绳状"。

[4] 俞穴：即腧穴。泛指人体脏腑经络气血输注出入的部位。俞，通"腧"。流注：指经络气血运行灌注。高下：高低。

[5] 才可在这方面跟他讨论。"与言于兹"为"与之言于兹"之省略。兹，此。

[6] 今：如果，若。于：以，用。麤："粗"的异体字。其不殆哉：怎么不危险呢？

[7] 盈：满。指实证。彻：通彻，通利。使动用法，下"冷"亦使动用法。是：此。

指代上述六种误治法。而：你。

　　[8] 卜筮（bǔ shì 补誓）：古代占卜术。用龟甲叫卜，用蓍（shī 师）草叫筮，合称卜筮。

　　[9] 学者：学习的人。博极：广泛深入研究。博，"博"的异体字。道听途说：在道路上听到，在道路上传说。泛指没有根据的传闻。了：穷尽。

　　凡大醫治病，必當安神定志，無欲無求，先發大慈惻隱之心，誓願普救含靈之苦[1]。若有疾厄來求救者，不得問其貴賤貧富，長幼妍蚩，怨親善友，華夷愚智，普同一等，皆如至親之想，亦不得瞻前顧後，自慮吉凶，護惜身命[2]。見彼苦惱，若己有之，深心悽愴，勿避嶮巇、晝夜、寒暑、飢渴、疲勞，一心赴救，無作功夫形迹之心[3]。如此可爲蒼生大醫，反此則是含靈巨賊[4]。自古名賢治病，多用生命以濟危急，雖曰賤畜貴人，至於愛命，人畜一也[5]。損彼益己，物情同患，況於人乎[6]！夫殺生求生，去生更遠[7]。吾今此方所以不用生命爲藥者，良由此也[8]。其虻蟲、水蛭之屬，市有先死者，則市而用之，不在此例[9]。只如雞卵一物，以其混沌未分，必有大段要急之處，不得已隱忍而用之[10]。能不用者，斯爲大哲，亦所不及也。其有患瘡痍、下痢，臭穢不可瞻視，人所惡見者，但發慙愧悽憐憂恤之意，不得起一念蔕芥之心，是吾之志也[11]。

　　[1] 大医：指品德高尚、医术精湛的医生。发：产生。恻隐：怜悯，同情。含灵：人类。佛教名词。

　　[2] 疾厄：疾苦，疾病。此指患疾病之人。厄，困苦。妍蚩（yán chī 研痴）：美丑。妍，姣美。蚩，同"媸"，丑陋。华夷：中外。夷，少数民族。

　　[3] 悽："凄"的异体字。嶮巇（xiǎn 西）：艰险崎岖。嶮，"险"（險）的异体字。无通"毋"，不要。作：产生。功夫：时间。此指耽搁时间。形迹：世故。此指婉言推辞。

　　[4] 苍生：百姓。

　　[5] 生命：指除人以外的活物。贱畜贵人：认为牲畜低贱，认为人类贵重。贱、贵，均意动用法。一：同一，一样。

　　[6] 物情同患：意为生物之情同样以为是痛苦。

　　[7] 杀害生命来求得生存，背离生存之道更远。

　　[8] 生命：指活物。良：的确，确实。

　　[9] 虻："虻"的异体字。前"市"：市场。后"市"：购买。

　　[10] 雞卵：鸡蛋。雞，"鸡"（鷄）的异体字。混沌：天地未分时的状态。此指鸡雏成形前的状态。大段：重要，紧要。隐忍：克制忍耐。

　　[11] 其：若，如果。疮痍（yí 夷）：疮疡。痍，创伤。慙："惭"的异体字。一念：一丝，些许。蔕芥：微小的梗阻。喻郁积在胸中的怨恨或不快。蔕，"蒂"的异体字。

　　夫大醫之體，欲得澄神內視，望之儼然，寬裕汪汪，不皎不昧[1]。省病診疾，至意深心；詳察形候，纖毫勿失；處判針藥，無得參差[2]。雖曰病宜速救，要須臨事不惑[3]。唯當審諦覃思，不得於性命之上，率爾自逞俊快，邀射名譽，甚不仁矣[4]！又到病家，縱綺羅滿目，勿左右顧眄[5]；絲竹湊耳，無得似有所娛[6]；珍羞迭薦，食如無味[7]；醽醁兼陳，看有若無[8]。所以爾者，夫壹人向隅，滿堂不樂，而況病人苦楚，不離斯須[9]。而醫者安然懽娛，傲然自得，茲乃人神之所共恥，至人之所不爲[10]。斯蓋醫之本意也。

[1] 体：体态，风度。澄神：静心。内视：指不视外物，排除杂念。俨然：庄重的样子。宽裕：气度宽宏。汪汪：水宽大的样子。此喻胸怀宽广。不皎不昧：此指不卑不亢。皎，明亮，此指傲慢。昧，昏暗，此指卑微。

[2] 省（xǐng 醒）：诊察。参差（cēn cī）：不一致。此指差错。

[3] 宜："宜"的异体字。

[4] 审谛：全面审察。审，详尽。谛，审察。覃思：深思。覃，深。率尔：草率的样子。逞：炫耀。邀射：追求。邀，求。射，追求。同义复用。名誉：名声和赞誉。

[5] 又：再者。绮（qǐ 起）罗：指美女。绮罗本指绫罗绸缎，后代称穿着绮罗的贵妇、美女。顾眄（miǎn 免）：犹"顾盼"。顾，回头看。眄，斜看。

[6] 丝竹：指音乐。丝，指弦乐；竹，指管乐。湊："凑"的异体字，进入。

[7] 珍羞：贵重珍奇的食品。亦作"珍馐"。迭：轮流，交替。荐：进献。

[8] 醽醁（líng lù 灵录）：美酒名。兼陈：同时陈列。

[9] 尔：这样。向隅："向隅而泣"的缩语。对着墙角哭泣。

[10] 恥："耻"的异体字。至人：思想道德等方面达到最高境界的人。

夫爲醫之法，不得多語調笑，談謔諠譁，道說是非，議論人物，衒燿聲名，訾毀諸醫，自矜己德[1]。偶然治差一病，則昂頭戴面，而有自許之皃，謂天下無雙，此醫人之膏肓也[2]。

老君曰[3]："人行陽德，人自報之；人行陰德，鬼神報之[4]。人行陽惡，人自報之；人行陰惡，鬼神害之。"尋此貳途，陰陽報施，豈誣也哉[5]？所以醫人不得恃己所長，專心經略財物，但作救苦之心，於冥運道中，自感多福者耳[6]。又不得以彼富貴，處以珍貴之藥，令彼難求，自衒功能，諒非忠恕之道[7]。志存救濟，故亦曲碎論之，學者不可恥言之鄙俚也[8]。

[1] 谈谑（xuè 血）：谈笑。谑，开玩笑。諠譁：即喧哗。大声吵闹。諠，"喧"的异体字。譁，"哗"（嘩）的异体字。道：说。衒燿：即炫耀。衒，"炫"的异体字。燿，"耀"的异体字。訾（zǐ 紫）毁：诋毁，诽谤。同义复用。訾，诋毁。矜（jīn 今）：夸耀。

[2] 差：同"瘥"（chài），病愈。戴面：仰面。许：赞许。皃："貌"的异体字。膏肓：喻不可救药的恶劣行径。

[3] 老君：即老子。姓李，名耳，春秋时思想家，道家学派的创始人。唐代乾封元年追尊为"玄元皇帝"，武后改曰"老君"，俗称"太上老君"。

[4] 阳德：指公开做的有德于人的行为。阴德：指暗中做的有德于人的行为。报：回报。

[5] 寻：探求，研究。阴阳报施：即上文所云阳施则有阳报，阴施则有阴报。诬：欺骗。

[6] 作：产生。经略：谋取。冥运道中：迷信者称人死后所处的阴间世界。

[7] 谅：确实；实在。忠恕之道：儒家的伦理思想。忠，待人忠诚。恕，推己及人。

[8] 救济：救世济民。曲碎：琐碎。耻：认为……耻辱。意动用法。鄙俚：粗俗。

综合练习

（一）解释题

1．尚（矣）　2．恻隐　3．含灵　4．妍蚩　5．市（而用之）　6．大段　7．隐忍
8．内视　9．参差　10．覃（思）　11．邀射　12．名誉　13．顾昐　14．丝竹　15．珍
差　16．迭（荐）　17．经略　18．谅（非）　19．救济　20．耻（言）　21．差
22．经略　23．寻　24．戴面　25．膏肓　26．醯醐　27．謯譇　28．蒂芥　29．嶮巇
30．疮痍

（二）单项选择题

1．"张湛曰：夫经方之难精，由来尚矣。"句中的"尚"义为（　　）

　　A．高尚　　　　　　B．崇尚　　　　　　C．通"长"　　　　D．久远

2．"惟当审谛覃思"。句中"审"的意思是（　　）

　　A．详细　　　　　　B．审查　　　　　　C．了解　　　　　　D．知道

3．"世有愚者，读方三年，便谓天下无病可治"。句中"可"的意思是（　　）

　　A．能够　　　　　　B．可以　　　　　　C．应该　　　　　　D．值得

4．"其蛊虫，水蛭之属，市有先死者，则市而用之。"句中两个"市"字的意思是
（　　）

　　A．集市；集市　　B．购买；购买　　C．购买；在集市上　　D．在集市上；购买

5．"阴阳报施，岂诬也哉"。句中"诬"的意思是（　　）

　　A．诬蔑　　　　　　B．欺骗　　　　　　C．轻蔑　　　　　　D．诬陷

6．"肌肤筋骨，有厚薄刚柔之异。"该句所用的修辞手法是（　　）

　　A．比喻　　　　　　B．借代　　　　　　C．分承　　　　　　D．委婉

7．"而有自许之貌，谓天下无双"。句中"许"的意思是（　　）

　　A．允许　　　　　　B．所　　　　　　　C．赞美　　　　　　D．形容词词尾

8．"……自衒功能，谅非忠恕之道"。句中"谅"的意思是（　　）

　　A．原谅　　　　　　B．谅解　　　　　　C．诚信　　　　　　D．的确

（三）多项选择题

1．在下列句中有"假如"义的句子有（　　）

　　A．若盈而益之，虚而损之

　　B．今以至精至微之事，求之於至麤至淺之思

C. 今病有内同而外异，亦有内异而外同

D. 其有患疮痍、下痢，臭秽不可瞻视

E. 而医者安然懵娱，傲然自得

2. 在下列句中有意动用法的句子有（　　　）

A. 寒而冷之，热而盈之　　　　　　B. 虽曰贱畜贵人

C. 兹乃人神之所共耻　　　　　　　D. 学者不可耻言之鄙俚也

E. 必当安神定志，无欲无求

3. 在下列句中注释正确的句子有（　　　）

A. "望之俨然，宽裕汪汪。"句中，俨然：一本正经

B. 珍馐迭荐，食如无味。句中，荐：推荐

C. 长幼妍蚩，怨亲善友。句中，妍蚩：美丑

D. 率尔自逞俊快，邀射名誉。句中，尔：词尾

E. 若有疾厄来求救者。句中，疾厄：疾苦

4. 下列各句与"所以尔者，一人向隅，满堂不乐"中"尔"的意思相同的选项是（　　　）

A. 翌日脉尚尔　　　　　　　　　　B. 人体欲得劳动，但不当使极尔

C. 今之奉行，惟八卷尔　　　　　　D. 不得于性命之上，率尔自逞俊快

E. 尔时虽十周、陈、张、朱何益

5. 下列各句中，画线的词语意义不表示"如果"的选项是（　　　）

A. 其有患疮痍，下痢，人所恶见者　　B. 自非才高识妙，岂能探其理致哉

C. 其在骨髓，虽司命无奈之何　　　　D. 诚可谓至道之宗，奉生之始矣

E. 若翁者，殆古所谓直谅多闻之益友

（四）翻译题

1. 自古名贤治病，多用生命以济危急，虽曰贱畜贵人，至于爱命，人畜一也；损彼益己，物情同患，况于人乎？夫杀生求生，去生更远，吾今此方所以不用生命为药者，良由此也。其虻虫、水蛭之属，市有先死者，则市而用之。

2. 又到病家，纵绮罗满目，勿左右顾眄；丝竹凑耳，无得似有所娱；珍馐迭荐，食如无味；醽醁兼陈，看有若无。所以尔者，夫一人向隅，满堂不乐，而况病人苦楚，不离斯须。

3. 又不得以彼富贵，处以珍贵之药，令彼难求，自衒功能，谅非忠恕之道；志存救济，故亦曲碎论之，学者不可耻言之鄙俚也。

4. 肌肤筋骨，有厚薄刚柔之异。唯用心精微者，始可与言于兹矣；今以至精至微之事，求之于至麤至浅之思，其不殆哉？

5. 有浮沉弦紧之乱；俞穴流注，有高下浅深之差；肌肤筋骨，有厚薄刚柔之异。唯用心精微者，始可与言于兹矣；今以至精至微之事，求之于至麤至浅之思，其不殆哉？

6. 若有疾厄来求救者，不得问其贵贱贫富，长幼妍蚩，怨亲善友，华夷愚智，普同一等，皆如至亲之想。

（五）思考题

1. 《大医精诚》之"精诚"含义是什么？

2. 本文从"心"、"体"、"法"三方面对医者提出了哪些要求？

3. 作者孙思邈思想体系复杂，本文有哪些具体反映？

4. "大医之体，欲得澄神内视，望之严然，宽裕汪汪，不皎不昧。省病诊疾，至意深心；详察形候，纤毫勿失；处判针药，无得参差"这句话意思是什么？

（六）背诵题

1. 背诵第一、二、三自然段。

2. 背诵第四、五自然段。

（七）阅读题

照邻曰人事奈何曰<u>心为之君君尚恭故欲小诗曰如临深渊如履薄冰小之谓也</u>胆为之将以果决为务故欲大诗曰赳赳武夫公侯干城大之谓也仁者静地之象故欲方传曰不为利回不为义疚方之谓也智者动天之象故欲圆易曰见几而作不俟终日圆之谓也（《新唐书·孙思邈传》）

要求：

1. 给上文加标点。

2. 解释带点的字词。

3. 翻译画横线的句子。

十五、与崔连州论石钟乳书*

【提示】 本文选自《河东先生集》卷三十二，据宋代世采堂刻本排印。作者柳宗元（公元773—819年），字子厚，河东（今山西永济）人，唐代杰出的文学家和唯物主义思想家。所作诗文，颇多名篇，具有较高的思想性和艺术性，一直为人们传诵。

本文是作者写给其姐夫崔连州的信。崔连州，名简，字子敬，曾任连州刺史。崔信奉服石养生，最后中石钟乳之毒而亡。这封信是作者在未中毒前写的针对崔关于"土之出无不可"的看法，以"东南之竹箭"等八物、"鲁之晨饮其羊"等五事、以及"丹砂"等六药为例，反复阐述了"不必唯土之信"的观点，说明钟乳的质地有优劣之分，效果有好坏之异，并表明写信目的是"唯欲得其英精，以固子敬之寿"，论证精密，说服力很强。

宗元白[1]：前以所致石鍾乳非良，聞子敬所餌與此類，又聞子敬時憒悶動作[2]，宜以爲未得其粹美，而爲矗礦燥悍所中，懼傷子敬醇懿，仍習謬誤，故勤勤以云也[3]。

[1] 白：禀告，陈述。
[2] 石钟乳：即钟乳石。由碳酸钙水溶液下滴沉积而成，倒挂于山洞顶上。类：相似。憒闷：烦闷。憒，昏乱。动作：发作。
[3] 宜：似乎。矗："粗"的异体字。醇懿：淳朴的美德。此指贵体。仍习：沿袭，因袭。同义复用。仍，沿袭。习，通"袭"，因袭。勤勤：恳切。

再獲書辭，辱徵引地理證驗多過數百言，以爲土之所出乃良，無不可者[1]。是將不然[2]。夫言土之出者，故多良而少不可，不謂其咸無不可也。艸木之生者依於土，然即其類也，而有居山之陰陽，或近水，或附石，其性移焉[3]。又況鍾乳直產於石，石之精矗疎密，尋尺特異，而穴之上下、土之薄厚、石之高下不可知，則其依而產者，固不一性[4]。然由其精密而出者，則油然而清，熚然而輝，其竅滑以夷，其肌廉以微，食之使人榮華溫柔，其氣宣流，生胃通腸，壽善康寧，心平意舒，其樂愉愉[5]。由其矗疎而下者，則奔突結澀，乍大乍小，色如枯骨，或類死灰，淹領不發，叢齒積纇，重濁頑璞[6]，食之使人偃蹇壅鬱，泄火生風，戟喉癢肺，幽關不聰，心煩喜怒，肝舉氣剛，不能和平，故君子慎焉[7]。取其色之美，而不必唯土之信[8]，以求其至精，凡爲此也。幸子敬餌之近[9]，不至於是，故可止禦也。

[1] 辱：谦敬副词，用于对方的动作前面。此等于说"承蒙"。

　　［2］将：大概。

　　［3］艸："草"的异体字。山之阴阳：山的南北。山南为阳，山北为阴。移：改变，变化。

　　［4］直：径直，直接。疎："疏"的异体字。寻尺：指距离之短。寻，古代长度单位，一般为八尺。

　　［5］油然：光润的样子。炯然：明亮的样子。炯，"炯"的异体字。以：而。夷：平。肌：皮。廉：洁净。微：细。愉愉：和悦的样子。

　　［6］奔突结涩：言劣质之石钟乳的形状毫无规则。奔突，奔驰冲突。结涩，疙瘩粗糙。淹頦：败坏。頦："悴"的异体字。丛：聚结。纇（lèi 类）：疙瘩。顽璞：顽石。顽，坚硬。

　　［7］偃蹇（yǎn jiǎn 演简）：困顿。戟（jǐ 己）：刺激。痒肺：使肺痒。痒，使动用法。幽关：喻内心。肝举：意为肝火旺盛。

　　［8］唯土之信：即"唯信土"。宾语前置，"土"为前置的宾语，"之"为宾语前置的标志。

　　［9］近：为时未久。

　　必若土之出無不可者，則東南之竹箭，雖旁歧揉曲，皆可以貫犀革[1]；北山之木，雖離奇液樠、空中立枯者，皆可以梁百尺之觀，航千仞之淵[2]；冀之北土，馬之所生，凡其大耳短脰、拘攣踠跌、薄蹄而曳者，皆可以勝百鈞，馳千里[3]；雍之塊璞，皆可以備砥礪[4]；徐之糞壤，皆可以封大社[5]；荆之茅，皆可以縮酒[6]；九江之元龜，皆可以卜[7]；泗濱之石，皆可以擊攷[8]。若是而不大謬者少矣。其在人也，則魯之晨飲其羊，關轂而輠輪者，皆可以爲師儒[9]；盧之沽名者，皆可以为太醫[10]；西子之里，惡而瞋者，皆可以當侯王[11]；山西之冒没輕儳、沓貪而忍者，皆可以鑿凶門，制閫外[12]；山東之稚騃樸鄙、力農桑、噉棗栗者，皆可以謀謨於廟堂之上[13]。若是則反倫悖道甚矣[14]，何以異於是物哉！

　　［1］必若：如果。同义复用。必，如果。东南之竹箭：《尔雅·释地》："东南之美者，有会稽之竹箭焉。"是竹箭为东南之名物。竹箭，小竹。因可以制箭而得名。揉曲：弯曲。揉：本指使木变曲或变直以制物，此指弯曲。贯犀革：射穿犀牛皮。

　　［2］离奇：木根盘曲的样子。液樠，脂液满溢。樠，渗出的样子。"樠"原文作"瞒"，字误，《庄子·人世间》有"以为门户则液樠"句可证。空中：空于中。即中空。梁：桥。此活用作动词，意为横跨。观（guàn 贯）：楼台。仞：古代长度单位。据陶方奇《说文仞字八尺考》，谓周尺为八尺，汉制为七尺，东汉末为五尺六寸。

　　［3］冀之北土：相当于今河北、山西北部。古代认为这里是良马的产地。脰（dòu 豆）：颈项。踠（wǎn 晚）跌：曲脚。踠，屈曲。跌，脚掌。曳：拖。胜（shēng 生）：堪任，禁得起。钧：三十斤。古代重量单位。

　　［4］雍：雍州。古九州之一。今陕西一带。砥砺：磨刀石。细者为砥，粗者为砺。

　　［5］徐：徐州，古九州之一。今江苏、山东、安徽的部分地区。粪壤：秽土，肥土。封：建筑。社：祭土神之所，即社宫、社庙。

　　［6］荆：荆州。古九州之一。今湖北、湖南的部分地区。缩酒：古代祭祀，束茅立于祭前，沃酒于茅上，酒渗而下，如神饮酒，古称缩酒。

　　［7］九江：一般指浔阳。在今湖北广济一带。元龟：大龟。古代用于占卜。

[8] 泗滨：泗水岸边。泗，河流名，也叫泗水或泗河，在山东省东部。《尚书·禹贡》有"泗滨浮磬"句，意为泗水岸边有可作磬的石，故下文言"击攷"。击攷：敲击，击打。攷："考"的异体字。

[9] 鲁：鲁国。因孔子为鲁国人，故下文云"皆可以为师儒"。晨饮其羊：指贩羊之人。据《孔子家语·相鲁》载：鲁国有个贩羊人，"常朝饮其羊，以诈市人"。关毂（gǔ谷）而輠（huì会）轮者：贯穿毂中而回转车轮的人，即制轮的工人。关，贯穿。毂，车轮中心的圆木，周围与车辆的一端相接，中有圆孔。輠，回转。师儒：古代指教官或学官。

[10] 卢：春秋时齐地，在今山东省长清县西南。因扁鹊是卢人，世称"卢医"。故下文言"皆可以为太医"。沽名：猎取名誉。

[11] 西子：西施。春秋末年越国美女，是吴王夫差最宠爱的妃子。里：故里。恶：丑陋。矉（pín贫）：通"颦"，皱眉。此指"效颦"。语本《庄子·天运》："故西施病心而矉其里，其里之丑人见而美之，归亦捧心而矉其里。"当：匹配。

[12] 山西：战国、秦汉时代指崤山或华山以西地区，即当时所谓"关中"。冒没：冒昧，轻率。轻儳（chán馋）：无长幼尊卑之分。意为无教养。沓贪：贪婪。同义复用。沓，贪婪。忍，残忍凶门：古代将领出征时，凿一扇向北的门，由此出发，以示必死的决心，称为"凶门"。阃（kǔn捆）外：郭门之外。阃，国门的门槛。古以阃外为将军所制。

[13] 山东：战国、秦汉时代指崤山或华山以东地区，即当时的所谓"关东"。騃（ái癌）：呆，傻。力农桑：致力于农耕与蚕桑。啖（dàn淡）：吃。谟（mó磨）：计谋，谋略。庙堂：朝廷。按，《汉书·赵充国传赞》："秦汉以来，山西出将，山东出相。"故上文言"山西"、"山东"云云。

[14] 像这样，就严重地违背常理了。

是故《经》中言丹砂者，以类芙蓉而有光[1]；言当归者，以类马尾蚕首[2]，言人参者，以人形；黄芩以腐肠[3]；附子八角[4]；甘遂赤肤[5]。类不可悉数。若果土宜乃善，则云生某所，不当又云某者良也。又，《经》注曰[6]："始兴为上，次乃广、连，则不必服[7]。"正为始兴也。今再三为言者，唯欲得其英精，以固子敬之寿，非以知药石、角技能也[8]。若以服饵不必利己，姑务胜人而夸辩博[9]，素不望此於子敬。其不然明矣，故畢其说。宗元再拜[10]。

[1] 是故：因此，所以。经：医书中的《经》一般指《内经》、《难经》、《神农本草经》。此指柳宗元之前的《本草经集注》和《新修本草》等书，因二书均是在《神农本草经》基础上增补、注释而成。"以类"七字：认为形似荷花而有光泽的较好。以，认为。类，类似。

[2] 马尾蚕首：《新修本草》说当归"宕州（今甘肃宕昌）最胜，细叶者名蚕当归，大叶者名马尾当归"，故云。

[3] 腐肠：黄芩的别名。《本草经集注》："圆者名子芩，为胜；破者名宿芩，其中皆烂，故曰腐肠。"

[4] 八角：《本草经集注》："附子以八月上旬采，八角者良。"

[5] 赤肤：陶弘景认为甘遂"赤皮者盛"。

　〔6〕经注：以下引语取意自《新修本草·石钟乳》。

　〔7〕始兴：郡名。辖境相当于今广东连江、瀹江流域以北地区。广：广州。辖境相当于今广东、广西大部分地区。连：连州。辖境相当于今广东连县、连山、阳山等地。

　〔8〕英精：精华。角（jué厥）：较量。

　〔9〕务胜：求胜。原文作"胜务"，误，据别本改。务，求。辩博：博学。

　〔10〕再拜：敬词。旧时用于书信的开头或末尾。

综合练习

（一）解释题

1．（宗元）白　2．醇懿　3．仍习　4．勤勤　5．辱（征引）　6．寻（尺）　7．（滑以）夷　8．乍（大）　9．戟（喉）　10．必若　11．贯（犀革）　12．梁（百尺）　13．（千）仞　14．（短）腘　15．（而）曳　16．钩（百钩）　17．封（大社）　18．恶（而）　19．当（侯王）　20．辩博　21．赤肤　22．经注　23．务胜　24．力农桑　25．轻儳　26．阃外　27．偃蹇　28．骏

（二）单项选择题

1．在"西子之里，恶而矉者，皆可以当侯王"句中"里"义为（　　　）

　　A．居所　　　　　　B．故居　　　　　　C．家乡　　　　　　D．村庄

2．在"山西之冒没轻儳、沓贪而忍者"句中"儳"义为（　　　）

　　A．说坏话　　　　　B．掺和　　　　　　C．方才　　　　　　D．不齐

3．在"鲁之晨饮其羊，关毂而輠轮者，皆可以为师儒"句中"关"义为（　　　）

　　A．开启　　　　　　B．贯穿　　　　　　C．关系　　　　　　D．关闭

4．在"辱征引地理证验多过数百言"句中"辱"义为（　　　）

　　A．屈辱　　　　　　B．侮辱　　　　　　C．承蒙　　　　　　D．承接

5．"若以服饵不必利己，姑胜务人而夸辩博"中"务"的意思是（　　　）

　　A．一定　　　　　　B．求　　　　　　　C．胜过　　　　　　D．努力

6．出现异体字的一句是（　　　）

　　A．仍习谬误　　　　　　　　　　　　B．艸木之生者依于土

　　C．正为始兴也　　　　　　　　　　　D．荆之茅，皆可以缩酒

7．"戟喉痒肺"中"戟"的用法是（　　　）

　　A．意动用法　　　　B．使动用法　　　　C．名词活用作动词　D．名词作状语

8．"惧伤子敬醇懿，仍习谬误，故勤勤以云也"中的通假字是（　　　）

　　A．惧　　　　　　　B．懿　　　　　　　C．习　　　　　　　　D．勤

（三）多项选择题

1．下列句中含有异体字的是（　　　）

　　A．油然而清，焖然而辉　　　　　　　B．或类死灰，淹颓不发

　　C．泗滨之石，皆可以击攷　　　　　　D．山东之稚骏朴鄙、力农桑、啖枣栗者

　　E．黄芩以腐肠

2．下列句中含有词类活用的是（　　　）

　　A．皆可以梁百尺之观　　　　　　　　B．鲁之晨饮其羊，关毂而輠轮者

　　C．言当归者，以类马尾蚕首　　　　　D．今再三为言者，唯欲得其英精

E. 素不望此于子敬

3. 下列句中含有"大概""大约"义的是（　　）

A. "宜以为未得其粹美"中"宜"　　B. "姑胜务人而夸辩博"中"姑"

C. "凡其大耳短脰、拘挛踠跌、薄蹄而曳者"中"凡"

D. "若果土宜乃善"中"宜"　　E. "是将不然"中"然"

4. 下列句子中"然"的意思相同的是（　　）

A. 其不然明矣　　B. 然由其精密而出者

C. 是将不然　　D. 吴子以为然，遂相与评骘而授之梓

E. 望之俨然，宽裕汪汪

5. 下列句子属于被动句的是（　　）

A. 而为矗矿燥悍所中　　B. 类经者，三坟之一

C. 明堂阙庭，尽不见察　　D. 将见择于圣人，何幸如之

E. 人之伤于寒，则为病热

（四）翻译题

1. 始兴为上，次乃广、连，则不必服。正为始兴也；今再三为言者，唯欲得其英精，以固子敬之寿，非以知药石、角技能也。

2. 草木之生者依于土，然即其类也，而有居山之阴阳，或近水，或附石，其性移焉。又况钟乳直产于石，石之精粗疎密，寻尺特异，而穴之上下，土之薄厚，石之高下不可知，则其依而产者，固不一性。然由其精密而出者，则油然而清，炯然而辉。其窍滑以夷，其肌廉以微，食之使人荣华温柔，其气宣流，生胃通膓，寿善康寧，心平意舒，其乐愉愉。

3. 取其色之美，而不必唯土之信，以求其至精，凡为此也。幸子敬餌之近，不至於是，故可止御也。

4. 其在人也，则鲁之晨饮其羊、关毂而輠轮者，皆可以为师儒。卢之沽名者，皆可以为太医；西子之里，恶而矉者，皆可以当侯王。

5. 幽关不聪，心烦喜怒，肝举气刚，不能和平，故君子慎焉。取其色之美，而不必唯土之信，以求其至精，凡为此也。幸子敬餌之近，不至于是，故可止御也。

（五）思考题

1. 本文针对崔连州关于"土之出无不可"的看法，反复阐述了什么观点？

2. 作者从哪些方面论述了这个观点？

3. "鲁之晨饮其羊、关毂而輠轮者，皆可以为师儒"。是什么意思？

4. 本文作者写给其姐夫崔连州的信目的是什么？

5. 本文首段言写信之目的是"惧伤子敬醇懿"，后段又言"以固子敬之寿"，其寓意何在？

6. 阅读本文后你认为如何判断"精粹"之石钟乳？

（六）背诵题

1. 背诵第一自然段。

2. 背诵第二自然段。

（七）阅读题

闻古扁鹊之治甚病也以刀刺骨圣人之救危国也以忠拂耳刺骨故小痛在体而长利在身拂耳故小逆在心而久福在国故甚病之人利在忍痛猛毅之君以福拂耳忍痛故扁鹊尽巧拂耳则子胥不失寿安之术也病而不忍痛则失扁鹊之巧危而不拂耳则失圣人之意如此长利不远垂功名

不久立（《韩非子·安危》）

要求：

1．给上文加标点。

2．解释带点的字词。

3．翻译画横线的句子。

十六、汗下吐三法该尽治病诠*

【提示】 本文选自《儒们事亲》卷二，据嘉靖辛丑年步月楼刊本排印。作者张从正（约公元 1156—1228 年），字子和，号戴人，雎（suī 虽）州考城（今河南兰考）人。金代著名医学家，金元四大家之一。张氏学宗刘完素，认为外邪是致病之因，邪去正自安，因而治病强调以祛邪为主，治法上偏于攻下，后人称以他为代表的学术派别为攻下派。所著《儒门事亲》十五卷，内容包括医论、诊断、病证、治法等，主要阐述了自己运用汗下吐三法治病的理论和经验。

本文概述了祛邪所以扶正的学术观点，认为所有祛邪之法皆可归入汗下吐三法，集中地反映了张氏的医学思想。这对滥用补法的现象具有针砭作用，但其对于攻补关系的观点有一定的片面性。

人身不過表裏，氣血不過虛實。表實者裏必虛，裏實者表必虛，經實者絡必虛，絡實者經必虛，病之常也[1]。良工之治病[2]，先治其實，後治其虛，亦有不治其虛時。粗工之治病，或治其虛，或治其實，有時而幸中，有時而不中[3]。謬工之治病，實實虛虛，其誤人之迹常著，故可得而罪也[4]。惟庸工之治病，純補其虛，不敢治其實，舉世皆曰平穩，誤人而不見其迹。渠亦不自省其過[5]，雖終老而不悔，且曰："吾用補藥也，何罪焉？"病人亦曰："彼以補藥補我，彼何罪焉？"雖死而亦不知覺。夫粗工之與謬工，非不誤人，惟庸工誤人最深，如鯀湮洪水[6]，不知五行之道。

夫補者人所喜，攻者人所惡，醫者與其逆病人之心而不見用，不若順病人之心而獲利也，豈復計病者之死生乎？嗚呼！世無真實，誰能別之？今予著此吐汗下三法之詮，所以該治病之法也，庶幾來者有所憑藉耳[7]。

[1] 常：指一般规律。

[2] 良工：高明的医生。古代称医生为治病工。下文的"粗工"指技术粗疏的医生，"谬工"指施治荒谬的医生，"庸工"是指技术平庸的医生。

[3] "或治"四句：即"或治其虚，有时而不中；或治其实，有时而幸中。"这属于分承的修辞格。或：有时。

[4] 实实虚虚：使实证变得更实，使虚证变得更虚。前"实"、前"虚"都是使动用法。著：显著，明显。罪：怪罪，责怪。

[5] 渠：他。第三人称代词。

[6] 鯀（gǔn 滚）：原始时代的部落首领，奉尧命治理洪水。他采取筑堤堵塞之法，九年未能平治平洪水，被舜杀死在羽山。湮：填塞，堵塞。

[7] 予：我。第一人称代词。诠：解释。此指解释性的文章。该：同"赅"，包括，

概括。庶几：希望。来者：后辈，将来的人。

夫病之一物，非人身素有之也。或自外而入，或由内而生，皆邪氣也。邪氣加諸身[1]，速攻之可也，速去之可也，攬而留之，可乎？雖愚夫愚婦，皆知其不可也。及其聞攻則不悦，聞補則樂之[2]。今之醫者曰："當先固其元氣，元氣實，邪自去。"世間如此妄人，何其多也[3]！

夫邪之中人，輕則傳久而自盡，頗甚則傳久而難已，更甚則暴死[4]。若先論固其元氣，以補劑補之，真氣未勝，而邪已交馳橫騖而不可制矣[5]。惟脈脱、下虚、無邪、無積之人[6]，始可議補；其餘有邪積之人而議補者，皆鯀湮洪水之徒也。

今予論吐、汗、下三法，先論攻其邪，邪去而元氣自復也。況予所論之三法，識練日久，至精至熟，有得無失，所以敢爲來者言也。

[1] 諸：于。介词。
[2] 及：等到。其：指愚夫愚妇。
[3] 何其：多么。
[4] 中（zhòng 众）：侵袭，伤害。颇：稍微，略微。已：停止。此指病愈。
[5] 胜：通"盛"，此指充实。交驰横骛（wù 物）：（邪气）盛实扩散之意。横，交错纷杂。骛，乱跑。
[6] 脉脱：脉息微弱将绝。下虚：真元下虚，即肾阳虚之证。积：积滞，积聚。

天之六氣，風、暑、火、濕、燥、寒；地之六氣，霧、露、雨、雹、冰、泥[1]；人之六味，酸、苦、甘、辛、鹹、淡。故天邪發病，多在乎上；地邪發病，多在乎下；人邪發病，多在乎中。此爲發病之三也。處之者三，出之者亦三也[2]。諸風寒之邪，結搏皮膚之間，藏於經絡之內，留而不去，或發疼痛走注，麻痹不仁，及四肢腫癢拘攣，可汗而出之[3]；風痰宿食，在膈或上脘，可涌而出之；寒濕固冷，熱客下焦，在下之病，可泄而出之[4]。《內經》散論諸病，非一狀也；流言治法，非一階也[5]。《至真要大論》等數篇言運氣所生諸病，各斷以酸苦甘辛鹹淡以總括之[6]。其言補，時見一二；然其補，非今之所謂補也，文具於《補論》條下[7]。如辛補肝，鹹補心，甘補腎，酸補脾，苦補肺[8]。若此之補，乃所以發腠理，致津液，通血氣。至其統論諸藥[9]，則曰：辛甘淡三味爲陽，酸苦鹹三味爲陰。辛甘發散，淡滲泄，酸苦鹹涌泄。發散者歸於汗，涌者歸於吐，泄者歸於下。滲爲解表，歸於汗；泄爲利小溲，歸於下[10]。殊不言補[11]。乃知聖人止有三法，無第四法也[12]。

[1] 冰："冰"的异体字。

　　[2] 停留的地方有三处，即上文所说的上、中、下；逐出之路也有三条，即下文的"汗而出之"、"涌而出之"、"泄而出之"。处，停留。

　　[3] 走注：风痹的别称。是风邪偏胜的痹证，症见游走性疼痛，故又称行痹。汗：发汗。活用作动词。

　　[4] 脘（wǎn 碗）：胃腔。固冷：即痼冷。指寒邪久伏体内形成经久不愈的寒证。客：指外邪自外侵入。

　　[5] 散论：分别论述。状：症状。流言：分别论述。与"散论"对举。阶：途径。

　　[6] 断：分别。

　　[7] 具：陈述。

　　[8] "辛补"十五字：《素问》本作"辛补肝，咸补心，甘补脾，酸补肺，苦补肾"，皆以五脏之所欲为补。张氏认为祛邪所以扶正，按中医五行理论，辛味入肺，肺属金，肝属木，金克木，故云"辛补肝"。以下"咸补心"等依此。

　　[9] 统论：概括论述。统，总括，概括。

　　[10] 小溲：小便。

　　[11] 殊：绝，完全。

　　[12] 止：只，仅。

　　然則[1]，聖人不言補乎？曰：蓋汗下吐，以若草木治病者也[2]。補者，以穀肉果菜養口體者也[3]。夫穀肉果菜之屬，猶君之德教也[4]；汗下吐之屬，猶君之刑罰也。故曰：德教，興平之粱肉；刑罰，治亂之藥石[5]。若人無病，粱肉而已；及其有病，當先誅伐有過[6]。病之去也，粱肉補之，如世已治矣，刑措而不用[7]。豈可以藥石爲補哉？必欲去大病大瘵，非吐汗下末由也已[8]。

　　[1] 然则："既然这样，那么"。

　　[2] 若：此，这。代词。

　　[3] 口体：身体。偏义复词，义偏于"体"。

　　[4] 属：类。德教：道德教化。

　　[5] 兴平：昌盛太平。治乱：治理乱世。

　　[6] 有过：有过失的地方。此指病邪。

　　[7] 治：太平。措：搁置，放置。

　　[8] 瘵（zhài 寨）：病。末由：无由，无从。

　　然今之醫者，不得盡汗下吐法，各立門牆[1]，誰肯屈己之高而一問哉？且予之三法，能兼衆法，用藥之時，有按有蹺，有揃有導，有減有增，有續有止[2]。今之醫者，不得予法，皆仰面傲笑曰："吐者，瓜蒂而已矣；汗者，麻黃、升麻而已矣；下者，巴豆、牽牛、朴硝、大黃、甘遂、芫花而已矣。"既不得其術，從而誣之[3]，予固難與之苦辯，故作此詮。

　　所謂三法可以兼衆法者，如引涎、漉涎、嚏氣、追淚[4]，凡上行者，皆吐法也；炙、蒸、熏、渫、洗、熨、烙、鍼刺、砭射、導引、按摩[5]，凡解表者，皆汗法也；催生下乳、磨積逐水、破經泄氣[6]，凡下行者，皆下法也。以余之法，所以該衆法也。然予亦未嘗以此三法，遂棄衆法，各相其病之所宜而用之[7]。以十分率之，此三法居其八九，而衆法所當纔一二也[8]。

[1] 尽：完全了解。门墙：师门。

[2] 按：指按摩。蹻（qiāo 敲）："跷"（蹺）的异体字，运动手足。揃（jiǎn 剪）：即揃搣（miè 灭）。揃，按摩。搣，按摩。同义复用。导：导引，古代的养生方法，主要是呼吸吐纳、屈伸手足，以使气血流通。

[3] 其：我。之：我。

[4] 漉涎：使唾液渗出。漉，渗出。嚏气：把药物吹入鼻孔取嚏，以通气开窍。追泪：把药物嗅入鼻孔，取泪。

[5] 渫（xiè 谢）：除去污秽。鍼："针"（針）的异体字。砭射：用砭石治疗患处。

[6] 磨积：消除积滞。逐水：泻出积水。破经：通经活血。

[7] 相（xiàng 象）：观察，审查。

[8] 以十分率之：把十作为比例。率：比例。此活用作动词。当：占。

或言《內經》多論鍼而少論藥者，蓋聖人欲明經絡。豈知鍼之理，即所謂藥之理。即今著吐汗下三篇，各條藥之輕重寒溫於左[1]。仍於三法之外，別著《原補》一篇，使不預三法[2]。恐後之醫者泥於補[3]，故置之三篇之末，使用藥者知吐中有汗，下中有補，止有三法。《內經》曰："知其要者，一言而終[4]。"是之謂也[5]！

[1] 条：分条列出。此活用作动词。左：此指下或后。古人书写从右向左竖排，左即为横排的下面或后面。

[2] 原补：《儒门事亲》卷二中的一篇，全名是《推原补法利害非轻说》。该篇居《凡在上者皆可吐式》、《凡在表者皆可汗式》、《凡在下者皆可下式》三篇之后。预：参与，此指掺和。

[3] 泥（nì 昵）：拘泥。

[4] 意为了解它的要点，说一句话就够了。

[5] 讲的就是这个道理。是之谓：即"谓是"。是，这。作"谓"的前置宾语。之，结构助词，宾语前置的标志。

综合练习

（一）解释题

1. 纯（补其虚） 2. 湮（湮洪水） 3. （三法之）诠 4. 该（治病之法） 5. 处（之者） 6. 客（下焦） 7. 散（论诸病） 8. （一）阶 9. 殊（不） 10. 然则 11. 口体 12. 德教 13. 措（刑措） 14. 门墙 15. （有）蹻 16. 条（药）

17．（于）左　18．预（三法）　19．止（有）　20．之（谓也）　21．磨积　22．原补
23．泥　24．潋涎　25．逐水　26．交驰横骛　27．小溲　28．渫　29．嚏气

（二）单项选择题

1．"流言治法，非一阶也。"的"阶"义为（　　）

    A．台阶　　　　　　B．阶段　　　　　　C．途径　　　　　　D．梯子

2．"文具于补论条下"的"具"义为（　　）

    A．文具　　　　　　B．具备　　　　　　C．通'俱'，全都　D．陈述

3．"益汗下吐，以若草木治病者也。"的"若"义为（　　）

    A．此，这些　　　B．像……一样　　C．理顺　　　　　D．形容词词尾

4．《汗下吐三法该尽治病诠》的"该"义为（　　）

    A．应该　　　　　B．通"咳"，包括　C．欠　　　　　　D．通"赅"，通晓

（三）多项选择题

1．张从正认为可以纳入"吐法"的是（　　）

    A．磨积逐水　　　B．引涎　　　　　　C．追泪

    D．嚏气　　　　　E．洗

2．张从正赞成的治疗方法是（　　）

    A．下法　　　　　B．汗法　　　　　　C．补法

    D．吐法　　　　　E．针法

3．夫邪之中人，轻则传久而自尽，颇甚则传久而难已，此句中字为（　　）

    A．夫，句首语气词　　　　　　　　B．之，结构助词

    C．中，动词，传到　　　　　　　　D．则，连词，那么

    E．而，连词，就

（四）翻译题

1．良工之治病，先治其实，后治其虚，亦有不治其虚时；粗工之治病，或治其虚，或治其实，有时而幸中，有时而不中。

2．谬工之治病，实实虚虚，其误人之迹常著，故可得而罪也。惟庸工之治病，纯补其虚，不敢治其实，举世皆曰平稳，误人而不见其跡。渠亦不自省其过，虽终老而不悔。

3．夫补者人所喜，攻者人所恶，医者与其逆病人之心而不见用，不若顺病人之心而获利也，岂复计病者之死生乎？

4．即今著吐汗下三篇，各条药之轻重寒温于左。仍于三法之外，别著《原補》一篇，使不预三法。恐后之医者泥于补，故置之三篇之末，使用药者知吐中有汗，下中有补，止有三法。《内经》曰："知其要者，一言而终。"是之谓也！

5．邪气加诸身，速攻之可也，速去之可也，揽而留之，可乎？虽愚夫愚妇，皆知其不可也。及其闻攻则不悦，闻补则乐之。今之医者曰："当先固其元气，元气实，邪自去。"

（五）思考题

1．本文所阐述的主张纯补其虚的庸医的理论根据是什么？主张攻下的作者的理论根据又是什么？你有何看法？

2．作者把医生分为几种？害人最深的是哪一种？为什么？

3．文中是如何论述"吐、汗、下"三法的？有何参考价值？

4．如何理解"吐中有汗，下中有补"的？

5．第一段在赞扬"良工"的同时，抨击的重点是哪一类医生？为什么？

（六）背诵题

1．背诵第一自然段。

2．背诵第三自然段。

3．背诵第五自然段。

（七）阅读题

所谓平补者使阴阳两停是谓平补奈时人往往畏寒喜温甘浮酷烈之毒虽死而不悔也可胜叹哉予用补法则不然取其气之偏胜者其不胜自平矣医之道损有余乃所以补不足也予尝曰吐中自有汗下中自有补岂不信然予尝用补法必观病人之可补者然后补之（张从正《儒门事亲·推原补法利害之轻说》）

要求：

1．给上文加标点。

2．解释带点的字词。

3．翻译画横线的句子。

十七、阳有余阴不足论

【提示】 本文选自《格致余论》。作者朱震亨（公元 1282—1358 年），字彦修，婺州义乌（今浙江义乌）人，家住义乌丹溪，故人称丹溪翁，元代著名医学家，金元四大家之一。著作有《格致余论》、《局方发挥》、《素问纠略》、《本草衍义补遗》等。有关作者的其他一些情况，参见本教材《丹溪翁传》。

本文阐述的"阳有余阴不足"，是朱氏对人体阴阳的基本观点，是其运用"天人相应"的理论，通过分析天、地、日、月、阴阳的状况，及观察人身生命发展的过程而得出的结论。

人受天地之氣以生，天之陽氣爲氣，地之陰氣爲血，故氣常有餘，血常不足。何以言之？天地爲萬物之父母。天，大也，爲陽，而運於地之外；地，居天之中，爲陰，天之大氣舉之。日，實也，亦屬陽，而運於月之外；月，缺也，屬陰，禀日之光以爲明者也。

人身之陰氣，其消長視月之盈缺[1]。故人之生也，男子十六歲而精通，女子十四歲而經行。是有形之後，猶有待於乳哺水穀以養，陰氣始成，而可與陽氣爲配，以能成人，而爲人之父母。古人必近三十、二十而後嫁娶[2]，可見陰氣之難於成，而古人之善於攝養也[3]。《禮記》注曰："惟五十然後養陰者有以加[4]。"《內經》曰："年至四十，陰氣自半，而起居衰矣[5]。"又曰：男子六十四歲而精絕，女子四十九歲而經斷[6]。夫以陰氣之成，止供得三十年之視聽言動，已先虧矣[7]。人之情欲無涯，此難成易虧之陰氣，若之何而可以供給也[8]？經曰："陽者，天氣也，主外；陰者，地氣也，主內。故陽道實，陰道虛[9]。"又曰："至陰虛，天氣絕；至陽盛，地氣不足[10]。"觀虛與盛之所在，非吾之過論[11]。

[1] 意为月盈则人阴气长，月缺则人阴气消。消长：增减，盛衰。盈缺：圆缺。

[2] 指女子二十而嫁，男子三十而娶。这是分承的修辞方法。

[3] 摄养：保养。摄，养。

[4] 《礼记·曲礼上》孔颖达疏引《白虎通》云："男三十，筋骨坚强，任为人父，女二十，肌肤充盛，任为人母，合为五十，应大衍之数，生万物也。"大衍，五十的代称。有以加：指能够交合生子。

[5] 语出《素问·阴阳应象大论》。阴气：肾脏的精气。自半：自然衰减一半。

[6] 两句取意自《素问·上古天真论》。

[7] 止：只是，仅仅。

［8］若之何：犹"若何"。如何，怎么。

［9］"阳者"八句：意为阳犹如天气，捍卫外表；阴犹如地气，内持内脏。所以阳刚而多实，阴柔而易虚。语见《素问·太阴阳明论》。

［10］意为至阴虚则人之地气不升，故天气绝。至阳盛，则人之天气有余，天气有余，故地气不足。语见《素问·方盛衰论》。至阴：太阴。至阳：太阳。

［11］过论：误论。

主閉藏者，腎也；司疏泄者，肝也。二藏皆有相火，而其繫上屬於心[1]。心，君火也，爲物所感則易動。心動則相火亦動，動則精自走。相火翕然而起，雖不交會，亦暗流而疏泄矣[2]。所以聖賢只是教人收心養心，其旨深矣。

天地以五行更迭衰旺而成四時[3]，人之五臟六腑亦應之而衰旺。四月屬巳[4]，五月屬午，爲火大旺，火爲肺金之夫，火旺則金衰；六月屬未，爲土大旺，土爲水之夫，土旺則水衰。況腎水常藉肺金爲母[5]，以補助其不足，故《内經》諄諄於"資其化源"也[6]。古人於夏必獨宿而淡味，兢兢業業於愛護也。保養金水二臟，正嫌火土之旺爾[7]。《内經》曰："冬不藏精者，春必病溫[8]。"十月屬亥，十一月屬子，正火氣潛伏閉藏，以養其本然之真[9]，而爲來春發生升動之本。若於此時恣嗜欲以戕賊[10]，至春升之際，下無根本，陽氣輕浮，必有溫熱之病。

［1］而肝系、肾系上连于心脏。系：系带。属（zhǔ 主）：连接。
［2］翕（xì 细）然：一致。交会：进行房事。暗流：暗中流失。
［3］更迭：更替。
［4］四月属巳：据月建纪月，用十二地支和十二个月份相配纪月，从夏历正月到十二月，依次为寅、卯、辰、巳、午、未、申、酉、戌、亥、子、丑。故曰四月属巳。下五月、六月等依此。
［5］藉：凭借，依据。
［6］资其化源：语出《素问·六元正纪大论》。资，补助。化源，化生之源。
［7］金水二藏：即肺肾二脏。嫌：避忌。
［8］冬不藏精者，春必病温：取意自《素问·阴阳应象大论》。意为冬伤于寒而不能藏精者，至春季阳气上升，易患温热病。
［9］潛："潜"的异体字。本然：犹言天然，天赋。
［10］戕贼：伤害，损伤。

夫夏月火土之旺，冬月火氣之伏，此論一年之虛耳；若上弦前，下弦後，月廓月空，亦爲一月之虛[1]；大風大霧，虹霓飛電，暴寒暴熱，日月薄蝕[2]，憂愁忿怒，驚恐悲哀，醉飽勞倦，謀慮勤動，又皆爲一日之虛。若病患初退，瘡痍正作，尤不止於一日之虛。今日多有春末夏初，患頭痛脚軟，食少體熱，仲景謂"春夏劇，秋冬差"而脈弦大者[3]，正世俗所謂注夏病[4]。若犯此四者之虛，似難免此。

夫當壯年，便有老態，仰事俯育，一切隳壞[5]。興言至此[6]，深可驚懼。古人謂不見所欲，使心不亂。夫以溫柔之盛於體，聲音之盛於耳，顏色之盛於目，馨香之盛於鼻，誰是鐵漢，心不爲之動也[7]？善攝生者，於此五個月出居於外。苟值一月之虛，亦宜暫遠帷幕，各自珍重，保全天和，期無負敬身之教[8]，幸甚！

[1] 上弦：指夏历每月初七至初八的月相。下弦：指夏历每月二十至二三的月相。月廓：月清。廓，澄清。

[2] 薄蚀：日月相掩食。薄，迫近。

[3] "春夏劇"六字：语出《金匮要略·血痹虚劳病脉证并治》。

[4] 注夏：病证名。又作疰夏。在夏季炎热环境中感受湿热之气所致。阴气不足为其内因之一。

[5] 仰事俯育：对上侍奉父母，对下抚养妻子儿女。隳（huī灰）坏：毁坏。

[6] 兴言：语气助词。

[7] 温柔：指女体。声音：指音乐。颜色：指女容。馨香：指美味。盛：充盛，充斥。

[8] 帷幕：帐幕。此借指夫妻性生活。天和：此指人体之元气。期：期盼；希望。

综合练习

（一）解释题

1. 消长　2. 摄养　3.（无）涯　4. 若之何　5. 过论　6. 司（疏泄）　7.（其）系　8. 属（于心）　9. 资（其）　10. 本然　11. 上弦　12. 下弦　13.（月）廓　14. 薄蚀　15. 注夏　16. 仰事俯育　17.（暂远）帷幕　18. 隳坏　19. 天和　20. 期（无）　21. 兴言　22. 温柔　23. 馨香　24. 翕然　25. 盈缺　26. 戕贼

（二）单项选择题

1. "禀日之光以为明者也"中"禀"字的意思是（　　　）

　　A. 禀赋　　　　　B. 承受　　　　　C. 拿、持　　　　　D. 回禀

2. 下面属于通假字的是（　　　）

　　A. 止—只　　　　B. 藏—脏　　　　C. 差—瘥　　　　D. 隳—毁

3. 以下哪部不是朱震亨的著作（　　　）

　　A.《局方發揮》　　B.《格致余論》　　C.《脾胃论》　　D.《本草衍義補遺》

（三）多项选择题

1. 以下哪几个加点字的用法不属于名词或用作动词（　　　）

　　A. 冬不藏精者，春必病温　　　　B. 犹有待于乳哺水谷以养

　　C. 月廓月空　　　　　　　　　　D. 资其化源

　　E. 保全天和

2. 以下句中有偏义复词的是（　　　）

A. 人有邪恶非正之问，则依蓍龟为陈其利害

B. 又有医人工于草书者，医案人或不识，所系尚无轻重

C. 天地之象分，阴阳之候列，变化之由表，死生之兆彰

D. 人身之阴气，其消长视月之盈缺

E. 历十二年，方臻理要，询谋得失，深遂夙心

（四）翻译题

1. 夫以阴气之成，止供得三十年之视听言动，已先亏矣。人之情欲无涯，此难成易亏之阴气，若之何而可以供给也？经曰："阳者，天气也，主外；阴者，地氣也，主内。故阳道实，阴道虚。"

2. 心，君火也，为物所感则易动。心动则相火亦动，动则精自走，相火翕然而起，虽不交会，亦暗流而疏泄矣。所以圣贤只是教人收心养心，其旨深矣。

3. 夫以温柔之盛于体，声音之盛于耳，颜色之盛于目，馨香之盛于鼻，谁是铁汉，心不为之动也？善摄生者，于此五个月出居于外。苟值一月之虚，亦宜暂远帷幕，各自珍重，保全天和，期无負敬身之教，幸甚！

4. "春夏剧，秋冬差"而脉弦大者，正世俗所谓注夏病。若犯此四者之虚，似难免此。夫当壮年，便有老态，仰事俯育，一切隳坏。兴言至此，深可惊惧。古人谓不见所欲，使心不乱。

5. 是有形之后，犹有待于乳哺水谷以养，阴气始成，而可与阳气为配，以能成人，而为人之父母。

（五）思考题

1. "阳道实，阴道虚"的意思是什么？

2. "年四十，而阴气自半也"的"阴气"指什么？

3. 你是如何理解"冬不藏精者，春必病温"的？

4. "阳有余阴不足"的论点是如何得出的？

5. 所谓"四者之虚"是指什么？

（六）背诵题

背诵全文。

（七）阅读题

或曰见肝之病先实其脾脏之虚则木邪不能传见右颊之赤先泻其肺经之热则金邪不能盛此乃治未病之法今以顺四时调养神志而为治未病者是何意耶盖保身长全者所以为圣人之道治病十全者所以为上工之术不治已病治未病之说著于四气调神大论厥有旨哉昔黄帝与天师难疑答问之书未尝不以摄养为先始论乎天真次论乎调神既以法于阴阳而继之以调于四气既曰食饮有节而又继之以起居有常谆谆然以养生为急务者意欲治未然之病无使至于已病难图也（《丹溪心法》）

要求：

1. 给上文加标点。

2. 解释带点的字词。

3. 翻译画横线的句子。

十八、病家两要说*

【提示】 本文选自《景岳全书》卷三，据上海科技出版社 1955 年影印岳峙楼藏版排印。作者张介宾（约公元 1563—1640 年），字会卿，号景岳，别号通一子，山阴（今浙江绍兴）人，明代著名医学家。十四岁学医于名医金英，数年尽得其传。中年从军，足迹曾至河北、辽宁一带，后亲老家贫，返乡致力于医学研究。主要著作有《类经》、《景岳全书》。《景岳全书》是一部综合性医书，凡六十四卷，系张氏博采诸家之说，结合个人学术见解及临床经验编撰而成。

本文提出病家之"两要"：一是忌浮言。浮言百害而无一利，当生命危急之际，病家尤宜坚决予以摒弃。二是知真医。有病不贵在能请众医，而贵于能择真医，然后以性命相托。

醫不貴於能愈病，而貴於能愈難病；病不貴於能延醫，而貴於能延真醫[1]。夫天下事，我能之，人亦能之，非難事也；天下病，我能愈之，人亦能愈之，非難病也。惟其事之難也，斯非常人之可知；病之難也，斯非常醫所能療。故必有非常之人，而後可爲非常之事；必有非常之醫，而後可療非常之病。第以醫之高下，殊有相懸[2]。譬之升高者[3]，上一層有一層之見，而下一層者不得而知之；行遠者，進一步有一步之聞，而近一步者不得而知之。是以錯節盤根，必求利器[4]；《陽春》、《白雪》，和者爲誰[5]？夫如是，是醫之於醫尚不能知，而矧夫非醫者[6]！昧真中之有假，執似是而實非。鼓事外之口吻，發言非難；撓反掌之安危，惑亂最易[7]。使其言而是，則智者所見畧同，精切者已算無遺策，固無待其言矣；言而非，則大隳任事之心，見幾者寧袖手自珍，其爲害豈小哉[8]？斯時也，使主者不有定見，能無不被其惑而致悮事者鮮矣[9]！此浮言之當忌也[10]。

[1] 愈：使……愈，治愈。使动用法。延：请。
[2] 第：只，只是。以：因为。殊：很，极。相悬：相差很远。
[3] 升：登。
[4] 错节盘根：又作"盘根错节"，指树根盘曲，枝叶交错，不易砍。比喻事物复杂。
[5] 意为高雅的乐曲，能唱和的又有几人呢？阳春、白雪：古代楚国的高雅乐曲名，语出宋玉《对楚王问》。此比喻良医的高明见解。和（hè 贺）：跟着唱。
[6] 矧（shěn 审）：何况，况且。
[7] 昧：不懂，不明白。鼓：鼓动，掉弄。口吻：口舌。撓：扰乱。
[8] 畧："略"的异体字。遗策：失策，失计。隳（huī 灰）：毁坏。任事：担当医事的医生。任，担当。见幾（jī 基）：事前洞察事物细微的迹象。幾，细微。
[9] 悮："误"的异体字。

［10］浮言：没有事实根据的话。

  又若病家之要，雖在擇醫，然而擇醫非難也，而難於任醫；任醫非難也，而難於臨事不惑，確有主持，而不致朱紫混淆者之爲更難也[1]。倘不知此，而偏聽浮議，廣集羣醫，則騏驥不多得，何非冀北駑羣[2]？帷幄有神籌，幾見圯橋傑竪[3]？危急之際，奚堪庸妄之悞投[4]？疑似之秋，豈可紛紜之錯亂[5]？一着之謬，此生付之矣。以故議多者無成，醫多者必敗。多，何以敗也？君子不多也。欲辨此多，誠非易也。然而尤有不易者，則正在知醫一節耳。

  ［1］要：要点，要事。任：委任，任用。主持：主张，主见。朱紫混淆：比喻以邪乱正或真伪混淆。朱，正色。紫，杂色。语出《论语·阳货》。
  ［2］浮议：毫无根据的议论。骐骥（qíjì 其冀）：骏马。冀北驽（nú 奴）群：冀北的劣马。冀，古地名，在今河北一带，以产良马著称。驽，劣马。
  ［3］中军帐里有神机妙算，可是能几次见到像张良那样的杰出人物？此喻良医难得。帷幄：军帐。筹：策。指计谋。圯（yí 夷）桥傑竪：指张良。张良年青时在圯桥遇黄石公，得《太公兵法》，后成为刘邦的重要谋士。事见《史记·留侯世家》。圯桥，在今江苏，睢宁北古下邳城东南小沂水上。竪，小孩，儿童。
  ［4］奚（xī 溪）：哪里，怎么。堪：承受，经得起。庸妄：此指庸医。悞：“误”的异体字。投：此指医生施药，开药。
  ［5］疑似：真假难分。秋：时。此指关键时刻。纷纭：指不同意见。错乱：指互相干扰。

  夫任醫如任將，皆安危之所關。察之之方，豈無其道？第欲以慎重與否觀其仁，而怯懦者實似之；穎悟與否觀其智，而狡詐者實似之；果敢與否觀其勇，而猛浪者實似之[1]；淺深與否觀其博[2]，而强辯者實似之。執拗者若有定見[3]，誇大者若有奇謀。熟讀幾篇，便見滔滔不竭；道聞數語，謂非鑿鑿之有憑[4]？不反者，臨涯已晚；自是者，到老無能[5]。執兩端者，冀自然之天功[6]；廢四診者，猶瞑行之瞎馬[7]。得穩當之名者，有玩閣之悞[8]；昧經權之玅者[9]，無格致之明[10]。有曰專門，決非通達，不明理性，何物聖神[11]？又若以己之心度人之心者，誠接物之要道，其於醫也則不可，謂人己氣血之難符[12]；三人有疑從其二同者，爲決斷之玅方，其於醫也亦不可，謂愚智寡多之非類。凡此之法，何非徵醫之道[13]？而徵醫之難，於斯益見[14]。然必也小大方圓全其才[15]，仁聖工巧全其用[16]，能會精神於相與之際，燭幽隱於玄冥之間者[17]，斯足謂之真醫，而可以當性命之任矣。惟是皮質之難窺，心口之難辨，守中者無言，懷玉者不衒，此知醫之所以爲難也[18]。故非熟察於平時，不足以識其蘊蓄；不傾信於臨事，不足以盡其所長[19]。使必待渴而穿井，鬥而鑄兵，則倉卒之間，何所趨賴[20]？一旦有急，不得已而付之庸劣之手，最非計之得者[21]。子之所慎：齋、戰、疾[22]。凡吾儕同有性命之慮者[23]，其毋忽於是焉！

噫[24]！惟是伯牙常有也，而鍾期不常有[25]；夷吾常有也，而鮑叔不常有[26]。此所以相知之難，自古苦之，誠不足爲今日怪[27]。倘亦有因予言而留意於未然者，又孰非不治已病治未病，不治已亂治未亂之明哲乎！惟好生者畧察之[28]！

[1] 猛浪：鲁莽。

[2] 浅深：偏义复词。义偏于"深"。

[3] 执拗：固执倔强，拗，"拗"的异体字。

[4] 道闻：在路上听说。意即道听途说。道，在路上。活用作状语。凿凿：确实，有根据。形容词。

[5] 不反：指执迷不悟。反，同"返"，返回。自是：自以为是。

[6] 执两端：抓住两头，或过或不及。此指处方施治模棱两可。冀：希望。自然：非人为的。

[7] 瞑：通"暝"，夜晚，日暮。

[8] 躭阁：即"耽搁"。躭，"耽"的异体字。阁，通"搁"。

[9] 经权：权变。偏义复词，义偏于"权"。经，经常。权，权变，权宜。纱："妙"的异体字。

[10] 格致："格物致知"的略语。指穷究事物之理而获得知识。

[11] 意为有人自称是专科，那绝不是通达之人，不明白物理人性，算得什么神医？何物：什么。圣神：犹"神圣"。泛指医生中堪称圣和神的人。语本《难经·六十一难》。

[12] 接物：与人交往。谓：通"为"，因为。下"谓"同此。

[13] 征：验证，考察。

[14] 益：更加。见：同"现"，表现，显现。

[15] 小大方圆：即心小、胆大、行方、智圆。语本《旧唐书·孙思邈传》。

[16] 仁圣工巧：指望闻问切四诊。《难经·六十一难》："望而知之谓之神，闻而知之谓之圣，问而知之谓之工，切脉而知之谓之巧。"仁，此处意相当于"神"。

[17] 会：集中。相与：与病人交接。指诊察病人。烛：洞察。活用作动词。幽隐：隐微的病情。玄冥：不能明了的病情。

[18] 皮质：实质。偏义复词，义偏于"质"。皮，指外表。质，实质。心口：内心。偏义复词，义偏于"心"。守中：保持内心的虚无清静。此指寡言少语。语本《老子》："多言数穷，不如守中。"怀玉：此喻怀有真才。衒："炫"的异体字，炫耀。

[19] 蕴蓄：蕴藏积蓄。此指潜在的才能。倾信：完全信任。倾，竭尽。

[20] 使：假使，如果。穿井：挖井，打井。穿，挖掘，开凿。兵：兵器。何所趋赖：依赖什么呢？趋赖，依赖，依靠。语本《素问·四气调神大论》。

[21] 计之得者：得当的计策。定语后置。得，得当。

[22] 意为孔子小心谨慎的三件事：斋戒、战争、疾病。语本《论语·述而》。斋：古

人在祭祀或典礼之前清心洁身，以示庄重的仪式。

［23］吾侪（chái 柴）：我们，我辈。侪，辈。

［24］噫（yī 衣）：唉，哎。叹词，用于语段之首。

［25］伯牙：俞伯牙，春秋时人，善弹琴。钟期：钟子期。春秋时人，善听琴，伯牙的知音。伯牙、钟子期事见《吕氏春秋·本味》和《列子·汤问》。

［26］夷吾：即管仲。名夷吾，字仲。春秋初期齐国政治家，辅佐齐桓公成就了霸业。鲍叔：即鲍叔牙。春秋时齐国大夫，以知人著称，曾荐举管仲为卿。参见《史记·管晏列传》。

［27］怪：罕见。

［28］惟：希望。畧："略"的异体字。

综合练习

（一）解释题

1. 延（真医）　2. 第（以医）　3. 和（者为谁）　4. 矧（夫非医者）　5. 浮言　6. 朱紫（混淆）　7. 任（医）　8. （神）筹　9. 猛浪　10. 冀（自然）　11. 瞑（行）　12. 昧（经权）　13. 格致　14. 谓（人己）　15. 何物　16. 怀玉　17. 征（医）　18. 吾侪　19. 趋赖　20. 惟（好生）　21. 会　220 怪　23. 惟　24. 蕴蓄　25. 骐骥　26. 隮

（二）单项选择题

1. "第以医之高下，殊有相悬。"句中"第"义为（　　）

　　A. 表示次序　　　　B. 大宅子　　　　C. 只是　　　　D. 品第，评定

2. "能会精神于相与之际"句中的"会"义为（　　）

　　A. 集中　　　　B. 能够　　　　C. 理解　　　　D. 正好碰上

3. 烛幽隐于玄冥之间者。句中的"烛"义为（　　）

　　A. 蜡烛　　　　B. 烛光　　　　C. 洞悉　　　　D. 火炬

（三）多项选择题

1. 下列各项中有偏义词的有（　　）

　　A. 不致朱紫混淆者之为更难也　　　　B. 然必也小大方圆全其才

　　C. 皮质之难窥　　　　D. 心口之难辨

　　E. 浅深与否观其博

2. 不得已而付之庸劣之手，最非计之得者，此句是（　　）

　　A. 此句是定语后置　　　　B. 者，是定语后置的标志

　　C. 已而，而后　　　　D. 得当的计策

　　E. 得，得当

（四）翻译题

1. 危急之际，奚堪庸妄之惧投？疑似之秋，岂可纷纭之错乱？一着之谬，此生付之矣。以故议多者无成，医多者必败。多，何以败也？君子不多也。

2. 又若以己之心度人之心者，诚接物之要道，其于医也则不可，谓人已气血之难符；三人有疑从其二同者，为决断之玅方，其于医也亦不可，谓愚智寡多之非类。

3. 惟是皮质之难窥，心口之难辨，守中者无言，怀玉者不衒，此知医之所以为难也。故非熟察于平时，不足以识其蕴蓄；不倾信于临事，不足以尽其所长。

4. 一旦有急，不得已而付之庸劣之手，最非计之得者。子之所慎：斋、战、疾。凡吾侪同有性命之虑者，其毋忽于是焉！

5. 譬之升高者，上一层有一层之见，而下一层者不得而知之；行远者，进一步有一步之闻，而进一步者不得而知之。是以错节盘根，必求利器，《阳春》、《白雪》，和者为谁？

6. 倘不知此，而遍听浮议，广集群医，则骐骥不多得，何非冀北驽群？帷幄有神筹，几见圯桥杰竖？危急之际，奚堪庸妄之误投？疑似之秋，岂可纷纭之错乱？

7. 凡此之法，何非征医之道。而征医之难，于斯益见。然必也小大方圆全其才，仁圣工巧全其用，能会精神于相与之际，烛幽隐于玄冥之间者，斯足谓之真医，而可以当性命之任矣。惟是皮质之难窥，心口之难辨，守中者无言，怀玉者不衒，此知医之所以为难也。

（五）思考题

1. 文中所说的"真医"应具备哪些条件？

2. 为什么说"此知医之所以为难也"？

3. 病家有哪"两要"，两要指的是什么？有何价值？

4. 文章第一段"非医者"有何表现？谈谈你对此的看法。

5. 作者在谈论"病家之要"时说"以故议多者无成，医多者必败。多，何以败也？君子不多也。"谈谈你对"多"的看法。

6. "伯牙常有也，而锺期不常有；夷吾常有也，而鲍叔不常有。"两个典故的比喻义分别是什么？作者用来说明什么？

（六）背诵题

1. 背诵第三自然段。

2. 背诵从"而征医之难，于斯益见"至"又孰非不治已病治未病、不治已乱治未乱之明哲乎"。

（七）阅读题

先外祖张景岳公名介宾字会卿先世居四川绵竹县明初以军功授绍兴卫指挥卜室郡城会稽之东生颖异读书不屑章句韬钤轩岐之学尤所淹贯壮岁游燕冀间从戎幕府出榆关履碣石经凤城渡鸭绿居数年无所就亲益老家益贫翻然而归功名壮志消磨殆尽尽弃所学而肆力于轩岐搜隐研神医日进名日彰时人比之仲景东垣云（《景岳全书·林日蔚跋》）

要求：

1. 给上文加标点。

2. 解释带点的字词。

3. 翻译画横线的句子。

十九、不失人情论*

【提示】 本文选自《医宗必读》卷一，据崇祯十年（公元 1637 年）刊本排印。作者李中梓（公元 1588—1655 年），字士材，号念莪，华亭（今上海松江）人，明末清初著名医学家。少习儒业，淡于仕途，转而习医，遂成名家。著有《内经知要》、《医宗必读》、《伤寒括要》、《士材三书》等。《医宗必读》共十卷，大抵收采"先贤名论"润色而成，内容包括医论、内景图说、诊断、本草、病机，并有病症的诊治和医案。

本文系作者在张介宾《类经·脉色类》为"不失人情"一句经文所做按语基础上，加工润色而成。文中剖析了病人之情、旁人之情和医人之情，指出医疗过程中种种人为的困难。要求人们了解这些人情，不为陋习所中。

嘗讀《內經》至《方盛衰論》，而殿之曰[1]："不失人情"[2]，未嘗不瞿然起，喟然嘆軒岐之入人深也[3]！夫不失人情，醫家所甚亟，然戛戛乎難之矣[4]。大約人情之類有三：一曰病人之情，二曰傍人之情，三曰醫人之情。

[1] 殿之曰：在其末尾说。殿，居后，在后。
[2] 不失人情：《素问·方盛衰论》意为不要违背病情。本篇将人情分为三种，既指人的体质、心理，又指人的恶俗习气等。
[3] 瞿（jù 俱）然：惊的样子。喟（kuì 愧）然：感叹的样子。喟，叹。轩岐：黄帝和岐伯。
[4] 亟（jí 极）：急切，迫切。戛戛（jiá 颊）：困难的样子。戛，"戞"的异体字。

所謂病人之情者，五藏各有所偏，七情各有所勝[1]，陽藏者宜涼，陰藏者宜熱；耐毒者緩劑無功，不耐毒者峻劑有害。此藏氣之不同也[2]。動靜各有欣厭[3]，飲食各有愛憎；性好吉者危言見非，意多憂者慰安云僞[4]；未信者忠告難行，善疑者深言則忌。此好惡之不同也。富者多任性而禁戒勿遵，貴者多自尊而驕恣悖理。此交際之不同也[5]。貧者衣食不周，況乎藥餌[6]？賤者焦勞不適，懷抱可知[7]。此調治之不同也。有良言甫信，謬說更新，多歧亡羊，終成畫餅[8]。此無主之爲害也[9]。有最畏出奇[10]，惟求穩當，車薪杯水，難免敗亡。此過慎之爲害也。有境緣不偶，營求未遂，深情牽挂，良藥難醫[11]。此得失之爲害也。有性急者遭遲病，更醫而致雜投；有性緩者遭急病，濡滯而成難挽[12]。此緩急之爲害也。有參术沾唇懼補，心先痞塞；硝黃入口畏攻，神即飄揚[13]。此成心之爲害也[14]。有諱疾不言，有隱情難告，甚而故隱病狀，試醫以脈。不知自古神聖[15]，未有捨望、聞、問，而獨憑一脈者。且如氣口脈盛[16]，則知傷食，至於何日受傷，所傷何物，豈能以脈知哉？此皆病人之情，不可不察者也。

[1] 藏：同"脏"（臟）。七情：喜、怒、忧、思、悲、恐、惊七种感情。阳藏：指阳盛的体质。阴藏：阴盛的体质。

[2] 藏气：指脏腑的功能。

[3] 动静：指爱动或爱静。欣厌：喜恶。

[4] 危言：直言，直陈病情危急之言。见：被。非：责怪，非难。慰安：安慰。云伪：说是虚伪。

[5] 交际：指处境，社会地位。

[6] 药饵：药物。

[7] 怀抱：心怀，心意。

[8] 良言甫信：意为对医生正确见解刚刚相信。甫，刚，始。更新：更换新主意。多歧亡羊：岔路太多就找不到丢失的羊了。歧，岔路。亡，丢失。画饼：画上的饼。喻结果落空。

[9] 主：主见，主意。

[10] 出奇（jī基）：出事，出意外。奇，命舛运差。与"偶"相对。此指医疗事故。

[11] 不偶：不顺。偶，命好运顺。与"奇"相对。营求未遂：追求没有实现。

[12] 迟病：慢性病。迟，缓慢。濡滞：拖延。

[13] 心先痞塞：意为心中先阻塞。神即飘扬：精神就涣散。飘扬，指涣散。

[14] 成心：成见，偏见。

[15] 神圣：泛指医生中堪称神圣之人。即神医和圣医。

[16] 且：句首语气助词。气口：即寸口。手腕上诊脉的部位，因可检查人体气之盛衰，故称"气口"。

　　所謂傍人之情者，或執有據之論，而病情未必相符，或興無本之言[1]，而醫理何曾夢見？或操是非之柄，同我者是之，異己者非之，而真是真非莫辨[2]；或執膚淺之見，頭痛者救頭，腳痛者救腳，而孰本孰標誰知[3]？或尊貴執言難抗，或密戚偏見難回[4]。又若薦醫，動關生死[5]。有意氣之私厚而薦者，有庸淺之偶效而薦者，有信其利口而薦者，有貪其酬報而薦者[6]。甚至薰蕕不辨，妄肆品評，譽之則跖可爲舜，毀之則鳳可作鴞，致懷奇之士，拂衣而去，使深危之病，坐而待亡[7]。此皆傍人之情，不可不察者也。

[1] 或：有人。以下"或"同。兴：产生。此指说出，发表。无本：没有根据。

[2] 或操是非之柄：有人掌握着决断是非的权利。操，操持，掌握。柄，权利，权柄。是之：认为它正确。意动用法。非之：认为它错误。意动用法。

[3] 腳："脚"的异体字。孰：哪个。

[4] 执言：固执的言论。密戚：亲属，亲戚。

[5] 动：往往，常常。

[6] 意气：情谊，恩义。庸浅：医技平庸浅陋的医生。

[7] 熏莸（yóu犹）：香草和臭草。此以喻良医和庸医。妄肆：胡乱放肆。誉：称赞。活用作动词。跖（zhí直）：人名。春秋时起义军领袖，旧时诬之为"盗跖"。毁：诋毁。鸮（xiāo消）：猫头鹰。旧时以之为不祥之鸟。怀奇之士：身怀奇技的医生。"懷"原作"瓌"（"瑰"的异体字），讹字。

　　所謂醫人之情者，或巧語誑人，或甘言悅聽，或強辯相欺，或危言相恐[1]。此便佞之流也[2]。或結納親知，或修好童僕，或求營上薦，或不邀自赴[3]。此阿諂之流也[4]。有腹無藏墨，詭言神授；目不識丁，假託秘傳[5]。此欺詐之流也。有望、聞、問、切，漫不關心[6]；枳、朴、歸、苓，到手便撮。妄謂人愚我明，人生我熟。此孟浪之流也[7]。有嫉妒性成，排擠爲事，陽若同心，陰爲浸潤[8]，是非顛倒，朱紫混淆。此讒妒之流也。有貪得無知，輕忽人命。如病在危疑，良醫難必，極其詳慎，猶冀回春[9]；若輩貪功，妄輕投劑，至於敗壞，嫁謗自文[10]。此貪倖之流也[11]。有意見各持，異同不決，曲高者和寡，道高者謗多[12]。一齊之傅幾何？衆楚之咻易亂[13]。此膚淺之流也。有素所相知，苟且圖功；有素不相識，偶延辨症[14]。病家既不識醫，則倏趙倏錢[15]；醫家莫肯任怨，則惟芩惟梗[16]。或延醫衆多，互爲觀望；或利害攸繫，彼此避嫌[17]。惟求免怨，誠然得矣；坐失機宜，誰之咎乎[18]？此由知醫不真，任醫不專也。

[1] 誑（kuáng狂）：欺骗。强辩相欺：能言善辩以欺骗病人。

[2] 便佞（pián nìng 骈泞）：花言巧语。

[3] 结纳：结交。亲知：亲戚和朋友。修好：建立交情。

[4] 阿谄（ē chǎn 婀产）：曲意逢迎。阿，迎合，逢迎。谄，巴结，奉承。

[5] 诡言：诈称。诡，欺诈。託："托"的异体字。

[6] 漫：完全。

[7] 孟浪：鲁莽。

[8] 有人嫉妒成性，以排挤别人作为能事，表面上一条心，暗地里说坏话，是非颠倒，好坏混淆。浸润：谗言，说坏话。朱：古代为正色。紫：古代为杂色。

[9] 必：决定。此指确诊。冀：希望。

[10] 嫁谤自文：转嫁谤言，掩饰自己。文，掩饰。

[11] 贪倖：贪求侥幸。倖，"幸"的异体字。

[12] 意为格调越高的乐曲，能跟着唱和的人就越少；水平越高的人，遭受的诽谤就越多。和（hè贺）：跟着唱，唱和。

[13] 意为一个齐人的教学能力有多大，众多的楚国学生的喧扰很容易扰乱。语出《孟子·滕文公下》，成语"一傅众咻"本此。此喻正确的意见因为较少，被众多的不正确

的意见淹没，做事不能取得成效。傅：教。咻（xiū 修）：喧扰。

[14] 苟且：随便，草率。延：请。

[15] 倏（shū 舒）赵倏钱：意为一会儿请赵医生，一会儿又请钱医生。倏，忽然。赵、钱：《百家姓》中的前二姓，此泛指一般医生。

[16] 医生不愿忍受怨言，就只用黄芩、桔梗这些普通药来敷衍。

[17] 攸系：所关，相关。攸，所。

[18] 机宜：良机，时宜。此指治病的时机。咎（jiù 旧）：过失，责任。

凡若此者，孰非人情？而人情之详，尚多难尽。圣人以不失人情爲戒，欲令學者思之慎之，勿爲陋習所中耳[1]。雖然，必期不失[2]，未免遷就。但遷就既礙於病情，不遷就又礙於人情，有必不可遷就之病情，而復有不得不遷就之人情，且奈之何哉[3]！故曰：戞戞乎難之矣！

[1] 不要被不良的习俗侵蚀罢了！为……所：被。中（zhòng 众）：侵蚀。

[2] 虽然："即使这样，但是"。必期：必定。期，必。

[3] 将对它怎么办呢？且：将，将要。奈……何：对……怎么办。固定结构。

综合练习

（一）解释题

1. 瞿然（起）   2. 喟然（叹）   3. 轩岐   4. 戞戞（乎）   5. 见（非）   6. 交际

7. 怀抱（可知）   8. 甫（信）   9.（多）歧 10.（境遇不）偶 11. 且（如）

12. 执言（难辨） 13. 便佞（之流） 14. 漫（不关心） 15.（良医难）必

16.（自）文 17. 曲高和寡 18. 一傅众咻 19. 倏（赵倏钱） 20.（谁之）咎

21. 机宜 22. 攸系 23. 贪惏 24. 脚 25. 贪惏 26. 诳

（二）单项选择题

1. 耐毒者缓剂无功，不耐毒者峻剂有害。句中"毒"义为（　　　）

　　A. 有毒的　　　　　B. 猛烈　　　　　C. 药性，药力　　　D. 加害，毒害

2. 坐失机宜，谁之咎乎？句中"坐"义为（　　　）

　　A. 坐下，坐着　　　B. 因为　　　　　C. 无故地　　　　　D. 徒然地

3. 勿为陋习所中耳。句中"中"义为（　　　）

　　A. 伤害，侵蚀　　　B. 中间　　　　　C. 病愈　　　　　　D. 表示同意或应允

（三）多项选择题

1. 以下各句中含有典故的有（　　　）

　　A. 有良言甫信，谬说更新，多歧亡羊，终成画饼

　　B. 有最畏出奇，惟求稳当，车薪杯水，难免败亡

　　C. 誉之则跖可为舜，毁之则凤可作鸮

　　D. 有腹无藏墨，诡言神授；目不识丁，假托秘传

　　E. 一齐之傅几何？众楚之咻易乱

2. 在下列句中有异体字的句子是（　　　）

A. 喟然歎軒岐之入人深也　　B. 然戞戞乎難之矣

C. 陽藏者宜涼，陰藏者宜熱　　D. 甚至薰蕕不辨，妄肆品評

E. 醫家莫肯任怨，則惟芩惟梗

（四）翻译题

1. 有良言甫信，谬说更新，多歧亡羊，终成画饼。此无主之为害也。有最畏出奇，惟求稳当，车薪杯水，难免败亡。此过慎之为害也。有境缘不偶，营求未遂，深情牵挂，良药难医。此得失之为害也。

2. 甚至薰蕕不辨，妄肆品评，誉之则跖可为舜，毁之则凤可作鸮，致怀奇之士，拂衣而去，使深危之病，坐而待亡。

3. 病家既不识医，则倏赵倏钱；医家莫肯任怨，则惟芩惟梗。或延医众多，互为观望；或利害攸系，彼此避嫌。惟求免怨，诚然得矣；坐失机宜，谁之咎乎？此由知医不真，任医不专也。

4. 或操是非之柄，同我者是之，异己者非之，而真是真非莫辨；或执肤浅之见，头痛者救头，脚痛者救脚，而孰本孰标谁知？

5. 有意见各持，异同不决，曲高者和寡，道高者谤多。一齐之傅几何？众楚之咻易乱。此肤浅之流也。有素所相知，苟且图功；有素不相识，遇延辨症。

（五）思考题

1. 本文所述人情与病情的矛盾关系如何？你是什么看法？

2. "医人之情"一节中使用的成语典故有哪些？请一一指出，并分别阐述其意义。

3. "病家既不识医，则倏赵倏钱；医家莫肯任怨，则惟芩惟梗"反映了病家和医家分别存在什么问题？

4. "旁人之情"包含哪几个方面？有何共同点？有何不共同点？

5. 文中所描述的"病人之情"具体表现是什么？

（六）背诵题

1. 背诵第二自然段。

2. 背诵第四自然段。

（七）阅读题

孙思邈之祝医者曰行欲方而智欲圆心欲小而胆欲大嗟呼医之神良尽于此矣四者似分而实合也世未有详谨之士执成法以伤人灵便之人败名节以损己行方者智必圆也心小者则惟惧或失胆大则药如其证或大攻或大补似乎胆大不知不如是则病不解是胆大适所以行其心小也故心小胆大者合而成智圆心小胆大智圆者合而成行方也世皆疑方则有碍乎圆小则有妨乎大故表而出之（明·李中梓《医宗必读》）

要求：

1. 给上文加标点。

2. 解释带点的字词。

3. 翻译画横线的句子。

‖二十、医俗亭记‖

【提示】　本文选自上海古籍出版社 1987 年重印台湾商务印书馆影印文渊阁《钦定四库全书》本《家藏集》卷三十一。作者吴宽（公元 1435—1504 年），明代诗人、散文家、书法家。字原博，号匏庵，世称匏庵先生。直隶长州（今江苏苏州）人。官累至礼部尚书。其诗深厚醲郁自成一家，为文颇有典则，兼工书法。著有《家藏集》77 卷，其中诗 30 卷，文 40 卷，为吴宽自订。后 7 卷疑为其子所增益。

　　本文以竹为喻，从八个方面赞美竹之形质及其医俗病之功，表达了作者医治天下俗病的美好愿望。

　　餘少嬰俗病，湯熨鍼石，咸罔奏功，而年日益久，病日益深，殆由腠理肌膚以達於骨髓，而爲廢人矣。客有過餘[1]，誦蘇長公《竹》詩[2]，至"士俗不可醫"之句，瞿然驚曰[3]："餘病其痼也耶，何長公之詩云爾也[4]？"既[5]，自解曰："士俗坐無竹耳[6]，使有竹，安知其俗之不可醫哉？"則求竹以居之。

　　[1] 过：探望。
　　[2] 苏长公：指北宋文学家苏轼。长公，长兄之称。《竹》诗：此诗题为《於潜僧绿筠轩》。全诗为："可使食无肉，不可居无竹。无肉令人瘦，无竹令人俗。人瘦尚可肥，士俗不可医。旁人笑此言，似高还似痴。若对此君还大嚼，世间哪有扬州鹤？"
　　[3] 瞿（jù据）然：心惊貌。
　　[4] 痼：经久难愈的病。云尔：如此说。
　　[5] 既：一会儿。
　　[6] 坐：因为。杨树达《词诠》卷六："坐，因也。"唐代杜牧《山行》诗："停车坐爱枫林晚，霜叶红於二月花。"

　　而家之東偏，隙地僅半畝[1]，牆角蕭然有竹數十箇[2]。於是日使僮奴壅且沃之，以須其盛[3]。越明年，挺然百餘，其密如簀[4]，而竹盛矣。複自喜曰："餘病其起也耶。"因構小亭其中[5]。食飲於是，坐臥於是，嘯歌於是，起而行於是，倚而息於是，傾耳注目，舉手投足，無不在於是。其藉此以醫吾之俗何如耶？吾量之隘俗也[6]，竹之虛心有容足以醫之；吾行之曲俗也，竹之直立不撓足以醫之；吾宅心流而無制[7]，竹之通而節足以醫之；吾待物混而無別，竹之理而析足以醫之[8]。竹之干雲霄而直上[9]，足以醫吾志之卑；竹之歷冰雪而愈茂，足以醫吾節之變。其瀟灑而可愛也，足以醫吾之凝滯；其爲箇、爲簡、爲箭、爲笙、爲簫、爲簠簋也[10]，足以醫吾陋劣而無用。蓋踰年，而吾之病十已去二三矣。久之，安知其體不飄然而輕舉，其意不釋然而無纍[11]，其心不充然而有得哉？

[1] 仅（jìn 近）：几乎；将近。杜甫《泊岳阳城下》诗："江国逾千里，山城仅百层。"

[2] 萧然：冷落貌。箇（gè 各）：竹一枝。引申为量词，犹言枚。唐代司马贞《史记索隐》引《释名》："竹曰箇，木曰枚。"

[3] 壅：用土壤或肥料培在植物根部。须：等待。

[4] 簀（zé 责）：用竹片编成的床垫。亦泛指竹席。

[5] 構：建造。

[6] 量：器量；度量。

[7] 宅心：居心；存心。流：放纵。

[8] 理而析：有纹理而又有枝权。

[9] 干：冲。

[10] 箇（tǒng 统）：竹筒。簠簋（fǔ guǐ 府鬼）：皆古代祭祀用器。簠多为方形，簋多为圆形。簠用以盛稻粱，簋用以盛黍稷。

[11] 释然：疑虑消除貌。纍：牵挂。

古之俞跗、秦越人輩，竹奚以讓爲[1]？然而，是竹也，不苦口，不瞑眩[2]，不湔浣腸胃，不漱滌五臟。長公不余秘而授之[3]。余用之，既有功緒矣[4]。使人人皆用之，天下庶幾無俗病與？

[1] "竹奚以"句：义为为什么辞让竹子呢？亦即为什么不用竹子治病呢？奚以……为：表示疑问的固定结构。让：辞让。

[2] 瞑眩：头晕目眩。《尚书·说命上》有"若药弗瞑眩，厥疾弗瘳"句，故云。

[3] 不余秘：宾语前置。不隐瞒我。

[4] 功绪：功效。同义词复用。

明年餘將北去京師[1]。京師地不宜竹。餘恐去竹日遠而病複作也[2]。既以名其亭，複書此爲記。遲他日歸亭中[3]，願俾病根悉去之，不識是竹尚納我否[4]？

[1] 京师：京城。指今北京。

[2] 去：离开。

[3] 迟（zhì 至）：等待。《集韵·志韵》："迟，待也。"

[4] 识：知道。

综合练习

（一）解释题

1. 瞿然　2. 云尔　3. 既（自解曰）　4. 坐（无竹）　5. 仅（半亩）　6. 萧然
7.（如）簀　8.（吾）量　9. 宅心　10. 流（而无制）　11. 干（云霄）　12. 释然
13. 奚以……为　14. 让（为）　15. 瞑眩　16. 功绪　17. 去（竹）　18. 迟（他日）
19. 识　20. 京师　21. 不余秘　22. 瞑眩　23. 構

（二）单项选择题

1. 下列注音有误的是（　　　）
　　A. 簀　zé　　　　B. 筕　yǒng　　　C. 簠　fǔ　　　D. 簋　guǐ

2. 下列注音有误的是（　　　）
　　A. 瞑　míng　　B. 眩　xuán　　　C. 瞿　jù　　　D. 箇　gè

3. 不识是竹尚纳我否？句中"识"为（　　　）
　　A. 知道　　　　B. 知识　　　　C. 记　　　　D. 识辨

4. 竹之干云霄而直上，句中"干"为（　　　）
　　A. 属杆　　　　B. 干活　　　　C. 冲　　　　D. 干枯

5. 余恐去竹日远而病复作也，句中"去"为（　　　）
　　A. 去到　　　　B. 过去　　　　C. 祛邪　　　　D. 离开

（三）多项选择题

1. 下列词语注释正确的是（　　　）
　　A. 士俗坐无竹耳。坐：端坐　　　　　B. 以须其盛。须：等待
　　C. 竹之干云霄而直上。干：冲　　　　D. 隙地仅半亩。仅：几乎；差不多
　　E. 倾耳注目。倾耳：侧着耳朵听

2. 下列各句中含有名词作动词的是（　　　）
　　A. "余病其痼也耶"中的"病"
　　B. "竹之理而析足以医之"中的"理"
　　C. "京师地不宜竹"中的"竹"
　　D. "竹之通而节足以医之"中的"节"
　　E. "而年日益久"中的"日"

3. 下列句中有通假字、古今字、异体字的是（　　　）
　　A. 下庶几无俗病与　　　　　　　B. 墙角萧然有竹数十箇
　　C. 余少婴俗病，汤熨针石　　　　D. 其密如簀，而竹盛矣
　　E. 咸罔奏功，而年日益久，病日益深，殆由腠理肌肤以达于骨髓，而为废人矣

（四）翻译题

1. 瞿然惊曰："余病其痼也耶，何长公之诗云尔也？"既，自解曰："士俗坐无竹耳，使有竹，安知其俗之不可医哉？"

2. 吾量之隘俗也，竹之虚心有容足以医之；吾行之曲俗也，竹之直立不挠足以医之；吾宅心流而无制，竹之通而节足以医之；吾待物混而无别，竹之理而析足以医之。

3. 竹之干云霄而直上，足以医吾志之卑；竹之历冰雪而愈茂，足以医吾节之变。其潇

洒而可爱也，足以医吾之凝滞；其为箅、为简、为箭、为笙、为萧、为簏籚也，足以医吾陋劣而无用。

4. 食饮于是，坐卧于是，啸歌于是，起而行于是，倚而息于是，倾耳注目，举手投足，无不在于是。其藉此以医吾之俗何如耶？

5. 而家之东偏，隙地仅半亩，墙角萧然有竹数十箇。于是日使童奴壅且沃之，以须其盛。越明年，挺然百余，其密如簧，而竹盛矣。复自喜曰："余病其起也耶。"因构小亭其中。食饮于是，坐卧于是，啸歌于是，起而行于是，倚而息于是，倾耳注目，举手投足，无不在于是。其借此以医吾之俗何如耶？

（五）思考题

1. "是竹也，不苦口，不瞑眩，不湔浣肠胃，不漱涤五脏。长公不余秘而授之。余用之，既有功绪矣。使人人皆用之，天下庶几无俗病与？"句中如何称说竹之质性？所谓"功绪"是指什么？

2. "京师地不宜竹。余恐去竹日远而病复作也。既以名其亭，复书此为记。迟他日归亭中，愿俾病根悉去之，不识是竹尚纳我否？"句中反映了作者什么样的心绪？为什么说"京师地不宜竹"？"病根"指什么？

3. 课文中描述作者求竹前后的明显变化是什么？

4. 本文的主旨是什么？

（六）背诵题

1. 背诵第一自然段。

2. 背诵第二自然段。

（七）阅读题

凡欲疗病先察其源先候其疾五脏未虚六腑未竭血脉未乱精神未散服药必效若病已成可得半愈病势已过命将难存自非名医听声察色至于诊脉孰能只未病治病乎（《汤液本草·察病轻重》）

要求：

1. 给上文加标点。

2. 解释带点的字词。

3. 翻译画横线的句子。

二十一、诸家得失策

【提示】 本文选自清光绪六年庚辰（公元1880年）扫叶山房藏版《针灸大成》卷三。作者杨济时（公元1522—1620年），字渊洲，三衢（今浙江衢县）人，明代著名医学家。《针灸大成》又名《针灸大全》，是杨济时杂家传《卫生针灸玄机秘要》的基础上，博采众长，参以己验，编撰而成。该书是继《内经》、《针灸甲乙经》，《铜人腧穴针灸图经》之后，对针灸理论的又一次系统总结。

本文是杨氏考卷之一，论述了针灸的起源与诸家的得失。策是古代的一种文体，用于士人考试。应试时由皇帝出题，写在简上，叫作策问。应试者按题陈述自己的意见，叫作对策。

問：人之一身，猶之天地。天地之氣，不能以恆順，而必是待於範圍之功[1]；人身之氣，不能以恆平，而必待於調懾之技。故其致病也，既有不同；而其治之，亦不容一律。故藥與針灸，不可缺一者也。然針灸之技，昔之專門者固各有方書，若《素問》、《針灸圖》、《千金方》、《外臺秘要》，與夫補瀉灸刺諸法，以示來世矣。其果何者而爲之原歟？亦豈無得失去取於其間歟？諸生以是名家者，請詳言之[2]。

[1] 范围：规范。
[2] 名家：谓学有专长而自成一家。

對曰：天地之道，陰陽而已矣；夫人之身，亦陰陽而已矣。陰陽者，造化之樞紐，人類之根柢也。惟陰陽得其理則氣和，氣和則形亦以之和矣。如其拂而戾焉[1]，則贊助調懾之功自不容矣。否則，在造化不能爲天地立心，而化工以之而息[2]；在夫人不能爲生民立命，而何以臻壽考無疆之休哉[3]？此固聖人贊化育之一端也，何可以醫家者流而小之邪[4]？

[1] 造化：大自然。拂：违逆。戾（lì立）：违反。
[2] 立心：树立准则。化工：自然的造化者。此指化育万物的功能。
[3] 立命：修身养性以奉天命。休：美善。此指美好的境界。
[4] 小：轻视；小看。

愚嘗觀之《易》曰："大哉乾元！萬物資始[1]。""至哉坤元[2]！萬物資生。"是一元之氣流行於天地之間[3]，一闔一開，往來不窮，行而爲陰陽，布而爲五行，流而爲四時，而萬物由之以化生。此則天地顯仁藏用之常，固無庸以贊助爲也[4]。然陰陽之施化，不能以無愆，而雨暘寒暑，不能以時若，則範圍之功，不能無待於聖人也[5]。故《易》曰："后以裁成天地之道，輔相天地之宜，以左右民[6]。此其所以人無夭札，物無疵厲，而以之收立命之功矣[7]。然而吾人同得天地之理以爲理，同得天地之氣以爲氣，則其元氣流行於一身之間，無異於一元之氣流行於天地之間也。夫何喜怒哀樂、心思嗜欲之汩於中，寒暑風雨。温凉燥濕之侵於外，於是有疾在腠理者焉，有疾在血脉者焉，有疾在腸胃者焉。然而疾在腸胃，非藥饵不能以済在血脉，非針刺不能以及；在腠理，非藥爇不能以達[8]。是針、灸、藥者，醫家之不可缺一者也。夫何諸家之術惟以藥，而於針、灸、則併而棄之，斯何以保其元氣，以收聖人壽民之仁心哉[9]？"

[1]"大哉乾元"句：语出《周易》乾卦之象辞。乾元，天。资，依托，凭借。

[2]"至哉坤元"句：语出《周易》坤卦之象辞。坤元，地。

[3]一元之气：宇宙初形成时天地不分的混沌状态。后泛指事物的开始。

[4]此：代词，这。则：连词，是。显仁藏用：语出《周易·系辞上》："显诸仁，藏诸用"。意谓显现资生化育万物之仁德，隐藏于百姓不知之日用。固：本来。

[5]愆：过时；差错。此指寒暑失常。雨暘：阴天晴天。若：顺。於：介词，到。

[6]"后以"三句：语出《周易》泰卦之象辞。后，君王。裁成，剪裁成就。

[7]夭札：早死，提前死亡。疵厉：灾害疫病。亦作"疵病"。之：结构助词，的。

[8]爇（ruò，又读热）：中医的一种疗法。用火烧针（或砭石、艾绒）以刺激体表穴位。

[9]夫何驻家之术惟以药：为什么各位医家的医术仅仅用药物。併：通"并"。

然是針與灸也，亦未易言也。孟子曰："離婁之明，不以規矩，不能成方圓；師曠之聰，不以六律，不能正五音[1]。"若古之方書，固離婁之規矩、師曠之六律也。故不遡其原[2]，則無以得古人立法之意；不窮其流，則何以知後世變法之弊？今以古之方書言之，有《素問》、《難經》焉，有《靈樞》、《銅人圖》焉[3]，有《千金方》，有《外臺秘要》焉，有《金蘭循經》[4]，有《針灸雜集》焉[5]，然《靈樞》之《圖》[6]，或議其太繁而雜；於《金蘭循經》，或嫌其太間而畧；於《千金方》，或詆其不盡《傷寒》之數；於《外臺秘要》，或議其爲醫之蔽；於《針灸雜集》，或論其未盡針灸之妙。遡而言之，則惟《素》、《难》爲最要。蓋《素》、《難》者，醫家之鼻祖[7]，济生之心法，垂之萬世而無弊者也。

[1]"离娄"六句：语出《孟子·离娄上》。离娄，传说为皇帝时人，明目善视，能于百步之外，见秋毫之末。师旷，字子野，春秋时晋国乐官，生而目盲，善辩声乐。

［2］遡："溯"的异体字。

［3］铜人图：即《铜人腧穴针灸图经》。

［4］金兰循经：即《金兰循经取穴图解》，一卷，元翰学士忽泰必烈撰。

［5］针灸杂集：又作《针灸杂说》，一卷，元窦桂芳撰。

［6］之：与。图：指《铜人腧穴针灸图经》。

［7］鼻祖：比喻某一学派或行业的始创者。鼻，创始，开端。

　　夫既由《素》、《难》以遡其原，又由諸家以窮其流。探脈絡，索榮衛，診表裏，虛則補之，實則瀉之，熱則涼之，寒則溫之，或通其氣血，或維其真元。以律天時[1]，則春夏刺浅，秋天刺深也；以襲水土[2]，則濕致高原，熱處風涼也；以取諸人，肥則刺深，瘠則刺浅也。又油是而施之以動摇、進退、搓彈、攝按之法[3]，示之以喜怒、忧惧、思勞、醉飽之忌，窮之以井榮俞經合之源[4]，究之以主客標本之道、迎隨開闔之機[5]。夫然後陰陽和，五氣順，榮衛固，脈絡綏，而凡腠理血脈，四體百骸，一氣流行，而無壅滯痿痹之患矣。不猶聖人之裁成輔相，而一元之氣周流於天地之間乎？先儒曰："吾之心正，則天地之心亦正；吴之氣順，則天地之氣亦順。"此固贊化育之極功也，而愚於醫之灸刺也亦云[6]。

［1］律天时：语出《礼记.中庸》。律，效法。天时，时序的自然运行，此指四季。

［2］袭水土：语出《礼记.中庸》。袭，调和。

［3］"动摇"八字：指八种针刺方法。

［4］"井荣"五字：合称五输穴。

［5］主客：本经原穴为主，与本经相表里之络穴为客。两穴配合使用。迎随：逆经行方向进针，逢其气之来为迎；顺经行方向进针，顺其气之去为随。迎为泻，随为补。开阖：出针时摇大其孔，使邪外出为开；出针时揉闭其孔，不使经气外泄为阖。开为泻，阖为补。机：时机。

［6］极功：最高的功德。亦云：也如此说。

综合练习

（一）解释题

1. 范围　2. 名家　3. 枢纽　4. 拂（而）5. 赞　6.（寿）考　7. 一端　8. 显示
9. 无庸　10.（时）若　11. 疵厉　12. 规矩　13. 心法　14. 律（天时）　15. 化工
16. 裁成　17. 辅相　18. 夭札　19. 汩（于）　20. 致（高原）　21. 遡　22. 井荣
23. 迎随　24. 开阖　25. 主客

（二）单项选择题

1. 在夫人不能为生民立命，而何以臻寿考无疆之休哉？句中"休"义为（　　　　）

    A. 休息　　　　　　　　　　　　B. 停止

    C. 不要，莫　　　　　　　　　　D. 美好，美好的境地

2. 而雨旸寒暑，不能以时若。句中"若"义为（　　）

  A. 好像   B. 代词，你，你们 C. 顺   D. 指香草

3. 以下各项的文字中，无异体字现象的一项是（　　）

  A. 遡其原   B. 三飲之甦矣 C. 井滎俞經合 D. 一元之氣

4. 五气顺，荣为固，脉络绥，句中"绥"是（　　）

  A. 安合   B. 安抚   C. 正常   D. 畅通

5. 以袭水土，则湿致高原，热处风凉也，句中"袭"是（　　）

  A. 仿效   B. 依据   C. 了解   D. 奏合；合

（三）多项选择题

1. 在下列句中"以"表示"因为"的句子有（　　）

  A. 而可以医家者流而小之邪

  B. 行而为阴阳，布而为五行，流而为四时

  C. 究之以主客标本之道、迎随开合之机

  D. 以收圣人寿民之仁心哉

  E. 四方以病来迎者，遂辐凑于道

2. 在下列句中"之"的作用是至于主谓之间，取消句子独立性的是（　　）

  A. 愚尝观之《易》曰："大哉乾元！万物资始。"

  B. 今以古之方书言之，有《素问》、《难经》焉

  C. 又由是而施之以动摇、进退、搓弹、摄按之法

  D. 是针灸药者，医家之不可缺一者也

  E. 不犹圣人之裁成辅相，而一元之气周流于天地之间乎

（四）翻译题

1. 人之一身，犹之天地。天地之气，不能以恒顺，而必待于范围之功；人身之气，不能以恒平，而必待于调摄之技

2. 在造化不能为天地立心，而化工以之而息；在夫人不能为生民立命，而何以臻寿考无疆之休哉？此固圣人赞化育之端也，而可以医家者流而小之耶？

3. 故《易》曰："后以裁成天地之道，辅相天地之宜，以左右民。"此其所以人无夭札，物无疵厉，而以之收立命之功矣。

4. 阴阳者，造化之枢纽，人类之根柢也。惟阴阳得其理则气和，气和则形亦以之和矣；如其拂而戾焉，则赞助调摄之功，自不容已矣。否则，在造化不能为天地立心，而化工以之而息；在夫人不能为生民立命，而何以臻寿考无疆之休哉？

5. 然而吾人同得天地之理以为理，同得天地之气以为气，则其元气流行于一身之间，无异于一元之气流行于天地之间也。

6. 议其为医之蔽；于《针灸杂集》，或论其未尽针灸之妙；遡而言之，则惟《素》、《难》为最要；盖《素》、《难》者，医家之鼻祖，济生之心法，垂之万世而无弊者也。

（五）思考题

1. 本文"药与针灸"的关系是什么？作者对"以医家者流而小之"、"并而弃之"提出批评，理由是什么？

2. 文中引用孟子"离娄"、"师旷"一段话，含义是什么？应如何理解？

3. 本文所讲"诸家得失"，其"得"、"失"分别何在？

4. "吾之心正，则天地之心亦正；吴之气顺，则天地之气亦顺"是什么意思？

（六）背诵题

1. 背诵第二自然段。

2. 背诵第五自然段。

（七）阅读题

民之受疾不同故所施之术或异而要之非得已也势也势之所趋虽圣人亦不能不为之所也已圣人之情因数以示而非数之所拘因法以显而非法之所能泥用定穴以垂教而非奇正之所能尽神而明之亦存乎其人焉耳故善业医者苟能旁通其数法之原冥会其奇正之奥时可以针而针时可以灸而灸时可以补而补时可以泻而泻或针灸可并举则并举之或补泻可并行则并行之治法因乎人不因乎数变通随乎症不随手法定穴主乎心不主乎奇正之陈迹譬如老将用兵运筹政守坐作进退皆运一心之神以为之而凡鸟占运云侵金版六韬之书其所具载方略咸有所不拘焉则兵惟不动动必克敌医惟不施施必疗疾如是虽谓之无法可也无数可也无奇无正亦可也而有不足以称神医于天下也哉管见如斯惟执事进而教之（选自《针灸大成·穴有奇山第》）

要求：

1. 给上文加标点。

2. 注释文中加点号的词语。

3. 今译文中加横线的句子。

二十二、秋燥论*

【提示】 本文选自《医门法律》卷四，据崇祯十六年（公元1643年）刊本排印，并校以文渊阁四库本。作者喻昌（公元1585—1664年），字嘉言，晚号西昌老人，新建（今江西南昌）人，明末清初医学家。著有《尚论篇》、《医门法律》、《寓意草》等书。《医门法律》共六卷，分风寒暑湿燥火六气及诸杂证诸门，每门先冠以论，其次为法，再次为律，论理透彻，多有创见。

本文是该书"伤燥门"中的一篇论。文中对燥邪的性质、致病特点与治疗方法等方面作了比较系统的论述，使医者对六气中之燥气有个全面的认识。

喻昌曰：燥之與濕，有霄壤之殊[1]。燥者，天之氣也；濕者，地之氣也。水流濕，火就燥[2]，各從其類，此勝彼負，兩不相謀[3]。春月地氣動而濕勝，斯草木暢茂；秋月天氣肅而燥勝，斯草木黃落[4]。故春分以後之濕，秋分以後之燥，各司其政。今指秋月之燥爲濕，是必指夏月之熱爲寒然後可。奈何《內經》病機一十九條獨遺燥氣[5]？他凡秋傷於燥，皆謂秋傷於濕。歷代諸賢，隨文作解，弗察其訛。昌特正之[6]。

[1] 霄壤：比喻相去极远，差别很大。霄，云。壤，泥土。殊：差别，区别。
[2] 水向湿处流，火向燥处燃。语本《周易·乾卦》。就：趋向，靠近。
[3] 相谋：此指相合。
[4] 斯：则，乃。畅茂：旺盛繁茂。畅，旺盛。肃：劲急，肃杀。
[5] 奈何：为何，怎么。遗：遗漏。
[6] 昌：指作者自己。古人自称用名，不用字或号，以示自谦。

大意謂春傷於風，夏傷於暑，長夏傷於濕，秋傷於燥，冬傷於寒，覺六氣配四時之旨，與五運不相背戾，而千古之大疑始一抉也[1]。然則，秋燥可無論乎？夫秋不遽燥也[2]，大熱之後，繼以涼生，涼生而熱解，漸至大涼，而燥令乃行焉。《經》謂"陽明所至，始爲燥，終爲涼"者，亦誤文也[3]。豈有新秋月華露湛，星潤淵澄，天香遍野，萬寶垂實，歸之燥政[4]；迨至山空月小，水落石出，天降繁霜，地凝白鹵，一往堅急勁切之化，反謂涼生，不謂燥乎[5]？或者疑燥從火化，故先燥而後涼，此非理也。深乎！深乎！上古《脈要》曰："春不沉，夏不弦，秋不數，冬不濇，是謂四塞[6]。"謂脈之從四時者，不循序漸進，則四塞而不通也。所以春、夏、秋、冬孟月之脈，仍循冬、春、夏、秋季月之常，不改其度。俟二分二至以後，始轉而從本令之王氣，乃爲平人順脈也[7]。故天道春不分不溫，夏不至不熱，自然之運，悠久無疆。使在人之脈，方春即以弦應，方夏即以數應，躁促所加，不三時而歲度終矣，其能長世乎[8]？即是推之，秋月之所以忌數脈者，以其新秋爲燥所勝，故忌之也。若不病之人，新秋而脈帶微數，乃天真之脈[9]，何反忌之耶？且夫始爲燥，終爲涼，涼已即當寒矣，何至十月而反溫耶？涼已反溫，失時之序，天道不幾頓乎[10]？不知十月之溫，不從涼轉，正從燥生。蓋金位之下，火氣承之，以故初冬當溫，其脈之應，仍從乎金之澀耳。由澀而沉，其澀也，爲生水之金；其沉也，即爲水中之金矣[11]。珠輝玉映，傷燥云乎哉！

[1] 背戾（lì力）：违背。戾，乖逆。始：才。一：完全。抉：剖析。

[2] 遽（jù剧）：急骤，迅速。

[3] 经：指《内经》。《素问·六元正纪大论》作"阳明所至为燥生，终为凉"。阳明：此指阳明燥金，为五运六气学说中六气之一。误文：讹字，误字。

[4] 月华露湛（zhàn站）：月明露浓。天香：指秋天花草之香气。万宝：万物。一般指各种作物。燥政：燥令。古代按十二个月分别记载所施行的政令，谓之月令。秋燥之月，即是燥令或燥政。

[5] 迨：到，及。白卤：盐碱地上凝结的白色卤碱。

[6] 脉要：古代医书，已佚，《内经》中提到该书。澀："涩"的异体字。

[7] 等到春分、秋分、夏至、冬至以后，才转过来依从本季时令的旺气，这才是正常人的平顺脉象。俟：等待。二分二至：二十四节气名。二分，春分和秋分。二至，夏至和冬至。本令：本月。令，月令。王气：主令之气。指春之风、夏之暑、长夏之湿、秋之燥、冬之寒。王，通"旺"。平人：无病之人。

[8] 使：假使，如果。躁促：急躁仓促。时：季。其：难道，岂。

[9] 天真：指自然，正常。

[10] 顿：停顿，止息。

[11] 生水之金：五行相生，金生水。秋为金，故曰生水之金。仍在金位。水中之金：冬为水，其脉沉，故曰水中之金。已进入水位。

　　然新秋之涼，方以却暑也[1]，而夏月所受暑邪，即從涼發。《經》云："當暑汗不出者，秋成風瘧[2]。"舉一瘧，而凡當風取涼，以水灌汗，迺至不復汗而傷其內者，病發皆當如瘧之例治之矣[3]。其內傷生冷成滯下者，並可從瘧而比例矣[4]。以其原來皆暑濕之邪，外內所主雖不同，同從秋風發之耳。若夫深秋燥金主病，則大異焉。《經》曰："燥勝則乾"。夫乾之爲害，非遽赤地千里也。有乾於外而皮膚皺揭者，有乾於內而精血枯涸者，有乾於津液而榮衛氣衰、肉爍而皮著於骨者，隨其大經小絡所屬上下中外前後，各爲病所[5]。燥之所勝，亦云熯矣[6]。至所傷則更屬。燥金所傷，本摧肝木，甚則自戕肺金。蓋肺金主氣，而治節行焉[7]。此惟土生之金[8]，堅剛不撓，故能生殺自由，紀綱不紊。若病起於秋而傷其燥，金受火刑，化剛爲柔，方圓且隨型埴，欲仍清肅之舊，其可得耶？《經》謂"欬不止而出白血者死"。白血，謂色淺紅而似肉似肺者。非肺金自削，何以有此？試觀草木菁英可掬[10]，一乘金氣，忽焉改容，焦其上首，而燥氣先傷上焦華蓋[11]，豈不明耶？詳此，則病機之"諸氣膹鬱，皆屬於肺[12]"、"諸痿喘嘔，皆屬於上"二條，明指燥病言矣。《生氣通天論》謂"秋傷於燥，上逆而欬，發爲痿厥"，燥病之要，一言而終，與病機二條，適相脗合[13]。祇以誤傳"傷燥"爲"傷濕"，解者競指燥病爲濕病，遂至經旨不明[14]。今一論之，而燥病之機，了無餘義矣[15]。其"左胠脅痛，不能轉側，嗌乾面塵，身無膏澤，足外反熱，腰痛，驚駭，筋攣，丈夫㿗疝，婦人少腹痛，目眛眥瘍[16]"，則燥病之本於肝，而散見不一者也。

[1] 方以却暑：正是用来退却暑热。却，退。
[2] 风疟：疟疾的一种。
[3] 灌：浇。廼："乃"的异体字。
[4] 滞下：痢疾。比例：比照其例，类推。比，比照。
[5] 烁：通"铄"（shuò 硕），消损，消削。皴（cūn 村）揭：皮肤皲裂。著：附着。
[6] 熯（hàn 汗）：同"暵"，干燥。
[7] 治节：治理调节。
[8] 惟：由于。
[9] 型埴（zhí 直）：铸造器物所用之土模。埴，黏土。仍：因袭，保持。
[10] 菁（jīng 精）英：精华。可掬：可以用手捧住。指其情状明显。掬，两手相合捧物。
[11] 华盖：指肺。肺为华盖之脏。
[12] 膹（fèn 愤）郁：满闷。
[13] 脗："吻"的异体字。
[14] 祇："只"（衹）的异体字。解者：注者，作注解的人。
[15] 了无：完全没有。
[16] 以上十一病本《素问·至真要大论》。胠（qū 区）：腋下胁上。嗌（yì 益）：咽喉。面尘：面如尘土。㿗（tuí 颓）疝，病名。以睾丸肿大光亮如秃为主症。眛（mèi 昧）：目不明，视力差。眥（zì 自）："眦"的异体字，眼角。

《内經》燥淫所勝，其主治必以苦溫者，用火之氣味而制其勝也[1]。其佐以或酸或辛者，臨病制宜，宜補則佐酸，宜瀉則佐辛也。其下之亦以苦溫者，如清甚生寒，留而不去，則不當用寒下，宜以苦溫下之。即氣有餘，亦但以辛瀉之，不以寒也。要知金性畏熱，燥復畏寒。有宜用平寒而佐以苦甘者，必以冷熱和平爲方，制乃盡善也[2]。又六氣凡見下承之氣，方制即宜少變。如金位之下，火氣承之，則苦溫之屬宜減，恐其以火濟火也。即用下，亦當變苦溫而從寒下也。此《內經》治燥淫之旨，可贊一辭者也。至於肺氣膹鬱，痿喘嘔欬，皆傷燥之劇病，又非制勝一法所能理也。茲併入燥門，細商良治，學者精心求之，罔不獲矣[3]。若但以潤治燥，不求病情，不適病所^[4]，猶未免涉於麤疎耳^[5]。

[1] 制其胜：利用六气相互关系制服病邪。制，制服，控制。
[2] 制：制度。指方药组成之法度。
[3] 不适病所：药力达不到病处。适，到，往。
[4] 罔：无，没有。
[5] 麤："粗"的异体字。疎："疏"的异体字

综合练习

（一）解释题

1. 霄壤（之殊）　2. 就（燥）　3. 奈何　4. 遄（燥）　5. 迨（至）　6. 二分二至　7.（本）令　8. 平人　9.（不三）时　10. 其（能）　11. 天真（之脉）　12. 却（暑）　13. 比例　14.（肉）烁　15. 熯（矣）　16. 华盖　17. 膹郁　18.（左）胠　19. 㿉疝　20. 嗌（干）　21. 罔　22. 祇　23. 型埴　24. 麤　25. 制其胜

（二）单项选择题

1. "一乘金气"的"乘"义为（　　）
　　A. 欺凌，侵犯　　B. 乘坐　　　　C. 压　　　　　D. 车辆

2. 下列各句中的"制"为"药方组成之法度"之义的是（　　）
　　A. 用火之气味而制其胜也
　　B. 临病制宜，宜补则佐酸，宜泻则佐辛也
　　C. 制乃尽善也
　　D. 又非制胜一法所能理也

3. 不适病所。句中的"适"义为（　　）
　　A. 舒服　　　　　B. 前往，到达　　C. 适合，适宜　　D. 正好，恰好

4. 病发皆当如瘧之例治之矣。句中的"如"义为（　　）
　　A. 如同　　　　　B. 好像　　　　　C. 依照　　　　　D. 词头，无义

5. 千古之大疑始一抉也。句中的"抉"义为（　　）
　　A. 挑选　　　　　B. 选择　　　　　C. 决断　　　　　D. 揭示

（三）多项选择题

1. 下列各项中有异体字的有（　　）
　　A. 犹未免涉于粗疏耳　　　　　　　B. 妇人少腹痛，目眦眥疮
　　C. 与病机二条适相胊合　　　　　　D. 燥之所胜，亦云熯矣
　　E. 春不沉，夏不弦，秋不数，冬不濇，是谓四塞

2. 下列句中有伤害义的词是（　　）
　　A. 一乘金气忽焉改容。句中的"乘"
　　B. 躁促所加，不三时而发度终矣。句中的"加"
　　C. 甚则自戕肺金。句中的"乘"
　　D. 金受火刑，化刚为柔。句中的"乘"
　　E. 非肺金自削，何以有此。句中的"削"

（四）翻译题

1. 燥之与湿，有霄壤之殊。燥者，天之气也；湿者，地之气也。水流湿，火就燥，各

从其类，此胜彼负，两不相谋。春月地气动而湿胜，斯草木畅茂；秋月天气肃而燥胜，斯草木黄落；故春分以后之湿，秋分以后之燥，各司其政。

2. 若病起于秋而伤其燥，金受火刑，化刚为柔，方园且随型埴，欲仍清肃之旧，其可得耶？《经》谓"欬不止而出白血者死"。白血，谓色浅红而似肉似肺者；非肺金自削。

3. 试观草木菁英可掬，一乘金气，忽焉改容，焦其上首，而燥气先伤上焦华盖，岂不明耶？详此，则病机之"诸气膹郁，皆属于肺"、"诸痿喘呕，皆属于上"二条，明指燥病言矣。

4. 大意谓春伤于风，夏伤于暑，长夏伤于湿，秋伤于燥，冬伤于寒。觉六气配四时之旨，与五运不相背戾，而千古之大疑始一抉也。

5. 岂有新秋月华露湛，星润渊澄，天香遍野，万宝垂实，归之燥政，迨至山空月小，水落石出，天降繁霜，地凝白卤，一往坚急劲切之化，反谓凉生，不谓燥乎？

6. 夫干之为害，非遽赤地千里也。有干于外而皮肤皱揭者，有干于内而精血枯涸者，有干于津液而荣卫气衰、肉烁而皮着于骨者，随其大经小络所属上下中外前后，各为病所。燥之所胜；亦云熯矣。

（五）思考题

1. 作者从哪几个方面分析秋燥？
2. 燥与湿的基本区别是什么？
3. 作者针对燥病的治疗方法是什么？
4. 秋燥致病的病因病机是什么？

（六）背诵题

背诵第二、三自然段。

（七）阅读题

致燥之因或遇阳明司天燥化大行或入劳于风日之中频迩于火气之畔外因也七情不节神伤血耗及大病汗吐下克伐太过亡其津液内因也食味辛热过多虚劳误投温补与夫服食家金石之剂发燥不内外因也凡此诸因皆令热极生风风火相煽阴中伏火煎熬津液而燥证生矣是以燥在外皮肤皱揭疥痒爪枯燥在中脾胃干涸消谷善饥燥在上则鼻燥咽焦燥在下则便难癃闭。（清·沈时誉《医衡·续燥论》）

要求：

1. 给上文加标点。
2. 解释带点的字词。
3. 翻译画横线的句子。

‖二十三、鉴药*‖

【提示】 本文选自《刘宾客文集》，据文渊阁四库本排印。作者刘禹锡（公元772—842年），字梦得，晚年任太子宾客，故又称刘宾客，洛阳人，一说为彭城（今江苏铜山）人。唐代进步的政治家，朴素的唯物主义思想家和著名的文学家。他傲岸耿介，不屈求权贵；正直不阿，不与流俗合污；力学古人，忧国不谋身。著有《刘宾客文集》。刘禹锡博通医学，编集《传信方》二卷，元代后渐次散佚，今人从古方书辑录成《传信方集释》一书，共收四十五方。

本文叙述作者从患病、求医，到听信哄言，以至服药过量，使病情加重，幸得医生而调治痊愈的经过。先叙后议，构思巧妙，行文简练，意义宽宏。启示人们：凡事应该随着客观实际情况的变化而改变其方法，千万不能胶柱鼓瑟、墨守成规。

劉子閒居，有負薪之憂，食精良弗知其旨[1]，血氣交沴，煬然焚如[2]。客有謂予：“子病，病積日矣。乃今我里有方士淪跡於醫[3]，厲者造焉而美肥，輒者造焉而善馳，矧常病也[4]。將子詣諸[5]！”

[1] 閒居：避人独居。閒，“闲”的异体字。《礼记·孔子闲居》：“孔子閒居，子夏侍。”負薪之忧：病的委婉说法。旨：美味。

[2] 血气交沴（lì力）：意为气血错乱不畅通。交，错杂，交错。沴，水流不畅。煬（yáng羊）然焚如：热得像火烧的样子。比喻体温很高。煬，焚烧。然、如，词尾。

[3] 乃今：而今，方今。方士：古代指求仙炼丹以求长生不死的人，后来医、卜、星、相之流概被称为方士。淪跡于医：指行医。淪迹，犹“混迹”。淪，沉没，隐没。跡，“迹”的异体字。

[4] 厲：通“癘”，癩疮，麻风病。造：到，往。焉：于此，在那里。輒（zhé折）：足疾。症见两足不能相过。矧（shěn审）：何况，况且。

[5] 请您到他哪里去吧！将（qiāng枪）：愿，请。诣：到，往。诸：之乎。

予然之，之醫所[1]。切脈觀色聆聲，參合而後言曰：“子之病其興居之節舛、衣食之齊乖所由致也[2]。今夫藏鮮能安穀，府鮮能母氣，徒爲美疢之囊橐耳[3]！我能攻之。”乃出藥一丸，可兼方寸[4]，以授予曰：“服是足以瀹昏煩而鉏蘊結，銷蠱慝而歸耗氣[5]。然中有毒，須其疾瘳而止，過當則傷和，是以微其齊也[6]。”予受藥以餌[7]。過信而骹能輕，痹能和；涉旬而苛癢絕焉，抑搔罷焉；踰月而視分纖，聽察微，蹈危如平，嗜糲如精[8]。

[1] 然：认为……正确。意动用法。之：去，往。
[2] 聆：听。参合：综合。其：大概。兴居之节：起居的规律。兴，起。舛（chuǎn

喘）：错乱，混乱。衣食之齐：衣食的调理。齐，同“剂”，调理，调节。乖：违背，背离。此指不协调。

［3］今夫：句首语气助词，多不译，有时可根据文意译成“如今”。“藏鲜”十字：五脏六腑很少能受纳水谷，滋生精气。互备的修辞方式。藏：“藏”的异体字。藏，同“脏”（臟）。府：同“腑”。母：化生。名词活用作动词。徒：仅，只。羑痋（chèn 趁）：指疾病。囊橐（tuó 驼）：口袋，袋子。此借喻为疾病的滋生处。

［4］可兼方寸：大约超过一寸见方。可，大约。兼，此指超过。左思《魏都赋》：“明珠兼寸，尺璧有盈。”

［5］瀹（yuè 月）：疏导，治理。鉏（chú 除）蕴结：铲除郁结。鉏，“锄”的异体字。铲除，消灭。销蛊慝（gǔ tè 古特）：消除病害。销，通“消”，消除。蛊慝，灾害，病害。归耗气：使耗损的正气恢复。

［6］须：等待。瘳（chōu 抽）：病愈。微其齐：使它的剂量微小。微，使动用法。齐，同“剂”。

［7］饵：食，服用。

［8］信：两晚。骰：“腿”的异体字。能：犹“乃”。就。下句同。抑搔：按摩抓搔。《礼记·内则》：“疾痛苛痒，而敬抑搔之。”抑，按。踰：“逾”的异体字。踰危：登高。踰，登。危，高地。籺：糙米。

或闻而庆予，且閧言曰：“子之获是药几神乎，诚难遭已[1]。顾医之态，多啬术以自贵，遗患以要财[2]。盍重求之[3]？所至益深矣。”予昧者也，泥通方而狃既效，猜至诚而惑勦说，卒行其言[4]。逮再饵半旬，厥毒果肆，岑岑周体，如痁作焉[5]。悟而走诸医[6]。医大吒曰：“吾固知夫子未达也！”促和蠲毒者投之，濒于殆，而有喜[7]。异日进和药，乃复初[8]。

［1］閧：“哄”的异体字，劝诱，怂恿。已：犹“矣”。了。

［2］顾：只是。态：习气。要（yāo 妖）：要挟。此指索取。

［3］盍：何不。

［4］泥（nì 昵）：拘泥。通方：共通的道理。狃（niǔ 扭）：贪求。惑勦（chāo 抄）说：迷惑于别人的哄言。勦，“剿”的异体字。

［5］逮（dài 代）：及，及至。厥：其。岑岑（cén）周体：全身胀痛。谓语前置。岑岑，胀痛的样子。痁（shān 山）：一种只热不寒的疟疾。

［6］走：跑。诸：于。

［7］吒（zhà 诈）：“咤”的异体字，发怒声。和：调和，调配。蠲（juān 捐）毒者：解毒药。蠲，消除，解除。投：施药。之：我。濒：“滨”（濱）的异体字，临近。殆：危险。

［8］异日：他日。异，“异”的异体字。

刘子慨然曰：善哉医乎[1]！用毒以攻疹[2]，用和以安神，易则两踬[3]，明矣。苟循往以御变，昧于节宣，奚独吾侪小人理身之弊而已[4]！

［1］善哉医乎：医生高明啊。谓语前置。

[2] 疹：通“疢”，病。

[3] 易：改变。踬（zhì 制）：绊倒，跌倒。

[4] 苟：如果。循往：因循旧法。御变：指处理变化了的新情况。昧：不懂，不明白。节宣：调节和宣散。奚：哪里。吾侪（chái 柴）：我们，我辈。侪，辈，等。

综合练习

（一）解释题

1. 閒居　2. 负薪之忧　3. 厉（者）　4. 辄（者）　5. 痾（常病）　6. 将（子）　7. （诣）诸　8. 然（之）　9. 兴居（之节）　10. 舛（节舛）　11. 囊橐　12. 瀹（昏烦）　13. 销（蛊蟗）　14. 须（其疾）　15. （微其）齐　16. （过）信　17. 顾（医）　18. 逮（再饵）　19. 痁（作焉）　20. （易则两）踬　21. 疹　22. 苟　23. 节宣　24. 蠲　25. 御变

（二）单项选择题

1. 在“刘子閒居，有负薪之忧”句中“閒居”义为（　　）
   A. 散居　　　B. 独居　　　C. 贬官　　　D. 闲适

2. 在“乃今我里有方士，沦跡于医”句中“沦跡”义为（　　）
   A. 逃避　　　B. 沦丧　　　C. 隐居　　　D. 淹没

3. 在“痾常病也，将子诣诸”句中“将”读音为（　　）
   A. jiāng　　　B. jiàng　　　C. qiāng　　　D. qiàng

4. 在“予然之，之医所”句中第二个“之”词性为（　　）
   A. 代词　　　B. 连词　　　C. 副词　　　D. 动词

5. 在“血气交渗，炀然焚如”句中“交”义为（　　）
   A. 交错　　　B. 混杂　　　C. 一起　　　D. 差错

（三）多项选择题

1. 下列句中含有主谓倒装的是（　　）
   A. 予然之，之医所
   B. 岑岑周体，如痁作焉
   C. 子病，病积日矣
   D. 血气交渗，炀然焚如
   E. 刘子慨然曰：善哉医乎

2. 下列句子含有“超过”义的是（　　）
   A. 须其疾瘳而止，过当则伤和
   B. 涉旬而苟痒绝焉
   C. 踰月而视分纤
   D. 厉者造焉而美肥
   E. 及其有病，当先诛伐有过

3. 下面是“异体字”关系的是（　　）
   A. 厉—癞　　　B. 疹—疢　　　C. 齐—剂
   D. 閒—闲　　　E. 吒—咤

（四）翻译题

1. 子之病其兴居之节舛、衣食之齐乖所由致也。今夫藏鲜能安谷，府鲜能母气，徒为美疢之囊橐耳！我能攻之。乃出药一丸，可兼方寸，以授予曰：服是足以瀹昏烦而铟蕴结，销蛊蟗而归耗气。然中有毒，须其疾瘳而止，过当则伤和，是以微其齐也。

2. 予昧者也，泥通方而狃既效，猜至诚而惑勤说，卒行其言。逮再饵半旬，厥毒果肆，岑岑周体，如痁作焉。悟而走诸医。医大吒曰：“吾固知夫子未达也！”促和蠲毒者投之，濵於殆，而有喜。

3．刘子慨然曰：善哉医乎！用毒以攻疹，用和以安神，易则两踬，明矣；苟循往以御变，昧于节宣，奚独吾侪小人理身之弊而已！

4．过信而骽能轻，痹能和；涉旬而苛痒绝焉，抑搔罢焉；踰月而视分纤，听察微，蹈危如平，嗜粝如精。

5．食精良弗知其旨，血气交珍，煬然焚如。客有谓予："子病，病积日矣；乃今我里有方士，沦跡于医，厉者造焉而美肥，辄者造焉而善驰，矧常病也。将子诣诸！"

（五）思考题

1．本文作者生病的原因是什么？他想通过自己的生病经历告诉我们一个怎样的道理？

2．作者如何看待大多数医生的习气？你又是如何看法？

3．本文用那些句子说明毒药和良药辩证之理？

4．文中告诉服药的原则是什么？

5．如何理解"苟循往以御变，昧于节宣，奚独吾侪小人理身之弊而已"？

（六）背诵题

背诵第三自然段。

（七）阅读题

愚少多病犹省为童儿时夙具襦袴保姆抱之以如医巫家针烙灌饵咺然啼号巫妪辄阳阳满志引手直求竟未知何等方何等药饵及壮见里中儿年齿比者必睆然武健可爱羞己之不如遂从世医号富于术者借其书伏读之得小品方于群方为最古又得药对知本草之所自出考素问识荣卫经络百骸九窍之相成学切脉以探表候而天机昏浅布指于位不能分累菽之重轻第知息至而已然于药石不为懵矣尔来垂三十年其术足以自卫或行乎门内疾辄良已家之婴儿未尝诣医门求治者（《刘宾客文集·答道州薛侍郎论方书书》）

要求：

1．给上文加标点。

2．解释带点的字词。

3．翻译画横线的句子。

二十四、用药如用兵论*

【提示】　本文选自《医学源流论》卷上，据光绪丁未（公元 1907 年）清和月医学社本排印。《医学源流论》作者徐大椿（参见本教材《徐灵胎先生传》）。该书是清代较好的一部论文集，内容包括经络、脏腑、脉象、病症、方药、治法、书论、古今等类，主要论述祖国医学源流的得失利弊、理法方药的临床应用及有关医德等问题。

　　本文是一篇文字流畅、比喻生动的医论，通篇运用类比手法，以兵法之道说明用药之法。首先论述药物攻疾如同用兵除暴，切忌滥用；接着以战术喻医术，提出治病的十条原则；最后指出用药的攻补原则，即根据不同的病情，采取不同的治疗措施。文中着重强调辨证施治原则。

　　聖人之所以全民生也[1]，五穀爲養，五果爲助，五畜爲益，五菜爲充，而毒藥則以之攻邪[2]。故雖甘草、人參，誤用致害，皆毒藥之類也。古人好服食者，必有奇疾，猶之好戰勝者，必有奇殃[3]。是故兵之設也以除暴，不得已而後興；藥之設也以攻疾，亦不得已而後用。其道同也。

　　[1] 圣人保全人民生命的方法。之：的。所以：此指“……的方法”。后需接动词。下文诸“所以”意同。
　　[2] 五句本《素问·藏气法时论》：“毒药攻邪，五谷为食，五果为助，五畜为益，五菜为充。气味合而服之，以补精益气。”以下几个解释按王冰注。五谷：粳（精 jīng）米、小豆、麦、大豆、黄黍。五果：枣、李、栗、杏、桃。五畜：牛、犬、猪、羊、鸡。五菜：葵、韭、藿、薤、葱。毒药：药物。
　　[3] 服食：是道家的一种养生法。指服食丹药。奇：大。

　　故病之爲患也，小則耗精，大則傷命，隱然一敵國也[1]。以草木之偏性，攻藏府之偏勝，必能知彼知己，多方以制之，而後無喪身殞命之憂[2]。是故傳經之邪[3]，而先奪其未至，則所以斷敵之要道也；橫暴之疾，而急保其未病，則所以守我之嚴疆也[4]。挾宿食而病者[5]，先除其食，則敵之資糧已焚；合舊疾而發者，必防其併[6]，則敵之內應既絕。辨經絡而無泛用之藥，此之謂嚮導之師[7]；因寒熱而有反用之方，此之謂行間之術[8]。一病而分治之，則用寡可以勝衆，使前後不相救，而勢自衰；數病而合治之，則併力搗其中堅，使離散無所統，而衆悉潰[9]。病方進，則不治其太甚，固守元氣，所以老其師[10]；病方衰，則必窮其所之，更益精銳，所以搗其穴[11]。

[1] 隐然：威重的样子。意为严重的样子。《后汉书·吴汉传》"隐若一敌国矣。"

[2] 草木之偏性：指药物具有偏寒偏热的特点。偏胜：偏亢。临床表现为热象或寒象。

[3] 是故：因此。传经：指病邪循着六经的规律发展。例如太阳传阳明，或传少阳等称"传经"。

[4] 岩疆：险要的疆界。岩，险要。

[5] 挟：夹杂，夹带。宿食：食积，伤食。

[6] 併：合并，会合。意指新邪旧疾相会合。併，"并"的异体字。

[7] 辨经络：指诊断疾病所在何经。泛用：通用。向导之师：此指有向导作用的中药，即引经药，如白芷引药入足阳明胃经，柴胡引药入足少阳胆经等。

[8] 反用之方：反治的方法。如"热以治寒而佐以寒药，寒以治热而佐以热药。"行间：进行离间。

[9] 中坚：战斗力最强的部队。使：后省代词"之"，指代病邪。统：统率，指挥。悉：尽，全。

[10] 方：正，正在。老其师：使敌方的军队疲惫。老，衰弱，疲惫。形容词使动用法。

[11] 穷：穷追。形容词活用作动词。之：去，往。更：再。益：增加。

若夫虛邪之體，攻不可太過，本和平之藥，而以峻藥補之[1]；衰敝之日，不可窮民力也[2]；實邪之傷[3]，攻不可緩，用峻厲之藥，而以常藥和之。富強之國，可以振威武也。然而，選材必當，器械必良，尅期不愆，布陣有方，此又不可更僕數也[4]。孫武子十三篇[5]，治病之法盡之矣。

[1] 若夫：至于。用于一句或一段之首，用以承接上文。虚邪之体：邪气伤人，而体质已经虚弱。

[2] 衰敝：衰弱困乏。穷民力：用尽人民的财力。

[3] 实邪之伤：邪气伤人，体质未虚。

[4] 材：人才。尅期不愆（qiān 牵）：限定期限，不得延误。尅，"克"的异体字。愆，失误，过失。不可更仆数也：犹"更仆难数"。形容事物繁多，多不胜数。语见《礼记·儒行》。

[5] 指《孙子兵法》。该书共十三篇，春秋时齐国孙武著，也称《孙子》、《孙武兵法》。

综合练习

（一）解释题

1. 所以（全民生）　2. 全（民生）　3. 五畜　4. 毒药（则以）　5. 服食　6. 奇（疾）7. （后）兴　8. 隐（然）　9. 是故　10. 岩（疆）　11. （防其）併　12. 泛用

13. 方（进）　14. 老（其师）　15. （老其）师　16. （其所）之　17. （更）益

18. 穷（民力）　19. （选）材　20. 尅（期）　21. （不）愆　21. 衰敝　22. 仆

22. 辨经络　23. 隐然　24. 中坚

（二）单项选择题

1. 在"古人好服食者，必生奇疾"句中"奇"义为（　　）

　　A. 意外　　　　B. 特殊　　　　C. 重大　　　　D. 特别

2. 在"五畜为益，五菜为充，而毒药则以之攻邪"句中"毒药"义为（　　）

　　A. 草药　　　　B. 石药　　　　C. 药物　　　　D. 含毒的药

3. 在"故病之为患也，小则耗精，大则伤命，隐然一敌国也"句中"隐然"义为（　　）

　　A. 危重　　　　B. 严重　　　　C. 隐蔽　　　　D. 严肃

4. 在"而后无丧身殒命之忧"句中"殒"的读音为（　　）

　　A. yún　　　　B. yǔn　　　　C. yuán　　　　D. yùn

（三）多项选择题

1. 下面句中的"所以"表"……的原因"的是（　　）

　　A. 圣人之所以全民生也

　　B. 先王之作乐，所以节百事也

　　C. 是故传经之邪，而先夺其未至，则所以断敌之要道也

　　D. 所以尔者，夫壹人向隅，满堂不乐

　　E. 仆所以心折而信以为不朽之人也

2. 在"圣人之所以全民生也，五谷为养"句中"五谷"是指（　　）

　　A. 粳米　　B. 小豆　　C. 麦　　D. 大豆　　E. 黄黍

（四）翻译题

1. 圣人之所以全民生也，五谷为养，五果为助，五畜为益，五菜为充，而毒药则以之攻邪。故虽甘草、人参，误用致害，皆毒药之类也。古人好服食者，必有奇疾，犹之好战胜者，必有奇殃。是故兵之设也以除暴，不得已而后兴；药之设也以攻疾，亦不得已而后用，其道同也。

2. 故病之为患也，小则耗精，大则伤命，隐然一敌国也。以草木之偏性，攻藏府之偏胜，必能知彼知己，多方以制之，而后无丧身殒命之忧。是故传经之邪，而先夺其未至，则所以断敌之要道也；横暴之疾，而急保其未病。

3. 衰敝之日，不可穷民力也；实邪之伤，攻不可缓，用峻厉之药，而以常药和之。富强之国，可以振威武也。然而，选材必当，器械必良，尅期不愆，布阵有方，此又不可更仆数也。

4. 数病而合治之，则併力捣其中坚，使离散无所统，而众悉溃。病方进，则不治其太甚，固守元气，所以老其师；病方衰，病方进，则不治其太甚，固守元气，所以老其师；病方衰，则必穷其所之，更益精锐，所以捣其穴。

（五）思考题

1. 体会作者以用兵之道推论用药之法，在治疗中的实际意义。

2. 本篇运用什么手法，以用兵之道说明了什么？本体和喻体是什么？

3. 本文提出治病的十条原则什么？十大战术是什么？

4. 如何理解"衰敝之日，不可穷民力"及"富强之国，可以振威武"？

5. 如何理解"知彼知己，多方以制之"？

（六）背诵题

1. 背诵第一自然段。

2．背诵第三自然段。

（七）阅读题

黄帝神农越人仲景之书文词古奥搜罗广远非渊博通达之人不可学也凡病之传变在于顷刻真伪一时难辨一或执滞生死立判非虚怀灵变之人不可学也病名以千记病症以万计脏腑经络内服外治方药之书数年不能竟其说非勤读善记之人不可学也又内经以后支分派别人自为师不无偏驳更有怪僻之论鄙俚之说纷陈错立淆惑百端一或误信终身不返非精鉴确识之人不可学也故为此道者必具过人之资通人之识又能屏去俗事专心数年更得师之传授方能与古圣人之心潜通默契今之学医者与前数端事事相反以通儒毕世不能工之事乃以全无文理之人欲顷刻而能之宜道之所以日丧而枉死者遍天下也（《医学源流论·医非人人可学论》）

要求：

1．给上文加标点。

2．解释带点的字词。

3．翻译画横线的句子。

二十五、与薛寿鱼书*

【提示】 本文选自《小仓山房文集》卷十九，据《四部备要》本排印。作者袁枚及其著作的介绍参见本教材《徐灵胎先生传》。薛雪（公元1681—1770年），字生白，晚号一瓢，江苏吴县（今苏州吴县）人，清代著名医学家，与袁枚交往甚深。著有《医经原旨》、《湿热条辨》和《薛氏医案》等。薛雪去世后，其孙薛寿鱼写就了祖父的墓志铭，并征求袁枚意见。

本文是作者给薛寿鱼的回信。袁枚认为墓志妄置死者于理学之流，而无一字谈及其医学成就，是"甘舍神奇以就臭腐"。针对薛寿鱼的错误言论，作者以"学在躬行，不在讲也"立论，阐述了道艺的关系，说明医术"高出语录陈言万万"。语言简洁刚劲，论证精辟周详，流露出作者对生者的无比激愤之情，对死者的无限敬仰之意，堪为情理交融的佳作。

談何容易[1]！天生一不朽之人，而其子若孫必欲推而納之於必朽之處，此吾所爲悁悁而悲也[2]。夫所謂不朽者，非必周孔而後不朽也[3]。羿之射，秋之弈，俞跗之醫，皆可以不朽也[4]。使必待周孔而後可以不朽，則宇宙間安得有此紛紛之周孔哉[5]？子之大父一瓢先生，醫之不朽者也，高年不禄[6]，僕方思輯其梗概，以永其人[7]，而不意寄來墓志無一字及醫，反託於與陳文恭公講學云云[8]。！嗚呼！自是而一瓢先生不傳矣！朽矣！

[1] 谈何容易：意为说起来简单，做起来可并不那么容易。此句开门见山，指薛寿鱼要改变对祖父的评价不那么容易。

[2] 若：其。所为：" ……的原因"，后需接动词。悁悁（yuān 冤）：忧闷的样子。

[3] 周孔：周公和孔子。此指像周公、孔子那样的圣贤。而后：然后。

[4] 羿（yì 益）：即后羿。夏朝时夷族的首领，以善射著称。秋：即弈秋。古代高明的棋手。弈（yì 益）：下棋。

[5] 使：假使，如果。

[6] 大父：祖父。不禄：古代士死的委婉语。《礼记·曲礼下》："天子死曰崩，诸侯死曰薨，大夫死曰卒，士曰不禄。"孔颖达注："不禄，不终其禄也。"

[7] 仆：我。自称的谦词。梗概：指薛雪的生平概略及主要医学成就。永："使……长久"，"使……不朽"。使动用法。

[8] 不意：不料，意想不到。墓志：放在墓中刻有死者传记的石刻，此指墓志的抄文。託："托"的异体字。陈文恭：陈宏谋，字汝咨，清代东阁大学士兼工部尚书，卒谥文恭。早年治周敦颐、程颢、程颐、张载、朱熹五子之学，著有《培远堂文集》。讲学：研习理学。讲，研习，研究。学，学问。此指宋明理学。

夫學在躬行[1]，不在講也。聖學莫如仁，先生能以術仁其民[2]，使無夭札，是即孔子老安少懷之學也[3]。素位而行學，孰大於是，而何必捨之以他求[4]？陽明勳業爛然[5]，胡世寧笑其多一講學[6]；文恭公亦復爲之[7]，於余心猶以爲非。然而，文恭，相公也；子之大父，布衣也[8]。相公借布衣以自重，則名高；而布衣挾相公以自尊，則甚陋[9]。今執途之人而問之曰[10]：一瓢先生非名醫乎？雖子之仇，無異詞也。又問之曰：一瓢先生其理學乎[11]？雖子之戚，有異詞也。子不以人所共信者傳先人，而以人所共疑者傳先人，得毋以"藝成而下"之説爲斤斤乎[12]？不知藝即道之有形者也[13]。精求之，何藝非道？貌襲之[14]，道藝兩失。燕噲、子之何嘗不託堯舜以鳴高，而卒爲梓匠輪輿所笑[15]。醫之爲藝，尤非易言，神農始之，黄帝昌之，周公使冢宰領之，其道通於神聖[16]。今天下醫絶矣，惟講學一流轉未絶者，何也[17]？醫之效立見，故名醫百無一人；學之講無稽，故村儒舉目皆是[18]。子不尊先人於百無一人之上，而反賤之於舉目皆是之中，過矣！即或衰年無俚，有此附會，則亦當牽連書之，而不可盡没其所由來[19]。僕昔疾病，性命危篤，爾時雖十周、程、張、朱何益[20]？而先生獨能以一刀圭活之，僕所以心折而信以爲不朽之人也[21]。慮此外必有異案良方，可以拯人，可以壽世者，輯而傳焉，當高出語録陳言萬萬[22]。而乃諱而不宣，甘捨神奇以就臭腐，在理學中未必增一偏席，而方伎中轉失一真人矣[23]。豈不悖哉[24]！豈不惜哉！

[1] 躬行：身体力行，亲身实践。躬，亲自，亲身。

[2] 前"仁"：仁爱。仁是古代一种含义极广的道德观念。其核心指人与人相互亲爱。孔子以之作为最高的道德标准。后"仁"：仁爱。活用作动词。

[3] 夭札：遭疫病而早死。夭，短命，早死。札，遭疫病而死亡。老安少怀：使老年人安宁，使年轻人怀归。语本《论语·公冶长》。安，安宁。怀，归向。皆使动用法。

[4] 素位：不居官位。

[5] 阳明：王阳明。名守仁，字伯安，曾筑室于故乡余姚（今浙江余姚）阳明洞中，世称阳明先生。明代哲学家，官至南京兵部尚书，卒谥文成。其创立的阳明学派影响很大，并远传日本。勳业烂然：功业灿烂。勳，"勋"的异体字。烂然：光彩的样子。

[6] 胡世宁：字永清，明代仁和（今浙江余杭）人，弘治年间进士，官至兵部尚书，卒谥端敏。多：只，只是。一：一味。

[7] 亦复：也，同样。

[8] 相公：丞相。明清的内阁大学士相当于前代的丞相之职。陈文恭系东阁大学士，故称。布衣：平民。

[9] 挟：依恃，倚仗。

[10] 今：犹"若"。如果。途之人：路人。指一般的人。

[11] 理学：即"道学"。宋明儒家哲学思想。

[12] 传（zhuàn 撰）：为……立传。先人：祖先。此指祖父。得毋……乎：莫不

是……吧。固定结构。也作"得无……乎"。艺成而下：意为工于技艺的人，其成就再大也只能列于有德者之下。语出《礼记·乐记下》："德成而上，艺成而下"。艺，技艺。斤斤：拘谨的样子。此指拘泥。

〔13〕道：此指仁道。

〔14〕袭：仿效。

〔15〕燕哙（yān kuài 烟快）：燕王哙。战国时燕国国君，公元前320—前318年在位，在位的第三年把君位让给相国子之，导致内讧外侵。鸣高：自鸣清高。梓匠轮舆：梓人、匠人、轮人、舆人。梓人造乐器悬架、饮器、箭靶等。匠人营宫室、城郭、沟洫。轮人造车轮。舆人制车厢。在此泛指一般工人。

〔16〕冢宰：周代官名，为六卿之首。又称太宰，辅佐天子之官。领：统率，管领。周代医官受冢宰管辖。

〔17〕绝：缺乏。转：反而。下"转失"同此。

〔18〕无稽：无从查考，没有根据。稽，考核，查考。村儒：指才学浅陋的文人。

〔19〕即或：即使。无俚：无聊。附会：勉强地把两件没有关系或关系很远的事物硬拉在一起。牵连：此指附带。没（mò 莫）：湮没，埋没。有所由来：有来历的事情。

〔20〕疾病：病重。尔时：其时，那时。周程张朱：均是宋代理学家。周，即周敦颐，北宋理学家。程，指程颢、程颐兄弟，周敦颐的弟子，北宋理学家的奠基人，世称"二程"。张，指张载，北宋哲学家。朱，指朱熹，南宋哲学家和教育家。

〔21〕刀圭：古代量取药末的工具。此处借代为药物。所以："……的原因"。后接动词。心折：佩服。折，折服。信：确实。

〔22〕语录：指二程与朱熹等人的《语录》。陈言：陈旧无用的言词。

〔23〕而：你。乃：竟然。方技：此指医学界。伎：通"技"。

〔24〕悖：违背情理，荒谬。

综合练习

（一）解释题

1. 若（孙） 2. 惯惯 3.（秋之）弈 4. 大父 5. 不禄 6. 仆（方思） 7. 永（其人） 8. 躬行 9.（夭）札 10. 素位（而行学） 11. 多（一讲学） 12. 挟（相公） 13. 今（执途之人） 14. 传（先人） 15. 得毋……乎 16. 斤斤 17. 刀圭（活之） 18. 而（乃） 19. 转（失） 20. 悖（哉） 21. 即或 22. 折 23. 伎

（二）单项选择题

1."虑此外必有异案良方"中"虑"义为（　　）
　　A. 忧虑　　　B. 担心　　　C. 料想　　　D. 怀疑

2."虽子之戚，有异词也"中"戚"义为（　　）
　　A. 亲友　　　B. 朋友　　　C. 亲属　　　D. 同事

3."有此附会，则亦当牵连书之"中"牵连"义为（　　）
　　A. 联系　　　B. 附带　　　C. 牵强　　　D. 迁就

4."朱何益？而先生独能以一刀圭活之"中"刀圭"义为（　　）
　　A. 药物　　　B. 量药的用具　　　C. 方法　　　D. 手术

5. "学之讲无稽，故村儒举目皆是"中"举"义为（   ）

    A．满目   B．抬眼   C．张目   D．所看之处

（三）多项选择题

1. 下列哪些句子属于文言判断句式（   ）

    A．文恭，相公也   B．子之大父，布衣也

    C．子之大父一瓢先生，医之不朽者也   D．医之效立见，故名医百无一人

    E．夫所谓不朽者，非必周孔而后不朽也

2. 下列句子含有使动用法的是（   ）

    A．夫学在躬行，不在讲也   B．是即孔子老安少怀之学也

    C．仆方思辑其梗概，以永其人   D．而先生独能以一刀圭活之

    E．虑此外必有异案良方，可以拯人，可以寿世者

3. 含有"死"的婉言的是（   ）

    A．医之不朽者也，高年不禄

    B．先生年迈齿变，饥寒不赡，转死沟壑

    C．一子早世，二孙今见为医

    D．后七年，父以寿终，丧葬如礼

    E．有先生则活，无先生则弃捐填沟壑

（四）翻译题

1. 圣学莫如仁，先生能以术仁其民，使无夭札，是即孔子老安少怀之学也。素位而行学，孰大于是，而何必捨之以他求？阳明勋业烂然，胡世宁笑其多一讲学；文恭公亦复为之，于余心犹以为非。

2. 子不以人所共信者传先人，而以人所共疑者传先人，得毋以"艺成而下"之说为斤斤乎？不知艺即道之有形者也。精求之，何艺非道？貌袭之，道艺两失。燕哙、子之何尝不託尧舜以鸣高，而卒为梓匠轮舆所笑。医之为艺，尤非易言，神农始之，黄帝昌之。

3. 虑此外必有异案良方，可以拯人，可以寿世者，辑而传焉，当高出语录陈言万万。而乃讳而不宣，甘捨神奇以就臭腐，在理学中未必增一伪席，而方伎中转失一真人矣，岂不悖哉！岂不惜哉！

4. 天生一不朽之人，而其子若孙必欲推而纳之于必朽之处，此吾所为悁悁而悲也。夫所谓不朽者，非必周孔而后不朽也。羿之射，秋之弈，俞跗之医，皆可以不朽也。使必待周孔而后可以不朽，则宇宙间安得有此纷纷之周孔哉？

（五）思考题

1. 对于薛雪一生的评价，作者与薛寿鱼观点有何不同？

2. "艺"、"道"二者的关系如何？作者引用燕哙让位子之的典故，用意何在？

3. 作者悁悁而悲的原因是什么？

4. 如何理解"学在躬行，不在讲"？

5. 在"甘舍神奇以就臭腐"中"神奇"、"臭腐"各指什么？原因何在？

（六）背诵题

1. 背诵第一自然段。

2. 背诵第二自然段。

（七）阅读题

吴门名医薛雪自号一瓢性孤傲公卿延之不肯往而予有疾则不招自至乙亥春余在苏州庖

医古文

人王小余疫不起将掩棺而君来天已晚烧烛照之笑曰死矣然吾好与疫鬼战恐得胜亦未可知出药一丸捣石菖蒲汁调和命舆夫有力者用铁箸锲其齿灌之小余目闭气绝喉汩汩然似咽似吐薛嘱曰好遣人视之鸡鸣时当有声已而果然再服二剂而病起乙酉冬余又往苏州有厨人张庆者得狂易之疾认日光为雪啖少许肠痛欲裂诸医不效薛至袖手向张脸上下视曰此冷痧也一刮而愈不必诊脉如其言身现黑瘢如掌大亦即霍然余奇赏之先生曰我之医即君之诗纯以神行所谓人居室中我来天外是也（袁枚《随园诗话》卷五）

要求：

1．给上文加标点。

2．解释带点的字词。

3．翻译画横线的句子。

二十六、《汉书·艺文志》序及方技略*

【提示】　本文选自《汉书·艺文志》，据 1959 年中华书局点校本排印，并校以文渊阁四库本。标题及文内小标题另加。《汉书》作者班固（公元 32—92 年），字孟坚，扶风（今陕西咸阳）人，东汉著名史学家。《汉书》记载西汉自高祖刘邦元年（公元前 206 年）至王莽地皇四年（公元 23 年）二百余年的历史。《汉书·艺文志》记载了当时国家藏书的总目，也是现存最早的一部文献目录专著，分六艺、诸子、诗赋、兵书、数术、方技等六略。

本文摘录了《汉书·艺文志》的序及有关《方技略》的内容。序文概述秦汉以来图书典籍的播迁经过，记载刘向父子奉诏校书的概况。《方技略》分医经、经方、神仙、房中四种。每种先列出书目，然后概括阐明其含义及用途，最后对方技的学术渊源、作用等作简要的总结。

序

昔仲尼没而微言絶[1]，七十子喪而大義乖[2]。故《春秋》分爲五[3]，《詩》分爲四[4]，《易》有數家之傳[5]。戰國從衡，真僞分爭，諸子之言紛然殽亂[6]。至秦患之，乃燔滅文章，以愚黔首[7]。漢興，改秦之敗[8]，大收篇籍，廣開獻書之路。迄孝武世，書缺簡脱，禮壞樂崩，聖上喟然而稱曰："朕甚閔焉[9]！"於是建藏書之策，置寫書之官，下及諸子傳説，皆充秘府[10]。至成帝時，以書頗散亡，使謁者陳農求遺書於天下[11]。詔光禄大夫劉向校經傳、諸子、詩賦，步兵校尉任宏校兵書，太史令尹咸校數術，侍醫李柱國校方技[12]。每一書已，向輒條其篇目，撮其指意，録而奏之[13]。會向卒，哀帝復使向子侍中奉車都尉歆卒父業[14]。歆於是總羣書而奏其《七略》，故有《輯略》，有《六藝略》，有《諸子略》，有《詩賦略》，有《兵書略》，有《術數略》，有《方技略》[15]。今刪其要[16]，以備篇籍。

[1] 没：同"殁"，死亡。微言：含义深远精要的言论。

[2] 七十子：指孔子弟子七十二贤者，举其成数，故言七十。丧：死亡。大义：指有关六经的要义。乖：歪曲，错乱。

[3] 注解《春秋》的有左丘明、公羊高、谷梁赤、邹氏、夹氏五家，今存前三家，即《左传》、《公羊传》、《谷梁传》。

[4] 注解《诗经》的有鲁人毛亨及齐人辕固生、鲁人申培、燕人韩婴四家。今存毛氏一家，世称《毛诗》。

[5] 注解《易经》的有施雠、孟喜、梁丘贺等数家，今俱亡佚。

[6] 从衡：同"纵横"。指战国时代七国之间纵横错杂的政治形势。从，同"纵"。诸子：指先秦的各派学者。殽乱：混乱。殽，"淆"的异体字。

[7] 患：忧虑。燔（fán 凡）灭：烧毁。愚：使……愚昧。使动用法。黔首：百姓，平民。黔，黑。上古百姓以黑巾覆头，故得此名。

[8] 败：弊。指秦始皇焚书等弊政。

[9] 孝武：汉武帝刘彻，公元前141—前87年在位。世：代，时代。喟（kuì 愧）然：感叹的样子。喟，叹。闵：忧虑。焉：之，此。代词。

[10] 策：策府。又作"册府"。古代帝王藏书处。秘府：古代宫廷内部藏秘籍之处。

[11] 成帝：汉成帝刘骜，公元前32年—前7年在位。成帝河平三年（公元26年）八月，令陈农向天下求遗书。以：因为。谒者：秦汉官名。主管接待宾客事宜。

[12] 光禄大夫：秦汉官名。担任顾问应对等事。校（jiào 叫）：校勘，校对。步兵校尉：汉代官名。管辖宫城卫队，地位仅次于将军。太史令：汉代官名。掌管历史、天文、历法。数术：指天文、历法、占卜一类书籍。侍医：为帝王及皇室成员治病的宫廷医师，后世称为御医、太医。方技：指医药类书籍。

[13] 已：完毕。辄：则，就。条：分条列出。活用作动词。撮：摘取。指意：内容大意。同义复用。指，意思。奏：进呈给皇上。按，刘向的这部分著作称《别录》，相当于后世的书目解题，原书已佚。

[14] 会：适逢，正值。卒：死。哀帝：汉哀帝刘欣，公元前6年—前2年在位。侍中：秦汉职官名。侍从皇帝左右，出入宫廷，与闻朝政，为正规官职外的加官之一。奉车都尉：汉代官名。皇帝近侍，掌御乘舆马。歆（xīn 欣）：刘歆。刘向之子。卒：完成，完毕。

[15] 总：汇总，汇编。七略：刘歆所著，为我国最早的图书目录分类书。内容分：辑略（诸书的总要）、六艺略（经学、史学类）、诸子略（诸子百家类）、诗赋略（诗歌辞赋类）、兵书略（军事类）、数术略（天文历法和占卜类）及方技略（医药卫生类）。原书已佚，其内容保存在班固的《汉书·艺文志》中。略：概略，概述。六艺：指《易》、《诗》、《书》、《礼》、《乐》、《春秋》等六经。

[16] 删：选取，节取。

方技略

《黄帝内经》十八卷，《外经》三十七卷[1]，《扁鹊内经》九卷，《外经》十二卷，《白氏内经》三十八卷，《外经》三十六卷，《旁篇》二十五卷。右医经七家，二百一十六卷[2]。

医经者，原人血脉、经落、骨髓、阴阳、表里，以起百病之本、死生之分[3]，而用度箴石汤火所施，调百药齐和之所宜[4]。至齐之得，犹慈石取铁，以物相使[5]。拙者失理，以瘉为剧，以生为死[6]。

[1] 外经：指《黄帝外经》。下文二《外经》分别指《扁鹊外经》和《白氏外经》。

[2] 右：以上，上面。竖排版书由右向左写，故此处称前边那些目录书名在"右"。二百一十六卷：以上合计为一百七十五卷，少四十一卷，与上列卷数不合。当是年代久远，传写脱误所致。

[3] 原：推原，推究，研究。脈："脉"的异体字。落：通"络"。起：阐发。本：本源，根源。分：分界，界限。

[4] 用：用来。度（duó夺）：揣度，估量。箴："针"的异体字。火：指灸法。调：调制。齐（jì剂）和：调配和洽。齐，同"剂"，按比例调配药物。所宜：适当的比例。

[5] 至齐之得：最好药剂的功能。齐，同"剂"，药剂。得，指取得的效果、作用。慈：通"磁"。

[6] 技术拙劣的医生违背医理，把能治好的病治重，把活人治死。为：治。瘉："愈"的异体字。

《五藏六府痺十二病方》三十卷，《五藏六府疝十六病方》四十卷，《五藏六府癉十二病方》四十卷，《風寒熱十六病方》二十六卷，《泰始黄帝扁鵲俞拊方》二十三卷[1]，《五藏傷中十一病方》三十一卷[2]，《客疾五藏狂顛病方》十七卷，《金瘡瘲瘲方》三十卷，《婦人嬰兒方》十九卷，《湯液經法》三十二卷，《神農黄帝食禁》七卷[3]。右經方十一家，二百七十四卷[4]。

經方者，本草石之寒溫，量疾病之淺深[5]，假藥味之滋，因氣感之宜[6]，辯五苦六辛，致水火之齊[7]，以通閉解結，反之於平[8]。及失其宜者，以熱益熱，以寒增寒，精氣内傷，不見於外[9]，是所獨失也[10]。故諺曰："有病不治，常得中醫[10]。"

[1] 痺："痹"的异体字，病名。疝：病名。泛指任何体腔内容物向外突出的病症。癉（dǎn疸）：热病。泰始：古代指天地初开、万物开始形成的时代。俞拊：即俞跗。

[2] 五藏伤中：五藏被刺伤。语本《素问·诊要经终论》："凡刺胸腹者必避五脏。中心者坏死，中脾者五日死，中肾者七日死，中鬲者，皆为伤中，其病虽愈，不过一岁必死。"

[3] 客疾：外邪入侵人体内引起的病证。颠：同"癫"。金疮：金属利器对人体所造成的创伤。瘲瘲（zòng chì纵赤）：手足抽搐一类的病。多作"瘲疭"。筋急引缩为瘲，筋缓纵伸为疭。食禁：食物的禁忌。

[4] 经方：古代对医药方书的统称。二百七十四卷：以上合计为二百九十五卷，多二十一卷。

[5] 本：根据，本着。草：指植物药。石：指矿物药。寒温：泛指药物的性质。量：衡量，估量。

[6] 假：凭借。滋：汁液。此指药物的作用。因：根据。气感之宜：人对四时气候的感受所适宜的情况。指用药考虑气候的不同，如天热要慎用热药，天寒当慎用寒药之类。

[7] 辩：通"辨"，辨别。五苦六辛：指五脏六腑所适宜的各种性味的药物。致：得

到。此指制成。水火之齐：寒凉与温热的药剂。

[8] 反：同"返"，此指恢复。平：正常。

[9] 及：至于。失其宜者：指治疗失当的医生。见：同"现"。

[10] 这是严重失误的情况。独：特别，严重。

[11] 中医：中等水平的医生。

《容成陰道》二十六卷，《務成子陰道》三十六卷，《堯舜陰道》二十三卷，《湯盤庚陰道》二十卷，《天老雜子陰道》二十五卷，《天一陰道》二十四卷，《黄帝三王養陽方》二十卷，《三家内房有子方》十七卷[1]。右房中八家，百八十六卷[2]。

房中者，情性之極，至道之際，是以聖王制外樂以禁内情，而爲之節文[3]。傳曰："先王之作樂，所以節百事也[4]。"樂而有節，則和平壽考[5]。及迷者弗顧，以生疾而殞性命[6]。

[1] 容成阴道：房中术书名。容成，黄帝的大臣，相传其发明历法。阴道，古代房中术。务成子：务成昭。虞舜的老师。汤盘庚：殷商君主。天老：相传为黄帝的大臣，三公之一。杂子：参下文"杂子道"注。天一：天乙。成汤之名。成汤是殷王朝的创建者。三王：一般指夏禹王、商汤王、周文王。或指禹、汤及周文王、周武王。

[2] 房中：即房中术，为古代的性医学。百八十六卷：今合计为一百九十一卷，多五卷。以上所列八家房中著作，皆托名之作，均已亡佚。

[3] 际：会合，交合。是以：因此。外乐：室外的音乐。内情：房中的情欲。节文：节制修饰。

[4] 传：古代解释儒家经典的著作叫传。此指《左传》。语本《左传·昭公元年》，参见本教材《秦医缓和》。

[5] 和平寿考：气血平和，寿命长久。考，老。

[6] 迷者：沉迷于声色的人。

《宓戲雜子道》二十篇，《上聖雜子道》二十六卷，《道要雜子》十八卷，《黄帝雜子步引》十二卷，《黄帝岐伯按摩》十卷，《黄帝雜子芝菌》十八卷，《黄帝雜子十九家方》二十一卷，《泰壹雜子十五家方》二十二卷，《神農雜子技道》二十三卷，《泰壹雜子黄冶》三十一卷[1]。右神僊十家，二百五卷[2]。

神僊者，所以保性命之真，而游求於其外者也[3]。聊以盪意平心[4]，同死生之域[5]，而無怵惕於胷中[6]。然而或者專以爲務，則誕欺怪迂之文彌以益多，非聖王之所以教也[7]。孔子曰："索隱行怪，後世有述焉，吾不爲之矣[8]。"

[1] 宓戲：伏羲。宓，通"伏"。戲，通"羲"。杂子道：神仙家修真养性以求长生的

方法。步引：神仙家导引之类的养生术。芝菌：神仙家服食芝菌以养生的方法。芝，灵芝。菌，芝类。泰壹：泰一。天神名。黄冶：冶炼丹砂之法。

[2] 神僊：指神仙家养生术。僊，"仙"的异体字。二百五卷：上合计为二百零一卷，少四卷。以上诸书，均亡佚。

[3] 所以："……的方法"。用于动词后。真：真元。游求于其外：向身外大自然广求养生之道。

[4] 聊：姑且。盪意平心：净化意念，平定心境。盪，"荡"的异体字，洗涤。

[5] 将死与生的区域视为相同。同：认为相同。意动用法。

[6] 怵（chù 触）惕：恐惧警惕。文中指对死的恐惧。怵，恐惧。胷："胸"的异体字。

[7] 或者：有人，有些人。务：事业，工作。诞欺怪迂：荒诞欺诈怪异迂曲。弥：更加。益：增加。教：教化。

[8] 求隐秘之事，行怪异之道，后代有效法这样做的，我不做这样的事。语出《礼记·中庸》。述：遵循，继承。

凡方技三十六家，八百六十八卷[1]。

方技者，皆生生之具，王官之一守也[2]。太古有岐伯、俞拊，中世有扁鵲、秦和[3]，蓋論病以及國，原診以知政[4]。漢興，有倉公。今其技術晻昧[5]，故論其書[6]，以序方技爲四種[7]。

[1] 按以上所列，医经七家二百一十六卷，经方十一家二百七十四卷，房中八家八十六卷，神仙十家二百零五卷，合得三十六家，八百八十一卷，多十三卷。而按所列各书的卷数，计为三十六家，八百六十二卷，少六卷。

[2] 生生之具：使生命生长不息的工具。前"生"，使动用法。王官：天子之官。守：职守，职务。

[3] 太古：远古，上古。秦和：秦国医生和。参见本教材《秦医缓和》。

[4] 意为最高明的医生根据诊察分析国君的病情，可以推论到国情政事。原：推究，研究。

[5] 晻昧：湮没，埋没。同义复用。晻，"暗"的异体字，昏暗。昧，昏暗。

[6] 论：编次。司马迁《报任少卿书》："乃如左丘无目，孙子断足，终不可用，退而论书策，以舒其愤，思垂空文以自见。"

[7] 序：依次排列。活用作动词。四种：指方技略中医经、经方、神仙、房中四种。

综合练习

（一）解释题

1.（仲尼）没　2.（大义）乖　3. 黔首　4. 闵（焉）　5.（每一书）已　6. 会（会向卒）　7. 卒（父业）　8. 删（其要）　9. 右（右医经）　10. 齐（和之所宜）11. 辩（五苦六辛）　12.（水火之）齐　13. 反（之于平）　14. 见（于外）　15.（常得）中医　16.（尧舜）阴道　17.（怭戏）雜子道　18. 同（死生之域）　19.（后世有）

述 20．原（诊以知政） 21．晻昧 22．序 23．太古 24．胷 25．瘅 26．痹

（二）单项选择题

1. 我国现存最早的目录学文献是（　　）

  A．《七略》   B．《汉书·艺文志》

  C．《别录》   D．《中国医籍考》

2. "昔仲尼没而微言绝"句中"没"义为（　　）

  A．没有   B．沉没   C．死亡   D．隐没

3. "汉兴，改秦之败"句中"败"义为（　　）

  A 衰败   B．失败   C．败坏   D．弊政

4. "今删其要，以备篇籍"句中"删"义为（　　）

  A．删除   B．选取   C．参考   D．保留

5. "聊以荡意平心，同死生之域，而无怵惕于胷中"句中"怵惕"义为（　　）

  A．恐惧   B．警惕   C．担忧   D．郁结

（三）多项选择题

1. 《〈汉书·艺文志〉序》中可知，西汉时奉诏整理古代书籍的总负责人先后是（　　）

  A．陈农   B．刘向   C．陈宏

  D．尹咸   E．刘歆

2. 以下含有使动用法的句子是（　　）

  A．以起百病之本，死生之分   B．同死生之域，而无怵惕于胷中

  C．方技者，皆生生之具   D．先王之作乐，所以节百事也

  E．致水火之齐，以通闭解结，反之于平

3. 以下含有通假字的是（　　）

  A．调百药齐和之所宜   B．用度箴石汤火所施

  C．辩五苦六辛，致水火之齐   D．战国从衡，真伪分争

  E．犹慈石取铁，以物相使

（四）翻译题

1. 战国从衡，真伪分争，诸子之言纷然殽乱。至秦患之，乃燔灭文章，以愚黔首。汉兴，改秦之败，大收篇籍，广开献书之路。迄孝武世，书缺简脱，礼坏乐崩，圣上喟然而称曰："朕甚闵焉！"於是建藏书之策，置写书之官。

2. 每一书已，向辄条其篇目，撮其指意，录而奏之。会向卒，哀帝复使向子侍中奉车都尉歆卒父业。歆于是总群书而奏其《七略》，故有《辑略》，有《六艺略》，有《诸子略》，有《诗赋略》，有《兵书略》，有《术数略》，有《方技略》。

3. 医经者，原人血脉、经落、骨髓、阴阳、表里，以起百病之本、死生之分，而用度箴石汤火所施，调百药齐和之所宜。至齐之得，犹慈石取铁，以物相使。拙者失理，以瘉为剧，以生为死。

4. 经方者，本草石之寒温，量疾病之浅深，假药味之滋，因气感之宜，辩五苦六辛，致水火之齐，以通闭解结，反之于平。

5. 至成帝时，以书颇散亡，使谒者陈农求遗书于天下。诏光禄大夫刘向校经传、诸子、诗赋，步兵校尉任宏校兵书，太史令尹咸校数术，侍医李柱国校方技。

6．神仙者，所以保性命之真，而游求于其外者也。聊以荡意平心，同死生之域，而无怵惕于胸中。然而或者专以为务，则诞欺怪迂之文弥以益多，非圣王之所以教也。

（五）思考题

1．《汉书·艺文志》是在什么基础上形成的？

2．从本文可知，西汉成帝时，奉诏负责校勘医书的人是谁？

3．《七略》包括哪些著作？其中医学著作收在哪部书中？

4．如何理解课文中的"中医"是"中等水平的医生"？

5．医经、经方指哪些书？举例说明。

（六）背诵题

1．背诵第三自然段。

2．背诵第五自然段。

（七）阅读题

顷余之旧契读孟坚汉书艺文志载五苦六辛之说而颜师古辈皆无注解渠特以问余余顾其内经诸书中亦不见其文既相别矣乘骞且十里外飒然而悟欲复回以告予之旧契已归且远乃令载之以示来者夫五者五脏也脏者里也六者六腑也腑者表也病在里者属阴分宜以苦寒之药涌之泄之病在表者属阳分宜以辛温之剂发之汗之此五苦六辛之意也颜师古不注盖阙其疑也乃知学不博而欲为医难矣（张从正《儒门事亲·攻里发表寒热殊途笺》）

要求：

1．给上文加标点。

2．解释带点的字词。

3．翻译画横线的句子。

二十七、《伤寒论》序*

【提示】　本文选自张机《伤寒论》，据人民卫生出版社影印明代赵开美所刻《仲景全书》本排印。作者张机（约公元 150—219 年），字仲景，南阳郡涅阳（今河南南阳）人，东汉末年杰出的医学家。所著《伤寒杂病论》奠定了祖国医学沿着辨证论治原则发展的基础，后世称之"方书之祖"，尊张氏为"医圣"。问世不久，即因战乱散佚，经王叔和等整理编次，后分为《伤寒论》和《金匮要略》两书。

序文首先指出医药的重大作用，严肃批评当时士大夫轻视医药，务求名利而舍本逐末的错误倾向，接着说明自己撰写《伤寒论》的原因、经过和愿望，最后谆谆规劝医生要重视医德修养，技术应精益求精，切记故步自封，草率从事，表达作者强烈的爱憎感情和"多闻博识"致力于医学的决心。本文情文并茂，感染力强，是医学序跋文选中的名篇。

　　余每覽越人入虢之診、望齊侯之色，未嘗不慨然歎其才秀也[1]。怪當今居世之士，曾不留神醫藥，精究方術，上以療君親之疾，下以救貧賤之厄，中以保身長全，以養其生[2]。但競逐榮勢，企踵權豪，孜孜汲汲，惟名利是務[3]，崇飾其末，忽棄其本，華其外而悴其內[4]。皮之不存，毛將安附焉[5]？卒然遭邪風之氣，嬰非常之疾，患及禍至，而方震慄，降志屈節，欽望巫祝，告窮歸天，束手受敗[6]。賷百年之壽命，持至貴之重器，委付凡醫，恣其所措[7]。咄嗟嗚呼[8]！厥身已斃，神明消滅，變爲異物，幽潛重泉，徒爲啼泣[9]。痛夫！舉世昏迷，莫能覺悟，不惜其命，若是輕生，彼何榮勢之云哉[10]？而進不能愛人知人，退不能愛身知己，遇災值禍，身居厄地，蒙蒙昧昧，惷若游魂[11]。哀乎！趨世之士，馳競浮華，不固根本，忘軀徇物，危若冰谷，至於是也[12]！

　　[1] 嘗："尝"（嘗）的异体字。慨然：激动的样子。歎："叹"的异体字，赞叹。秀：突出，杰出。

　　[2] 士：读书人。曾（zēng 增）：竟，竟然。留神：留心，注重。精究：精心研究。方术：本指医卜星相之术。此指医术。厄：病困。

　　[3] 企踵：踮起脚跟。此指仰慕。孜孜汲汲（zī jí 资及）：急急忙忙迫不及待的样子。孜孜，不倦的样子。汲汲，急切的样子。惟名利是务：只追求名利。宾语前置。"是"为宾语前置标志。务，追求，从事，致力。

　　[4] 末：此指名利荣势。本：此指身体。华：使……华美。使动用法。悴：使……憔悴。使动用法。

　　[5] 语出《左传·僖公十四年》。安：哪里。

　　[6] 卒然：猝然，突然。卒，通"猝"。嬰：遭受，缠绕。慄："栗"的异体字。钦：

恭敬。巫祝：古代从事所谓通鬼神的职业者。穷：穷尽。此指巫祝的办法用尽。归天：归属命运。

[7] 赍（jī肌）：持，拿。重器：宝贵的器物。此喻身体。恣：听任，任凭。措：处置，安排。

[8] 咄嗟（duō jiē 多街）呜呼：啊。感叹词连用，加强语气。

[9] 厥：其。异物：指死亡的人。幽潜重（chóng 虫）泉：深埋在九泉之下。幽，深。潜，埋葬。重泉，犹"九泉"。死者所归的地下深处。

[10] 痛夫（fú 扶）：痛心啊。夫，感叹语气词。若是：如此，像这样。轻生：轻视生命。"彼何"句：那还谈得上什么荣华权势呢？宾语前置，"之"是宾语前置标志，正常次序为："彼云何荣势哉"。

[11] 进：进身（即入仕为官）。退：退身（即引退，隐居）知：管，顾。灾："灾"的异体字。蠹："蠹"的异体字。游魂：游荡的鬼魂。喻苟延残喘的无用之人。

[12] 趋世：奔波于社会上。即"趋于世"。徇：营求。冰谷：薄冰和深谷。喻险境。语见《诗·小雅·小宛》："战战兢兢，如临深渊，如履薄冰。"

　　余宗族素多，向餘二百[1]。建安紀年以來，猶未十稔，其死亡者，三分有二，傷寒十居其七[2]。感往昔之淪喪，傷橫夭之莫救[3]，乃勤求古訓，博采衆方[4]，撰用《素問》、《九卷》、《八十一難》、《陰陽大論》、《胎臚藥錄》[5]，并平脉辨證，為《傷寒雜病論》，合十六卷[6]。雖未能盡愈諸病，庶可以見病知源[7]。若能尋余所集，思過半矣[8]。

　　[1] 宗族：同宗族的人。素：一向。向：先前，从前。余二百：二百多。

　　[2] 建安纪年：建安元年。建安，汉献帝刘协的年号（公元196—219年）。稔（rěn忍）：年。本文为谷物成熟。古代谷物一年一熟，故称。

　　[3] 感：为……感叹。伤：为……悲伤。横夭：意外早死。亦作"夭横"。横，横死，非命而死；夭，早死，短命。

　　[4] 古训：前代圣王留下的著作。亦作"故训"。此指古代留下的医学著作。

　　[5] 撰：通"选"（選），选择。九卷：《灵枢》，又名《针经》。八十一难：《难经》。阴阳大论：古医经名，今佚。胎胪药录：古医经名，今佚。胎指胎产，胪指颅囟，所以该书内容大概是有关妇产与小儿疾病方面之古医书。

　　[6] 平脉：辨脉。平，通"辨"。合：合计，共。

　　[7] 虽：即使。庶："庶"的异体字，或许，也许。

　　[8] 寻：探求，研究。思过半：指收益多。语出《周易·系辞下》："知者观其辞，则思过半矣。"过，超过。

　　夫天布五行，以運萬類；人稟五常，以有五藏[1]。經絡府俞，陰陽會通。玄冥幽微，變化難極[2]。自非才高識妙，豈能探其理致哉[3]？上古有神農、黃帝、岐伯、伯高、雷公、少俞、少師、仲文[4]，中世有長桑、扁鵲[5]。漢有公乘陽慶及倉公[6]。下此以往，未之聞也[7]。觀今之醫，不念思求經旨，以演其所知，各承家技，終始順舊[8]。省疾問病，務在口給；相對斯須，便處湯藥[9]。按寸不及尺，握手不及足[10]；人迎趺陽，三部不參[11]；動數發息，不滿五十[12]。短期未知決診，九候曾無髣髴[13]；明堂闕庭，盡不見察[14]。所謂窺管而已[15]。夫欲視死別生[16]，實爲難矣！

孔子云：生而知之者上，學則亞之[17]。多聞博識，知之次也[18]。余宿尚方術，請事斯語[19]。

[1] 五常：五行之常气。藏：同"脏"（臟）。

[2] 经："经"（經）的异体字。府俞：气府腧穴。府，经气聚会之处。俞，通"腧"。脉气灌注之处。玄冥幽微：指人体生理和病理变化的玄妙隐晦、幽深奥妙。

[3] 自非：如果不是，若非。固定结构。理致：道理要旨。

[4] 以上岐伯等六人，相传都是黄帝时的名医。

[5] 中世：中古。长桑：长桑君。扁鹊老师。

[6] 公乘阳庆：仓公老师。仓公：淳于意。西汉时山东名医。《史记》有其传。

[7] 未之闻：即"未闻之"。宾语前置。

[8] 演：推衍，扩大。终始：始终。

[9] 务：追求，致力。口给（jǐ己）：口才敏捷。给，足，指言辞不穷。相对：面对病人。相，指代病人。斯须：片刻，一会儿。

[10] 寸：指寸部脉。尺：指尺部脉。手：指手腕寸口脉。足：指足部趺阳脉。

[11] 人迎：古代诊脉部位。在喉结两侧的颈动脉。趺阳：古代诊脉部位。在足背前胫动脉。三部：指人迎、寸口和趺阳三部脉象。

[12] 指诊察脉象时，候脉的搏动次数不满五十动。古代认为诊脉不满五十动为失诊。参见《灵枢·根结》。

[13] 短期：病危将死之期。九候：据《素问·三部九候论》，指头部两额、两颊和耳前，中部寸口、合谷和神门，下部内踝后、大趾内侧和大趾与次趾之间等九处的动脉。据《难经·十八难》，又指寸、关、尺三部以浮、中、沉取，合称九候。曾无：竟然没有。固定结构。髣髴：亦作"彷彿"、"仿佛"。此指模糊的印象。

[14] 明堂：指鼻子。阙：两眉之间。庭：前额。见：被。

[15] 窥管："以管窥天"的缩写。此喻诊察片面。

[16] 视：辨别。

[17] 语本《论语·季氏》："生而知之者，上也；学而知之者，次也"。亚，次。

[18] 意为多闻广记，是"智"的次一等。语本《论语·述而》："多闻，择其善者而从之，多见而识之，知之次也。"识（zhì志）：记。知：同"智"。

[19] 我素来爱好医方医术，请允许我奉行这句话。宿：素来，向来。尚：崇尚，爱好。事：奉行，实践。斯语：这句话。指"多闻博识"。后句语本《论语·颜回》："回虽不敏，请事斯语矣。"

综合练习

（一）解释题

1．（才）秀　2．曾（不）　3．方术　4．企踵　5．是（惟名利是务）　6．婴（非常之疾）　7．钦（望巫视）　8．赍（百年之寿命）　9．厥（身）　10．举（举世昏迷）11．云（哉）　12．徇（物）　13．向（余二百）　14．（十）稔　15．撰（用）　16．平（脉）　17．自非　18．演（其所知）　19．宿（尚方术）　20．事（斯语）　21．明堂22．务窥管　23．府俞　24．玄冥幽微　25．髣髴

（二）单项选择题

1．"始终顺旧，省病问候，务在口给。"句中的"口给"为（　　　）

    A．才能出众　　　B．聪明敏锐　　　C．见解高明　　　D．口才敏捷

2．"九候曾无髣髴；明堂阙庭，尽不见察。"句中的"见"的义是（　　　）

    A．看见　　　　　　　　　　　B．同"现"，显示

    C．见解　　　　　　　　　　　D．相当于"被"

3．"余宗族素多，向馀二百。"句中的"向"的义为（　　　）

    A．一向　　　　　B．从前　　　　　C．趋向　　　　　D．刚方

4．"若能寻余所集，思过半矣。"句中的"思过半"的义为（　　　）

    A．发现很多　　　B．思考很多　　　C．收益很多　　　D．担忧很多

5．"若是轻生，彼何荣势之云哉。"句中前置宾语为（　　　）

    A．何荣势　　　　B．之　　　　　　C．彼　　　　　　D．何

（三）多项选择题

1．在下列句子中不是前置宾语的句子有（　　　）

    A．下此以往，未之闻也　　　　　B．多闻博识，知之次也

    C．后世有述焉，吾不为之矣　　　D．孜孜汲汲，惟名利是务

2．在下列句子中"之"为前置宾语标志的有（　　　）

    A．若是轻生，彼何荣势之云哉　　B．皮之不存，毛将安附焉

    C．多闻博识，知之次也　　　　　D．下此以往，未之闻也

    E．精处仍不能发，其何神之与有

3．在下列句子中解释正确的句子有（　　　）

    A．卒然遭邪风之氣，婴非常之疾。婴：遭受

    B．相对斯须，便处汤药。相：指代病人

    C．余宿尚方术，请事斯语。尚：高尚

    D．厥身已毙，神明消灭。厥：他们的，代词

    E．危若冰谷至于是也。冰谷：比喻薄冰和深谷

（四）翻译题

1．但竞逐荣势，企踵权豪，孜孜汲汲，惟名利是务，崇饰其末，忽弃其本，华其外而悴其内。皮之不存，毛将安附焉？卒然遭邪风之气，婴非常之疾，患及祸至，而方震慄，降志屈节，钦望巫祝，告穷归天，束手受败。

2．厥身已毙，神明消灭，变为异物，幽潜重泉，徒为啼泣。痛夫！举世昏迷，莫能觉

悟，不惜其命，若是轻生，彼何荣势之云哉？而进不能爱人知人，退不能爱身知己，遇灾值祸，身居厄地，蒙蒙昧昧，惷若游魂。哀乎！趋世之士，驰竞浮华，不固根本，忘躯徇物，危若冰谷。

3．孔子云：生而知之者上，学而亚之。多闻博识，知之次也。余宿尚方术，请事斯语。

4．余每览越人入虢之诊，望齐侯之色，未尝不慨然叹其才秀也！怪当今居世之士，曾不留神医药，精究方术，上以疗君亲之疾，下以救贫贱之厄，中以保身长全，以养其生。

5．观今之医，不念思求经旨，以演其所知；各承家技，终始顺旧；省病问疾，务在口给；相对斯须，便处汤药。

6．余宗族素多，向馀二百。建安纪年以来，犹未十稔，其死亡者，三分有二，伤寒十居其七。感往昔之沦丧，伤横夭之莫救，乃勤求古训，博采众方，撰用《素问》、《九卷》、《八十一难》、《阴阳大论》、《胎胪药录》，并平脉辨证，为《伤寒杂病论》，合十六卷。

（五）思考题

1．作者的治学方法有哪些？

2．作者对医者提出哪些要求？

3．文中运用孔子之语寓意何在？作者希望自己成为哪种人？

4．《伤寒杂病论》的写作背景是什么？

（六）背诵题

背诵全篇课文。

（七）阅读题

脉理精微其体难辨弦紧浮芤辗转相类在心易了指下难明谓沉为伏则方治永乖以缓为迟则危殆立至况有数候俱见异病同脉者乎医药为用性命所系和鹊至妙犹或加思仲景明审亦候形证一毫有疑则考校以求验故伤寒有承气之戒呕哕发下焦之问而遗文远旨代寡能用旧经秘述奥而不售遂令末学昧于原本互滋偏见各逞己能致微疴成膏肓之变滞固绝振起之望良有以也今撰集岐伯以来逮于华佗经论要诀合为十卷百病根原各以类例相从声色证候靡不赅备其王阮傅戴吴葛吕张所传异同咸悉载录诚能留心研究究其微赜则可以比踪古贤代无夭横矣（晋·王叔和《脉经·序》）

要求：

1．给上文加标点。

2．解释带点的字词。

3．翻译画横线的句子。

二十八、《黄帝内经素问注》序[*]

【提示】　本文选自《黄帝内经素问注》，据 1956 年人民卫生出版社影印的明代顾从德翻刻宋本《黄帝内经素问》排印。作者王冰（约公元 710—805 年），别号启玄子，为唐代著名医学家。曾任太仆令，故后世又称王太仆。鉴于《素问》抄本紊乱，王冰花十二年时间，著成《重广补注黄帝内经素问》，共二十四卷，八十一篇。这是现存《素问》之最古本，也是历代注解《内经》流行最广、影响最大的一部著作。

序文高度评价《内经》的学术价值及影响，认为它是"至道之宗，奉生之始"。指出"训诂"乃是学通经文的必由之路，历代名医莫不得益于《内经》，并提出前代版本的错误，说明编次整理的具体做法、目的和意义。

　　夫釋縛脱艱，全真導氣，拯黎元於仁壽，濟贏劣以獲安者，非三聖道，則不能致之矣[1]。孔安國序《尚書》曰："伏羲、神農、黄帝之書，謂之三墳，言大道也[2]。"班固《漢書·藝文志》曰："《黄帝内經》十八卷"。《素問》即其經之九卷也，兼《靈樞》九卷，廼其數焉[3]。雖復年移代革[4]，而授學猶存。懼非其人，而時有所隱，故第七一卷，師氏藏之，今之奉行，惟八卷爾[5]。然而其文簡，其意博，其理奥，其趣深[6]。天地之象分，陰陽之候列，變化之由表，死生之兆彰[7]。不謀而遐邇自同，勿約而幽明斯契[8]。稽其言有徵，驗之事不忒[9]。誠可謂至道之宗，奉生之始矣[10]。

　　[1] 黎元：百姓，黎民。也作"黎玄"。仁寿：长寿。赢劣：瘦弱。此指病人。赢、劣，瘦弱。同义复用。三圣道：三位圣人的学说。三圣，指伏羲、神农、黄帝。古人认为伏羲制九针，神农尝百草而撰《本草经》，黄帝著《内经》，三人均与医药相关。

　　[2] 孔安国：孔子二十二代孙，西汉经学家，以研究《尚书》而为汉武帝博士。序：为……作序。三坟：此泛指古代典籍。坟，大。

　　[3] 廼："乃"的异体字。

　　[4] 革：变更，变迁。

　　[5] 其人：指适合的人。第七一卷：第七卷。师氏：古代教育贵族子弟的教官。此指主管教育的官员，亦可指老师或前辈。

　　[6] 愽："博"的异体字。趣：旨趣。

　　[7] 意为天地的现象分清，阴阳的征候列举，变化的缘由表述，死生的预兆显示。

　　[8] 遐迩：远与近。此指远近的事理。幽明：暗与明。此指无形和有形的事物。斯：皆，尽。契：符合，一致。

　　[9] 稽：考核，查考。征：证验。之：其。忒（tè 特）：差错，差误。

[10] 诚：的确，实在。至道：最高深的理论，此指医学理论。宗：祖，本源，典范。奉生：养生。

假若天機迅發，妙識玄通[1]，葳謀雖屬乎生知[2]，標格亦資於詁訓[3]，未嘗有行不由逕，出不由户者也[4]。然刻意研精，探微索隱，或識契真要，則目牛無全[5]。故動則有成，猶鬼神幽贊，而命世奮傑，時時閒出焉[6]。則周有秦公，漢有淳于公，魏有張公、華公，皆得斯妙道者也[7]。咸日新其用，大濟蒸人，華葉遞榮，聲實相副[8]。蓋敎之著矣，亦天之假也[9]。

[1] 天机：天赋的机谋。即天资。迅发：敏捷聪明。妙识玄通：即"识妙通玄"。精通深奥玄妙的道理。

[2] 葳（chǎn 产）谋：完备而周密的见解，葳，完备，完善。乎：于。生知：生而知之的人。指天资聪明之人。

[3] 标格：标准。此指对经文正确理解的标准。诂（gǔ 古）训：训诂，注释。

[4] 尝："尝"的异体字。行不由迳：走路不遵循道路。语出《论语·雍也》。迳，"径"的异体字。户：门。

[5] 刻意：专心致志，刻苦用心。或：如果。契：掌握，体会，领悟。真要：指经文的精义要旨。目牛无全：比喻技艺纯熟或谋划高明。也作"目无全牛"。语本《庄子·养生主》。

[6] 动：往往；常常。赞：帮助。命世奇杰：指闻名于世的杰出医生。命世，犹"名世"。丗，"世"的异体字。閒出：交替出现。閒，"间"的异体字。

[7] 秦公：秦越人。淳于公：淳于意。张公：张仲景。华公：华佗。按，张、华二人生当东汉末，彼时曹操当权，其子曹丕称帝建立魏朝。

[8] 新其用：更新医学的效用。蒸人：众民，众人。蒸，通"烝"，众多。华叶递荣：像鲜花绿叶般递相繁茂。喻事业兴旺不衰。华，同"花"。

[9] 教：指《素问》理论对历代医家的哺育教化。著：成就。假：借助。

冰弱齡慕道，夙好養生，幸遇真經，式爲龜鏡[1]。而丗本紕繆，篇目重疊，前後不倫，文義懸隔，施行不易，披會亦難[2]。歲月既淹，襲以成弊[3]。或一篇重出，而別立二名[4]；或兩論併吞，而都爲一目[5]；或問荅未已，別樹篇題[6]；或脱簡不書，而云丗闕[7]。重《經合》而冠《鍼服》[8]，併《方宜》而爲《欬篇》[9]；隔《虚實》而爲《逆從》[10]，合《經絡》而爲《論要》[11]；節《皮部》爲《經絡》[12]，退《至教》以先《鍼》[13]。諸如此流，不可勝數。且將升岱嶽，非逕奚爲[14]？欲詣扶桑，無舟莫適[15]。乃精勤博訪，而并有其人[16]。歷十二年，方臻理要，詢謀得失，深遂夙心[17]。時於先生郭子齋堂，受得先師張公秘本，文字昭晰，義理環周，一以參詳，羣疑冰釋[18]。恐散於末學，絶彼師資，因而撰注，用傳不朽[19]。兼舊藏之卷，合八十一篇，二十四卷，勒成一部[20]。冀乎究尾明首，尋注會經，開發童蒙，宣揚至理而已[21]。

[1] 弱龄：弱冠之年。指男子二十岁左右。古代男子二十岁行冠礼。式：用。龟镜：借鉴。亦作"龟鉴"。古人以龟卜吉凶，以镜鉴美丑。

[2] 世本：世上通行版本。纰（pī 批）缪：错误。伦：条理，次序。披会：翻阅领会。

[3] 歲："岁"（歲）的异体字。淹：久。

[4] 有的同一内容重复出现，却分别立两个篇名。如《离合真邪论》，新校正云："全元起本在第一卷，名《经合》，第二卷重出，名《真邪论》。"

[5] 有的两论合并在一起，而总括为一个篇名。如据新校正，全元起本将《血气形志篇》并入《宣明五气篇》中，王冰始分出两篇。併吞：合并。併，"并"的异体字。都：总括，汇总。

[6] 有的一篇中的问答未毕，就将下文另设篇题。如《阴阳类论》，新校正云："全元起本以'雷公曰：请闻短期'以下别为一篇，名《四时病类》。"荅："答"的异体字。

[7] 有因脱简而未能写明，却说历代都残缺不全。如《刺腰痛篇》自"腰痛上寒"至"刺足少阴"一百余字，新校正云："按全元起本及《甲乙经》并《太素》并无，乃王氏所添也。"不书：没有写明。阙，通"缺"。

[8] 在重出的《经合篇》前加上《针服》的题目。《素问》无《针服》篇名，疑指篇首有"用针之服"句的《八正神明论》。冠：在前面加上。用作动词。"经合"原文作"合经"，误，遂改。

[9] 指全元起本将《异法方宜论》与《咳论》都并于第九篇中，统名为《咳篇》，王氏始分之。宜："宜"的异体字。欬："咳"的异体字。

[10] 指全元起本将《四时刺逆从论》割裂成两段。据新校正，"厥阴有余"至"筋急目痛"，全元起本在第六卷，"春气在经脉"至篇末，全元起本在第一卷。

[11] 疑指将《诊要经终论》合并于《玉版论要》。《素问》中《玉版论要》与《诊要经终论》相连。此"经络"似为"经终"之讹。

[12] 据新校正：全元起本把《经络论》附在《皮部论》之末，王氏分之。节：分开，分解。

[13] 指全元起本把记载有"夫上古圣人之教下也"等语的《上古天真论》退置于第九卷，而将论针法的《调经论》、《四时刺逆从论》前置于第一卷。

[14] 升：登。岱嶽：泰山。岱，泰山之别称。嶽，"岳"的异体字。奚：怎么。

[15] 诣：往，到。扶桑：神话中指海上日出之处。适：去，往。

[16] 并：兼。此指全部。其人：适合的人。此指那些深通《内经》的医家。

[17] 方：才。臻：达到。理要：条理要领。询谋：考虑。得失：指取得的成果。偏义复词，义偏于"得"。

[18] 郭子：王冰之师，生平及名字不详。子，尊称，相当于先生之意。斋堂：书房。

[19] 末学：犹"后学"。师资：本指教师。此指传授《内经》的依据。用：以。

[20] 勒：编纂。

[21] 意为：希望人们研究后面的注文，就能明了前面的经文，通过探求注文来领会经旨，启发初学医者，宣扬高深的医理罢了。寻：探求，研究。开发：启发，开导。童蒙，

幼稚蒙昧的人。此指初次学医者。

其中簡脫文斷，義不相接者，搜求經論所有，遷移以補其處；篇目墜缺，指事不明者，量其意趣，加字以昭其義[1]；篇論吞并，義不相涉，闕漏名目者，區分事類，別目以冠篇首[2]；君臣請問，禮儀乖失者，考校尊卑，增益以光其意；錯簡碎文，前後重疊者，詳其指趣，削去繁雜，以存其要[3]；辭理秘密，難粗論述者，別撰《玄珠》，以陳其道[4]。凡所加字，皆朱書其文，使今古必分，字不雜糅[5]。庶厥昭彰聖旨，敷暢玄言[6]，有如列宿高懸，奎張不亂[7]，深泉淨瀅，鱗介咸分[8]。君臣無夭枉之期，夷夏有延齡之望[9]。俾工徒勿誤，學者惟明，至道流行，徽音累屬，千載之後，方知大聖之慈惠無窮[10]。

時大唐寶應元年歲次壬寅序[11]。

[1] 量其意趣：估量其中所指的意思。昭其义：使文意清楚明白：昭，使动用法。

[2] 别目：别立篇名。

[3] 错简：书简次第错乱。碎文：文字残缺不全。详其指趣：详细辨别经文的意思。

[4] 窘："密"的异体字。玄珠：指《玄珠密语》。按林亿的说法，传世的《玄珠》十卷，系后人伪托之作，王氏原著已失传。

[5] 朱书：用朱红色书写。

[6] 庶：希望。厥：其。此指自己的著作。昭彰圣旨：使圣人旨意清楚明白。昭彰，使动用法。敷畅：全面陈述阐发。玄言：指《素问》中深奥的理论。

[7] 列宿（xiù 秀）：众星宿。此指二十八宿。奎张：二十八宿中的奎宿和张宿。比喻经文篇章字句位次井然有条理。奎，俗作"魁"，由十六颗小星组成。张，又称鹑尾，由六颗小星组成。

[8] 鳞介：泛指有鳞和介甲的水生动物。

[9] 夭枉：短命早死，夭折。夷夏：泛指各族人。夷，古代原指东方的少数民族。夏，古代汉族的自称。

[10] 俾：使。工徒：指医生。古代以医生为治病工。惟：句中语气助词。不译。徽音：福音，德音。徽，美。累属（zhǔ 嘱）：连续承继。属，接续。

[11] 宝应元年：公元 762 年。宝应，唐肃宗李亨的年号。寶："宝"（寶）的异体字。次：值。

综合练习

(一) 解释题

1. 黎元 2. 三坟 3. 趣（深） 4. 遐迩 5. （不）贰 6. （至道之）宗 7. 奉生 8. 葳（谋） 9. （幽）赞 10. 蒸（人） 11. 式（为龟镜） 12. （岁月既）淹 13. 都（为一目） 14. 诣（扶桑） 15. （莫）适 16. 臻（理要） 17. 勒（成一部） 18. 寻（注） 19. 夷夏 20. （岁）次 21. 庶 22. 俾 23. 惟 24. 鳞介 25. 朱书

26．敷畅 27．昭彰圣旨 28．别目

（二）单项选择题

1．在"孔安国序《尚书》曰"句中"序"义为（ ）
   A．序言 B．让……作序
   C．作序 D．为……作序

2．在"然而其文简，其意博，其理奥，其趣深"句中"趣"义为（ ）
   A．趣味 B．旨趣 C．趣向 D．兴趣

3．在"或两论并吞，而都为一目"句中"都"义为（ ）
   A．汇总 B．全都 C．京都 D．巨大

4．在"而命世奇傑，时时间出焉"句中"命世"义为（ ）
   A．命名于世 B．命令世人 C．闻名于世 D．使世人

5．"披会亦难，岁月既淹，袭以成弊"句中"淹"义为（ ）
   A．滞留 B．长久 C．淹没 D．埋没

（三）多项选择题

1．在"咸日新其用"句中，含有的词类活用的现象是（ ）
   A．名词作动词 B．使动用法 C．意动用法
   D．为动用法 E．名词状语

2．以下含有"错误"义的词语是（ ）
   A．"稽其言有征，验之事不忒"中的"忒"
   B．"世本纰缪，篇目重叠"中的"纰缪"
   C．"君臣请问，礼仪乖失者"中的"乖失"
   D．"使今古必分，字不杂揉"中的"杂揉"
   E．"君臣无天枉之期"中的"夭枉"

3．以下属于异体字的是（ ）
   A．"兼《灵枢》九卷，迺其数焉"中的"迺"
   B．"且将升岱嶽，非径奚为"中的"嶽"
   C．"咸日新其用，大济蒸人"中的"蒸"
   D．"或脱简不书，而云世阙"中的"阙"
   E．"华叶递荣，声实相副"中的"华"

（四）翻译题

1．夫释缚脱艰，全真导气，拯黎元于仁寿，济羸劣以获安者，非三圣道，则不能致之矣。孔安国序《尚书》曰："伏羲、神农、黄帝之书，谓之三坟，言大道也。"班固《汉书·艺文志》曰："《黄帝内经》十八卷。"《素问》即其经之九卷也，兼《灵枢》九卷，迺其数焉。虽复年移代革，而授学犹存。

2．其文简，其意博，其理奥，其趣深。天地之象分，阴阳之候列，变化之由表，死生之兆彰。不谋而遐迩自同，勿约而幽明斯契。稽其言有征，验之事不忒。诚可谓至道之宗，奉生之始矣。

3．凡所加字，皆朱书其文，使今古必分，字不杂揉。庶厥昭彰圣旨，敷畅玄言，有如列宿高悬，奎张不乱，深泉净滢，鳞介咸分。君臣无天枉之期，夷夏有延龄之望。俾工徒勿误，学者惟明，至道流行，徽音累属，千载之后，方知大圣之慈惠无穷。

4. 假若天机迅发，妙识玄通，蒇谋虽属乎生知，标格亦资于诂训，未尝有行不由迳，出不由户者也。然刻意研精，探微索隐，或识契真要，则目牛无全。

5. 且将升岱岳，非径奚为？欲诣扶桑，无舟莫适。

（五）思考题

1. "且将升岱岳，非径奚为？欲诣扶桑，无舟莫适"强调什么？

2. 王冰整理《内经》的具体方法有哪些？

3. 文中"咸日新其用，大济蒸人，华叶递荣，声实相副"是什么意思？

4. 文中"未尝有行不由径，出不由户者也"，作者把什么比作"径"与"户"？意图说明什么？

5. 文中"盖教之著矣，亦天之假也"，是什么意思？

6. 文中"且将升岱岳，非径奚为？欲诣扶桑，无舟莫适"，作者把什么比作登泰山的"径"？把什么比作去扶桑的"舟"？意图说明什么？

（六）背诵题

1. 背诵第一自然段。

2. 背诵第二自然段。

（五）阅读题

夫为医者在读医书耳读而不能为医者有矣未有不读而能为医者也不读医书又非世业杀人尤毒于梃刃是故古人有言曰为人子而不读医书由为不孝<u>仆本庸昧自髫迄壮潜心斯道颇涉其理辄不自揣参对诸书再行校正家藏旧本灵枢九卷共八十一篇增修音释附于卷末勒为二十四卷庶使好生之人开卷易明了无差别除已具状经所属申明外准使府指挥依条申转运司选官详定具书送秘书省国子监令崧专访名医更乞参详免误将来利益无穷功实有自</u>宋绍兴乙亥仲夏望日锦官史崧题（《灵枢·史崧序》）

要求：

1. 给上文加标点。

2. 解释带点的字词。

3. 翻译画横线的句子。

二十九、《备急千金要方》自序*

【提示】 本文选自《备急千金要方》，据 1955 年人民卫生出版社影印的北宋刻本排印。作者孙思邈，生平介绍参本教材《大医精诚》篇。《备急千金要方》简称《千金要方》，成书于唐高宗永徽三年（公元 652 年），全书分为 232 门，记述医德规范、临床须知、内、外、妇、儿各科疾病的预防、诊断和主治方药，以及食治、养生、针灸等内容，收方五千三百首，保存了唐代以前许多珍贵的医学文献资料，为我国现存最早的一部临床实用百科全书。

序文概述了医学发展概况，表明了作者对医学矢志不移的精神，概述了撰著《千金要方》的原因、方法和目的。孙氏以为"人命至重，有贵千金，一方济之，德逾于此"，故以为书名。

夫清浊剖判，上下攸分[1]，三才肇基，五行俶落[2]，萬物淳樸，無得而稱[3]。燧人氏出，觀斗極以定方名，始有火化[4]。伏羲氏作，因之而畫八卦，立庖廚，滋味既興，痾瘵萌起[5]。大聖神農氏湣黎元之多疾，遂嘗百藥，以救療之，猶未盡善[6]。黃帝受命，創製九鍼，與方士岐伯、雷公之倫，備論經脈，旁通問難，詳究義理，以爲經論，故後世可得依而暢焉[7]。春秋之際，良醫和、緩，六國之時，則有扁鵲，漢有倉公、仲景，魏有華佗，並皆探賾索隱，窮幽洞微，用藥不過二三，灸炷不逾七八，而疾無不愈者[8]。晉宋以來，雖復名醫間出，然治十不能愈五六[9]。良由今人嗜欲泰甚，立心不常，淫放縱逸，有闕攝養所致耳[10]。余緬尋聖人設教[11]，欲使家家自學，人人自曉。君親有疾，不能療之者，非忠孝也。末俗小人，多行詭詐，倚傍聖教，而爲欺紿[12]。遂令朝野士庶，咸恥醫術之名，多教子弟誦短文、搆小策，以求出身之道[13]。醫治之術，闕而弗論。吁！可怪也。嗟乎！深乖聖賢之本意[14]。

[1] 剖判：分离。同义复用。上下：指天地。攸：所。

[2] 三才：指天地人。肇基：创立。俶（chù 处）落：开始。同义复用。

[3] 朴：通"樸"。今"朴"为"樸"简化字。无得而称：没有什么可以颂扬的。称，颂扬。

[4] 燧（suì 岁）人氏：传说中的远古帝王，发明钻木取火，教民熟食。斗极：北斗七星和北极星。方名：四方之名。火化：以火熟物。

[5] 伏羲氏：传说中的远古帝王，始画八卦，教民捕鱼畜牧，以充庖厨。作：兴起，出现。廚："厨"的异体字。痾瘵（kē zhài 科债）：疾病。同义复用。痾，"疴"的异体字。

　　[6] 神农氏：即炎帝。传说中的远古帝王，教民稼穑，并发明医药。愍（mǐn 敏）：怜悯，哀怜。黎元：百姓。嘗："尝"（嘗）的异体字。

　　[7] 九针：即鑱（chán 馋）针、员针、鍉（dī 低）针、锋针、铍（pī 披）针、员利针、毫针、长针、大针（《灵枢·九针十二原》）。方士：古代指求仙炼丹以求长生不死的人，后来医、卜、星、相之流概被称为方士。此指医生。歧伯：即岐伯。歧，通"岐"。伦：辈，类。畅：发挥。

　　[8] 华他：即华佗。他，通"佗"。探賾（zé 责）索隐：探求深奥微妙的道理。賾，深奥。灸炷：灸法用的艾炷。以艾绒做成，呈小圆锥形，灸时点燃放在患病部位。

　　[9] 宋：指南朝刘宋王朝。间（jiàn 见）出：间或出现。间，间或，断断续续。

　　[10] 良：确实，实在。慾："欲"的异体字。泰：太，过。婬："淫"的异体字。摄养：养生，调养。

　　[11] 缅寻：遥想，远思。缅，遥远。寻：寻思。设教：实施教化。

　　[12] 末俗小人：伤风败俗、品行恶劣之人。欺绐（dài 代）：欺骗。同义复用。倚傍：取法，因袭。

　　[13] 朝野士庶：即朝士野庶，朝廷中的官员和民间的百姓。耻：以……为耻。耻，"耻"的异体字。构小策：写作短小的文章。构，撰写。出身：做官。

　　[14] 嗟（jiē 街）乎：哎，唉。叹词。与"嗟夫"义同。乖：背离，违背。

　　吾幼遭風冷，屢造醫門，湯藥之資，罄盡家產[1]，所以青衿之歲，高尚茲典，白首之年，未常釋卷[2]。至於切脈診候，採藥合和，服餌節度，將息避慎，一事長於己者，不遠千里，伏膺取決[3]。至於弱冠[4]，頗覺有悟。是以親鄰中外，有疾厄者，多所濟益[5]；在身之患，斷絕醫門[6]。故知方藥本草，不可不學。吾見諸方部秩浩博，忽遇倉卒，求檢至難，比得方訖，疾已不救矣[7]。嗚呼！痛夭枉之幽厄，惜墮學之昏愚[8]，乃博采羣經，刪裁繁重，務在簡易，以爲《備急千金要方》一部，凡三十卷[9]。雖不能究盡病源，但使留意於斯者，思過半矣[10]。以爲人命至重，有貴千金，一方濟之，德踰於此，故以爲名也[11]。未可傳於士族，庶以貽厥私門[12]。

　　[1] 造：往。罄尽：用完，耗尽。同义复用。

　　[2] 青衿之岁：求学的年龄。青衿，古代学生服。歲："岁"（歲）的异体字。高尚：崇尚。兹典：这些典籍。此指《内经》等医书。未常：未曾。常，通"尝"，曾经。

　　[3] 採："采"的异体字。合和：调配。服饵节度：服食药物的方法和注意事项。饵，食，服用。将息：养息。将，养。避慎：避邪防病。遠："远"（遠）的异体字。伏膺：同"服膺"。伏，通"服"，指从学，师事。决：决断。

　　[4] 弱冠（guàn 灌）：指男子二十岁。

　　[5] 隣，"邻"（鄰）的异体字，邻居。

　　[6] 意为自身的疾病，不必去求医。

　　[7] 部秩（zhì 至）：书籍的部次卷帙。秩，通"帙"，包书套。博："博"的异体字。仓卒（cù 促）：非常事变。指急病。比：及，等到。讫：完，终了。

［8］为短命早死之人的所遭受的深重灾难而痛心，为不学无术之人的昏庸愚昧而惋惜。夭枉：短命早死。幽厄：深重的灾难。堕学：懒于学习。指不学无术之人。堕，通"惰"，懈怠。

［9］繁重（chóng 虫）：繁杂重复的内容。为：编撰。凡：共。

［10］思过半：收益多。参本教材《伤寒论·序》注。

［11］逾：超过。

［12］士族：世家大族。庶：希望，但愿。贻（yí 遗）：留传，遗留。贻，遗。厥：之。私门：指平民。"私门"以下删节 219 字。

综合练习

（一）解释题

1. 三才　2. 俶落　3. 斗极　4. 痼瘵　5.（雷公之）伦　6.（探）赜　7. 缅寻

8. 欺绐　9. 青衿 10. 高尚　11.（服）饵　12. 将息　13. 伏膺　14. 部秩　15. 士族

16. 比（得）　17. 夭枉　18. 幽厄　19. 思过半　20. 贻（厥）　21. 逾　22. 贻

23. 厥　24. 避慎　25. 痼瘵　26. 繁重　27.（爱人知）物　28.（爱）躬　29. 戁（若游魂）

（二）单项选择题

1. 至于弱冠，颇觉有悟。句中"觉"字的字义为（　　）

　　A. 睡眠　　　　　B. 睡醒　　　　　C. 感到　　　　　D. 省悟

2. 故后世可得依而畅焉。句中"畅"字的字义为（　　）

　　A. 晓畅　　　　　B. 茂盛　　　　　C. 舒畅　　　　　D. 流畅

3. 一事长于己者，不远千里伏膺取决。句中"伏膺"的意思是（　　）

　　A. 钦慕　　　　　B. 师事　　　　　C. 信服　　　　　D. 降伏

4. 以为人命至重，有贵千金。句中"贵"字的字义为（　　）

　　A. 昂贵　　　　　B. 重视　　　　　C. 贵重　　　　　D. 显贵

（三）多项选择题

1. 下列句子中"之"字的用法没有错误的有（　　）

　　A. "伏羲氏作，因之而画八卦"句中"之"为"此"义

　　B. "遂尝百草以救疗之"句中"之"义为"他们"

　　C. "遂令朝野士庶咸耻医术之名"句中"之"为助词，用如"的"

　　D. "大圣神农氏愍黎元之多疾"句中"之"为助词，用于主谓结构之间取消其独立性

　　E. "自育若是，夫何荣势之云哉？此之谓也。""之"是结构助词，宾语前置的标志

2. 指出下列有通假字的句子是（　　）

　　A. 良由今人嗜欲太甚　　　　　　　　B. 有阙摄养所致耳

　　C. 倚傍圣教，而为欺绐

　　D. 吾见诸方部秩浩博，忽遇仓卒，求检至难

　　E. 不远千里伏膺取决

3. 下列有异体字的句子是 （　　　　）

A. 滋味既兴，痾瘵萌起　　　　　　　　B. 遂尝百草以救疗之

C. 大圣神农氏愍黎元之多疾

D. 是以亲隣中外，有疾厄者，多所济益

E. 所以青衿之岁，高尚兹典

（四）翻译题

1. 遂令朝野士庶，咸恥医术之名，多教子弟诵短文，构小策，以求出身之道。医治之术，阙而弗论。吁！可怪也。嗟乎！深乖圣贤之本意。

2. 吾幼遭风冷，屡造医门，汤药之资，罄尽家产，所以青衿之岁，高尚兹典，白首之年，未常释卷。至于切脉诊候，採药合和，服饵节度，将息避慎，一事长於已者，不远千里伏膺取决。至於弱冠，颇觉有悟，是以亲邻中外，有疾厄者，多所济益，在身之患，断绝医门，故知方药本草不可不学。

3. 痛夭枉之幽厄，惜堕学之昏愚，乃博採羣经，删裁繁重，务在简易，以为《备急千金要方》一部，凡三十卷。虽不能究尽病源，但使留意於斯者，亦思过半矣。

4. 夫清浊剖判，上下攸分。三才肇基，五行俶落。万物淳朴，无得而称。燧人氏出，观斗极以定方名，始有火化。伏羲氏作，因之而画八卦，立庖厨。滋味既兴，痾瘵萌起。

5. 至于弱冠，颇觉有悟。是以亲邻中外，有疾厄者，多所济益；在身之患，断绝医门。故知方药本草不可不学。吾见诸方部秩浩博，忽遇仓卒，求检至难，比得方讫，疾已不救矣。

（五）思考题

1. 简述《备急千金要方》一书的价值及书名命名的来源。

2. 简述作者编写本书的原因和目的。

3. "是以亲邻中外，有疾厄者，多所济益；在身之患，断绝医门"是什么意思？

4. 文中"萬物淳朴，无得而稱"一句，为我们简要形象地勾勒出了怎样的一个人类社会环境？作者这样描述，主要是想为我们揭示什么问题？

5. 伏羲、神农和黄帝分别为促进人类社会的发展做出过哪些贡献？这些贡献都具有哪些积极意义？

6. 春秋到汉魏之际的名医治病具有哪些共同特点？与晋宋以来的医家有何不同？为什么？

7. 作者认为后世末俗小人和朝野士庶的做法都"深乖聖賢之本意"，圣贤的本意主要是指什么？

8. 作者发奋编撰《千金要方》的动机有哪些？编纂的主要原则和具体做法各是什么？为何要将该书命名为《备急千金要方》？

（六）背诵题

1. 背诵第一自然段"夫清浊剖判……故后世可得依而畅焉"。

2. 背诵第二自然段。

（七）阅读题

孙思邈京兆华原人通百家说善言老子庄周周洛州总管独孤信见其少异之曰圣童也顾器大难为用尔及长居太白山隋文帝辅政以国子博士召不拜密语人曰后五十年有圣人出吾且助之太宗初召诣京师年已老而听视聪瞭帝叹曰有道者欲官之不受显庆中复召见拜谏议大夫固

辞上元元年称疾还山高宗赐良马假鄱阳公主邑司以居之思邈于阴阳推步医药无不善孟诜卢照邻等师事之（《新唐书·孙思邈传》）

要求：

1．给上文加标点。

2．解释带点的字词。

3．翻译画横线的句子。

三十、《外台秘要》序

【提示】 　本文选自《外台秘要》，据 1955 年人民卫生出版社影印明崇祯十三年 (1604 年) 新安程衍道重刊本排印。作者王焘 (约公元 670—755 年)，郿 (今陕西眉县) 人，唐代医学家。所著《外台秘要》是继《千金方》之后又一部方书巨著，全书把疾病分为 1104 门，载方近七千首，保存了唐代以前很多古书的资料。

　　序文赞扬古代医家创立和发展医学事业的功绩，简介自己 "久知弘文馆图籍方书" 的经历，说明编撰《外台秘要》的原因和经过。并用主客问难的形式，驳斥轻视医药而信奉天命的观点。最后强调 "精究病源，深探方论" 的作用。并说明编写本书的取舍原则和目的。

　　昔者農皇之治天下也，嘗百藥，立九候，以正陰陽之變沴，以救性命之昏札，俾厥土宇用能康寧，廣矣哉[1]！洎周之王，亦有冢卿，格於醫道[2]，掌其政令，聚毒藥以供其事焉，歲終稽考而制其食，十全爲上，失四下之[3]。我國家率由茲典，動取厥中，置醫學，頒良方，亦所以極元氣之和也[4]。夫聖人之德，又何以加於此乎[5]？故三代常道，百王不易，又所從來者遠矣[6]。自雷、岐、倉、緩之作，彭、扁、華、張之起[7]，迨茲厥後，仁賢間出，歲且數千，方逾萬卷，專車之不受，廣廈之不容[8]。然而載祀綿遠，簡編麏替，所詳者雖廣，所略者或深[9]。討簡則功倍力煩，取捨則論甘忌苦[10]。永言筆削，未暇尸之[11]。

　　[1] 农皇：指神农氏。九候：指三部九候。参本教材《伤寒论·序》注。正：考证，考定。变沴 (lì 力)：变乱。沴，气乱。昏札：夭折。昏，"昏" 的异体字。出生后未起名而死。札，遭疫病而死。俾：使。厥：其。土宇：领土。用：由此，因此。

　　[2] 洎 (jì 记)：及，等到。王 (wàng 旺)：成就王业。活用作动词。冢卿：冢宰。周代官职，为六卿之首。格：探究，研究。

　　[3] 毒药：泛指药物。稽：考核。食：俸禄。十全：十个病人就诊都能治愈。全，病愈。失：失误。指误治。此五句本《周礼·天官冢宰》。

　　[4] 率由：遵循，沿用。典：法则。动取厥中：常常从中取法。动，常常。厥中，其中。"极元气" 句：使人的元气和谐达到最佳境界。极，使动用法。

　　[5] 加：超过。

　　[6] 三代：夏、商、周。道：法则。

　　[7] 雷岐仓缓：雷公、岐伯、仓公、医缓。作：兴起。与下文 "起" 同义对举。彭扁华张：巫彭、扁鹊、华佗、张仲景。巫彭，古代传说中的神医名。《吕氏春秋·勿躬》："巫彭作医，巫咸作筮。"

[8] 迨兹厥后：从此以后。间出：交替出现。且：将近。方：指方书。受：容纳。与下文"容"同义对举。

[9] 载祀：年代。同义复用。载、祀，年。绵远：久远。亏替：残缺不全。替，废弃。

[10] 讨简：探求简册。功倍力烦：指花费的功夫成倍，劳力烦重。论甘忌苦：顾忌其中的艰苦。义偏在"忌苦"。

[11] 永言：总是说。笔削：古代书写竹简、木简时，遇有讹误，则以刀削法，然后用笔改正之，后世因称修改文字为笔削。此指整理修订古医籍。尸之：主持此事。尸，主持。

余幼多疾病，长好醫術，遭逢有道，遂躡亨衢[1]。七登南宫，兩拜東掖[2]，便繁臺閣二十餘載，久知弘文館圖籍方書等[3]。繇是覷奧升堂，皆探其秘要[4]。以婚姻之故，貶守房陵，量移大寧郡，提攜江上，冒犯蒸暑[5]，自南徂北，既僻且陋，染瘴嬰痾，十有六七[6]。死生契闊，不可問天，賴有經方，僅得存者[7]。神功妙用，固難稱述，遂發憤刊削，庶幾一隅[8]。凡古方纂得五六十家，新撰者向數千百卷，皆研其總領，覈其指歸[9]。近代釋僧深、崔尚書、孫處士、張文仲、孟同州、許仁則、吳昇等十數家，皆有編錄，並行於代[10]。美則美矣，而未盡善[11]。何者？各擅風流，遞相矛盾[12]。或篇目重雜，或商較繁蕪[13]。今並味精英，鈔其要紗，俾夜作晝，經之營之[14]。捐衆賢之砂礫，掇群才之翠羽，皆出入再三，伏念旬歲[15]。上自炎昊，迄於聖唐，括囊遺闕，稽考隱秘，不愧盡心焉[16]。

[1] 有道：指政治清明。躡（niè 聂）：登，迈入。亨衢：四通八达的大道。此喻官运亨通。

[2] 七登南宫：七次在尚书省供职。南宫本为南方别宿，汉代用以比拟尚书省，后沿用之。两拜东掖：两次在门下省任职。唐时门下、中书两省在宫中左右掖（即东西两旁），故称门下省为东掖。拜，授官。掖，两旁。

[3] 便繁：多次。此指多次供职。用作动词。台阁：通常指尚书省。此当指尚书、门下两省。知：主持，执掌。弘文馆：唐代门下省所属职官，又称昭文馆。设置学士，掌管校正图书，教授生徒，参议朝廷制度礼仪的沿革等。

[4] 繇：通"由"。覷奧升堂：即升堂睹奥。入门先升堂，升堂而后入室，室的西南角为奥。此喻深入查考医书的奥理。覷，"睹"的异体字。秘要：奥旨精义。

[5] 贬守房陵：被贬任房陵太守。守，太守，也称刺史，此用作动词。房陵，郡名，今属湖北。

[6] 量移：唐宋时被贬远方的官吏，遇赦酌情移近安置，称为量移。大宁郡：郡名，今属山西。提携：牵扶，携带。冒："冒"的异体字。蒸暑：盛暑。徂（cú）：到。既……且：既……又。固定格式。染瘴嬰痾：感染瘴气而患病。嬰，遭受。痾，"疴"的异体字。

[7] 契阔：聚散，离合。问：责问。赖："赖"（赖）的异体字。

[8] 刊削：修订整理。刊，削除，删削。庶几：或许。一隅：即举一反三。比喻能由此而识彼。语出《论语·述而》。隅，方面，角落。

[9] 凡："凡"的异体字。向：接近。总领：主旨。覈："核"的异体字。指归：

意旨。

[10] 释僧深：即深师。南朝宋齐间一和尚，善医，著有《僧深药方》，已佚。崔尚书：指崔知悌。唐高宗时任中书侍郎、户部尚书，著有《产图》、《纂要方》、《骨蒸病灸方》等，均佚。孙处士：指孙思邈。因其多次不受隋唐王朝的任命，故称孙处士。张文仲：武后时御医，著有《随身备急方》等。孟同州：即唐医家孟诜（shēn 申），曾任同州刺史，著有《食疗本草》等，均佚。许仁则：唐医家。著有《子母秘录》，已佚。吴升：唐医家。著有《新修钟乳论》等，已佚。代：世。因避李世民之"世"讳而改字。

[11] 意为好是好，可是却不够完善。

[12] 各擅风流：各自在论著中随意展示自己的风采。遞："递"（遞）的异体字。

[13] 商较：研究比较。繁芜：繁杂。

[14] 并味：汇总研究。味，品味，研究。钤（qián 钳）：关键。此为握持，掌握之义。用作动词。玅："妙"的异体字。俾夜作昼：让黑夜作白天用。即夜以继日。俾，使。经之营之：语出《诗·大雅·灵台》："经始灵台，经之营之。"本指建筑、营造。此指对各家文献进行分析整理。

[15] 捐：除去。砂砾（lì 立）：细碎的石子。喻无用之物。掇：选取。翠羽：翠鸟的羽毛。喻精华。出入再三：指反复筛选。伏念旬岁：思考很长时间。伏，表谦敬的副词。旬岁，满一年。

[16] 炎昊（hào 浩）：炎帝和太昊。即神农氏和伏羲氏。括囊：即囊括，搜罗。遗阙：遗漏缺失的内容。阙，通"缺"。稽考：查考。同义复用。

客有見余此方曰："嘻，愽哉！學乃至於此邪[1]！"余答之曰："吾所好者，壽也，豈進於學哉[2]！至於遁天倍情，懸觧先覺，吾常聞之矣[3]。投藥治疾，庶幾有瘳乎[4]！"又謂余曰："稟生受形，咸有定分，藥石其如命何[5]？"吾甚非之[6]。請論其目："夫喜怒不節，飢飽失常，嗜慾攻中，寒溫傷外，如此之患，豈由天乎[7]？夫爲人臣，爲人子，自家刑國，由近兼遠，何談之容易哉[8]？則聖人不合啓金縢，賢者曷爲條玉版[9]？斯言之玷，竊爲吾子羞之[10]。"客曰："唯唯[11]。"

[1] 嘻：叹词。表示赞叹。愽："博"的异体字。乃：竟。

[2] 荅："答"的异体字。寿：指健康长寿。岂进于学哉：或许比学问更进一步吧。岂，或许，大概。

[3] 遁天倍情：违背天理和真情。语出《庄子·养生主》。倍，违背，违反。悬解：解脱束缚。觧，"解"的异体字。常：通"尝"，曾经。

[4] 瘳（chōu 抽）：病愈。

[5] 定分：一定的数。此指一定的气数命运。其如命何：将会对命运怎么样呢？

[6] 吾甚非之：我认为这种说法很不对。非，意动用法。

[7] 目：条目，细节。慾："欲"的异体字。

[8] 自家刑国：从治家到治国。刑，治理。兼，兼顾，兼及。

[9] 则：如果。合：应该。啟："启"（啓）的异体字。金滕（téng 腾）：金属缄封的

匣子。《尚书·金滕》记载武王患重病，周公作册书向先生祈祷，愿以身代死。史官把册书放于金滕匣中。武王死后，成王继位，周公摄政。因管叔、蔡叔流言，周公避居东都。后来成王开匣得知其祝文，乃明周公之忠勤，遂出郊亲迎周公。滕，封缄。曷为：何为，为何。曷，何。条玉版：指将周公祝文分条刻于玉版。玉版，刊刻重要文字的白石板。

　　[10]　玷（diàn 店）：缺点，过失。吾子：您。羞之：以此为羞。羞，意动用法。

　　[11]　唯唯：对对，是是。应答之辞。

　　嗚呼！齊梁之間[1]，不明醫術者，不得爲孝子。曾閔之行，宜其用心[2]。若不能精究病源，深探方論，雖百醫守疾，衆藥聚門，適足多疑[3]，而不能一愈之也。主上尊賢重道，養壽祈年，故張王李等數先生繼入，皆欽風請益，貴而遵之[4]。故鴻寶金匱、青囊綠帙，往往而有，則知日月所照者遠，聖人所感者深[5]。至於嗇神養和、休老補病者，可得聞見也[6]。余敢採而録之，則古所未有，今並繕緝，而能事畢矣[7]。若乃分天地至數，別陰陽至候[8]，氣有餘則和其經渠以安之，志不足則補其復溜以養之[9]，溶溶液液，調上調下[10]，吾聞其語矣，未遇其人也[11]。不誣方將，請俟來哲[12]。其方凡四十卷，名曰《外臺秘要方》。非敢傳之都邑，且欲施於後賢[13]。如或詢謀[14]，亦所不隱。

　　是歲天寶十一載，歲在執徐，月之哉生明者也[15]。

　　[1]　齐梁：指南朝齐、梁时期。

　　[2]　意为即使像曾参、闵损那样的人也必须用心于医术。曾参和闵损都是孔子弟子，均以孝行著称。宜："宜"的异体字，必须。

　　[3]　适（chì 赤）：通"啻"，仅仅。

　　[4]　主上：指唐玄宗李隆基。张王李：不详。因玄宗尚老庄，可能是当时的方士。入：入朝。钦风请益：以钦敬之情向众先生请教。请益，泛指向别人请教。贵：重视。用作动词。

　　[5]　鸿宝金匮，青囊绿帙：泛指保存完好的养生、卜筮、医药等各类书籍。鸿宝，也作"洪宝"，道家书籍，此指养生书。金匮，以金属制成的藏书柜。青囊，本为卜筮人盛书之囊，此指卜筮和医术之书。绿帙（zhì 至），绿色的书套，用以藏珍贵图书。寶："宝"（寶）的异体字。往往：常常。圣人所感者深：指皇上的"尊贤重道"对人们的感化作用是深远的。

　　[6]　啬神养和：爱惜精神，保养身心。休老补病：使老人休养安适，使病人得到救治。休，补，均为使动用法。

　　[7]　缮缉：抄写整理。缮，抄写。能事：指自己能做到的事。

　　[8]　若乃：至于。天地至数：天地大数，指自然界普遍规律。阴阳至候：指病症的阴阳、表里、寒热、虚实属性。

　　[9]　和：调和。经渠：手太阴肺经穴位名。志不足：因肾藏志，志不足指肾气不足。复溜：足少阴肾经穴位名。

　　[10]　意为根据病人体内阴阳虚实变化不定的情况，采用适当的针法上下进行调理。溶

溶：本指水流动不定的样子。此指病邪入身变化不定。液液：义同"溶溶"。

[11] 其人：此指上述用针刺方法治愈病人的高明医生。王焘对针刺疗法持怀疑态度，他在《外台秘要》中，只取灸法而摈弃针刺。

[12] 诬：欺骗。方将。表示行为正在进行。此指正在学医的人。俟：等待。来哲：后世智慧卓越的人。

[13] 都邑：京城。后贤：后世贤才，此指后学者。

[14] 或：有人。询谋：询问请教。

[15] 天宝十一载：公元752年。天宝，唐玄宗年号。执徐：古时以干支纪年，岁在辰为执徐。哉生明：指初三日。阴历每月初三，月亮开始有光。哉，通"才"，开始。

综合练习

（一）解释题

1. 昏札 2. 格（于） 3. 率由 4. 动（取） 5. 加（于） 6. 载祀 7. 尸（之） 8. 徂（北） 9. 刊削 10. 铨（其要妙） 11. 捐（众贤） 12. 刑国 13. 则（圣人） 14. 不（合） 15. 吾子 16. 唯唯 17. 请益 18. 若乃 19.（不）诬 20. 询谋 21. 主上 22. 都邑 23. 后贤 24. 都邑 25. 遁天倍情 26. 定分

（二）单项选择题

1. 岁终稽考而制其食。句中"制其食"的意思是（　　）
   A. 制定他们的饮食标准　　　　　　B. 控制他们的食量
   C. 确定它们的俸禄标准　　　　　　D. 制定新的食谱

2. 我国家率由兹典，动取厥中。句中"率由"的意思是（　　）
   A. 率领　　　B. 遵循　　　C. 大多
   D. 大抵　　　E. 由于

3. "载祀绵远"的意思是指（　　）
   A. 书籍久远　　B. 年代久远　　C. 文义艰深　　D. 祭祀先贤

4. 永言笔削，未暇尸之。句中"尸"字的字义是（　　）
   A. 表现　　　B. 主持　　　C. 陈列
   D. 谈论　　　E. 操作

（三）多项选择题

1. 下列句子中具有"到"义的单词有（　　）
   A. 泊周之王，亦有冢卿，恪于医道，掌其政令
   B. 迨兹厥后，仁贤间出
   C. 自南徂北，既僻且陋　　　　　　D. 上自炎昊，迄于盛唐
   E. 博哉，学乃至于此邪

2. 下列句子中属于同义复词的有（　　）
   A. "然而载祀绵远，简编亏替"句中的"亏替"
   B. "岁终稽考而制其食"句中的"稽考"
   C. "神功妙用，固难称述"句中的"称述"
   D. "遂发愤刊削，庶几一隅"句中的"刊削"
   E. "长好医术，遭逢有道"句中的"遭逢"

3. 下列各组单词中，属于异体字的是（　　　）

    A. 昬—昏　　　　B. 哉—才　　　　　C. 痾—疴

    D. 玅—妙　　　　E. 覈—核

（四）翻译题

1. 洎周之王，亦有冢卿，恪于医道，掌其政令，聚毒药以供其事焉，岁终稽考而制其食，十全为上，失四下之。我国家率由兹典，动取厥中，置医学，颁良方，亦所以极元气之和也。夫圣人之德，又何以加於此乎？故三代常道，百王不易，又所从来者远矣。

2. 捐众贤之砂砾，掇群才之翠羽，皆出入再三，伏念旬岁。上自炎昊，迄于圣唐，括囊遗阙，稽考隐秘，不愧尽心焉。

3. 若不能精究病源，深探方论，虽百医守疾，众药聚门，适足多疑，而不能一愈之也。主上尊贤重道，养寿祈年，故张王李等数先生继入，皆钦风请益，贵而遵之。故鸿宝金柜、青囊绿帙，往往而有，则知日月所照者远，圣人所感者深。

4. 今并味精英，钤其要玅，俾夜作昼，经之营之。捐众贤之砂砾，掇群才之翠羽，皆出入再三，伏念旬岁。

5. 自雷岐仓缓之作，彭扁华张之起，迨兹厥后，仁贤间出。岁且数千，方逾万卷，专车之不受，广厦之不容。然而载祀绵远，简编亏替，所详者虽广，所略者或深。讨简则功倍力烦，取舍则论甘忌苦。永言笔削，未暇尸之。

6. 余幼多疾病，长好医术，遭逢有道，遂蹑亨衢。七登南宫，两拜东掖，便繁台阁二十余载，久知弘文馆图籍方书等。繇是覩奥升堂，皆探其秘要。

（五）思考题

1. "遭逢有道，遂蹑亨衢"的意思是什么？

2. "鸿宝金匮，青囊绿帙"指的是什么？

3. 作者在末段说明了编纂《外台秘要方》的收方原则，文中的那些句子是用以表明这个原则的？

4. 夫圣人之德，又何以加于此乎？"此"字在文中用以指代什么？请引原文相关句子予以回答。

5. 文中简要讲述了作者有感于多件事情的激励，才"发愤刊削"，编成了《外台秘要方》一书，请根据原文分别列举出这几件事情。

6. 作者在书籍编辑过程中勤勉踏实，不仅广搜博采，而且严谨审慎。文中用哪些句子分别记述了作者的这种态度和精神？

7. 作者文中"上自炎昊，迄於盛唐，括囊遗阙，稽考隐秘，不愧尽心焉？"的句子主要是想说明什么？

（六）背诵题

1. 背诵第一自然段"自雷岐仓缓之作……未暇尸之"。

2. 背诵第二自然段"余幼多疾病……庶几一隅"。

3. 背诵第三自然段"呜呼！齐梁之间……可得闻见也"。

（七）阅读题

唐王焘所集外台一书则纂集自汉以来诸方汇萃成书而历代之方于焉大备但其人本非专家之学故无所审择以为指归乃医方之类书也然唐以前之方赖此书以存其功亦不可泯但读之者苟胸中无成竹则众说纷纭群方淆杂反茫然失其所据（徐大椿《医学源流论》）

要求：

1. 给上文加标点。
2. 解释带点的字词。
3. 翻译画横线的句子。

三十一、《良方》自序*

【提示】　本文选自《苏沈良方》，据 1957 年古典文学出版社《梦溪笔谈校证》排印。作者沈括（公元 1031—1095 年），字存中，晚年自号梦溪老人，钱塘（今浙江杭州）人，北宋政治家和杰出的科学家。博学善文，于天文、方地、律历、音乐、医药、卜算，无所不通，皆有论著，晚年所撰《梦溪笔谈》最为著名。该书主要记载了他在自然科学范围内的广泛见解与闻见，是我国科技史上的重要资料。他也收集了很多验方，后人将苏轼有关医药的论述也附入，改称《苏沈良方》。

序文中作者提出治病有五难：辨疾、治疾、饮药、处方和辨药等，论述医药是精微严密的科学，只有用心精细的人，才能深入研究，五个环节哪一个不仔细，都影响治病的效果。最后申明他收集良方的标准是"目睹其验"，并在方末详细附记其适应证，以便于检索应用。

予嘗論治病有五難：辨疾、治疾、飲藥、處方、別藥，此五也。

今之視疾者，惟候氣口六脈而已[1]。古之人視疾，必察其聲音、顏色、舉動、膚理、情性、嗜好[2]，問其所爲，考其所行，已得其大半，而又徧診人迎、氣口、十二動脈[3]。疾發於五藏，則五色爲之應，五聲爲之變，五味爲之偏，十二脈爲之動。求之如此其詳[4]，然而猶懼失之。此辨疾之難，一也。

今之治疾者，以一二藥，書其服餌之節[5]，授之而已。古之治疾者，先知陰陽運曆之變故[6]，山林川澤之竅發[7]。而又視其人老少、肥瘠、貴賤、居養、性術、好惡、憂喜、勞逸，順其所宜，違其所不宜[8]。或藥，或火，或刺，或砭，或湯，或液，矯易其故常，揉摩其性理[9]，擣而索之[10]，投幾順變[11]，間不容髮[12]。而又調其衣服，理其飲食，異其居處，因其情變，或治以天，或治以人[13]。五運六氣，冬寒夏暑，晹雨電雹，鬼靈厭蠱[14]，甘苦寒溫之節，後先勝復之用[15]，此天理也。盛衰強弱，五藏異稟，循其所同，察其所偏；不以此形彼[16]，亦不以一人例眾人，此人事也。言不能傳之於書，亦不能喻之於口，其精過於承蜩[17]，其察甚於刻棘[18]。目不捨色，耳不括聲，手不釋脈，猶懼其差也。授藥遂去，而希其十全，不其難哉？此治疾之難，二也。

［1］候：诊察。气口：即寸口。《素问·经脉别论》："气口成寸，以决死生。"
［2］颜色：面色。
［3］徧："遍"的异体字。十二动脉：指十二经脉在体表脉搏应手的部位。

［4］其：句中助词。表示修饰关系，相当"之"。

［5］服饵之节：服药的注意事项。饵：食，吃。

［6］运历：历法和节气。变故：变化。

［7］窍发：指地气的生发变化。

［8］"顺其"两句：顺应对治疗有利的条件，回避那些不适宜的因素。违，避开。

［9］"矫易"两句：改变病人旧有的习惯，分析研究其性情心理。捭（bǎi 百），分开。此指分析。摩，揣摩，研究。

［10］擣（dǎo 岛）而索之：综合探讨病情与治法。擣，"搗"（捣）的异体字。

［11］投几顺变：即"投机顺变"。迎合疾病的病机，顺应疾病的变化。

［12］间不容发：相距极微，中无一发之间隙。喻诊治疾病要及时，不容延缓。

［13］"或治以天"两句：意为有的根据自然界的客观情况治疗，有的根据病人的具体情况治疗。

［14］旸（yáng 阳）：晴天。鬼灵厌盅：古人对疾病所作的迷信解释。厌，同"魇"，梦魇。

［15］意为药物性味的制约节度，五运六气后先胜复的规律。后：指气应至而未至。先：指气不应至而先至。胜：指偏胜之气。复：指报复之气。

［16］形：对照。例：类比。

［17］承蜩（tiáo 条）：捕蝉。喻全神贯注，技艺高超。语出《庄子·达生》。蜩，蝉。

［18］刻棘：在细刺上雕刻猕猴。比喻观察深刻，观察入微。语出《韩非子·外储说左上》。

古之飲藥者，煑煉有節，飲啜有宜。藥有可以久煑，有不可以久煮者；有宜熾火[1]，有宜温火者。此煑煉之節也。宜温宜寒，或緩或速；或乘飲食喜怒，而飲食喜怒爲用者；有違飲食喜怒，而飲食喜怒爲敵者[2]。此飲啜之宜也。而水泉有美惡，操藥之人有勤惰[3]，如此而責藥之不效者，非藥之罪也。此服藥之難，三也。

藥之單用爲易知，藥之複用爲難知。世之處方者，以一藥爲不足，又以衆藥益之，殊不知藥之有相使者、相反者，有相合而性易者。方書雖有佐使畏惡之性[4]，而古人所未言，人情所不測者，庸可盡哉[5]？如酒之於人，有飲之踰石而不亂者[6]，有濡吻則顛眩者[7]；漆之於人，有終日搏漉而無害者[8]，有觸之則瘡爛者[9]。焉知藥之於人，無似此異者？此稟賦之異也。南人食猪魚以生[10]，北人食猪魚以病，此風氣之異也。水銀得硫磺而赤如丹，得礜石而白如雪。人之欲酸者，無過於醋矣，以醋爲未足，又益之以橙，二酸相濟，宜甚酸而反甘。巴豆善利也，以巴豆之利爲未足，而又益之以大黃，則其利反折。蟹與柿，嘗食之而無害也[11]，二物相遇，不旋踵而嘔[12]。此色爲易見，味爲易知，而嘔、利爲大變，故人人知之。至於相合而之他藏，致他疾者，庸可易知耶？如乳石之忌參、术[13]，觸者多死，至於五石散則皆用參、术[14]，此古人處方之妙，而人或未喻也。此處方之難，四也。

[1] 炽火：旺火，即武火。下文"温火"相当于文火。

[2] 意为如果有的病人的饮食嗜好与情绪变化对治疗有利，就加以顺从；对治疗不利，就加以避忌。乘：顺着。

[3] 美恶：偏义复词，义偏于"恶"。勤惰，义偏于"惰"。

[4] 使佐畏恶：指药物配伍的作用。佐使，概言药物之间增加功效、减弱毒性的作用。畏恶，概言药物之间减弱功效、增强毒性的作用。

[5] 庸：怎么，难道。

[6] 踰："逾"的异体字，超过。石（dàn旦）：古代容量单位。

[7] 濡吻：沾湿嘴唇。颠：头。

[8] 终日：整天。抟（tuán团）：搅拌。漉：过滤。

[9] 疮烂：生疮溃烂。

[10] 猪鱼：所指不详，一般认为指河豚。嵇康《养生论》中有"豚鱼不养"之说。

[11] 尝：通"常"，经常。

[12] 不旋踵：脚跟还没转过来，喻时间短暂。踵，脚跟。

[13] 乳石：即钟乳石。《本草纲目》引《相感志》："服乳石，忌人参和术，犯者多死。"

[14] 五石散：即五石散，亦名寒石散，由钟乳石、白石英、紫石英、硫黄、赤石脂等五种矿石药物组成，有毒，服后全身发热。

醫誠藝也，方誠善也，用之中節也，而藥或非良，其奈何哉[1]？橘過江而爲枳[2]，麥得濕而爲蛾，雞踰嶺而黑，鸐鴒踰嶺而白[3]，月虧而蚌蛤消，露下而蚊喙坼[4]，此形氣之易知者也。性豈獨不然乎？予觀越人藝茶畦稻，一溝一隴之異，遠不能數步，則色味頓殊[5]；況藥之所生，秦、越、燕、楚之相遠，而又有山澤、膏瘠、燥濕之異稟，豈能物物盡其所宜[6]？又《素問》說：陽明在天，則花實戕氣；少陽在泉，則金石失理[7]。如此之論，採掇者固未嘗晰也[8]。抑又取之有早晚，藏之有眼焙[9]；風雨燥濕，動有槁暴[10]。今之處藥，或有惡火者，必日之而後咀，然安知採藏之家不常烘煜哉[11]？又不能必。此辨藥之難，五也。

此五者，大概而已。其微至於言不能宣，其詳至於書不能載，豈庸庸之人而可以易言醫哉[12]？

[1] 艺：技艺，技能。此活用作形容词，指技艺高超。中节：符合法度。奈何：该怎么办？

[2] 枳（zhǐ纸）：又称"枸橘"、"臭桔"，味酸肉少，不堪食用。

[3] "鸡踰"两句：意为鸡跨越五岭就变黑，鸐鴒（qú yù渠玉）飞过五岭就变白。

[4] "月亏"两句：月缺时蚌蛤便消瘦，白露过后蚊虫的嘴巴便裂开。坼（chè彻），

裂开。

　　[5] 越人：我国古代对南方、东南方各民族的通称。亦称"百粤"。此泛指南方人。艺、畦：种植。活用作动词。不能：不足，不到。

　　[6] 秦、越、燕、楚：春秋战国时四个国名，秦在西方，越在东方，燕在北方，楚在南方，用以指代东西南北四方。"岂能"句：意为怎能每种药物都有适合生长的条件呢？

　　[7] "阳明"四句：出自《素问·五常政大论》，意为阳明其性属金，花实为草木，金克木，故阳明当令则"木伐草萎"。少阳属相火，火克金，故少阳当令，金石类药物质地就受影响。戕（qiāng枪），伤害。

　　[8] 采掇（duō多）：采摘。掇，摘取。

　　[9] 抑：何况，况且。晾（làng浪）：晒。焙（bèi贝）：小火烘烤。

　　[10] 动：常常。槁：干枯。暴：干裂。

　　[11] 日：晒。活用作动词。咀：㕮咀（fǔ jǔ斧举）：将药物切细捣碎，如同咀嚼。常：通"尝"，曾经。烘煜（yù欲）：指火烤。同义复用。

　　[12] 庸庸：平庸。

　　予治方最久，有方之良者，輒爲疏之[1]。世之爲方者[2]，稱其治效，常喜過實。《千金》、《肘後》之類，猶多溢言，使人不敢復信[3]。予所謂良方者，必目睹其驗，始著於篇，聞不預也[4]。然人之疾，如向所謂五難者[5]，方豈能必良哉？一睹其驗，即謂之良，殆不異乎刻舟以求遺劍者[6]！予所以詳著其狀於方尾，疾有相似者，庶幾偶值云爾[7]。篇無次序，隨得隨注，隨以與人。拯道貴速，故不暇待完也[8]。

　　[1] 治方：研究方剂。疏：分条记述。
　　[2] 为：创制。
　　[3]《肘后》：晋·葛洪所著《肘后备急方》的简称。犹：尚且。溢言：过头话，言过其实之言。
　　[4] 预：参预。此指列入其内。
　　[5] 向：先前。此指以上。
　　[6] 刻舟以求遗剑：即"刻舟求剑"。比喻拘泥不知变通。语出《吕氏春秋·察今》。
　　[7] 庶几：或许。
　　[8] 拯道：拯救病人的原则。贵速：以速为贵。意动用法。完：完整，完备。

综合练习

（一）解释题

1. 颜色　2. 投几　3. 间不容发　4. 承蜩　5. 刻棘　6. 美恶　7. 颠（眩）
8. 不旋踵　9.（诚）艺　10.（蚊喙）坼　11. 越人　12. 艺茶畦稻　13. 晾焙　14. 槁暴　15. 日（之）　16. 烘煜　17. 庸庸　18. 治（方）　19. 溢言　20.（待）完
21. 掇　22. 庶几　23. 拯道　24. 采掇　25. 濡吻　26. 承蜩　27. 鬼灵厌蛊

（二）单项选择题

1. “疾发于五藏，则五色为之应”。句中“之”义为（　　）

A. 语气助词　B. 代词，“此”　C. 动词，“去”　D. 助词，“的”

2. “予观越人艺茶畦稻”句中“艺”义为（　　）

A. 技艺　B. 技巧　C. 种植　D. 收割

3. “今之处药，或有恶火者，必日之而后咀”。句中“日”义为（　　）

A. 晒　B. 一天天　C. 枯萎　D. 烤

4. “必目睹其驗，始著於篇，聞不預也”。句中“預”义为（　　）

A. 干预　B. 预备　C. 收入　D. 皆不是

（三）多项选择题

1. 在下列句子中有异体字的句子是（　　）

A. 偏诊人迎、气口、十二动脉　B. 古之饮药者，煑炼有节

C. 此余所以载思而不敢避也　D. 诊其脈至而不定，如火薪然

E. 今以至精至微之事，求之于至麤至浅之思

2. 下列句子中“其”字用法相同的是（　　）

A. 求之如此其详

B. 授药遂去，而希其十全，不其难哉

C. 其于至道未明，而欲冀夫通神运微

D. 其在肠胃，酒醪之所及也

E. 其患疮痍、下痢、臭秽不可瞻视，人所恶见者

3. 下列句子中画线的词语表示过去时态的有（　　）

A. 予尝论治病有五难　B. 然人之疾，如向所謂五難者

C. 初，军吏李成苦咳嗽　D. 黄连苦茗，曩不绝口

E. 故甘陵相夫人有娠六月

（四）翻译题

1. 言不能传之于书，亦不能喻之于口，其精过于承蜩，其察甚于刻棘。目不舍色，耳不失声，手不释脉，犹惧其差也。授药遂去，而希其十全，不其难哉？

2. 如酒之于人，有饮之踰石而不乱者，有濡吻而颠眩者。漆之于人，有终日抟漉而无害者，有触之则疮烂者。焉知药之于人，无似此异者？此稟賦之异也。南人食猪魚以生，北人食猪魚以病，此风气之异也。水銀得硫磺而赤如丹，得礬石而白如雪。

3. 医诚艺也，方诚善也，此之中节也，而药或非良，其奈何哉？橘过江而为枳，麦得湿而为蛾，鸡踰岭而黑，鸜鴿踰岭而白，月亏而蚌蛤消，露下而蚊喙坼，此形器之易知者也。性岂独不然乎？

4. 问其所為，考其所行，已得其大半，而又偏诊人迎、气口、十二动脉；疾发于五藏，则五色为之应，五声为之变，五味为之偏，十二脉为之勤。求之如此其详，然而独惧失之。

5. 世之处方者，以一药为不足，又以众药益之。殊不知药之有相使者，相反者，有相合而性易者。方书虽有使佐畏恶之性，而古人所未言，人情所不测者，庸可尽哉！

6. 予所谓良方者，必目睹其验，始著于篇，闻不预也。然人之疾，如向所谓五难者，方岂能必良哉？一睹其验，即谓之良，殆不异乎刻舟以求遗剑者！

（五）思考题

1．阐述作者在论述治疾之难时所谈到的"治以天"和"治以人"的含义。

2．作者在"处方之难"一段中，从哪几个方面论述处方之难？

3．文中引用《素问》"阳明在天，则花实戕气；少阳在泉，则金石失理"的用意何在？

4．作者从哪些方面论证医药是精细严密的科学？

5．作者收集良方的标准是什么？

（六）背诵题

背诵最后一段。

（七）阅读题

脉之难明古今所病也至虚有实候而大实有羸状差之毫厘疑似之间便有死生祸福之异此古今所病也病不可不谒医而医明脉者天下盖一二数骐骥不时有天下未尝徒行和扁不世出病者未尝徒死亦因其长而护其短耳士大夫多秘其所患而求诊以验医之能否使索病于冥漠之中辨虚实冷热于疑似之间医不幸而失终不肯自谓失也则巧饰掩非以全其名至于不救则曰是固难治间有谨愿者虽或因主人之言亦复参以所见两存而杂治以故药不效此世之通患而莫之悟也吾平生求医盖于平时默验其工拙至于不疾而求疗必先尽告以所患使医者了然知患所在然后求之诊虚实冷热先定于中则脉之疑似不能惑也故虽中医治吾疾常愈吾求疾愈而已岂以困医为事哉（《东坡全集·求医诊脉》）

要求：

1．给上文加标点。

2．解释带点的字词。

3．翻译画横线的句子。

三十二、《本草纲目》原序

【提示】 本文选自《本草纲目》，据人民卫生出版社 1957 年校点本排印。作者王世贞（公元 1529—1593 年），字符美，号凤州，又号弇（yǎn 掩）州山人，太仓（今江苏太仓）人，明代文学家和戏曲理论家，官至南京刑部尚书。他早年与李攀龙同为文坛上"后七子"的领袖，主张"文必秦汉，诗必盛唐"，把文学复古运动推向高潮。著有《弇州山人四部稿》、《艺苑卮言》等。

这篇序文是晚年王世贞根据李时珍的口述写的。介绍了《本草纲目》的编写动机、写作过程、编排体例和学术价值。并对《本草纲目》及李时珍作了高度评价和赞颂。通篇用典含蓄，比喻贴切，语言精练，内涵丰富，是医籍序文中的佳作。

纪称[1]：望龍光知古劍[2]，覘寶氣辯明珠[3]。故萍實商羊[4]，非天明莫洞[5]；厥後博物稱華[6]，辯字稱康[7]，析寶玉稱倚頓[8]，亦僅僅晨星耳[9]。

[1] 纪称：指古书的记载称述。纪，通"记"。

[2] 据《晋书·张华传》记载：张华望见牛、斗二星之间常有紫气，就问雷焕。雷焕说："宝剑的精气上通于天，剑在豫章丰城。"张华即任命雷焕为丰城县令。雷焕到任后发掘监狱屋基，入地四丈多，发现一只石匮，内有龙泉、太阿双剑。龙光：指龙泉、太阿两柄古剑的宝气。

[3] 据唐代苏鹗《杜阳杂编》卷上载：唐肃宗李亨即位后，国库中出现神异的光气，肃宗认为是自己儿时玄宗所赐的上清珠发出的，检出果然。覘（chān 搀）：看到。明珠：即上清珠。

[4] 萍实：水萍的果实。《艺文类聚·草部下》：楚昭王渡江，有物大如斗，圆而赤，直触王舟，无人能识，询于孔子。孔子说："此谓萍实，可剖食，惟霸者能得。"商羊：传说中的鸟名。《说苑·辨物》载：齐有飞鸟，一足，下止殿前，舒翅而跳。齐侯大怪，使聘问孔子。孔子说：此名商羊，急告民治沟渠，天将大雨。后果如之。

[5] 天明：天生的聪明人，即"天才"。洞：洞察，洞悉。

[6] 厥：其。华：指西晋的张华，强记博识，广学多闻，著有《博物志》十卷。

[7] 康：指嵇康。三国魏文学家。《艺文类聚》记晋代王烈到抱犊山中，发现一座石室内有两卷帛书。王不识其文字，记下十几个字的形体，请嵇康辨认，康尽识其字。《世说新语·简傲》也有嵇康辨字的记载。

[8] 倚顿：一作"猗顿"。春秋时富商，曾经营珠宝，以善于识别宝玉著称。

[9] 晨星：早晨的星星。喻稀少。

楚蘄陽李君東璧[1]，一日過予弇山園謁予[2]，留飲數日。予窺其人，睟然貌也[3]，癯然身也[4]，津津然譚議也[5]，真北斗以南一人[6]。解其裝，無長物[7]，有《本草綱目》數十卷。謂予曰："時珍，荊楚鄙人也。幼多羸疾，質成鈍椎，長耽典籍，若啖蔗飴[8]。遂漁獵羣書，搜羅百氏[9]，凡子、史、經、傳、聲韻、農圃、醫卜、星相、樂府諸家[10]，稍有得處，輒著數言。古有《本草》一書，自炎皇及漢、梁、唐、宋，下迨國朝，注解羣氏舊矣[11]。第其中舛謬差訛遺漏，不可枚數[12]。乃敢奮編摩之志，僭纂述之權[13]。歲歷三十稔，書考八百餘家，稿凡三易[14]。複者芟之，闕者緝之，訛者繩之[15]。舊本一千五百一十八種，今增藥三百七十四種，分爲一十六部，著成五十二卷。雖非集成，亦粗大備，僭名曰《本草綱目》[16]。願乞一言，以托不朽[17]。"

[1] 楚：指湖北。湖北古属楚国。蕲（qí奇）阳：今湖北省蕲春县。东璧：李时珍的字。

[2] 弇（yǎn演）山园：在江苏省太仓县隆福寺西，王世贞所筑，内有上弇、中弇、下弇三峰。

[3] 面容润泽而有光彩。谓语前置。睟（suì碎）：润泽而有光彩。然，形容词词尾。

[4] 身材清瘦而有精神的样子。癯（qú瞿）然：清瘦的样子。

[5] 谈吐兴趣浓厚的样子。津津然：兴味浓厚的样子。谭：通"谈"。

[6] 真是天下第一人。

[7] 长（zhàng丈）物：多余的东西。

[8] 钝椎：笨拙。长耽（dān担）典籍：长大以后爱读古典著作。耽，喜好。啖（dàn淡）：吃。蔗饴（yí疑）：甘蔗饴糖。饴，用麦芽制成的糖。

[9] 渔猎：捕鱼打猎。比喻泛览博涉。百氏：指百家著作。

[10] 子：指先秦诸子的著作。史：指历史方面的著作。经：指儒家的经典著作。传：指解释经书的著作。声韵：指音韵学方面的著作。韵，"韵"的异体字。农圃（pǔ普）：指果菜方面的著作。圃，种植果木瓜菜的园地。卜：指占卜方面的著作。乐（yuè月）府：泛指可以入乐的诗、词、散曲、剧曲等。

[11] 炎皇：即神农氏。迨：及，到。国朝：封建时代称本朝为"国朝"。此指明朝。旧：久远。

[12] 第：只，只是。舛（chuǎn喘）：错乱。谬：错误。差：差错。讹（é额）：错误。枚数：一一计数。

[13] 敢：冒昧地。僭（jiàn见）：越分。指超越身份，冒用在上者的名义说话行事。

[14] 稔：年。凡：共。

[15] 芟（shān山）：删除。阙：通"缺"，缺漏。缉：增补。绳：纠正。

[16] 集成：即"集大成"。指总结前人成果而自成一体。大备：大体上完备。备，齐全，完备。

[17] 愿：希望。一言：一句话。此指一篇序言。以托不朽：以便求得这部书永不磨灭。托，依靠，凭托。此指求得。

予開卷細玩，每藥標正名爲綱，附釋名爲目，正始也[1]；次以集解、辨疑、正誤，詳其土産形狀也[2]；次以氣味、主治、附方，著其體用也[3]。上自墳典，下及傳奇，凡有相關，靡不備采[4]。如入金谷之園，種色奪目[5]；如登龍君之宮，寶藏悉陳；如對冰壺玉鑒，毛髮可指數也[6]。博而不繁，詳而有要，綜核究竟，直窺淵海[7]。茲豈僅以醫書觀哉[8]？實性理之精微，格物之通典，帝王之秘籙，臣民之重寶也[9]。李君用心嘉惠何勤哉[10]！噫！碔玉莫剖，朱紫相傾，弊也久矣[11]。故辨專車之骨，必竢魯儒[12]；博支機之石，必訪賣卜[13]。予方著《弇州卮言》，恚博古如《丹鉛卮言》后乏人也，何幸睹兹集哉[14]！兹集也，藏之深山石室無當，盍鍥之，以共天下後世味《太玄》如子云者[15]？

時萬曆歲庚寅春上元日[16]，弇州山人鳳洲王世貞拜撰。

[1] 玩：研读。正名：通用的名称。释名：解释的名称。正始：从正名开始。

[2] 集解：汇集各家注释。辨疑：辨别疑似之说。正误：纠正错误之处。按"集解"、"辨疑"、"正误"无为《本草纲目》栏目名。土产：本土所产之物。此指产地。

[3] 气味：指药物的四气五味。著：阐明。体用：指药物的性质和功效。

[4] 坟典：即"三坟五典"。据孔安国《尚书·序》云：伏羲、神农、黄帝之书谓之三坟，言大道也；少昊、颛顼、高辛、唐尧、虞舜之书谓五典，言常道也。此泛指古代的重要著作。传奇：民间流传的小说、故事。此泛指一般的文艺作品。

[5] 金谷之园：晋代巨富石崇所筑的花园。在河南洛阳西的金谷涧中。种色：品种色彩。

[6] 冰壶：盛冰的玉壶。喻晶莹皎洁。玉鉴：玉制的镜子。鉴，镜子。指数：用手指计数。

[7] 综核：全面探讨。究竟：穷尽。指深入研究。渊海：深渊和大海。比喻内容的深入和广博。

[8] 觏（gòu 构）：遇见。此指看待。

[9] 性理：指宋儒的性命理气之学。格物：推究事物的原理。通典：共同的法则。秘籙（lù 录）：秘不公开的簿籍。籙，簿藉，簿册。

[10] 嘉惠：施给恩惠。意为造福人世。勤：殷切。

[11] 碔（wǔ 武）：碔砆，似玉的石头。剖：辨别。朱紫相倾：指紫色排挤朱色。古代以朱为正色，紫为杂色。喻以假乱真或真假不分。倾，排斥。

[12] 意为因此要辨别占满一车的巨骨，必定要等待孔子。据《国语·鲁语下》载：吴国攻取越国之会稽，获一辆装满巨骨的车，人皆不识，询问孔子。孔子说："从前禹在会稽之山召集群臣，防风氏后至，禹杀之，其骨专车。"专车：占满一车，独占一车。竢：等待。鲁儒：指孔子。

[13] 意为要通晓织女的支机石，必定要询问卖卜的严君平。博：通晓。传说汉武帝命张骞寻找黄河之源，张乘筏至天河，一浣纱妇以石与之。张携石归，请教成都卖卜人严君平，严说是织女支垫织机的石块。见《太平御览》卷八。

[14] 恚（huì 汇）：怨恨。此引申为"可惜"。丹铅卮言：指明代杨慎所著的《丹铅余

录》、《丹铅续录》、《丹铅摘录》等考据学著作。上述三书后由杨慎的门人删除重复，合并为一书，叫《丹铅总录》。

[15] 石室：指收藏图书档案的处所。无当：不妥当。盍（hé 何）：何不。锲（qiè 窃）：刀刻。此指刻版印刷。共：同"供"，供给。味：研究体会。太玄：《太玄经》的简称。汉代扬雄（字子云）著。

[16] 万历庚寅：公元 1590 年。万历，明神宗朱翊钧的年号。上元日：农历正月十五日。

综合练习

（一）解释题

1. 纪（称） 2. 觇（宝气） 3. 睟（然） 4. 长物 5.（经）传 6. 僭（纂述）
7. 芟（之） 8. 绳（之） 9. 体用 10. 种色 11.（玉）鉴 12. 究竟 13. 靓（哉）
14. 格物 15. 秘篆 16. 碔（玉） 17.（相）倾 18. 盍（锲） 19. 锲（之） 20. 上元日 21. 万历 22. 石室 23. 综核 24. 释名 25. 盍 26. 钝椎 27. 耄

（二）单项选择题

1. "复者芟之，阙者缉之，讹者绳之。"句中"芟"义为（　　　）

    A. 纠正　　　　　B. 删除　　　　　C. 补充　　　　　D. 更改

2. "愿乞一言，以托不朽。"句中"乞"义为（　　　）

    A. 请求　　　　　B. 乞讨　　　　　C. 给予　　　　　D. 希望

3. "博支机之石，必访卖卜。"句中"卖卜"指的是（　　　）

    A. 占卜的人　　　B. 孔子　　　　　C. 严君平　　　　D. 卖东西的人

4. "予开卷细玩，每药标正名为纲"。句中"玩"义为（　　　）

    A. 玩耍　　　　　B. 玩弄　　　　　C. 研读　　　　　D. 游玩

（三）多项选择题

1. 下列典故与孔子有关的是（　　　）

    A. 望龙光知古剑　　　　　　　　　B. 觇宝气辨明珠

    C. 萍实商羊　　　　　　　　　　　D. 博物称华

    E. 辨专车之骨，必俟鲁儒

2. 在下列句子中有通假字的句子是（　　　）

    A. 纪称：望龙光知古剑，觇宝气辨明珠　B. 津津然谭议也

    C. 以共天下后世味《太玄》如子云者　D. 将食，张，如厕，陷而卒

    E. 道者，圣人行之，愚者佩之

3. 下列句子中出现倒装句的是（　　　）

    A. 睟然貌也　　　　　　　　　　　B. 癯然身也

    C. 津津然谭议也　　　　　　　　　D. 时珍，荆楚鄙人也

    E. 何幸睹兹集

（四）翻译题

1. 予窥其人，睟然貌也，癯然身也，津津然谭议也，真北斗以南一人。解其装，无长物，有《本草纲目》数十卷。谓予曰："时珍，荆楚鄙人也。幼多羸疾，质成钝椎，长耽典

籍，若啖蔗饴。遂渔獵群书，搜羅百氏。"

2．噫！碔玉莫剖，朱紫相倾，弊也久矣。故辨专车之骨，必俟鲁儒；博支机之石，必访卖卜。

3．博而不繁，详而有要，综核究竟，直窥渊海。兹岂仅以医书觏哉？实性理之精微，格物之通典，帝王之秘篆，臣民之重宝也。李君用心嘉惠何勤哉！

4．时珍，荆楚鄙人也。幼多羸疾，质成钝椎，长耽典籍，若啖蔗饴。遂渔猎群书，搜罗百氏，凡子、史、经、传、声韵、农圃、医卜、星相、乐府诸家，稍有得处，辄著数言。

5．予方著《弇州卮言》，恚博古如《丹铅卮言》后乏人也?，何幸靓兹集哉！兹集也，藏之深山石室无当，盍锲之，以共天下后世味《太玄》如子云者？

（五）思考题

1．李时珍写作《本草纲目》的原因是什么？

2．作者是如何评价《本草纲目》的？

3．本文哪些地方记述李时珍编着《本草纲目》的艰辛？

4．"望龙光知古剑，觇宝气辨明珠。故萍实商羊，非天明莫洞；厥后博物称华，辨字称康，析宝玉称倚顿，亦仅仅晨星耳。"作者用这几个典故想说明什么？

5．"金谷之园"、"龙君之宫"、"冰壶玉鉴"分别赞美《本草纲目》什么？

（六）背诵题

1．背诵第一自然段。

2．背诵第三自然段。

（七）阅读题

牵牛治水气在肺喘满肿胀下焦郁遏腰背胀重及大肠风秘气秘卓有殊功但病在血分及脾胃虚弱而痞满者则不可取快一时及常服暗伤元气也一宗室夫人年几六十平生苦肠结病旬日一行甚于生产服养血润燥药则泥隔不快服硝黄通利药则若罔知如此三十余年矣时珍诊其人体肥膏粱而多忧郁日吐酸痰碗许乃宽又多火病此乃三焦之气壅滞有升无降津液皆化为痰饮不能下滋肠腑非血燥比也润剂留滞硝黄徒入血分不能通气俱为痰阻故无效也乃用牵牛末皂荚膏丸与服即便通利自是但觉肠结一服就顺亦不妨食且复精爽盖牵牛能走气分通三焦气顺则痰逐饮消上下通快矣（《本草纲目·牵牛子》）

要求：

1．给上文加标点。

2．解释带点的字词。

3．翻译画横线的句子。

三十三、《医方集解》序[*]

【提示】 本文选自《医方集解》，据 1957 年上海卫生出版社本排印。作者汪昂（公元 1615—1695 年），字讱庵，休宁（今安徽休宁）人，清代著名医家。著有《医方集解》、《素问灵枢类纂约注》、《汤头歌诀》、《本草备要》等，皆简明扼要，浅显易懂，为后世学医者所喜读，流传较广。《医方集解》选录古今医籍中常用方剂六七百首，列述每个方剂的方名、主治及处方外，并引录各家学说方义。

本序言篇幅不长，介绍了方解的历史，指出医方学习运用须明方义，才能举一反三，灵活运用。说明编写此书的目的及"博采广搜，网罗群书，精穷奥蕴"的宗旨，对于不同见解能"各存所见，以备参稽"，这正是书名"集解"的含义。最后引用《周易·系辞》有关言论，反复申明既要重视成方的学习，更要注意融会贯通，灵活运用。

孔子曰："能近取譬，可謂仁之方也已^[1]。"夫仁爲心性之學，尚不可以無方，況於百家衆藝，可以無方而能善此乎？諸藝之中，醫尤爲重。以其爲生人之司命^[2]，而聖人之所必慎者也。竊嘗思之，凡病必有症；症者，證也。有斯病必形斯候者也^[3]。證必有脈；脈者，藏腑經絡、虛實寒熱之所由分也。有與證相符者，有與證不相符者，必參驗之，而後可施治者也。察脈辨證而方立焉。方者，一定不可易之名^[4]。有是病者，必主是藥，非可移游彼此^[5]，用之爲嘗試者也。

[1] 意为能就近取得相似的例子去做，可以说是实行仁道的方法了。语出《论语·雍也》。
[2] 生人：使人生存。生，使动用法。
[3] 斯：此。
[4] 一定：确定的。易：变换，改变。
[5] 移遊彼此：在彼与此之间犹豫不决。遊，"游"的异体字。

方之祖始於仲景^[1]。後人觸類擴而充之，不可計殫，然皆不能越仲景之範圍^[2]。蓋前人作法，後人因焉^[3]。創始者難爲用，後起者易爲功^[4]。取古人已驗之成規而斟酌用之，爲效不既易乎？然而執方醫病，而病不能瘳，甚或反而殺人者，又何以説焉^[5]？則以脈候未辨，藥性未明，惑於似而反失其真，知有方而不知方之解故也。

方之有解始於成無己^[6]。無己慨仲景之書後人罕識，爰取《傷寒論》而訓詁之，詮證釋方，使觀者有所循入^[7]。誠哉仲景之功臣，而後覺之先導矣。厥後名賢輩出，謂當踵事增華，析微闡奧，使古方時方大明於世，寧不愉快[8]？夫何著方者日益多，註方者不再見？豈金鍼不度歟[9]？抑工於醫者未必工於文，詞不能達意，遂置而不講歟[10]？迄明，始有吳鶴皋之集《醫方考》，文義清疏，同人膾炙。是以梨棗再易[11]，豈爲空谷足音[12]，故見之而喜歟？然吳氏但一家之言，其於致遠鈎深[13]，或未徹盡。兹特博採廣搜，網羅羣書，精窮奧蘊，或同或異，各存所見，以備參稽。使探寶者不止一藏，嘗鼎者不僅一臠[14]。庶幾病者觀之，得以印證；用者據之，不致徑庭[15]。甯非衛生之一助歟[16]？

[1] 祖：开端。

[2] 触类：遇到同类事情。殚（dān 丹）：尽。

[3] 作法：创立法则。因焉：沿袭它。因，沿袭。焉，之。

[4] 创始的人难以取得成效，后起的人容易获得成功。

[5] 说：解释。

[6] 成无己：宋代医家，著有《注解伤寒论》、《伤寒明理论》等。其《注解伤寒论》是《伤寒论》的现存最早注本。

[7] 爰（yuán 援）：于是。

[8] 厥：其。踵事增华：继承前人的成果并发扬光大。踵，继承。华，光彩。时方：指宋元以后通行的方剂。宁：难道。

[9] 金针不度（duó 夺）：喻秘诀失传。度，传授。语本冯翊子《桂苑丛谈·史遗》。

[10] 抑：还是。讲：研究。

[11] 吴鹤皋：昊昆。明代医学家，所著《医方考》六卷，选释历代常用方七百余首，分44类，说明其组成、方义、功用、适应证等，影响很大。脍炙：喻赞不绝口。脍，肉丝。炙，烤肉。梨枣再易：指书籍多次再版。古代木版印书，多用梨木和枣木等硬质木材，故称书版为"梨枣"。

[12] 空谷足音：空旷山谷中的脚步声。喻难得遇见的人或物。

[13] 致远钩深：阐明深远的含义。

[14] "尝鼎"句：品尝鼎中肉味的人，不只尝一块肉。指不浅尝辄止。臠（luán 李）：切成小块的肉。

[15] 庶几：或许。径庭：喻悬殊。径，门外小路。庭，堂前地。

[16] 卫生：卫护生命。

或曰：善師者不陳[1]，得鱼者忘筌[2]。運用之妙，在於一心，何以方爲[3]？余曰：般倕不棄規矩[4]，師曠不廢六律[5]。夫《易》之爲書，變動不居[6]，然亦有變易、不易二義，故曰"蓍之德圓而神[7]，卦之德方以智[8]"。夫卦誠方矣，豈方、智之中遂無圓、神之妙也哉？吾願讀吾書者，取是方而圓用之[9]，斯真爲得方之解也已。

康熙壬戌歲陽月[10]，休寧訒庵汪昂題。

[1] 善师者：善于用兵的人。师，运用军队。活用作动词。陈：同"阵"，布阵。活用作动词。

[2] 得鱼者忘筌：捕到鱼的人就忘掉捕鱼的器具。喻取得成功就忘掉其依靠的条件。筌，竹制的捕鱼工具。语出《庄子·外物》。

[3] 何以方为：用什么方子呢？为：语气助词，表疑问。

[4] 般：公输般。即鲁班。倕：传说为尧时的巧匠。规：圆规。画圆形的工具。矩：矩尺。画方形的工具。

[5] 师旷：春秋时晋国著名乐师。六律：古代用律管定出的六种标准音调。

[6] 变动不居：变化运动不停。居，止。

[7] 意为蓍草的形体圆，其作用能通神达变。蓍（shī 师）草：古人用以占卜。

[8] 意为卦的形体方，其作用能预知未来。

[9] 圆：灵活。

[10] 康熙壬戌岁：康熙二十一年，即 1682 年。阳月：阴历十月的别称。

综合练习

（一）解释题

1. 生人　2.（计）殚　3. 因焉　4.（何以）说　5. 爱（取）　6. 踵事增华　7. 宁（不）　8. 金针不度　9. 脍炙　10. 梨枣再易　11. 空谷足音　12. 致远钩深　13.（一）斑　14. 径庭　15. 卫生　16.（不）陈　17.（忘）筌　18.（变动不）居　19. 圆（用之）　20. 阳月　21. 般　22. 师旷　23. 蓍　24. 触类　25. 移遊彼此　26. 脍炙

（二）单项选择题

1. "况于百家众艺，可以无方而能善此乎"句中"善"字的字义为（　　　）
　　A. 掌握，精通　　B. 好的行为　　　　C. 友好，亲善　　D. 擅长，长于

2. "有斯病必形斯候者也"句中"形"字的字义为（　　　）
　　A. 形象，形状　　B. 表现，显露　　　C. 对比，对照　　D. 态势，形势

3. "精穷其奥蕴"句中"穷"字的字义为（　　　）
　　A. 穷究，深入探讨　　　　　　　　　B. 走不通，没有出路
　　C. 贫困，窘困　　　　　　　　　　　D. 极，尽

4. "善师者不陈"句中的"师"和"陈"皆活用为动词，意思分别是指（　　　）
　　A. 军队；古代国名　　　　　　　　　B. 用兵；布阵
　　C. 行军；布置　　　　　　　　　　　D. 擅长某种技艺的人；阵势

5. "取是方而圆用之"句中"圆"字的字义为（　　　）
　　A. 圆满　　　　　　　　　　　　　　B. 圆滑
　　C. 圆润　　　　　　　　　　　　　　D. 灵活

（三）多项选择题

1. 下列句子中"方"用指"药方，方子"的句子有（　　　）
　　A. 观斗极以定方名　　　　　　　　　B. 方者，一定不可易之名
　　C. 察脉辨证而方立焉　　　　　　　　D. 能近取譬，可谓仁之方也已

E．方之有解，始于陈无择

2．下列句子中有通假字或异体字的句子是（　　　）

A．岂金针不度欤　　　　　　B．非可移游彼此，用之为尝试者也

C．其于致远钩深或未彻尽　　D．善师者不陈，得鱼者忘筌

E．文义清疏，同人脍炙。是以梨枣再易

（四）翻译题

1．无己慨仲景之书后人罕识，爰取《伤寒论》而训诂之，诠证释方，使观者有所循入。诚哉仲景之功臣，而后觉之先导矣。厥后名贤辈出，谓当踵事增华。

2．夫何著方者日益多，註方者不再见？岂金针不度欤，抑工于医者未必工于文，词不达意，遂置而不讲欤？迄明，始有吴鹤皋之集《医方考》，文义清疏，同人脍炙。

3．兹特博采广搜，网罗群书，精穷奥蕴，或同或异，各存所见，以备参稽，使探宝者不止一藏，尝鼎者不仅一脔。庶几病者观之，得以印证；用者据之，不致径庭。宁非卫生之一助欤？

4．善师者不陈，得鱼者忘筌，运用之妙，在于一心，何以方为？余曰；般倕不弃规矩，师旷不废六律。

5．孔子曰；"能近取譬，可谓仁之方也已。"夫仁为心性之学，尚不可以无方，况于百家众艺，可以无方而能善此乎？诸艺之中，医尤为重，以其为生人之司命，而圣人之所必慎者也。

（五）思考题

1．哪部书被喻为"方之祖"？哪部书是最早的方解类的书？

2．为什么吴昆的书《医方考》面世，"同人脍炙""梨枣再易"？

3．作者引用《周易》"蓍之德圆而神，卦之德方以智"一句话的用意是什么？

4．与《医方考》相比，汪氏的《医方集解》具有哪些主要特点？他这样编纂的主要动机是什么？

5．作者文中提出的判定医者对方义是否真正了悟于心的标准和原则是什么？为什么？

（六）背诵题

1．背诵第一自然段。

2．背诵第三自然段。

（七）阅读题

余年十五志医学逮今十有八稔惧辱医名蚤夜遑遑惟经论是搜不敢自是游海内者数年就有道者而赞谒之见贱工什九良工什一不惟上古之经论昧焉虽中古之方犹弗达也弗明方之旨与方之证及诸药升降浮沉寒热温平良毒之性与夫宣通补泻轻重滑涩燥湿反正类从之理而徒执方以疗病恶能保其不殃人乎乃为之愍恻取古昔良医之方七百余首揆之于经酌以心见订之于证发其微义编为六卷题之端曰医方考盖以考其方药考其见证考其名义考其事迹考其变通考其得失考其所以然之故匪徒苟然志方而已（吴昆《医方考·自序》）

要求：

1．给上文加标点。

2．解释带点的字词。

3．翻译画横线的句子。

三十四、《类经》序*

【提示】　本文选自张介宾《类经》，据 1957 年人民卫生出版社本排印。作者介绍见本教材《病家两要说》。张氏认为《内经》"经文奥衍，研阅诚难"，王冰等历代注家又有诸多不足之处，所以"尽易旧制，颠倒一番，从类分门"，将《素问》、《灵枢》两书合并，按内容性质分为摄生、阴阳、藏象、脉色、经络等十二类，每类又分为若干小节，各立标题，分别纳入相关原文，然后详加注释，编成《类经》。

本序文首先高度赞扬《内经》一书的文化价值及作用，指出王冰以来各注家的不足之处，阐述了编著《类经》的原因、目的及思想上的反复过程，然后概述十二类的分类情况，最后表明自己编写《类经》的良苦用心及对后人提出殷切期望。全篇气势波澜，用词丰富，明征暗喻，恰到好处，是一篇序文佳作。

《內經》者，三墳之一。蓋自軒轅帝同岐伯、鬼臾區等六臣互相討論，發明至理，以遺教後世[1]。其文義高古淵微，上極天文，下窮地紀，中悉人事[2]。大而陰陽變化[3]，小而草木昆蟲、音律象數之肇端、藏府經絡之曲折[4]，靡不縷指而臚列焉[5]。大哉！至哉！垂不朽之仁慈，開生民之壽域。其爲德也，與天地同，與日月并。豈直規規治疾方術已哉[6]？

[1] 六臣：指黄帝时名医岐伯、雷公、少俞、伯高、少师和鬼臾区。讨论：探讨论述。发明：阐发说明。下文同此。
[2] 高古：高深古奥。渊微：广博精微。极、穷、悉：深入研究探讨。
[3] 而：如。
[4] 音律：五音六律。指音乐。象数：指占卜，古人以符号、数字、形象等，推测宇宙变化的一种学说。肇端：开端。肇，开始。曲折：原委。
[5] 缕指：逐条分析。缕，一条条地。胪列：陈列，列举。
[6] 直：只，仅。规规：浅陋拘泥的样子。

按晉皇甫士安《甲乙經·序》曰[1]："《黃帝內經》十八卷。今《針經》九卷，《素問》九卷，即《內經》也。"而或者謂《素問》、《針經》、《明堂》三書，非黃帝書，似出於戰國。夫戰國之文能是乎？宋臣高保衡等敘，業已辟之[2]。此其臆度無稽，固不足深辨[3]。而又有目醫爲小道，并是書且弁髦置之者，是豈巨慧明眼人歟[4]？觀坡仙《楞伽經·跋》云[5]："經之有《難經》，句句皆理，字字皆法。"亦豈知《難經》出自《內經》，而僅得其什一[6]。《難經》而然，《內經》可知矣。夫《內經》之生全民命，豈殺於《十三經》之啓植民心[7]？故玄晏先生曰："人受先人之體，有八尺之軀，而不知醫事，此所謂遊魂耳！雖有忠孝之心，慈惠之性，君父危困，赤子塗地，無以濟之[8]。此聖賢所以精思極論盡其理也"。繇此言之，儒其可不盡心是書乎[9]？奈何今之業醫者，亦置《靈》、《素》於罔聞，昧性命之玄要，盛盛虛虛[10]，而遺人夭殃，致邪失正，而絕人長命。所謂業擅專門者，如是哉！此其故，正以經文奧衍[11]，研閱誠難。其於至道未明，而欲冀夫通神運微，仰大聖上智於千古之邈，斷乎不能矣[12]。

[1] 按：查考。皇甫士安：即皇甫谧。字士安，著《甲乙经》。参见本教材《皇甫谧传》。

[2] 按，宋仁宗时高保衡、林亿等奉命校正《素问》并作序文，认为内经是上古三皇遗文。张介宾赞同此说。敘："叙"的异体字，序文。业已：已经。辟（pì 譬）：驳斥。

[3] 臆度（duó 夺）：主观猜测。辨：通"辩"，辩解。

[4] 目：视，看待。活用作动词。小道：小的技艺。封建社会中儒家对农圃医卜等技艺的贬称。弁（biàn 变）髦：喻无用之物。此指像弁髦一样地。活用作状语。弁，缁布冠，黑布帽子。髦，儿童垂于前额的短发。古代男子成年行冠礼后，弁与髦皆丢弃。

[5] 坡仙：即苏东坡。楞伽经：佛经名。《楞伽阿跋多罗宝经》的全称，苏轼曾为之作跋。

[6] 什一：十分之一。

[7] 杀（shài 晒）：减少，逊。十三经：儒家十三部经典著作。指《诗经》、《易经》、《尚书》、《周礼》、《礼记》、《仪礼》、《左传》、《公羊传》、《谷梁传》、《论语》、《孟子》、《尔雅》、《孝经》。

[8] 赤子：指百姓。涂地：犹"涂炭"。泥潭与炭火，比喻灾难深重。

[9] 繇：通"由"。其：岂，怎么，难道。

[10] 盛盛虚虚：使邪盛者更盛，使正虚者更虚。前一"盛"、"虚"并为使动用法。

[11] 奥衍：深奥繁多。

[12] 其：如果。夫：句中语气助词。通神运微：通达神明，运用入微。邈：久远。断：绝对。

　　自唐以來，雖賴有啓玄子之註，其發明玄秘盡多[1]，而遺漏亦復不少。蓋有遇難而默者[2]，有於義未始合者，有互見深藏而不便檢閱者[3]，凡其闡揚未盡，《靈樞》未注，皆不能無遺憾焉。及乎近代諸家，尤不過順文敷演[4]，而難者仍未能明，精處仍不能發，其何神之與有[5]？

　　余初究心是書，嘗爲摘要，將以自資[6]。繼而繹之久[7]，久則言言金石，字字珠璣，竟不知孰可摘而孰可遺。因奮然鼓念[8]，冀有以發隱就明，轉難爲易，盡啓其秘，而公之於人。務俾後學了然，見便得趣，由堂入室[9]，具悉本原，斯不致誤己誤人，咸臻至善。於是乎詳求其法，則唯有盡易舊制，顛倒一番，從類分門，然後附意闡發，庶晰其韞[10]。然懼擅動聖經，猶未敢也。

粤稽往古[11]，则周有扁鹊之摘难[12]，晋有玄晏先生之类分[13]，唐有王太僕之补削[14]，元有滑撄宁之撮钞[15]，鉴此四君子而後意决。且此非《十三经》之比，盖彼無須類，而此欲醒瞶指迷，則不容不類，以求便也[16]。由是徧索兩經，先求難易，反復更秋，稍得其緒，然後合兩爲一，命曰《類經》[17]。"類"之者，以《靈樞》啓《素問》之微，《素問》發《靈樞》之秘，相爲表裏，通其義也。

[1] 尽（jǐn 紧）：尽管。

[2] 默：默不作声，此指不加注释。

[3] 互见深藏：指同类问题散在多篇论述。

[4] 顺文敷演：顺着经文文字铺陈解说。义指未能揭示实质内容。敷演，陈述发挥。

[5] 其何裨之与有：即"其有何裨与"。那有什么帮助呢？宾语前置。裨，裨益，益处。与，同"欤"，语气助词。

[6] 自资：帮助自己。资，资助，帮助。

[7] 绎（yì 义）：探究，研究。

[8] 奋然：振奋的样子。鼓念：鼓足念头，下定决心。

[9] 俾：使。趣：旨趣。由堂入室：由堂屋进入内室，比喻逐步深入。

[10] 庶晰其韫（yùn 运）：或许能使其蕴藏的含义明显。晰，使动用法。韫，蕴藏。此指蕴藏的含义。

[11] 粤：句首语气助词。稽：查考。

[12] 摘难：摘要与问难。指摘录《内经》的一些问题，并问难讨论，编成《难经》。古人一般认为《难经》的作者是扁鹊。

[13] 类分：依类分辑。指晋皇甫谧据《素问》、《针经》、《明堂孔穴针灸治要》三书针灸内容分类汇编成《针灸甲乙经》。

[14] 补削：补缺删复。指王冰撰写《黄帝内经素问注》时，补充缺漏的内容，删除重复的内容。

[15] 滑撄宁：元代医学家滑寿，字伯仁，号撄宁生。撮钞：摘记。此指其著作《读素问钞》。钞，通"抄"。

[16] 类：分类。醒瞶（kuì 愦）：使糊涂的人清醒。此指使不懂《内经》的人读懂《内经》。醒，使动用法。瞶，通"愦"，昏乱，糊涂。指迷：为迷路的人指明方向。

[17] 难易：偏义复词，义偏于难。更秋：经历多年。秋，年。稍：逐渐。绪：头绪。

兩經既合，乃分爲十二類：夫人之大事，莫若死生，能葆其真[1]，合乎天矣，故首曰攝生類。生成之道，兩儀主之[2]，陰陽既立，三才位矣[3]，故二曰陰陽類。人之有生，藏氣爲本，五内洞然[4]，三垣治矣[5]，故三曰藏象類。欲知其内，須察其外，脈色通神，吉凶判矣，故四曰脈色類。藏府治内[6]，經絡治外，能明終始，四大安矣[7]，故五曰經絡類。萬事萬殊，必有本末[8]，知所先後，握其要矣，故六曰標本類。人之所賴，藥食爲天，氣味得矣，五宮强矣[9]，故七曰氣味類。駒隙百年[10]，誰保無恙？治之弗失，危者安矣，故八曰論治類。疾之中人，變態莫測，明能燭幽[11]，二豎遁矣[12]，故九曰疾病類。藥餌不及，古有鍼砭，九法搜玄[13]，道超凡矣，故十曰鍼刺類。至若天道茫茫，運行今古，苞無窮[14]，協惟一[15]，推之以理，指諸掌矣[16]，故十一曰運氣類。又若經文連屬[17]，難以强分，或附見於別門，欲求之而不得，分條索隱，血脈貫矣，故十二曰會通類。彙分爲三十二卷。此外復附著《圖翼》十五卷。蓋以義有深邃，而言不能該者[18]，不拾以圖，其精莫聚；圖象雖顯，而意有未達者，不翼以説[19]，其奧難窺。自是而條理分，綱目舉，晦者明，隱者見，巨細通融，歧貳畢徹，一展卷而重門洞開，秋毫在目[20]。不惟廣禆乎來學[21]，即凡志切尊生者[22]，欲求兹妙，無不信手可拈矣[23]。

[1] 葆：通"保"，保護，保全。真：真元。

[2] 兩儀：本指天地。此指陰陽。

[3] 三才：指天、地、人。位：位置確立。活用作動詞。

[4] 五内：指五臟。洞然：暢通。

[5] 三垣：古天文學名詞，爲太微垣、紫微垣、天市垣的合稱。此指人體的三焦。治：正常，安定。

[6] 治：主宰，主管。

[7] 四大：指身體。佛教認爲人體及世界萬物均由地、水、風、火這"四大"物質組成，故稱。

[8] 本末：指主次。先後：指先治與後治。

[9] 五宮：此指五臟。

[10] 駒隙百年：人生百年如白駒過隙。比喻人生短暫。語出《莊子·知北游》："人生天地之間，若白駒之過隙，忽焉而已。"

[11] 明能燭幽：燭光能照亮暗處，借喻明醫理能洞察隱微的病情。燭：活用作動詞。

[12] 二豎：指病魔。語出《左傳·成公十年》，參本教材《秦醫緩和》。豎，"竪"（竪）的異體字。

[13] 鍼："针"（針）的異體字。九法搜玄：九針之法能搜查深隱的病邪。九法，出自《靈樞·九針十二原》。

[14] 苞：通"包"，包括，包容。

[15] 協惟一：協調一體。惟，句中助詞。一，指天地間一陰一陽變化之道。

[16] 指諸掌：即指之于掌。比喻事理顯明易了。諸，之于。

[17] 連屬（zhǔ 主）：前後連貫相接。同義複用。屬，接續，連接。

[18] 該：同"賅"，包括。

[19] 不翼以説：不用解説輔助。翼，輔助。活用作動詞，

[20] "巨細"兩句：大小問題都貫通了，分歧之處全清楚了。通、畢：全，都。融、彻：融會貫通。歧貳：分歧。同義複用。重門洞開：像重重門户彻底打開。重門，名詞活用作狀語。

[21] 不仅对后学大有裨益。惟：仅。裨：补益。

[22] 志切尊生：有志重视养生。切，重视。尊生，养生。也作"遵生"。

[23] 信手可拈：随手可取。拈，捏取。

是役也[1]，余誠以前代諸賢注有未備，間多舛錯[2]，掩質埋光，俾至道不盡明於世者，迨四千餘祀矣[3]。因敢忘陋效矉[4]，勉圖蚊負[5]，固非敢弄斧班門，然不屑沿街持鉢[6]。故凡遇駁正之處，每多不諱，誠知非雅。第以人心積習既久[7]，訛以傳訛[8]，即決長波猶虞難滌[9]，使辨之不力，將終無救正日矣。此余之所以載思而不敢避也[10]。

[1] 役：事。指编写《类经》一事。

[2] 间有舛错：其中有不少的错误。舛错，错误。同义复用。

[3] 迨：达到。祀（sì 四）：年。《尔雅·释天》："夏曰岁，商曰祀，周曰年，唐虞曰载。"

[4] 于是敢于忘掉自己知识浅陋，像东施模仿西施皱眉那样仿照前贤的做法注释《内经》。效矉：模仿西施皱眉，比喻不善模仿，弄巧成拙。语出《庄子·天运》。矉，通"颦"，皱眉。

[5] 努力设法像蚊子背大山那样担起不能胜任的重担。蚊负：蚊虫背山。比喻力小而责任重。语出《庄子·秋水》。

[6] 不屑：不值得。沿街持鉢：沿街乞讨，挨门乞食，比喻一味依赖他人各家注释。鉢，"钵"的异体字。

[7] 第：只，只是。以：由于，因为。

[8] 讹以传讹：即"以讹传讹"。宾语前置。

[9] 即使引来长河大水，还担心难以洗除错误的经文注释。虞，担心，忧虑。

[10] 载思：反复思考。载，通"再"。

吁！余何人斯，敢妄正先賢之訓[1]？言之未竟，知必有闞余之謬而隨議其後者[2]。其是其非，此不在余，而在乎後之明哲矣。雖然，他山之石，可以攻玉[3]；斷流之水，可以鑒形[4]；即壁影螢光，能資志士[5]；竹頭木屑，曾利兵家[6]。是編者倘亦有千慮之一得，將見擇於聖人矣，何幸如之[7]！獨以應策多門，操觚隻手，一言一字，偷隙毫端[8]。凡歷歲者三旬，易稿者數四，方就其業。所謂河海一流，泰山一壤，蓋亦欲共掖其高深耳[9]。後世有子雲其憫余勞而錫之斤正焉[10]，豈非幸中又幸？而相成之德，謂孰非後進之吾師云[11]。

時大明天啟四年，歲次甲子黃鐘之吉，景岳子自序於通一齋[12]。

[1] 斯：句尾语气助词，无义。先贤之训：指前代医家的注释。

[2] 闞（kàn 看）：窥伺。此指发现。其：我。

[3] "他山"两句:喻借助外力辅助自己。攻,攻治,磨制。语出《诗经·小雅·鹤鸣》。

[4] 指停流不动的水可以照见形貌。喻借助外物,可以发现自己的错误。语出《庄子·德充符》。鉴:照见。本义为镜子,此活用作动词。

[5] 壁影:西汉匡衡家贫,凿壁引邻居之光苦读。语出《西京杂记》卷二。萤光:车胤好学而家贫,夏日捕萤火虫装入练囊,借萤光苦读。语出《晋书·车胤传》。

[6] 竹头木屑:比喻无用的细微之物。典出《世说新语·政事》。此与上文的"壁影萤光"均指《类经》的作用虽小,也许对其他人学习《内经》有启发作用。

[7] 千虑一得:语出《晏子春秋·杂下》:"圣人千虑,必有一失;愚者千虑,必有一得"。张景岳自比愚者,愚者的意见也有可取之处,这是自谦的说法。见择于圣人:被圣人采纳。见……于,被动句式。择,采纳。

[8] 应策:应对策问,此指解答。操觚(gū 孤)只手:执简写作的只我一个人。觚,古写书的木简。只手,指一个人。偷隙毫端:偷空写作。毫端,笔端。

[9] "河海一流"两句:语出《荀子·劝学》:"不积小流,无以成江海。"又李斯《谏逐客书》:"泰山不让土壤,故能成其大;河海不择细流,故能就其深。"文中将自己作品喻为泰山一壤,河海一流,是对自己著作的谦称。掖:扶持,辅助。

[10] 锡:通"赐",赐予。斤正:斧正,修正。

[11] 相成:助成我。相,指我。

[12] 天启四年:公元 1624 年。天启,明熹宗年号。次:值。黄钟:阴历十一月的别称。本指十二律之一,后用律吕纪月,黄钟相对于阴历十一月。吉,阴历每月初一。

综合练习

(一)解释题

1. 肇端 2. 胪列 3. 直 4. 弁髦 5. 杀(于) 6. (千古之)遐 7. 绎(之) 8. 醒瞆 9. (更)秋 10. 两仪 11. 三才 12. 三垣 13. 四大 14. 效矉 15. 第(以) 16. 阙(其) 17. 操觚 18. 掖(其) 19. 锡(之) 20. 斤正 21. 次 22. 相成 23. 黄钟 24. 蚊负 25. 互见深藏 26. 尊生 27. 载思 28. 舛错

(二)单项选择题

1. "岂直规规治疾方术已哉?"句中"直"义为( )

    A. 简直　　　　　B. 值得　　　　　C. 直接　　　　　D. 只是

2. "由堂入室,具悉本原。"句中"悉"义为( )

    A. 完全　　　　　B. 找寻　　　　　C. 了解　　　　　D. 仔细

3. "藏府治内,经络治外,能明终始,四大安矣"。句中"治"义为( )

    A. 研究　　　　　B. 平安,正常　　　C. 主宰　　　　　D. 治疗

4. "知必有阙余之谬而随议其后者。"句中"其"义为( )

    A. 岂　　　　　　B. 如果　　　　　C. 我　　　　　　D. 那

(三)多项选择题

1. 下列句子中画线的词语意义表示"如果"的选项有( )

    A. <u>其</u>于至道未明,而欲冀夫通神运微　B. 正以经文奥衍,研阅诚<u>难</u>

C. 自非才高识妙，岂能探其理致哉　　D. 向非先生，或投大黄以下之

E. 使圣人预知微

2. 在下列句子中有通假字的是（　　　）

A. 大而阴阳变化　　　　　　　　　B. 繇此言之，儒其可不尽心是书乎

C. 苞无穷，协惟一　　　　　　　　D. 此余所以载思而不敢避也

E. 世有子云悯余劳而锡之斤正焉

3. 下列句子中含有偏义复词的是（　　　）

A. 由是徧索两经，先求难易，反复更秋　B. 宋臣高保衡等叙，业已辟之

C. 士大夫不耐痛痒，必欲除之　　　　D. 询谋得失，深遂凤心

E. 盖目眶尽肿，不可开合也

（四）翻译题

1. 故玄晏先生曰："人受先人之体，有八尺之躯，而不知医事，此所谓游魂耳！虽有忠孝之心，慈惠之性，君父危困，赤子涂地，无以济之。此圣贤所以精思极论尽其理也。"繇此言之，儒其可不尽心是书乎？

2. 盖以义有深邃，而言不能该者，不拾以图，其精莫聚；图象虽显，而意有未达者，不翼以说，其奥难窥。自是而条理分，纲目举，晦者明，隐者见，巨细通融，歧贰毕彻，一展卷而重门洞开，秋毫在目。

3. 故凡遇驳正之处，每多不讳，诚知非雅。第以人心积习既久，讹以传讹，即决长波，犹虞难涤，使辨之不力，将终无救正日矣。此余之所以载思而不敢避也。

4. 他山之石，可以攻玉；断流之水，可以鉴形；即壁影萤光，能资志士；竹头木屑，曾利兵家。是编者倘亦有千虑之一得，将见择于圣人矣，何幸如之！独以应策多门，操觚只手，一言一字，偷隙毫端。凡历岁者三旬，易稿者数四，方就其业。

5. 而又有目医为小道，并是书且弁髦置之者，是岂巨慧明眼人欤？观坡仙《楞伽经》跋云："经之有《难经》，句句皆理，字字皆法。"亦岂知《难经》出自《内经》，而仅得其什一。

6. 务俾后学了然，见便得趣，由堂入室，具悉本源，斯不致误己误人，咸臻至善。于是详求其法，则唯有尽易旧制，颠倒一番，从类分门，然后附意阐发，庶晰其韫。

（五）思考题

1. 作者注释《内经》的原因和目的是什么？为什么要分类注释？

2. 《类经》和《类经图翼》二书是什么关系？

3. 作者引用"他山之石，可以攻玉；断流之水，可以鉴形；即壁影萤光，能资志士；竹头木屑，曾利兵家"四个典故，想说明什么？

4. 作者是怎样评价《类经》的？

5. 怎样理解"类经"之"类"？作者为何用此方法整理《内经》？

（六）背诵题

背诵第一自然段。

（七）阅读题

景岳名介宾别号通一子越之山阴人也其父为定西侯客介宾年十四即从游于京师天下承平奇才异士集于侯门介宾幼而浚齐遂遍交其长者是时金梦石工医术介宾从之学尽得其传是以为人治病沉思病原单方重剂莫不应手霍然一时谒病者辐辏其门沿边大帅皆遣金币致之

（明·黄宗羲《南雷文定前集·张景岳传》）

　　要求：

1．给上文加标点。

2．解释带点的字词。

3．翻译画横线的句子。

三十五、《串雅》序

【提示】　本文选自《串雅》，据人民卫生出版社影印的光绪十四年（公元 1888 年）榆园刊本排印。作者赵学敏（公元 1719—1805 年），字恕轩，号依吉，钱塘（今浙江杭州）人，清代医学家。著《本草纲目拾遗》和《串雅内外编》等。《串雅》是作者搜集整理走方医治疗技术的验方汇编，共录九百余方，分截药、顶药、串药及单方四类，具有贱、验、便的特点。取名《串雅》者，是为顶串摇铃的走方医正名，"串"有顶串术和摇串铃双重含义，"雅"是正的意思。

本序肯定了走方医的作用。认为走方医术来自民间，不乏"操技最神，奏效甚捷"的治疗经验，绝非不屑一顾的"小道"。同时也实事求是地指出了他们的不足。因而在编写此书时，注意去芜存精。作者还以辛辣的笔墨，揭露和批判那些没有真才实学的"国医"。

　　《周禮》分醫爲四[1]，有食醫、疾醫、瘍醫、獸醫[2]，後乃有十三科[3]，而未聞有走方之名也。《物原》記岐黃以來有鍼灸，厥後巫彭製藥丸，伊尹創煎藥[4]，而未聞有禁、截諸法也[5]。晉王叔和纂《脈經》，敍陰陽、內外，辨部候、經絡、臟腑之病爲最詳[6]，金張子和以吐、汗、下三法，風、寒、暑、溼、火、燥六門，爲醫之關鍵，終未聞有頂、串諸名也[7]。有之，自草澤醫始[8]，世所謂走方是也。人每賤薄之，謂其遊食江湖，貨藥吮舐，迹類丐[9]；挾技劫病，貪利恣睢，心又類盜[10]。剽竊醫緒，倡爲詭異[11]。敗草毒劑，悉曰仙遺；刴滌魘迷，詫爲神授[12]。輕淺之證，或可貪天；沉痼之疾，烏能起廢[13]？雖然誠有是焉，亦不可概論也。爲問今之乘華軒、繁徒衛者，胥能識症、知脈、辨藥，通其元妙者乎[14]？儼然峩高冠、竊虛譽矣[15]。今之遊權門、食厚奉者，胥能決死生、達內外、定方劑，十全無失者乎[16]？儼然踞高座、侈功德矣[17]。是知笑之爲笑，而不知非笑之爲笑也。

　　[1] 周礼：记述周代典章制度的书，儒家重要典籍之一。

　　[2] 食医：营养医生。疾医：内科医生。瘍医：外伤科医生。

　　[3] 十三科：元、明两代太医院设置的科目。即大方脉、杂医科、小方脉、风科、产科、眼科、口齿科、咽喉科、正骨科、金疮肿科、针灸科、祝由科、禁科。

　　[4] 物原：书名。明代罗顾（qí 其）编著，内容为探求事物的起源。厥：其。巫彭：相传黄帝时医官，精于药物炮制。伊尹：相传原是商汤的厨师，后拜为相，著《汤液经》。

　　[5] 禁、截：走方医所用的特殊治法。禁法，用药物兼施祝祷驱邪的治法。截法，用单方重剂截除病邪的治法。

[6] 王叔和：名熙，晋代医学家，所著《脉经》为我国第一部脉学专著。敍："叙"的异体字。部候：指三部九候之脉理。三部九候，即寸口脉的寸关尺三部脉和这三部脉的浮取，中取、沉取，共九候。

[7] 湷："湿"（濕）的异体字。顶、串：走方医所用的特殊治法。顶法，用涌吐药催吐的治法。串法，用泻下药泻下的治法。

[8] 草泽医：走方医。俗称"铃医"、"走方郎中"。

[9] 人每贱薄之：人们常常鄙视他们。贱薄，蔑视，鄙视。活用作动词。遊："游"的异体字。货药：卖药。货，卖。吮舐（shǔn shì）：吮痈舐痔。吮，吸。舐，舔。迹：行为，行动。

[10] 挟技劫病：依仗技术，掠取病家财物。恣睢（suī 虽）：胡作妄为。

[11] 医绪：零星的医学知识。绪，残余。倡为诡异：称为诡秘奇异的技艺。倡，称说。

[12] 遗（wèi 卫）：给予，赠送。刳（kū 枯）涤：用刀剖开，冲洗荡涤。魇（yǎn 掩）迷：用画符喷水之类迷信手段治病。诧：诈称，诳骗。

[13] 贪天："贪天之功"的略语。语出《左传·僖公二十四年》，此指疾病不治自愈。沉痼：沉重顽固。

[14] 为问：试问，请问。华轩：华丽的车子。繁徒卫：拥有众多的侍从。繁，活用作动词。胥：全，都。元妙：玄妙。"玄"字因避康熙皇帝玄烨讳而改。

[15] 俨然：庄严的样子。此指一本正经地。峨高冠：戴着高高的帽子。峨，"峨"的异体字。本指山高，此活用作动词。

[16] 游权门：奔走于权贵门下。食厚奉：享受优厚俸禄。奉，同"俸"，俸禄。

[17] 侈：夸大。

　　予幼嗜岐黄家言，讀書自《靈》、《素》、《難經》而下，旁及《道藏》、《石室》[1]；考穴自《銅人內景圖》而下，更及《太素》、《奇經》[2]；傷寒則仲景之外，遍及《金鞞》、《木索》[3]；本草則《綱目》而外，遠及《海錄》、《丹房》[4]。有得，輒鈔撮忘倦，不自知結習至此，老而靡倦[5]。然聞走方醫中有頂串諸術，操技最神，而奏效甚捷[6]。其徒侶多動色相戒，秘不輕授[7]。詰其所習，大率知其所以，而不知其所以然，鮮有通貫者[8]。以故欲宏覽而無由，嘗引以爲憾[9]。

[1] 嗜：酷爱，喜欢。岐黄家言：医学著作。旁：广。道藏：道教经书的总集，其中有医书多种。石室：疑为《石室秘录》。明末傅山遗著，清代陈士铎整理。

[2] 考穴：探讨穴位。此泛指研究经络学说。铜人内景图：指北宋王惟一所著的《铜人腧穴针灸图经》。太素：指杨上善所著的《黄帝内经太素》。奇经：疑为李时珍所著《奇经八脉考》。

[3] 金鞞（bǐ 比）、木索：疑为明代卢之颐所著《伤寒金鞞疏钞》和《摩索金匮》。

[4] 海录：疑为宋代叶廷珪所编《海录碎事》。丹房：疑为唐代独孤滔所著《丹房镜源》。

［5］輒："辄"（辄）的异体字，立刻。钞撮：摘记。钞：通"抄"。结习：积久成习。靡：不，无。

［6］奏效：见效。捷："捷"的异体字，快。

［7］动色相戒：改变面部表情相互告诫。

［8］诘：问，询问。大率（shuài 帅）：大概，大抵。鲜（xiǎn 显）：少。通贯：指对医学理论和操作技术相互融会贯通。

［9］宏览：扩大眼界。无由：没有门径；没有办法。尝：常常。

　　有宗子柏雲者，挾是術徧游南北，遠近震其名，今且老矣[1]。戊寅航海歸，過予譚蓺[2]。質其道，頗有奧理，不悖於古，而利於今，與尋常搖鈴求售者迥異[3]。顧其方，旁涉元禁，瑣及游戲，不免誇新鬭異，爲國醫所不道[4]。因録其所授，重加芟訂，存其可濟於世者，部居別白，都成一編，名之曰《串雅》，使後之習是術者，不致爲庸俗所詆毀，殆亦柏雲所心許焉[5]。昔歐陽子暴利幾絶，乞藥於牛醫[6]；李防禦治嗽得官，傅方於下走[7]。誰謂小道不有可觀者歟？亦視其人善用斯術否也。乾隆己卯十月既望，錢塘趙學敏恕軒譔[8]。

　　［1］宗子：嫡长子。此指同宗兄弟中最长者。柏云：即赵柏云。挟：依靠，依仗。是术，这种技术。且：将。

　　［2］戊寅：乾隆二十三年。即公元 1758 年。谭：通"谈"。蓺："艺"的异体字，技艺。即指医术。

　　［3］质：问。悖：违反，违背。

　　［4］顾：不过。元禁：即"玄禁"。指玄虚的巫术禁咒诸法。鬭："斗"（鬥）的异体字。国医：指国内名医。一说即御医。不道：不称道，即瞧不起。

　　［5］芟（shān 珊）订：删除订正。芟，删除。部居别白：按部类编排，分别清楚。即分门别类。部，按部类。名词活用作状语。都：汇总。庸俗：知识浅陋的人，此指随波逐流，没有正确见解的人。殆：大概。

　　［6］据传欧阳修患暴痢，国医不能治愈，后从走方医处得到车前子末，用米汤饮服而愈。事见南宋张杲《医说》卷六《车前止暴下》。

　　［7］事见《医说》卷四《治痰嗽》。言宋徽宗宠妃患痰嗽证，彻夜不寐，面肿如盘，李防御久治不愈，后从走方医处购得蚌粉、青黛，宠妃服后，即嗽止肿消。李方得继续为官。防御：官名。下走：原为自称的谦词，此指走方医。

　　［8］乾隆己卯：公元 1759 年。既望：指农历十六日。农历每月十五日叫望，望后一日叫既望。譔："撰"的异体字。

综合练习

（一）解释题

1. 厥（后）　2. 货（药）　3. 恣睢　4.（医）绪　5.（仙）遗　6. 诧（为神授）

7．繁（徒卫）　8．胥（能）　9．羲（高冠）　10．钞撮　11．靡（倦）　12．诘（其所习）　13．鲜（有）　14．宗子　15．挟（是术）　16．质（其道）　17．顾（其方）　18．（不）悖　19．芟（订）　20．部（居别白）　21．贯　22．譔　23．医绪　24．刳涤　25．吮舐　26．金鎞　27．恣睢

（二）单项选择题

1．走方医所用的"禁法"是（　　）
　　A．用药物兼施祝祷等迷信手段的治法　　B．用涌吐药的方法
　　C．用单方重剂截除病邪的方法　　D．用泻下药的方法

2．昔欧阳子暴利几绝，乞药於牛医；李防御治嗽得官，传方於下走。是对走方医术（　　）
　　A．感叹其鲜为人知　　B．批评其乃为小道
　　C．讽刺其只能止痢疗　　D．赞扬其也有可取之处

3．"以故欲宏览而无由，尝引以为憾"。句中"无由"义为（　　）
　　A．无原因　　B．无时间　　C．无依从　　D．无兴趣

（三）多项选择题

1．下列句子中有通假字的句子是（　　）
　　A．以故欲宏览而无由，尝引以为憾　　B．今之游权门、食厚奉者
　　C．戊寅航海归，过予谭荟　　D．钱塘赵学敏恕轩譔
　　E．挟是术徧游南北

2．下列句子中出现词类活用的句子是（　　）
　　A．人每贱薄之　　B．沈痼之疾，乌能起废
　　C．俨然踞高座，侈功德矣　　D．都成一编，名之曰《串雅》
　　E．俨然峨高冠，窃虚誉矣

3．以下词语指走方医的是（　　）
　　A．"有之，自草泽医始"中"草泽医"
　　B．"今之游权门，食厚奉者"中"食厚奉者"
　　C．"与寻常摇铃求售者迥异"中"摇铃求售者"
　　D．"昔欧阳子暴利几绝，乞药于牛医"中"牛医"
　　E．"李防御治嗽得官，传方于下走"中"下走"

（四）翻译题

1．为问今之乘华轩，繁徒卫者，胥能识症、知脉、辨药，通其元妙者乎？俨然羲高冠、窃虚誉矣。今之游权门、食厚奉者，婿能决死生、达内外、定方剂，十全无失者乎？

2．俨然踞高座、侈功德矣。是知笑之为笑，而不知非笑之为笑也。是知笑之为笑，而不知非笑之为笑也。

3．质其道，颇有奥理，不悖于古，而利于今，与寻常摇铃求售者迥异。顾其方，旁涉元禁，琐及游戏，不免夸新斗异，为国医所不道。因录其所授，重加芟订，存其可济于世者，部居别白，都成一编，名之曰《串雅》。

4．其徒侣多动色相戒，秘不轻授。诘其所习，大率知其所以，而不知其所以然，鲜有通贯者。以故欲宏览而无由，尝引以为憾。

5．使后之习是术者，不致为庸俗所诋毁，殆亦柏云所心许焉。昔欧阳子暴利几绝，乞

药于牛医；李防御治嗽得官，传方于下走。谁谓小道不有可观者欤？亦视其人善用斯术否也。

（五）思考题

1．对走方医的医术，作者是如何评价的？反映了作者什么精神？

2．文中提到的走方医的治法有几种？

3．首段连用三组"未闻"的用意是什么？

4．作者为何将此书命名为"串雅"？

5．文中作者指出走方医的缺点和弱点是什么？

（六）背诵题

1．背诵第一自然段。

2．背诵第三自然段。

（七）阅读题

走医有三字诀一曰贱药物不取贵也二曰验以下咽即能去病也三曰便山林僻邑仓卒即有能守三字之要者便是此中之杰出者也药上行者曰顶下行者曰串故顶药多吐串药多泻顶串而外则曰截截绝也使其病截然而止按此即古汗吐下三法也然有顶中之串串中之顶妙用入神则又不可以常格论也药有异性不必医皆知之而走医不可不知脉有奇经不必医尽知之而走医不可不知用奇乘间一时之捷径也得心应手平日之功用也古人出则行道入则读书盖医学通乎性命知医则知立命而一切沴戾不能中之可以却病延年否则己身之危不能免又焉能救人之危耶

（赵学敏《串雅内编·绪论》）

要求：

1．给上文加标点。

2．解释带点的字词。

3．翻译画横线的句子。

三十六、《温病条辨》叙*

【提示】 本文选自吴瑭的《温病条辨》，据清同治庚午（公元 1870 年）六安求我斋重刻本排印。本叙的作者汪廷珍（公元 1757—1827 年），字瑟庵，山阳（今江苏淮安）人，乾隆进士，官至礼部尚书。吴瑭（公元 1758—1836 年），字鞠通，淮阴（今江苏淮阴）人，清代著名温病学大家。所著《温病条辨》一书，使三焦辨证的方法更趋完善，并倡立清热养阴等治则，提高了防治温病的效果，充实了温病学说的内容。

叙文首先提出温病"病多而方少"的原因。指出后世医家墨守成规、囿于门户之见，"以伤寒之法疗六气之疴"所造成的严重后果。最后赞扬吴瑭"嗜学不厌，研理务精"的可贵钻研精神，说明《温病条辨》是一部既"述先贤之格言"，又"摅生平之心得"的医学理论与临证实践相结合的著作，并鼓励作者迅速公之于世，以拯救备受温病煎熬的民众。

昔淳于公有言：人之所病，病病多；醫之所病，病方少[1]。夫病多而方少，未有甚於温病者矣。何也？六氣之中[2]，君相二火無論已，風溼與燥無不兼温[3]，惟寒水與温相反，然傷寒者必病熱。天下之病孰有多於温病者乎？方書始於仲景。仲景之書專論傷寒，此六氣中之一氣耳。其中有兼言風者，亦有兼言温者，然所謂風者，寒中之風，所謂温者，寒中之温，以其書本論傷寒也。其餘五氣，概未之及[4]，是以後世無傳焉。雖然，作者謂聖，述者謂明[5]，學者誠能究其文，通其義，化而裁之，推而行之，以治六氣可也，以治内傷可也。亡如世鮮知十之才士[6]，以闕如爲恥[7]，不能舉一反三，惟務按圖索驥[8]。

[1] 淳于公：即西汉名医淳于意。公，对男子的敬称。这句引语并非淳于意所言，而是《扁鹊传》中，司马迁所写的评价文字，参见本教材《扁鹊传》。

[2] 六气：阳明燥金，少阳相火，太阴湿土，少阴君火和厥阴风木。

[3] 无论已：不用说了。溼："湿"（濕）的异体字。

[4] 概未之及：一概没有论及其余五气。宾语前置，即相当于"概未及之"，"之"指代上文"其余五气。"

[5] 述者：传述方书的人。

[6] 无奈社会上缺少知识全面的人。亡如：无奈。亡，通"无"。知十："闻一以知十"的略语。意为触类旁通。语见《论语·公冶长》。

[7] 认为知识缺漏是可耻的事。阙如：欠缺，缺漏。阙，通"缺"。如，词尾。恥："耻"的异体字。

[8] 按图索骥：按照图样去寻求千里马。比喻拘泥不知变通。

蓋自叔和而下，大約皆以傷寒之法療六氣之疴，禦風以綌，指鹿爲馬，迨試而輒困，亦知其術之疎也[1]。因而沿習故方，略變藥味，沖和、解肌諸湯紛然著録[2]。至陶氏之書出，遂居然以杜撰之傷寒，治天下之六氣[3]。不獨仲景之書所未言者不能發明，并仲景已定之書盡遭竄易[4]。世俗樂其淺近，相與宗之，而生民之禍亟矣[5]。又有吳又可者，著《溫疫論》，其方本治一時之時疫，而世誤以治常候之溫熱[6]。最後若方中行、喻嘉言諸子[7]，雖列溫病於傷寒之外，而治法則終未離乎傷寒之中。惟金源劉河間守真氏者，獨知熱病，超出諸家，所著六書，分三焦論治，而不墨守六經，庶幾幽室一鐙、中流一柱[8]。惜其人樸而少文，其論簡而未暢，其方時亦雜而不精。承其後者又不能闡明其意，裨補其疏，而下士聞道若張景岳之徒，方且怪而訾之[9]。於是其學不明，其説不行。而世之俗醫遇溫熱之病，無不首先發表，雜以消導，繼則峻投攻下，或妄用溫補，輕者以重，重者以死[10]。倖免則自謂己功，致死則不言己過。即病者亦但知膏肓難挽，而不悟藥石殺人。父以授子，師以傳弟，舉世同風，牢不可破。肺腑無語，冤鬼夜嗥[11]，二千餘年，略同一轍，可勝慨哉！

[1] 葢："蓋"的异体字。御风以綌（chī 痴）：用细葛布挡风。喻方法不当，徒劳无效。綌：细葛布。迨：等到。辄：即，就。困，无效。疎："疏"的异体字。

[2] 故方：旧方。冲和：方剂名。指加减冲和汤。为明代陶华在金朝张元素九味羌活汤的基础上加减而成。沖，"冲"的异体字。解肌：方剂名。即柴葛解肌汤，又名干葛解肌汤。陶华《伤寒六书·杀车捶法》方。

[3] 陶氏之书：指明代陶华所著的《伤寒六书》。

[4] 发明：阐发说明。窜易：篡改。

[5] 宗之：尊奉陶氏之书。亟（qì气）：频繁，屡次。

[6] 常候之温热：指在每年一定季节发生的温热病。常候，此指一定的季节。

[7] 方中行：明代医家，名有执，著有《伤寒论条辨》。喻嘉言：清代医家，名昌，著有《尚论》、《寓意草》、《医门法律》等。

[8] 金源：金朝的别称。刘河间守真氏：即刘完素。六书：指刘完素的《河间六书》。六经：指《伤寒论》中太阳、阳明、少阳、太阴、少阴、厥阴六经的传变规律。鐙：同"灯"（燈）。

[9] 裨补：弥补，补救。裨，补益。怪：责怪。訾（zǐ 紫）：诋毁，骂。按，历代医家各有所长，张介宾反对刘完素用寒凉药，这是偏见；而作者据此贬低张介宾，也是门户之见。

[10] 发表：发汗解表。峻投：重用，猛用。

[11] 嗥叫：号哭。

我朝治洽學明，名賢輩出，咸知泝原《靈》、《素》，問道長沙[1]。自吳人葉天士氏《溫病論》、《溫病續論》出，然後當名辨物[2]。好學之士，咸知向方；而貪常習故之流，猶且各是師説，惡聞至論；其粗工則又略知疎節，未達精旨，施之於用，罕得十全^[3]。吾友鞠通吳子，懷救世之心，秉超悟之哲，嗜學不厭，研理務精，抗志以希古人，虛心而師百氏^[4]。病斯世之貿貿也，述先賢之格言，攄生平之心得，窮源竟委，作爲是書^[5]。然猶未敢自信，且懼世之未信之也，藏諸笥者久之^[6]。予謂學者之心，固無自信時也。然以天下至多之病，而竟無應病之方，幸而得之，亟宜出而公之^[7]。譬如拯溺救焚，豈待整冠束髮^[8]？況乎心理無異，大道不孤，是書一出，子雲其人必當旦暮遇之，且將有闡明其意，裨補其疎，使夭札之民咸登仁壽者^[9]。此天下後世之幸，亦吳子之幸也。若夫《折楊》、《皇荂》，听然而笑；《陽春》、《白雪》，和僅數人，自古如斯^[10]。知我罪我，一任當世，豈不善乎^[11]？吳子以爲然，遂相與評騭而授之梓^[12]。

嘉慶十有七年壯月既望，同里愚弟汪廷珍謹序^[13]。

[1] 治洽：指政治和谐。泝："溯"的异体字。原：同"源"。长沙：指张仲景的著作。张仲景曾任长沙太守，后世称为张长沙。

[2] 温病论、温病续论：指清代叶天士的《温热论》。当名辨物：确定名称，辨别事物之实质。

[3] 向方：遵循正确方向。贪常：贪求常规。习故：因袭成规。犹且：尚且。是师说：认为老师的学说正确。是，意动用法。粗工：技术粗疏的医生。

[4] 秉：通"禀"，承受。超悟：颖悟，彻悟。哲：明智，有智慧。此活用作名词。厌：满足。抗志：高尚的志向。希：企望，仰慕。

[5] 病：担忧。贸贸（móu 谋）：目不明的样子。引申为不明方向。攄（shū 书）：抒发，表达。穷源竟委：研究从头到尾，极为深入。

[6] 笥（sì 四）：盛衣物或饭食等的方形竹器。

[7] 亟（jí 急）：急切，迫切。

[8] 拯溺救焚：拯救被水淹、被火烧的人。整冠束发：整理帽子和头发。

[9] 大道不孤：指高明的医学理论不会孤立。子云：西汉大学者扬雄，字子云。夭札：遭瘟疫而早死。仁寿：长寿。

[10] 折杨、皇荂：古代两种通俗的民间歌曲。语见《庄子·天地》。荂，同"华"。听（yǐn 引）然：笑的样子。阳春、白雪：古代楚国的高雅乐曲名。和（hè 贺）：跟着唱。如斯：如此。

[11] 罪：怪罪，责怪。一任当世：完全听凭当代社会舆论。一，完全。

[12] 评骘（zhì 至）：评定。同义复用。骘，评定。梓：印书的木版。此引申为印刷出版。

[13] 嘉庆十有七年：公元 1812 年。清仁宗嘉庆十七年。壮月：阴历八月。既望：指农历十六日。同里：同乡。

综合练习

（一）解释题

1．亡如　2．阙如　3．按图索骥　4．（御风以）绤　5．迨（试）　6．訾（之）
7．发表　8．是（师说）　9．（嗜学不）厌　10．抗志　11．师（百氏）　12．贸贸
13．摭（生平）　14．听然　15．阳春、白雪　16．罪（我）　17．评骘　18．（付之）
梓　19．壮月　20．既望　21．同里　22．病　23．治治　24．折杨　25．皇荂　26．裨补
27．金源

（二）单项选择题

1．"寒中之温，以其书本论伤寒也。"句中"书本"义为（　　　）

 A．著作   B．书写   C．著作本来 D．本来

2．"其余五气，概未之及。"句中"概未之及"义为（　　　）

 A．完全没有谈到   B．完全不能涉及五气

 C．大概没有涉及它们   D．一概没能涉及它们

3．"虽然，作者谓圣，述者为明。"这句话的意思是（　　　）

 A．即使创作称为圣贤，叙述称作明智

 B．虽然创造的人是圣人，叙述的人是贤人

 C．即使这样，但首创人叫做圣哲之人，阐述的人称作贤明人

 D．虽然首创人叫做圣哲之人，但叙述的人可叫做贤明之人

4．"方且怪而訾之，于是其学不明。"句中的"訾"义是（　　　）

 A．诋毁   B．惊奇   C．议论   D．鄙视

（三）多项选择题

1．在下列句子中有另立一件事，作"至于"讲的词语有（　　　）

 A．"博哉！学乃至于此邪。"句中"至于"

 B．"及失其宜者，以热宜热，以寒增寒。"句中"及"

 C．"忘躯徇物，危若冰谷，至於是也。"句中"至于"

 D．"若乃分天地至数，别阴阳之侯。"句中"若乃"

 E．"若夫《折杨》《皇荂》，听然而笑。"句中"若夫"

2．在下列句子中有"拘泥不知变通"义的句子为（　　　）

 A．"禦風以絺，指鹿為馬。"句中"禦風以絺"

 B．"上又以古經訓詁至精，學者封执多失。"句中"封执"

 C．"不能舉一反三，惟務按圖索驥。"句中"按圖索驥"

 D．"所著六書，分三信論治，而不墨守六經。"句中"墨守"

3．在下列句中解释有错误的句子有（　　　）

 A．若夫《折楊》《皇荂》，聽然而笑。《折楊》《皇荂》：古代高雅的乐曲名

 B．不独仲景之书所未言者不能发明。发明：阐发说明

 C．迨試而輒困，亦知其術之疏也。迨：等到，遇到

 D．方本治一时之时疫世误以治常侯之温热。常侯：正常气候

 E．其粗工則又略知疎節，未達精旨。疎節：粗浅的章节

（四）翻译题

1．好学之士，咸知向方；而贪常习故之流，犹且各是师说，恶闻至论；其粗工则又略知疏节，未达精旨，施之于用，罕得十全。

2．抗志以希古人，虚心而师百氏。病斯世之贸贸也，述先贤之格言，摅生平之心得，穷源竟委，作为是书。犹未敢自信，且惧世之未信之也，藏诸笥者久之。予谓学者之心，固无自信时也。

3．此天下后世之幸，亦吴子之幸也；若夫《折杨》、《皇荂》，听然而笑；《阳春》、《白雪》，和仅数人，自古如斯。知我罪我，一任当世，岂不善乎？

4．吾友鞠通吴子，怀救世之心，秉超悟之哲，嗜学不厌，研理务精，抗志以希古人，虚心而师百氏。

5．盖自叔和而下，大约皆以伤寒之法疗六气之疴，御风以絺，指鹿为马，迨试而辄困，亦知其术之疏也。

6．而世之俗医遇温热之病，无不首先发表，杂以消道，继则峻投攻下，或妄用温补，轻者以重，重者以死。

7．大道不孤，是书一出，子云其人必当旦暮遇之，且将有阐明其意，裨补其疏，使夭札之民咸登仁寿者。此天下后世之幸，亦吴子之幸也。

（五）思考题

1．本文首段的主旨是什么？作者如何加以说明？

2．"以阙如为耻，不能举一反三，惟务按图索骥"的主语是什么？

3．本文作者从哪几个方面劝说吴瑭尽快出版《温病条辨》？

4．《折杨》、《皇荂》，听然而笑；《阳春》、《白雪》，和仅数人，本文指的什么？

（六）背诵题

背诵第三自然段。

（七）阅读题

呜呼生民何辜不死于病而死于医是有医不若无医也学医不精不若不学医也因有志采辑历代名贤著述去其驳杂取其精微间附己意以及考验合成一书名曰温病条辨然未敢轻易落笔又历六年至于戊午吾乡汪瑟庵先生促瑭曰来岁己未湿土正化二气中温厉大行子盍速成是书或者有益于民生乎瑭愧不敏未敢自信恐以救人之心获欺人之罪转相仿效至于无穷罪何自赎哉然是书不出其得失终未可见<u>因不揣固陋黾勉成章就正海内名贤指其疵谬历为驳正将万世赖之无穷期也</u>淮阴吴瑭自序（吴瑭《温病条辨·自序》）

要求：

1．给上文加标点。

2．解释带点的字词。

3．翻译画横线的句子。

三十七、医案六则[*]

第一则

【提示】 医案，又称病案，是中医临床实践的书面记录，体现了中医理、法、方、药的具体运用。本文选自 1959 年中华书局校点本《史记·扁鹊仓公列传》。作者司马迁，介绍见本教材《扁鹊传》。文章记述仓公诊断齐王侍医遂"病中热"的情景，劝告不可服用五石，并阐明其危害性。

齊王侍醫遂病[1]，自練五石服之[2]。臣意往过之。遂謂意曰："不肖有病[3]，幸診遂也。"臣意即診之，告曰："公病中熱[4]。論曰：'中熱不溲者[5]，小可服五石。'石之爲藥精悍，公服之不得數溲，亟勿服，色將發臃[6]。"遂曰："扁鹊曰：'陰石以治陰病[7]，陽石以治陽病[8]。夫藥石者，有陰陽水火之齊[9]。故中熱，即爲陰石柔齊治之；中寒，即爲陽石剛齊治之。"臣意曰："公所論遠矣[10]。扁鹊雖言若是，然必審診，起度量，立規矩，稱权衡，合色脉、表裏、有余不足、順逆之法，参其人動静与息相应，乃可以論[11]。論曰：'陽疾处内、陰形应外者[12]，不加悍藥及饞石[13]。'夫悍藥入中，則邪氣辟矣，而宛氣愈深[14]。診法曰[15]：'二陰应外，一陽接内者，不可以刚藥。'刚藥入則動陽，陰病益衰，陽病益著，邪氣流行，爲重困于俞，忿發爲疽[16]。"意告之後百餘日，果爲疽發乳[17]，上入缺盆，死[18]。此謂論之大體也，必有經紀[19]。拙工有一不習，文理陰陽失矣[20]。

[1] 侍医：王侯的保健医生。

[2] 练：通"炼". 五石：五种石药。有不同的说法。《抱朴子·金丹》谓为丹砂、雄黄、白矾、曾青、慈（磁）石。

[3] 不肖：自谦之词。

[4] 中热：内热。

[5] 论：此指古代医学论著。不溲：谓小便短少，大便秘结。

[6] 臃："癰（痈）"的异体字。

[7] 阴石：寒性矿物药。阴病：阴虚内热之证。即下文所言"中热"之证。

[8] 阳石：热性矿物药。阳病：阳虚形寒之证。即下文所言"中寒"之证。

[9] 水火：即下文所言柔剂、刚剂。

[10] 远：谓差错大。

[11] 审：详细；周密。息：脉息。

［12］"阳疾"八字：里热表寒，即真热假寒。

［13］馋石：指矾石、石针。

［14］痹（bì 必）：闭阻。宛气：郁气。宛，通"郁"，郁结。

［15］诊法：指古代诊断学著作。

［16］"二阴"八字：表寒里热，即假寒真热。二阴，少阴经，此指少阴病，多寒。一阳，少阳经，此指少阳病，多热。怂发：怒发；暴发。

［17］为疽发乳：即发乳疽。乳房深部的化脓性疾患。

［18］缺盆：人体部位名。在两侧前胸壁的上方，锁骨上院的凹陷处。

［19］谓：通"为"。大体：大法。经纪：纲纪。

［20］文理：指病人的气色脉理。

第二则

【提示】　本文选自日本亨保二十年（公元 1735 年）向井八三郎刊本《普济本事方·中风肝胆筋骨诸风》。作者许叔微（约公元 1079—1154 年），自知可，曾任集贤院学士，又称许学士，真州白沙（今江苏仪征）人，南宋医学家。文章说明气中不同于一般的中风，介绍苏和香丸治疗气中的效验。

　　世言氣中者[1]，虽不见於方书書，然暴喜傷陽，暴怒傷陰。忧愁不意，氣多厥逆，往往多得此疾，便觉涩潮昏塞，牙关紧急：若概作中風侯，用藥非止不相当，多致杀人，元祐庚午[2]，母氏亲遭此祸，至今飲恨[3]。母氏平時食素，氣血羸弱，因先子捐馆忧恼[4]，忽一日氣厥，牙噤涩潮。有一里医便作中風，以大通圆三粒下之[5]，大下数行，一夕而去。予常痛恨[6]。每见此症，急化蘇和香圆四五粒[7]，灌之便醒，然後随其虚實寒熱而调治之，无不愈者。《經》云："无故而喑，脈不至，不治自己[8]。"謂氣暴逆也，氣復則已。审如是，雖不服藥亦可[9]。

　　［1］气中：证候名。中风之属于气者，由七情内伤、气机猝阻所致。

　　［2］元祐庚午：公元 1090 年。元祐，宋哲宋赵煦年号。

　　［3］飲恨：受屈抱恨而无由申诉。

　　［4］先子：指已死的父亲。捐馆：捐弃所居之屋舍。死的委婉语。亦作"捐馆舍"。

　　［5］大通圆：《千金要方》治五劳七伤方。圆，丸。

　　［6］行：次。量词。痛恨：悲伤怨恨。

　　［7］苏和香圆：方名，《和剂局方》方。功用开窍避秽，理气止痛。

　　［8］"无故"三句：《素问·大奇论》有"脉不至，若喑，不治自己"句。引语本此。

　　［9］审：确实。如是：像这样。虽：即使。

第三则

【提示】　本文选自《针灸大成·医案》，据 1963 年人民卫生出版社点校本排印。《针灸大成》作者杨继洲（约公元 1522—1620 年），名济时，字继洲，三衢（今浙江衢县）人，明代针灸学家。《针灸大成》成书于 1601 年，总结了明以前针灸学的成就，是针灸学的名著。本文记述作者本人以针灸治疗痢疾兼见脐块的病症。

　　甲戌夏，員外熊可山公患痢，兼吐血不止，身熱咳嗽，繞臍一塊，痛至死，脈氣將絕[1]。衆醫云："不可治矣。"工部正郎隗月潭公素善[2]，迎予視其脈，雖危絕而胸尚暖，臍中一塊高起如拳大。是日不宜鍼刺，不得已，急刺氣海，更灸之五十壯而蘇，其塊即散，痛即止[3]。後治痢，痢愈，治嗽血，以次調理得痊。次年陞職方，公問其故[4]。予曰："病有標本，治有緩急。若拘於日忌[5]，而不鍼氣海，則塊何由而散？塊既消散，則氣得以疏通，而痛止脈復矣，正所謂急則治標之意也。公體雖安，飲食後不可多怒氣，以保和其本，否則，正氣乖而肝氣盛，致脾土受克，可計日而復矣[6]。"

　　[1] 甲戌：此指明神宗万历二年，公元 1574 年。員外："員外郎"的简称。明清时中央六部所属各司的次官。公：对男子的敬称。绕脐一块：环绕肚脐有一痞块。脈："脉"的异体字。
　　[2] 工部：明清时中央政府六部之一，掌管工程、屯田、水利、交通等政令。正郎：即郎中。六部所属各司的主管。隗（wěi 委）：姓。素善：一向友好。
　　[3] 气海：穴位名。脐下一寸半处。壮：量词，在一个部位灸一次为一壮。
　　[4] 陞："升"的异体字。职方：兵部所属职方司的主管，掌管疆域国籍。此二句主语均指熊可山。
　　[5] 日忌：禁止针刺的日子。
　　[6] 计日：计算日期。指时间不久。

第四则

　　【提示】　本文选自《古今医案·痢》，据光绪癸未（公元 1883 年）吴江李龄寿藏版排印。《古今医案》的编者俞震，字东扶，号惺斋，嘉善（今浙江嘉善）人，清代雍正、乾隆年间名医。该书选案广泛，按语精当，是医案著作中有影响的一部。本文记载了朱丹溪为患者叶仪治痢的经过。朱氏以先补后攻之法治愈痢疾，乃洞悉病情之故。

　　葉先生名儀，嘗與丹溪俱從白雲許先生學[1]。其記病云：
　　歲癸酉秋八月，予病滯下，痛作，絕不食飲，既而困憊，不能起床，乃以衽席及薦闕其中，而聽其自下焉[2]。時朱彥修氏客城中，以友生之好，日過視予，飲予藥，但日服而病日增[3]。朋游譁然議之[4]，彥修弗顧也。浹旬病益甚，痰窒咽如絮，呻吟亘晝夜[5]。私自虞，與二子訣，二子哭，道路相傳謂予死矣[6]。彥修聞之，曰："吁！此必傳者之妄也。"翌日天甫明，來視予脈，煮小承氣湯飲予^[7]。藥下咽，覺所苦者自上下，凡一再行，意泠然^[8]。越日遂進粥，漸愈。

朋游因問彥修治法。答曰："前診氣口脈虛，形雖實而面黃稍白。此由平素與人接言多，多言者中氣虛，又其人務竟已事，恒失之饑而傷於飽，傷於飽，其流爲積，積之久爲此證^[9]。夫滯下之病，謂宜去其舊而新是圖，而我顧投以參、术、陳皮、芍藥等補劑十餘貼，安得不日以劇^[10]？然非此浹旬之補，豈能當此兩貼承氣哉^[11]？故先補完胃氣之傷，而後去其積，則一旦霍然矣^[12]。衆乃斂袵而服^[13]。"

[1] 叶仪：字景翰，元末明初金华（今浙江金华）人，著有《南阳杂稿》。白云许先生：即许谦。参本教材《丹溪翁传》。

[2] 癸酉：指公元1333年。滞下：痢疾。绝：完全。既而：不久。袵席：床席。袵，"衽"的异体字，床席。薦：垫席。阙：通"缺"，"使……空缺"。使动用法。听：听凭，任凭。

[3] 客：作客，客居。活用作动词。友生：朋友。此指同学。饮（yìn 印），使……饮。使动用法。下"饮予"之"饮"同此。

[4] 譁，"哗"（嘩）的异体字，喧闹。

[5] 浹旬：一旬，十天。亘：持续。

[6] 虞：忧虑。道路：路上的人。指众人。

[7] 翌日：第二天。甫：刚。

[8] 行：解大便。泠（líng 零）然：清凉的样子。

[9] 务竟已事：一定要做完已经开始做的事。恒：常。

[10] 新是图：即"图新"。宾语前置，"是"为宾语前置的标志。顾：反而，却。贴：通"帖"，付，服，剂。量词。

[11] 当：承受。

[12] 补完：补全，补之使完整。霍然：消散的样子。多用于形容病愈之速。

[13] 敛袵：整理衣襟，表示敬意。

第五则

【提示】　本文选自1959年人民卫生出版社互校本《医贯·痢疾论》。《医贯》作者赵献可，字养葵，号医巫闾子，鄞（yín 银）县（今浙江鄞县）人，明代著名医学家。本文为患者徐阳泰所撰，自述赵献可医生辨证精当，治愈其夫妇暴痢、喘逆诸症的过程。

不肖體素豐，多火善渴，雖盛寒，床頭必置茗碗，或一夕盡數甌，又時苦喘急^[1]。質之先生，爲言此屬鬱火證，常令服茱連丸，無恙也^[2]。丁巳之夏，避暑檀州，酷甚，朝夕坐冰盤間，或飲冷香薷湯，自負清暑良劑^[3]。孟秋痢大作^[4]，初三晝夜下百許次，紅白相雜，絶無渣滓，腹脹悶，絞痛不可言。或謂宜下以大黃，先生弗顧也，竟用參、术、薑、桂漸愈。猶白積不止，服感應丸而瘥[5]。後少嘗蟹螯，復瀉下委頓，仍服八味湯及補劑中重加薑、桂而愈[6]。夫一身歷一歲間耳，黃連苦茗，曩不輟口，而今病以純熱瘥[7]。向非先生，或投大黃涼藥下之，不知竟作何狀[8]。又病室孕時，喘逆不眠，用逍遙散立安；又患便血不止，服補中黑薑立斷，不再劑[9]。種種奇妙，未易殫述。

噫！先生隔垣見人，何必飲上池水哉[10]？聞之善贈人者以言，其永矢勿諼者亦以言[11]。不肖侏儒未足爲先生重，竊以識明德云爾[12]。

四明弟子徐陽泰頓首書狀[13]。

[1] 善：多。茗：茶。瓯（ōu 欧）：盆盂一类的瓦器。此指碗。

[2] 质：询问。先生：指赵献可。茱连丸：方名。以茱连散研丸。功用泻火，降逆止呕。方出《证治准绳》。

[3] 丁巳：指公元 1617 年。檀州：地名。今之北京密云。酷甚：此指天气酷热得很。冰盘：盛有碎冰、瓜果的盘子。香薷汤：方名。以香薷散水煎取汁。功用发汗解表，祛暑化湿和中。方出《和剂局方》。自负：自恃。

[4] 孟秋：七月。

[5] 感应丸：方名。功能温补脾胃，消积导滞。出《和剂局方》。

[6] 蟹螯（áo 熬）：螃蟹的第一对脚。委顿：疲乏困顿。八味汤：方名。功用温补脾肾，顺气固涩。方出《杨氏家藏方》。

[7] 曩（nǎng）：先前，以往。

[8] 向：如果。用于既往事件的假设。竟：最终，结果。

[9] 病室：患病的妻子。室，妻子。逍遥散：方名。功用疏肝解郁，健脾和营。出《和剂局方》。黑姜：即炮姜。不再剂：不用服第二剂药。

[10] 噫（yī 衣）：啊。叹词，用于语段之首。"先生"两句：这是引用《扁鹊传》的典故。

[11] 意为我听说善于馈赠别人东西的人是用言语赠人，那些发誓永不相忘的人也是用言语。矢：通"誓"。谖（xuān 宣）：忘记。"善赠"六字：语本《荀子·非相》。"永矢"八字：语本《诗·卫风·考槃》。

[12] 不肖：本指子不如父。后用作自谦之词。侏儒：本指矮人，此用为自谦之词。亦作"朱儒"。识（zhì 志）：记住。明德：完美的德行。云尔：而已。用于句子末尾。

[13] 四明：今浙江宁波。顿首：书简表奏用语。表示致敬。常用于结尾。书状：书信。此活用作动词。

第六则

【提示】　本文选自《续名医类案·吐血》，据 1957 年人民卫生出版社影印信述堂藏版排印。《续名医类案》编者魏之琇（公元 1722—1772 年），字玉璜，号柳洲，钱塘（今浙江杭州）人，清代医学家。本文记载明末清初医家沈明生的一个医案，叙述沈氏"舍症从脉"，以"血脱益气"之法治愈吐血的经过。

沈明生治孙子南媳，賦質瘦薄，脈息遲微，春末患吐紅[1]。以爲脾虚不能攝血，投歸脾數劑而止[2]。慮後復作，索丸方調理，仍以歸脾料合大造丸數味與之[3]。復四五日後，偶值一知醫者談及，乃駭曰："諸見血爲熱，惡可用參、耆、河車温補耶？血雖止，不日當復來矣[4]。"延診，因亟令停服，進以花粉、知母之屬[5]。五六劑後，血忽大來，勢甚危篤。此友遂斂手不治，以爲熱毒已深，噬臍無及[6]。子南晨詣，愠形於色，咎以輕用河車，而盛稱此友先識，初不言曾服涼藥，且欲責效于師，必愈乃已[7]。沈自訟曰："既係熱症，何前之温補如鼓應桴，今衹增河車一味，豈遂爲厲如是[8]？且斤許藥中，乾河車僅用五錢，其中地黄、龜板滋陰之藥反居大半，纔服四五日，每服三錢，積而計之，河車不過兩許耳。"遂不復致辨[9]。往診其脈，較前轉微，乃笑曰："無傷也，仍當大補耳[10]。"其家咸以爲怪，然以爲繫鈴解鈴，姑聽之[11]。因以歸脾料倍用參、耆，一劑而熟睡，再劑而紅止。於是始悟血之復來，由於寒涼速之也[12]。

因歎曰："醫道實難矣。某固不敢自居識者，然舍症從脈，得之先哲格言，血脱益氣，亦非妄逞臆見[13]。今人胸中每持一勝算，見前人用涼，輒曰：'此寒症也，宜用熱[14]。'見前人用熱，則曰：'此火症也，應用涼。'因攻之不靈，從而投補；因補之不效，隨復用攻。立意翻新，初無定見[15]。安得主人，病人一一精醫察理，而不爲簧鼓動搖哉[16]？在前人，蒙謗之害甚微；在病者，受誤之害甚鉅[17]。此張景岳'不失人情'之論所由作也[18]。"

[1] 沈明生：名时誉，华亭（今上海松江）人，明末清初医家。媳：儿媳。

[2] 归脾：指归脾汤。方名。功用健脾益气，补血养心。吐红：吐血。

[3] 大造丸：方名。又名河车大造丸。功用补肾填精，健脾益气养血。出《景岳全书》。

[4] 恶（wū乌）：怎么。耆：药名。即黄芪。河车：药名。即胎盘。

[5] 延：请。亟（jí及）：赶紧。

[6] 敛手：缩手，表示不敢妄为。噬脐：比喻后悔不及。语本《左传·庄公六年》。比喻来不及救治。

[7] 诣：往，到。愠：怨怒。咎：责怪。初不：完全不。初，完全。责效：求取成效，取得成效。责，求。已：停止。指罢休。

[8] 鼓应桴（fú浮）：以鼓槌击鼓，鼓即发声。喻疗效迅速。桴，鼓槌。厉：祸害。

[9] 斤许药：一斤多的药。辨：通"辩"，辩解。

[10] 无伤：没关系，无妨。

[11] 系铃解铃：即解铃还须系铃人。比喻谁做的事有了问题，仍须由谁去解决。姑：

姑且。

　　[12] 速：招致。

　　[13] 以下这段话，是沈明生的总结语。某：自称之词。代"我"，表谦虚。

　　[14] 胜算：能够制胜的计谋。前人：此指前面诊治的医生。

　　[15] 初无：全无。初，完全。

　　[16] 簧鼓：此指动听的言语。簧，乐器里的薄片，吹之则振动发声。

　　[17] 鉅："巨"的异体字。

　　[18] 参见本教材《不失人情论》。

综合练习

（一）解释题

　　1. 员外　2. 职方　3. 日忌　4. 滞下　5. 衽（席）　6. （及）荐　7. 客（城中）
8. 浃旬　9. 道路（相传）　10. （凡一再）行　11. 新是图　12. 顾（投以）　13. 著
（碗）　14. 孟秋　15. 曩（不辍口）　16. （病）室　17. （永矢勿）谖　18. 如鼓应
（桴）　19. 无伤　20. 某（固不敢）　21. 胜算　22. 鉅　23. 初无　24. 鉅　25. 噬脐
26. 敛手　27. 河车　28. 簧鼓　29. 侏儒　30. 敛衽　31. 陛

（二）单项选择题

　　1. "夫取汗先期，尚促寿限。"句中"促"义为（　　　）

　　　　A. 赶快　　　　B. 匆忙　　　　C. 缩短　　　　D. 仓促

　　2. "往诊其脉，较前转微。"句中"转"义为（　　　）

　　　　A. 反而　　　　B. 减少　　　　C. 转动　　　　D. 比较

　　3. "不肖体素丰，多火善渴。"句中"善"义为（　　　）

　　　　A. 善良　　　　B. 美好　　　　C. 多　　　　D. 熟悉

　　4. "质之先生，为言此属郁火證证。"句中"質"义为（　　　）

　　　　A. 质问　　　　B. 询问　　　　C. 对质　　　　D. 通执

（三）多项选择题

　　1. 下列句子中的"尔"与"翌日脉尚尔"中"尔"的用法不相同的是（　　　）

　　　　A. 所以尔者，一人向隅，满堂不乐　　　B. 人体欲得劳动，但不当使极尔

　　　　C. 今之奉行，惟八卷尔　　　　　　　　D. 不得于性命之上，率尔自逞俊快

　　　　E. 尔时虽十周、陈、张、朱何益

　　2. 下列句子中画线的词语意义表示"如果"的选项有（　　　）

　　　　A. 则一旦霍然矣　　　　　　　　　　　B. 偶尔治差一人，则有自许之貌

　　　　C. 今主君之病与之同，不出三日必间　　D. 今病已结，促去可得相见

　　　　E. 其后服人参膏数斤，病已

　　3. 下列句子中的"亟"意义相同的是（　　　）

　　　　A. 公服之不得数溲，亟勿服　　　　　　B. 幸而得之，亟宜出而公之

　　　　C. 亟命别迁一室，以螃蟹数斤生捣，遍敷其身

　　　　D. 夫不失人情，医家所甚亟

　　　　E. 世俗乐其浅近，相与宗之，而生民之祸亟矣

（四）翻译题

1．甲戌夏，员外熊可山公患痢，兼吐血不止，身热咳嗽，绕脐一块，痛至死，脉气将绝。众医云："不可治矣。"工部正郎愧月潭公素善，迎予视其脉，虽危绝而胸尚暖，脐中一块高起如拳大。是日不宜针刺，不得已，急刺气海。

2．时朱彦修氏客城中，以友生之好，日过视予，饮予药，但日服药而病日增。朋游哗然议之，彦修弗顾也。峡旬病益甚，痰窒咽如絮，呻吟亘昼夜。

3．噫！先生隔垣见人，何必饮上池水哉？闻之善赠人者以言，其永矢勿谖者亦以言。不肖侏儒未足为先生重，窃以识明德云尔。

4．子南晨诣，愠形于色，咎以轻用河车，而盛称此友先识，初不言曾服凉药，且欲责效于师，必愈乃已。沉自讼曰："既系热证，何前之温补如鼓应桴，今祗增河车一味，岂遂为厉如是？且斤许药中，干河车仅用五钱，其中地黄、龟板滋阴之药反居大半，才服四五日，每服三钱，积而计之，河车不过两许耳。"

5．仲景虽云不避晨夜，即宜便治，医者亦须顾其表里虚实，待其时日。若不循次第，暂时得安，亏损五脏，以促寿限，何足贵也！

6．翌日天甫明，来视予脉，煮小承气汤饮予。药下咽，觉所苦者自上下，凡一再行，意泠然，越日遂进粥，渐愈。

（五）思考题

1．根据这四则医案，总结出医案的体例和特征。

2．第二则：滞下病的病机和常规治法是什么？朱丹溪为什么不采用常规治法？

3．第三则："先生隔垣见人，何必饮上池水哉"比喻什么？

4．"从前纷纷之病，同一邪也"的"邪"指什么？"由上而下，由下而至极下"的"上"、"下"、"极下"分别指什么？

（六）背诵题

1．背诵第五则。

2．背诵第六则。

（七）阅读题

张子心弱冠病瘵其证咳嗽下午热从两足心起至头面夜半乃退面色青形羸气促交睫即梦遗奄奄一息孙诊其脉左寸短弱左关略弦余皆洪大因许可治病者曰医皆谓病起九泉者死大肉尽削者死咳嗽加汗者死脉不为汗衰者死况当夏令肺金将绝先生独言可治何也孙曰证虽危色声脉三者皆有生意两颧不赤心火未焚也声音不哑肺金未痿也耳轮不焦肾水未涸也（《宋元清名医类案·孙东宿医案·瘵瘵》）

要求：

1．给上文加标点。

2．解释带点的字词。

3．翻译画横线的句子。

三十八、按 摩

【提示】　本文选自《圣济总录》卷四《治法》，据 1919 年文瑞楼石印本排印。《圣济总录》又名《政和圣济总录》，乃宋徽宗时由太医院编写的一部大型医学全书。全书 200 卷，分 66 门，内容丰富，在理论、方法和临床实践方面均对后世产生了较大影响。

　　本文论述了按与摩的不同，指出了按摩之义在于开达抑遏，陈述了按摩的适应病证，并说明了摩之用药的道理，是关于按摩的较早而全面的一篇重要文献。

　　可按可摩，時兼而用，通謂之按摩。按之弗摩，摩之弗按。按止以手，摩或兼以藥。曰按曰摩，適所用也[1]。《血氣形志論》曰："形數驚恐，經絡不通，病生於不仁，治之以按摩。"此按摩之通謂也[2]。《陰陽應象論》曰："其剽悍者，按而收之[3]。"《通評虛實論》曰："癰不知所，按之不應，乍來乍已。"此按不兼於摩也[4]。華佗曰："傷寒始得一日，在皮膚，當摩膏火灸即愈[5]。"此摩不兼於按，必資之藥也。世之論按摩，不知析而治之，乃合導引而解之。夫不知析而治之，固已疎矣，又合以導引，益見其不思也。

　　[1] 曰：语助词。可译为或。适所用：根据使用情况选择按摩的方法。适，合适，选择适用的方法。
　　[2] 血气形志论：素问第二十四篇。　不仁：谓肢体麻木，没有知觉。
　　[3] 阴阳应象论：素问第五篇。　剽悍：也作慓悍。劲急凶猛。此谓阴邪内侵阳气外越。收：收敛，收伏。
　　[4] 乍：忽然。
　　[5] "伤寒始得一日在皮肤"三句：见于唐·王焘《外台秘要》卷一。

　　大抵按摩法，每以開達抑遏為義[1]。開達則壅蔽者以之發散，抑遏則剽悍者有所歸宿。是故按一也，有施於病之相傳者，有施於痛而痛止者，有施於痛而無益者，有按之而痛甚者，有按之而快然者，檃得陳之[2]。

　　風寒客於人[3]，毫毛畢直，皮膚閉而為熱，或痹不仁而腫痛。既傳於肝，脅痛出食，斯可按也[4]。肝傳之脾，名曰脾風，發癉，腹中熱，煩心出黃，斯可按也[5]。脾傳之腎，名曰疝瘕，少腹冤熱而痛，出白，一名為蠱，斯可按也[6]。前所謂施於病之相傳，有如此者。寒氣客於脈外則脈寒，寒則縮蜷，縮蜷則脈絡急，外引小絡，卒然為痛[7]。又與熱氣相薄，則脈滿而痛[8]，脈滿而痛不可按也。寒氣客於腸胃之間、膜原之下，血不得散，小絡急引[9]。是痛也，按之則血氣散而痛止。迫夫客於俠脊之脉[10]，其藏深矣，按不能及，故按之為無益也。風雨傷人，自皮膚入於大經脉，血氣與邪並客於分膜間[11]，其脉堅大，若可按也，然按之則痛甚。寒濕中人，皮膚不收，肌肉堅緊，榮血泣，衛氣除，此為虛也[12]。虛則聶辟氣乏[13]，惟按之則氣足以溫之，快然而不痛。前所謂按之痛止，按之無益，按之痛甚，按之快然，有如此者。

夫可按不可按若是，則摩之所施，亦可以理推矣。

[1] 开达：疏通。抑遏：平抑。义：重要思想。
[2] 槩："概"的异体字。
[3] 客：侵害。
[4] 出食：呕吐。
[5] 脾风：病名。脾胃功能衰退，吐泻又致水失过多，手足筋脉失所养而抽风。瘅（dàn 但）：同疸，即黄疸病。出黄：小便黄。下文"出白"指小便白浊。
[6] 疝瘕：病名。寒凝气结，腹中包块，或痛，或小便出白。冤热：郁热，郁久化热。冤，通"郁"，阻滞。
[7] 缩绻（quán 全）：收缩。
[8] 薄：迫，逼迫。
[9] 膜原：此指胸膜与膈肌之间。王冰注：膜，谓膈间之膜；原，谓膈肓之原。
[10] 俠脊之脉：指脊两旁的经脉。俠，通"挟"。
[11] 分膜：分肉腠理之间。
[12] 不收：指皮肤失去收缩功能。泣：通"涩"，阻滞不畅。
[13] 聶（zhé 折）辟：合拢与张开。

養生法，凡小有不安，必按摩按捼[1]，令百節通利，邪氣得泄。然則按摩有資於外，豈小補哉！摩之別法，必與藥俱。蓋欲浹於肌膚，而其勢駃利[2]。若療傷寒，以白膏摩體[3]，手當千徧，藥力乃行。則摩之用藥，又不可不知也。

[1] 捼（ruó）：揉搓。指按摩中的揉法和搓法。捼：按捼，指按摩中的按法和抹法。
[2] 浹（jiā 家）：浸透。此为"透达"。駃：通"快"。
[3] 療："疗"的异体字。

综合练习

（一）注释题

1. 适（所用） 2. 数（惊恐） 3. 不仁 4. （按而）收 5. 析（而治） 6. 开达 7. 陈（之） 8. 客（于人） 9. 出食 10. 发瘅 11. 出黄 12. 冤（热而痛） 13. 出白 14. 卒（然） 15. （相）薄 16. 迫（夫） 17. 俠（脊） 18. 皮肤不收

19.（荣血）泣　20．聂辟（气乏）　21．挼捺　22．浃（于肌肤）　23．駃（利）　24．聂
25．挼　26．缩绻　27．㮤　28．疝瘕

（二）单项选择题

1．"适所用也"句中"适"义为（　　）

 A．产生　　　　　B．发挥　　　　　C．达到　　　　　D．选用

2．"风寒客于人"句中"客"义为（　　）

 A．客居　　　　　B．侵害　　　　　C．招待　　　　　D．客人

3．"收"作"逮捕"义的是（　　）

 A．收乎？其死未能半日　　　　　B．若其虚诈便收送之

 C．寒湿中人，皮肤不收　　　　　D．其剽悍者，按而收之

（三）多项选择题

1．风寒客于人，毫毛笔直，句中义含有（　　）

 A．客，侵害　　　B．于，在　　　　C．于，介词

 D．客，名词活用为动词　　　　E．状语后置句

2．寒湿中人，皮肤不收，肌肉坚紧，荣血泣，卫气除，此为虚也（　　）

 A．中，侵袭　　　B．肤，肤　　　　C．卫，卫

 D．此，代词　　　E．此，作"这"讲

3．下面句中有"的，在，如果"义有（　　）

 A．是故按一也，有施于病之相传者　　B．有施于痛而无益者，有按之而痛甚者

 C．若可按也，然按之则痛甚　　　　D．盖欲浃于肌肤，而其势駃利

 E．然则按摩有资于外。岂小补哉，摩之别法

（四）翻译题

1．可按可摩，时兼而用，通谓之按摩。按之弗摩，摩之弗按，按止以手，摩或兼以药，曰按曰摩，适所用也。

2．大抵按摩法，每以开达抑遏为义开达则壅蔽者以之发散，抑遏则剽悍者有所归宿，是故按一也，有施于病之相传者，有施于痛而痛止者，有施于痛而无益者，有按之而痛甚者，有按之而快然者，概得陈之。

3．凡小有不安，必按摩挼捺。令百节通利，邪气得泄，然则按摩有资于外。岂小补哉，摩之别法，必与药俱，盖欲浃于肌肤，而其势駃利。

4．迫夫客于侠脊之脉，其藏深矣，按不能及，故按之为无益也。风雨伤人，自皮肤入于大经脉，血气与邪并客于分腠间，其脉坚大，若可按也，然按之则痛甚。寒湿中人，皮肤不收，肌肉坚紧，荣血泣，卫气除，此为虚也。虚则聂辟气乏，惟按之则气足以温之，快然而不痛。前所谓按之痛止，按之无益，按之痛甚，按之快然，有如此者。

（五）文意理解

1．本文认为按与摩的差异何在？

2．本文认为按摩的功用是什么？

3．本文列举的按法的适用病症有几种？

4．本文作者论述的主旨是什么？

（六）背诵题

背诵第二自然段。

（七）阅读题

学医者不可不明乎经络经络不明而欲致乎疗疾犹习射而不操弓矢其不能也决矣濂之友滑君深有所见于此以内经骨空诸论及灵枢本输篇所述经络辞旨简严读者未易即解于是训其字义释其名物疏其本旨正其句读厘为三卷名曰十四经发挥复虑隧穴之名难于记忆联成韵语附于各经之后其有助于斯世也岂小补哉世之著书者日新月盛非不繁且多也汉之时仅七家尔唐则增为六十四家至宋遂至一百九十又七其发明方药岂无其人纯以内经为本而弗之杂者抑何其鲜也若金之张元素刘完素张从正李杲四家其立言垂范殆或庶几者乎（宋濂《医家十四经发挥序》）

要求：

1．给上文加标点。

2．解释带点的词。

3．翻译画横线的句子。

三十九、方论四则*

第一则　小柴胡汤

【提示】　方论又称"方解"，是一种对方剂内容进行考证、剖析和述评的医用文体，内容包括"考其制方之人、命名之义、立方之因与方之用"，尤详于药的性味、君臣配伍分析及类方比较、加减化裁、禁忌得失等。

本文选自《伤寒明理药方论》卷下，据清道光三年（公元 1823 年）贵文堂重刊明代徐镕校本排印。作者成无己（约公元 1063—1156 年），聊摄（今山东聊城）人，金代医家。著有《注解伤寒论》、《伤寒明理论》等。本文从半表半里证的病理特点入手，分析了《伤寒论》中名方小柴胡汤诸药的性味功用及配伍关系。

　　傷寒邪氣在表者，必漬形以爲汗[1]；邪氣在裏者，必蕩滌以爲利[2]；其於不外不内、半表半裏，既非發汗之所宜，又非吐下之所對，是當和解則可矣。小柴胡爲和解表裏之劑也。柴胡味苦平微寒，黄芩味苦寒。《内經》曰：熱淫於内，以苦發之[3]。邪在半表半裏，則半成熱矣。熱氣内傳，攻之不可[4]，則迎而奪之，必先散熱，是以苦寒爲主，故以柴胡爲君，黄芩爲臣，以成徹熱發表之劑[5]。人參味甘温，甘草味甘平。邪氣傳裏，則裏氣不治[6]，甘以緩之，是以甘物爲之助，故用人參、甘草爲佐，以扶正氣而復之也。半夏味辛微温。邪初入裏，則裏氣逆，辛以散之。是以辛物爲之助，故用半夏爲佐，以順逆氣而散邪也。裏氣平正，則邪氣不得深入，是以三味佐柴胡以和裏。生薑味辛温，大棗味甘温。《内經》曰：辛甘發散爲陽。表邪未已，迆邐内傳[7]，既未作實，宜當兩解。其在外者，必以辛甘之物發散，故生薑、大棗爲使，輔柴胡以和表。七物相合，兩解之劑當矣。

[1] 漬（zì 自）形以为汗：用汗法使身体濡湿。漬，浸润，湿润。

[2] 利：即下文"吐下"之法。

[3] 语本《素问·至真要大论》"热淫于内，治以咸寒，佐以甘苦，以酸收之，以苦发之"。发：泄。

[4] 原本作"热气内传之不可"，据别本改。

[5] 彻：通"撤"，除。

[6] 治：安。

[7] 迆邐（yǐ lǐ 以里）：渐次，逐渐。也作"迤里"。

第二则　肾气丸

【提示】　本文选自《古今名医方论》卷四，据清宣统三年辛亥（公元 1911 年）宁波汲绠斋石印本排印。作者罗美，字澹生，又字东美，号东逸，新安（今安徽黄山市）人，清代医家。著有《古今名医方论》、《内经博议》等。本文应用《内经》"少火生气"理论，阐明《金匮要略》名方——"肾气丸"命名的含义及"纳桂、附于滋阴剂中"的道理，简要分析了后世变化使用情况。

柯韻伯曰[1]：命門之火，乃水中之陽。夫水體本靜，而川流不息者，氣之動，火之用也，非指有形者言也。然火少則生氣，火壯則食氣[2]，故火不可亢，亦不可衰。所云火生土者，即腎家之少火，遊行其間，以息相吹耳[3]。若命門火衰，少火幾於熄矣。欲暖脾胃之陽，必先溫命門之火。此腎氣丸納桂、附於滋陰劑中，是"藏心於淵，美厥靈根"也[4]。命門有火，則腎有生氣矣。故不曰"溫腎"，而名"腎氣"，斯知腎以氣爲主，腎得氣而土自生也。且"形不足者，溫之以氣[5]"，則脾胃因虛寒而病者固瘞，即虛火不歸其部而失血亡陽者，亦納氣而歸封蟄之本矣[6]。

崔氏加減八味丸[7]，以五味之酸收，易附子之辛熱，腎虛而不甚寒者宜之也。《千金方》於八味外，更加玄參之鹹寒，以助熟地而滋腎；加芍藥之酸寒，助丹皮以滋肝，總之爲桂、附加瑣耳[8]。以之壯水則有餘，以之益陽恐不足也。《濟生方》加牛膝、車前以治水腫，倍茯苓以輔地黄、山藥、茱萸，與澤、丹、車、牛等列，隨證加減，允爲得法[9]。益陰腎氣丸[10]，於六味外加當歸、五味、柴胡，以治目暗不見，化裁之妙矣。

[1] 柯韻伯：柯琴。字韵伯，清代医学家，慈溪（今浙江慈溪）人，著有《伤寒来苏集》。韻："韵"的异体字。

[2] 语本《素问·阴阳应象大论》："壮火食气，气食少火。壮火散气，少火生气。"食（sì 饲）气：耗气。食，消损，损耗。

[3] 遊："游"的异体字。以息相吹：语本《庄子·逍遥游》。本指自然界的尘埃等细微物质随风而动。此指脾胃的运化有赖于肾之阳气的推动。息，气息。

[4] 语本西汉·杨雄《太玄·养》。本指涵养心性，使道德完美。此指寓温阳于滋阴之中，以壮生化之源。灵根：此喻命门之火。

[5] 语本《素问·阴阳应象大论》。

[6] 封蟄之本：指肾。语本《素问·六节藏象论》。蟄，动物冬眠，此指闭藏。与"封"同义。

[7] 方出《肘后方·朱氏集验方》。

[8] 瑣：通"锁"，制约。

[9] 所言乃加味肾气丸。功效温肾化气，利水消肿。《济生方》又名《严氏济生方》，

作者为宋代严用和。允：确实。

[10] 方出《兰室秘藏·眼耳鼻门》。

第三则　桂枝汤

【提示】　本文选自《医宗金鉴》卷一，据 1956 年人民卫生出版社影印本排印。作者吴谦，字六吉，安徽歙县人，清代医学家。著有《医宗金鉴》等。本文解释了《伤寒论》名方——桂枝汤的命名之义及配伍之妙，并指出了"服后啜热粥"与"温覆"的道理。

名曰桂枝湯者，君以桂枝也。桂枝辛温，辛能散邪，温從陽而扶衛；芍藥酸寒，酸能斂汗，寒走陰而益營。桂枝君芍藥，是於發散中寓斂汗之意；芍藥臣桂枝，是於固表中有微汗之道焉[1]。生薑之辛，佐桂枝以解肌表；大棗之甘，佐芍藥以和營裏。甘草甘平，有安內攘外之能[2]，用以調和中氣，即以調和表裏，且以調和諸藥矣。以桂、芍之相須，薑、棗之相得，借甘草之調和陽表陰裏，氣衛血營，并行而不悖，是剛柔相濟以爲和也[3]。而精義在"服後須臾啜熱稀粥[4]，以助藥力"。蓋穀氣內充，不但易爲釀汗，更使已入之邪不能少留，將來之邪不得復入也。又妙在"溫覆令一時許，漐漐微似有汗"[5]，是授人以微汗之法也。"不可令如水流離[6]，病必不除"，禁人以不可過汗之意也。此方爲仲景群方之冠，乃解肌、發汗、調和營衛之第一方也。凡中風、傷寒，脈浮弱，汗自出而表不解者，皆得而主之。其他但見一二證即是，不必悉具。

[1] 君：指统领。活用作动词。臣：指辅助，活用作动词。
[2] 攘（rǎng 壤）：排除。
[3] 相须：指两药同用，彼此作用均能增加的情况。须，要。相得：相合。悖：违背。
[4] 须臾：一会儿，片刻。啜：饮，喝。
[5] 一时：一个时辰。相当于今两个小时。漐漐（zhí 执执）：汗出的样子。
[6] 流离：汗盛的样子。

第四则　苏合香丸

【提示】　本文选自《成方便读》。作者张秉成，字兆嘉，江苏武进人，清代医家。著有《本草便读》两卷、《成方便读》四卷。《成方便读》，这是一部方剂学专著，汇编古今常用方近三百首，分为二十一门，每方选有歌诀，并详释方义，便于初学。苏合香丸为《太平民和剂局》方。本文阐述了各种卒中昏迷虚实，闭脱不同，指出苏合香丸适宜救治邪中气闭之疾。

治諸中卒暴昏迷[1]，痰壅氣閉，不省人事，以及鬼魅惡氣、時行瘴癘等證[2]。夫"中"之爲病，有中風、中寒、中暑、中濕、中痰、中氣、中食、中惡種種不同[3]，其病狀大都相似。其治法，且無論其何邪所中，務須先辨其閉、脫兩途。其閉者，雖亦見肢厥脈伏，而其兩手必握固，二便必閉塞，口瘖不開[4]，兩目直視。此爲邪氣驟加，正氣被遏，不得不用芳香開竅之品以治其標，或蘇合、牛黃、至寶、紫雪之類[5]，審其寒熱、別其邪正而擇用之，庶幾經隊通而正氣復[6]，然後再治其致病之由、所因之病[7]。若脫證，則純屬乎虛，雖病狀亦與諸"中"相似，但手撒、口開、眼合、汗出如珠、小便不禁，全見五絕之候[8]。此爲本實先撥[9]，故景岳有"非風"之名[10]。若一辨其脫證，無論其爲有邪無邪，急以人參、桂、附之品回陽固本，治之尚且不暇，何可再以開泄之藥耗散真氣乎？須待其根本漸固，正氣漸回，然後再察其六淫七情，或內或外而緩調之，則庶乎可也[11]。此方匯集諸香以開其閉，而以犀角解其毒，白朮、白蜜匡其正[12]，朱砂辟其邪。性偏於香，似乎治邪中氣閉者爲宜耳。

[1] 诸中（zhòng重）：各类卒中病。中，卒中，病名。此指猝然如死而气不绝之证。卒（cù促）暴：突然。

[2] 鬼魅：鬼怪。恶气：污秽之气。时行：亦称"天行"。指流行病。瘴疠：又称瘴气、瘴毒。指南方山岚雾露烟瘴湿热恶气。

[3] 中气：又名"气中"，类中风之一。多由情志因素引起。中恶：病名。旧指中鬼祟邪恶之气所致。

[4] 口瘖：即"口噤"。牙关紧闭。

[5] 苏合：即苏合香丸。牛黄：即安宫牛黄丸。《温病条辨》方。功用开窍填精，清热解毒。至宝：即至宝丹，《太平惠民和剂局方》方。功用开窍安神，清热解毒。紫雪：即紫雪丹。《太平惠民和剂局方》方。功用清热解毒，镇痉开窍。

[6] 庶几：在此指"有幸"。队：通"隧"。指人体气血津液等通道。

[7] 所因之病：指兼证或后遗症。因，随。

[8] 五绝：指五脏衰竭，为心绝、肝绝、脾绝、肺绝、肾绝的合称。语见《中藏经》卷上。

[9] 本实先拨：本谓树根先自断绝。语见《诗·大雅·荡》，郑玄笺："拨，犹绝也。"此指人体元气先已衰竭。

[10] 非风：病名，即"类中风"。语见《景岳全书》卷十一。

[11] 庶乎：犹言庶几乎。差不多。

[12] 匡：扶助。

综合练习

（一）解释题

1. 渍形　2. 彻（热）　3. （不）治　4. 迤逦　5. 食（气）　6. 灵根　7. 封蛰之

本　8．（加）琐　9．允（为得法）　　10．化裁　11．君（芍药）　　12．攘（外）　　13．相须
14．须臾　15．啜　16．酿汗　17．一时　18．漐漐　19．流离　20．悉（具）　21．君
22．琐　23．食气　24．韵　25．流离　26．琐　27．封蛰　28．诸中　29．鬼魅

（二）单项选择题

1．"迎而夺之"义为（　　　）

  A．迎接而后夺取　　　　　　　　　　B．迎面刺去

  C．针刺之法，逆其经气而刺　　　　　D．针刺之法，顺其经气而刺

2．"封蛰之本"的"蛰"义为（　　　）

  A．动物冬眠　　　B．冬眠之虫　　　C．众多　　　　D．潜藏

3．然后再治其致病之由、所因之病。句中的"因"义为（　　　）

  A．随着　　　B．因为　　　C．原因　　　D．就

（三）多项选择题

1．下列存在词类活用现象的有（　　　）

  A．翁以母病脾，于医亦粗习　　　　B．名曰桂枝汤者，君以桂枝也

  C．欲暖脾胃之阳，必先温命门之火　　D．又可以医师少之哉

  E．凡中风、伤寒，脉浮弱、汗自出而表不解者，皆得而主之

2．在下列句中存在使动用法的是（　　　）

  A．藏心于渊，美厥灵根　　　　　　B．以之壮水则有余，以之益阳恐不足也

  C．故生姜、大枣为使，辅柴胡以和表　D．欲暖脾胃之阳，必先温命门之火

  E．急以人参、桂、附之品回阳固本

（四）翻译题

1．伤寒邪气在表者，必渍形以为汗；邪气在里者，必荡涤以为利；其于不外不内、半表半里，既非发汗之所宜，又非吐下之所对，是当和解则可矣。小柴胡为和解表里之剂也。柴胡味苦平微寒，黄芩味苦寒。

2．夫水体本静，而川流不息者，气之动，火之用也，非指有形者言也。然火少则生气，火壮则食气，故火不可亢，亦不可衰。所云火生土者，即肾家之少火，游行其间，以息相吹耳。若命门火衰，少火几于熄矣。

3．而精义在"服后须臾啜热稀粥，以助药力"。盖谷气内充，不但易为酿汗，更使已入之邪不能少留，将来之邪不得复入也。又妙在"温覆令一时许，漐漐微似有汗"，是授人以微汗之法也。

4．此方为仲景群方之冠，乃解肌、发汗、调和营卫之第一方也。凡中风、伤寒，脉浮弱，汗自出而表不解者，皆得而主之。其他但见一二证即是，不必悉具。

5．其治法，且无论其何邪所中，务须先辨其闭、脱两途。其闭者，虽亦见肢厥脉伏，而其两手必握固，二便必闭塞，口噤不开，两目直视。此为邪气骤加，正气被遏，不得不用芳香开窍之品以治其标，或苏合、牛黄、至宝、紫雪之类，审其寒热、别其邪正而择用之，庶几经队通而正气复，然后再治其致病之由、所因之病。

（五）思考题

1．第一则：为什么说小柴胡汤"七物相合，两解之剂当矣"？

2．第二则："肾气丸纳桂、附于滋阴剂中"，有何深奥道理？

3．第三则："服后须臾啜热稀粥以助药力"，其精义何在？

4．在第四则中，作者认为苏合香丸的使用首先要辨别"卒中"的什么特性？苏合香丸适合哪种证候？

（六）背诵题

1．背诵第一则。

2．背诵第二则。

（七）阅读题

治诸中卒暴昏迷痰壅气闭不省人事以及鬼魅恶气时行瘴疠等证夫中之为病有中风中寒中暑中湿中痰中气中食中恶种种不同其病状大都相似其治法且无论其何邪所中务须先辨其闭脱两途其闭者虽亦见肢厥脉伏而其两手必握固二便必闭塞口痉不开两目直视此为邪气骤加正气被遏不得不用芳香开窍之品以治其标或苏合牛黄至宝紫雪之类审其寒热别其邪正而择用之庶几经队通而正气复然后再治其致病之由所因之病若脱证则纯属乎虚虽病状亦与诸中相似但手撒口开眼合汗出如珠小便失禁全见五绝之候此为本实先拨故仲景有非风之名（清·张秉成《成方便读·苏合香丸》）

要求：

1．给上文加标点。

2．解释带点的字词。

3．翻译画横线的句子。

四十、药论六则*

第一则 采 药

【提示】　药论即药物的论述。药论是针对药物的产地、性味、功效、种植、采摘、炮制、剂量等内容进行分析说明的医用文体。本文选自《梦溪笔谈》卷二十六，据 1957 年古典文学出版社《梦溪笔谈校证》排印。作者沈括及其著作介绍参见本教材《良方·自序》。本文说明了采药时间不能拘于二、八月，而应根据药物生长情况、药用部位及地理气候灵活决定。

　　古法採藥多用二月、八月，此殊未當[1]。但二月草已芽，八月苗未枯，採掇者易辩識耳，在藥則未爲良時。大率用根者，若有宿根，須取無莖葉時採，則津澤皆歸其根[2]。欲驗之，但取蘆菔、地黄輩觀：無苗时採，則實而沈；有苗時採，則虛而浮[3]。其無宿根者，即候苗成而未有花時採，則根生已足而又未衰。如今之紫草，未花時採，則根色鮮澤；花過而採，則根色黯惡[4]。此其效也。用葉者，取葉初長足時；用牙者，自從本説；用花者，取花初敷時；用實者，成實時採[5]。皆不可限以時月，緣土氣有早晚，天時有愆伏[6]。如平地三月花者，深山中則四月花。白樂天《遊大林寺》詩云[7]：“人間四月芳菲盡，山寺桃花始盛開。”蓋常理也。此地勢高下之不同也。如笙竹筍有二月生者[8]，有三四月生者，有五月方生者，謂之晚笙；稻有七月熟者，有八九月熟者，有十月熟者，謂之晚稻。一物同一畦之間[9]，自有早晚。此物性之不同也。嶺嶠微草，凌冬不凋[10]；并汾喬木，望秋先隕[11]。諸越則桃李冬實，朔漠則桃李夏榮[12]。此地氣之不同也。一畝之稼，則糞溉者先牙；一丘之禾，則後種者晚實。此人力之不同也。豈可一切拘以定月哉？

　　[1] 採：“采”的异体字。殊：甚，极。
　　[2] 宿根：留存土中，次年能重新发芽生长的根。津泽：植物的汁液。
　　[3] 芦菔：即萝卜。入药用于消积化痰，行气宽中。地黄：药名。入药用于滋阴养血。沈：同“沉”。
　　[4] 紫草：多年生草本植物。入药用于凉血活血，清热解毒。二“花”：开花。活用作动词。黯恶：灰暗难看。
　　[5] 牙：通“芽”，植物的幼芽。本说：原说。指上文“古法采药多在二月、八月”

中的"二月"。敷：开。

　　[6] 缘：因为。愆（qiān 千）伏：气候失常。语本《左传·昭公四年》。

　　[7] 遊："游"的异体字。大林寺：在江西庐山。

　　[8] 筀（guì 桂）竹：竹名。又名"桂竹"，笋入药用治小儿痘疹不畅。筍："笋"的异体字。

　　[9] 閒："间"（間）的异体字。

　　[10] 岭峤（qiáo 乔）：即五岭，位于湘、赣、与粤、桂之间。此泛指我国南方。凌冬：越冬，过冬。

　　[11] 并汾（bīng fén 兵坟）：相当于今山西省一带。此泛指我国北方。并，古州名。当今山西太原一带地区。汾，汾水。在山西省。望：临近。陨：坠落。指树叶坠落。

　　[12] 诸越：即百越。此指我国南方。实：结实，结果。活用作动词。朔漠：北方沙漠地带。此泛指我国北方。朔：北方。荣：开花。

第二则　黄　耆

　　【提示】　本文选自《本草蒙筌》，据万历元年（公元 1573 年）同氏仁寿堂刻本排印。作者陈嘉谟（1486—约 1570 年），字廷采，明代药物学家。《本草蒙筌》十二卷，载药 742 味，用问答体介绍药物知识，颇便于初学。本文是作者为黄芪所加按语，讨论说明了黄芪与人参的异同及选用原则。

　　參、耆甘溫，俱能補益，證屬虛損，堪並建功[1]。但人參惟補元氣調中，黃耆兼補衛氣實表，所補既畧差異，共劑豈可等分[2]？務尊專能，用爲君主，君藥宜重，臣輔減輕。君勝乎臣，天下方治；臣強於主，國祚漸危：此理勢自然[3]。藥劑倣之[4]，亦不可不注意也。如患內傷，脾胃衰弱，飲食怕進，怠惰嗜眠，發熱惡寒，嘔吐泄瀉，及夫脹滿痞塞，力乏形羸，脈息虛微，精神短少等證，治之悉宜補中益氣，當以人參加重爲君，黃耆減輕爲臣。若係表虛，腠理不固，自汗盜汗，漸致亡陽，並諸潰瘍，多耗膿血，嬰兒痘疹，未灌全漿[5]，一切陰毒不起之疾，治之又宜實衛護榮[6]，須讓黃耆倍用爲主，人參少入爲輔焉。是故治病在藥，用藥由人，切勿索驥按圖，務須活潑潑地[7]。先正嘗曰：醫無定體，應變而施；藥不執方，合宜而用[8]。又云：補氣藥多，補血藥亦從而補氣；補血藥多，補氣藥亦從而補血。佐之以熱則熱，佐之以寒則寒。如補中益氣湯，雖加當歸，當歸，血藥也，因勢寡，則被參、耆所據，故專益氣金名[9]；又當歸補血湯，縱倍黃耆，黃耆，氣藥也，爲性緩，亦隨當歸所引，惟以補血標首[10]。佐肉桂、附子少熱，八味丸云然；加黃蘗、知母微寒，補陰丸是爾[11]。舉隅而反，觸類而推，則方藥之應乎病機，病機之合乎方藥，總在君臣佐使之弗失，纔致輕重緩急之適中。時醫不以本草加工，欲望製方如是之通變合宜者，正猶學射而不操夫弓矢，其不能也決矣[12]。

［1］参：人参。耆：黄耆。今通作"黄芪"。堪：能。

［2］畧："略"的异体字。等分。等同分量。

［3］国祚（zuò坐）：国运。祚，福运。理势：事理的发展趋势。

［4］倣："仿"的异体字。

［5］瘄："疹"的异体字。未灌全浆：指痘出不透，多由气血不足引起。灌浆，即灌脓。

［6］卫：卫气。荣：通"营"，营气。

［7］活泼泼地：喻灵活运用。

［8］先正：亦作"先政"。前代的贤人。此指前代的名医。定体：指固定不变的治法。

［9］佥（qiān谦）名：即签名。此指为方剂命名。

［10］标首：题写在开头。此指为方剂命名。

［11］黄蘗（bò）：药名，今通作"黄柏"。补阴丸：历代名为"补阴丸"的方剂有多首，也多用黄柏、知母。本似指元·朱震亨《丹溪心法》之大补阴丸或补阴丸，后世名虎潜丸。

［12］以：按照。加工：此指花工夫努力使处方更加完善。通变：犹变通。合宜：合适。

第三则　菊

【提示】　本文选自《本草纲目》卷十五，据上海锦章书局石印本排印。作者李时珍及《本草纲目》的介绍，参见本教材《李时珍传》。文章叙述了菊的生长习性及其多方面的作用。

　　菊春生夏茂，秋花冬實，備受四氣，飽經露霜，葉枯不落，花槁不零，味兼甘苦，性稟平和[1]。昔人謂其能除風熱，益肝補陰，蓋不知其得金水之精英尤多，能益金水二臟也[2]。補水所以制火，益金所以平木；木平則風息，火降則熱除[3]。用治諸風頭目，其旨深微[4]。黃者入金水陰分，白者入金水陽分，紅者行婦人血分，皆可入藥。神而明之，存乎其人。其苗可蔬，葉可啜，花可餌，根實可藥，囊之可枕，釀之可飲，自本至末，罔不有功[5]。宜乎前賢比之君子[6]，神農列之上品[7]，隱士采入酒斝[8]，騷人餐其落英[9]。費長房言九日飲菊酒，可以辟不祥[10]。《神仙傳》言康風子、朱孺子皆以服菊花成仙[11]。《荊州記》言胡廣久病風羸，飲菊潭水多壽[12]。菊之貴重如此，是豈群芳可伍哉[13]？

［1］四气：指春、夏、秋、冬四季之气。零：凋落。

［2］金水：指秋、冬。金水二脏：即肺肾二脏。

［3］正常次序应为：补水所以制火，火降则热除；益金所以平木，木平则风息。属于分承的修辞方式。

［4］诸风头目：指因各种风邪所致的头目疾患。

[5] 蔬：作蔬菜。活用作动词。叶可啜：叶可泡茶喝。囊：装入口袋。用作动词。饵：吃，食。

[6] 宜乎：无怪乎。一般用于句子开头，表示后面所述的话本当如此。前贤：指三国魏的钟会。所撰《菊花赋》有"早植晚发，君子德也"句。

[7] 神农：指《神农本草经》。该书将所收 365 种药分为上、中、下三品，菊列上品。

[8] 隐士：指晋代陶渊明。其诗文常并言菊与酒，故云。斝（jiǎ 甲），古代铜制酒器，圆口而三足。

[9] 骚人：诗人。此指屈原。其《离骚》有"夕餐秋菊之落英"句，故云。英，花。

[10] 据南朝梁·吴均《续齐谐记》，江南桓景随费长房游学，长房告之，"九月九日汝家中当有灾，急去，令家人各作绛囊，盛茱萸以系臂，登高饮菊花酒，此祸可除。"费长房：东汉方士，《后汉书·方术列传》载其事。九日：指农历九月初九，亦称重九、重阳。

[11] 神仙传：书名。晋代葛洪撰。康风子、朱孺子未见于该书。唐·李汾《续神仙传》卷上言朱孺子为三国时人，服饵黄精十余年，后煮食根形如犬、坚硬如石之枸杞，遂升云而去。

[12] 据《荆州记》载，胡广之父患风羸，饮菊潭水而愈。荆州记：晋代盛弘之撰。胡广：东汉太尉，封育阳安乐乡侯。

[13] 芳：花。伍：同列。

第四则　制药论

【提示】　本文选自《研经言》，据清光绪五年己卯（公元 1897 年）月河莫氏刻本排印。作者莫枚士（1862—1933 年），字文泉，精于文字、训诂之学，《研经言》为其研治医经的医论专著。作者在选文中对不正确的炮制法提出了批评。

　　自雷敩著炮制之論，而後世之以藥制藥者[1]，愈出而愈奇，但因此而失其本性者亦不少。藥之有利必有弊，勢也；病之資利不資弊[2]，情也；用之去弊勿去利，理也。古方能使各遂其性[3]，如仲景小半夏湯類，凡生薑、半夏並用者，皆一時同入之，非先時專制之，正欲生半夏之得盡其長，而復藉生薑以隨救其短。譬諸用人，自有使貪、使詐之權衡，不必胥天下之菲材而盡桎梏之[4]，使不得動也。各遂之妙如此。若後世專制之法，在臨時修合丸散而即服者猶可，倘預制備售，則被制者之力已微，甚而至再、至三、至十餘制，則取其質而汩其性，其能去病也其何[5]？近見人治痰瘰，於肆中求半貝丸服之無效[6]，取生半夏、貝母爲末，和薑汁服之即效，但微有煩狀耳。於此可類推已。或薄古法爲疏，盍思之[7]！

[1] 雷敩（xiào 效）：南朝宋药学家，生活在公元五世纪。所著《雷公炮炙论》，是我国最早的制药专著。以药制药：以某种药物参与其他药物的炮制，意在增强药效或减轻毒副作用，如姜汁制半夏、蜜炙黄芪等。

[2] 资：取用。

［3］遂：顺应。

［4］胥：等待。菲材：才能浅薄之人。桎梏：束缚。

［5］修合：炮制。意同"修事"、"修治"。再：两次。汩（gǔ 古）：淹没，湮灭。

［6］肆：店铺，市集。

［7］盍：何不。

第五则　白　礬

【提示】　本文选自 1957 年人民卫生出版社影印晦明轩金刊本《重修政和經史證類備用本草》。作者雷斅，南北朝时刘宋药学家。履籍欠详，约生活在公元 5 世纪。以其所著之《炮炙論》而留名于世。《炮炙論》是我国最早的制药专著，原书已佚，内容散见于历代本草，《證類本草》收录多达二百四十余条。本文介绍矿物药礬石的加工炮制法，分为火煅阴埋去火和火煅自然伏火两法。

凡使，須以瓷瓶盛，於火中煅，令內外通赤，用鉗揭起蓋，旋安石蜂[1]窠[2]於赤瓶子中，燒蜂窠盡爲度[3]。將鉗夾出，放冷，敲碎，入鉢中，研如粉。後於屋下掘一坑，可[4]深五寸，却[5]以紙裹，留坑中一宿，取出，再研。每修事[6]十兩，用石蜂窠六兩，盡爲度。又云：凡使，要光明如水精[7]，酸、鹹、澀味全者，研如粉，於瓷瓶中盛。其瓶盛得三升以來，以六一泥泥[8]，於火畔炙之令乾。置研了白礬於瓶內，用五方草、紫背天葵二味自然汁各一鎰[9]，旋旋添白礬於中，下火逼令藥汁乾，用蓋子并瓶口，更以泥泥上下，用火一百斤煅，從巳至未[10]，去火，取白礬瓶出，放冷，敲破，取白礬。若經大火一煅，色如銀，自然伏火，銖絫[11]不失。搗細，研如輕粉，方用之。

［1］石蜂：生活在高山险峻处的蜜蜂，在岩上筑窠（蜂房）。此蜂身黑色，形似牛虻。

［2］窠：蜂房。

［3］度：限度。此有标准、准则之义。

［3］可：大约。约数词。

［4］却：再。

［5］修事：炮制。又称修治。

［6］水精：即水晶。又称石英。精：通"晶"。

［7］六一泥：蚯蚓泥的别名。第二个"泥"（nì），名作动词，涂泥。　［8］鎰（yì）：古代重量单位，一般重二十两或二十四两。但据雷斅《论合药分剂料理法则》文。为十二两。

［9］巳：時辰名，九至十一时。未：時辰名，十三至十五时。

［10］銖絫（lěi）：古代重量单位。《汉书·律历志》颜师古注："十黍为絫，十絫为铢。"比喻极小的分量。

第六则　当　归

【提示】　本文选自《本草正义》卷五。作者张寿颐（1872—1934 年），字山雷，今上海市人，清末医家，擅长内外科。本文作者论述了当归的临床效用。

　　當歸是血家氣藥[1]，以辛升運行為用，以溫和燠煦為功。氣血虛寒者得之，則血隨氣行，而歸其所歸，此當歸命名之取義也。昔人每謂身能補血，頭能止血，尾能行血，全能和血，徹上徹下[2]，可補可攻，頭尾之情性不同，斯攻守之取效自別。吾國藥物學之精細，所以異乎西人之專論物質，而無投不利者，其精髓在是。壽頤謂歸身主守，補固有功；歸尾主通，逐瘀自驗。而歸頭秉[3]上行之性，便血溺血、崩中淋帶等之陰隨陽陷者，升之固宜。若吐血、衄血之氣火升浮者，助之溫升，豈不為虎傅翼[4]？是止血二字之所當因證而施，固不可拘守其"止"之一字而無投不利矣。且凡失血之證，氣火沖激，擾動血絡，而循行不守故道者，實居多數。歸之氣味俱厚，行則有余，守則不足，此不可過信"歸所當歸"一語，而有循名失實之咎。即如《局方》四物一湯，舉國醫家孰不知是血家聖藥，且自海藏種種加味而六合諸方，可謂五花八門，無美不備，極盡醫林能事[5]。究竟[6]即以四物言之，已是走者太走，守者太守，各有專主，未必水乳交融[7]，更何況信手拈來之合宜與否。此則泥於跡象，太嫌呆板，去神化二字瞠[8]乎遠矣。

　　[1] 血家氣藥：失血病人的補氣藥。

　　[2] 徹上徹下：貫通上下，通達上下。

　　[3] 秉：通"稟"，具有。

　　[4] 為虎傅翼：亦作"为虎添翼"，替老虎加上翅膀。比喻帮助坏人，增加恶人的势力。《逸周书·寤敬篇》："毋为虎傅翼，将飞入邑，择人而食之。"《淮南子·兵略训》："今乘万民之力而反为残贼，是为虎傅翼，曷为弗除。"傅：助长。

　　[5] 能事：擅長。

　　[6] 究竟：結果。

　　[7] 水乳交融：交融：融合在一起。像水和乳汁融合在一起。比喻感情很融洽或结合十分紧密。這裏指縝密融洽。

　　[8] 瞠（chēng）：瞪眼直視。

综合练习

（一）解释题

1.（用）牙　2.（花初）敷　3. 望（秋）　4. 诸越　5. 朔（漠）　6. 等分

7. 国祚　8. 先正　9.（备受）四气　10. 金水（之精英）　11. 囊　12. 前贤　13. 骚人　14.（可）伍　15. 遂（其性）　16. 胥（天下）　17. 修合　18. 泪（其性）　19. 肆（中）　20. 盍（思之）　21. 宜乎　22. 芳　23. 伍　24. 遂　25. 标首　26. 做　27. 水乳交融　28. 铢紊

（二）单项选择题

1. 下列句中"并"作"合上"讲的句子有（　　）

　　A. 乃为裙并肋滑了　　　　　　　B. 用刀刮上孕子，并去底尖

　　C. 下火逼令药汁乾，用盖子并瓶口　　D. 若使枳壳，取辛、苦、腥、并有隙油

2. "凡使，须以瓷瓶盛，于火中锻，令内外通赤"的"通"义为（　　）

　　A. 广泛　　　　　B. 畅通　　　　　C. 完全　　　　　D. 通过

3. "更以泥泥，上下用火一百斤煅。"句中"火"义是（　　）

　　A. 大火　　　　　B. 火炉　　　　　C. 柴禾　　　　　D. 烧

（三）多项选择题

1. 含有通假字的句子是（　　）

　　A. 凡使，要光明如水精　　　　　　B. 凡使，勿用泥昌、夏昌

　　C. 剉用　　　　　　　　　　　　　D. 若使枳壳，取辛、苦、腥、并有隙油

　　E. 后用裙留骨，于石上槌，石臼中捣

2. 含有炮制法术语的句子是（　　）

　　A. 每修事十两，用石蜂巢六两，尽为度

　　B. 若经大火以煅，色如银

　　C. 凡使，不计多少，用腊水细研尽，重重飞过

　　D. 若限制使，即生去尖皮底了

　　E. 用时先去瓤，以麸炒过

3. 在下列句中用有炮制方法的句子有（　　）

　　A. 用腊水细研尽，重重非过

　　B. 大修事十两，于文武火中炮，令皱坼者去之

　　C. 凡使，须以瓷瓶盛，于火中锻，令内外通赤

　　D. 治气、破块，消症，定心药中用之

　　E. 用嫩桑条相伴蒸，出，暴干，去桑条，判用

（四）翻译题

1. 岭峤微草，凌冬不凋；并汾乔木，望秋先陨。诸越则桃李冬实，朔漠则桃李夏荣。此地气之不同也。一亩之稼，则粪溉者先牙；一丘之禾，则后种者晚实。此人力之不同也。岂可一切拘以定月哉？

2. 举隅而反，触类而推，则方药之应乎病机，病机之合乎方药，总在君臣佐使之弗失，才致轻重缓急之适中。时医不以本草加工，欲望制方如是之通变合宜者，正犹学射而不操夫弓矢，其不能也决矣。

3. 其苗可蔬，叶可啜，花可饵，根实可药，囊之可枕，酿之可饮，自本至末，罔不有功。宜乎前贤比之君子，神农列之上品，隐士采入酒斝，骚人餐其落英。费长房言九日饮菊酒，可以辟不祥。

4. 药之有利必有弊，势也；病之资利不资弊，情也；用之去弊勿去利，理也。古方能

使各遂其性，如仲景小半夏汤类，凡生姜、半夏并用者，皆一时同入之，非先时专制之，正欲生半夏之得尽其长，而复借生姜以随救其短。

5. 当归是血家气药，以辛升运行为用，以温和燠煦为功。气血虚寒者得之，则血随气行，而归其所归，此当归命名之取义也。昔人每谓身能补血，头能止血，尾能行血，全能和血，彻上彻下，可补可攻，头尾之情性不同，斯攻守之取效自别。吾国药物学之精细，所以异乎西人之专论物质，而无投不利者，其精髓在是。

6. 凡物气厚力大者，无有不偏，偏则有利必有害。欲取其利而去其害，则用法以制之，则药性之偏者醇矣。

（五）思考题

1. 第一则：作者从哪几个方面说明了采药不可拘以定月的道理？

2. 第二则：那些文句体现中医用药组方的基本方法和原则？

3. 第三则：如何理解"补水所以制火，益金所以平木；木平则风息，火降则热除"？

4. 第六则：当归有什么效用？

5. 第五则中，"譬诸用人，自有使贪、使诈之权衡，不必胥天下之菲材而尽桎梏之，使不得动也"，这句话比喻什么？

6. 如何理解"以药制药"？

（六）背诵题

1. 背诵第二则。

2. 背诵第六则。

（七）阅读题

汤散丸各有所宜古方用汤最多用丸散者殊少煮散古方无用者唯近世人为之<u>大体欲达五藏四肢者莫如汤欲留膈胃中者莫如散久而后散者莫如丸</u>又无毒者宜汤小毒者宜散大毒者须用丸又欲速者用汤稍缓者用散甚缓者用丸此其大概也近世用汤者全少应汤皆用煮散大率汤剂气势完壮力与丸散倍蓰煮散者一啜不过三五钱极矣比功较力岂敌汤势然汤既力大则不宜有失消息用之全在良工难可以定论拘也（《梦溪笔谈》）

要求：

1. 给上文加标点。

2. 解释带点的字词。

3. 翻译画横线的句子。

四十一、医书凡例三则

第一则　《千金要方》凡例

【提示】　凡例是书前说明本书内容或编撰体例的文字。本文节选自《备急千金要方·新校备急千金要方例》，据 1955 年人民卫生出版社影印的北宋刻本排印。北宋医家高保衡、孙奇、林亿等人曾对《素问》、《千金方》等书进行整理研究，为继承发掘古代医药学遗产做出了一定贡献。本文是他们给《备急千金要方》所写的凡例。

《千金方》舊有例數十條，散在諸篇[1]。凡用一法皆宜徧知之，雖素熟其書者，臨事尚慮有所遺失，況倉卒遘疾，按證爲治，不能無未達之惑；及新加撰次，不可無法[2]。今撮集舊凡，并新校之意，爲例一篇，次於今序之末，庶後之施用者無疑滯焉[3]。

[1] 千金方：书名。包括《备急千金要方》和《千金翼方》。此指《备急千金要方》。唐代孙思邈撰。作者情况参见本教材《大医精诚》。例：凡例，体例。下文"例"同此。

[2] 宜："宜"的异体字。素：平素，一向。临事：指遇到疾病。遘（gòu 构）疾：患病。遘，遇，遭遇。未达：不通达，不明白。撰次：编集，编纂。次，编次，编纂。

[3] 撮集：编集。旧凡：原有的凡例。次：排列。庶：希望。疑滞：困阻，疑难。一本作"凝滞"，义近。

凡和劑之法，有斤兩、升合、尺寸之數，合湯藥者不可不知[1]。按吳有複秤、單秤[2]，隋有大升、小升[3]，此制雖復紛紜，正惟求之太深，不知其要耳。陶隱居撰《本草序錄》，一用累黍之法[4]。神農舊秤爲定，孫思邈從而用之。孫氏生於隋末，終于唐永淳中，蓋見《隋志》、《唐令》之法矣，則今之此書當用三兩爲一兩，三升爲一升之制[5]。世之妄者乃謂古今之人大小有異，所以古人服藥劑多，無稽之言，莫此爲甚。今之用藥定以三兩爲今一兩，三升爲今一升。方中雖時復有用尺寸處，舊例已有準折斤兩法，今則不復重述也。

[1] 和剂：炮制。宋代有专门炮制成药的机构——和剂局。和，调和。剂，按比例调配药物。斤两：二个重量单位名。1 斤 = 16 两。升合（gě 葛）：二个容量单位名。1 升 = 10 合。尺寸：二个长度单位。1 尺 = 10 寸。按，历代度量衡的用字不同，但具体计量大小相

同。合：调配，调制。

[2] 复秤：两端系盘的古药秤天平，也称古秤、南秤，东汉末以前使用。单秤：一端系盘的药用提系杆秤，也称今秤，晋秤，始兴于东汉末。

[3] 大升：等于三小升。隋唐 1 大升 = 今 600 毫升。小升：通常的 1 升，隋唐 1 小升 = 今 200 毫升。按唐度量衡多袭隋制，《旧唐书·食货志》载唐初时"三升为大升，三斗为大斗"、"三两为大两"。"调钟律、测晷景、合汤药及冠冕，制用小升小两，自余公私用大升大两。"

[4] 陶隐居：陶弘景。字通明，号华阳隐居，南朝梁代医药学家，著《本草经集注》。书中序录部分述及度量衡。一：一律。累（léi 磊）黍：古代重量单位名。1 累 = 10 黍，1 两 = 24 累。

[5] 按，我国南北朝时，南北方度量衡不同，南方承古制，北方实际计量则是南方的三倍。如同为 1 升，南方合今 200 毫升，北方合今 600 毫升；同为 1 两，南方合今13.75 克，北方合今 41.25 克。隋统一全国后，兼用南北两制，但各用于不同的场合，如中药行业使用南方的小计量。唐代开始，逐渐废南方小计量，统一用大计量。故下文有"世之妄者"句。

凡古方治疾，全用湯法，百十之中，未有一用散者。今世醫工，湯散未辨，宜其多説異端，承疑傳謬[1]。按湯法㕮咀爲各切如麻豆，散法治篩爲治擇擣篩[2]。卒病賊邪，須湯以蕩滌；長病痼疾，須散以漸漬[3]。此古人用湯液㕮散之意也。後世醫工惟務力省，一切爲散，遂忘湯法。傳用既久，不知其非，一旦用湯，妄生疑訝[4]。殊不知前世用湯，藥劑雖大，而日飲不過三數服，而且方用專一。今人治病，劑料雖薄，而數藥競進，每藥數服[5]。以古較今，豈不今反多乎？又昔人長將藥者[6]，多作㕮散法，蓋取其積日之功。故每用一方寸匕爲一服[7]，多不過三方寸匕，然而須以帛裹，㕮時微微振動。是古人之意豈須欲多服藥哉？又服丸之法，大率如梧子者二十丸[8]，多不過三十、四十丸。及服散者，少則刀圭、錢五匕，多則方寸而已[9]。豈服湯特多，㕮散、丸散則少乎？是知世人既不知斤兩升合之制，又不知湯液㕮散之法。今從舊例，率定以藥二十古兩，水一小斗，㕮取令一升五合，去滓坚，分三服[10]。自餘利湯欲少水而多取數，補湯欲多水而少取數，各依方下別法[11]。

[1] 医工：医生。宜：当然，无怪。多说异端：众说纷纭。异端，各种说法，不同见解。

[2] 㕮咀（fǔ jǔ 斧举）：将药物切细捣碎，如同咀嚼。麻豆：大麻子和赤小豆。治篩：炮制过筛。治，修治，炮制。擣："捣"（搗）的异体字。按，小字为原文自注。

[3] 卒病：指新起之病。长病：指长久之病。漸漬（jiān zì 尖字）：浸润，浸泡。同义复用。此指慢慢消除疾病。渐，浸润，浸泡。渍，浸润，浸泡。

[4] 疑讶：疑惑惊奇。

[5] 剂料：指药量。剂，量词。一付（也作"服"）中药为一剂。料，量词。配制丸药，处方剂量的全份为一料。原本"料"误作"科"，据他本改。競："竞"（競）的异体字。数服：服几次。

[6] 长将药者：长期服药者。

[7] 方寸匕：古代量取药末的器具名。其形状如刀匕，大小为古代一寸正方，故名。相当于现在的2.74毫升，盛金石药末约2克，草木药末约1克。

[8] 梧子：梧桐子。古代用以计量药物的单位之一。按，古人常用圆形物品名称小来作为中药的计量单位：1鸡子黄（鸡蛋黄）=40梧子，1弹丸=40梧子，1梧子=2大豆，1大豆=2小豆（赤小豆），1小豆=3大麻（大麻子、火麻仁），1胡豆（豌豆）=2大麻，1大麻=3细麻（芝麻、胡麻）。

[9] 刀圭：古代量取药末的器具。一刀圭=1/10方寸匕。钱匕：古代量取药末的器具。用汉代的五铢钱盛取至不散落为一钱匕，合今2克强。如只盖取钱上的"五"字，只称为"钱五匕"，约为1/4钱匕。方寸：即方寸匕。

[10] 率：一概，一律。滓埑（yìn 印）：渣滓。埑，泥渣。

[11] 自余：其余，此外。"别法"以下删节1609字。

第二则　《简明医彀》凡例

【提示】　本文选自《简明医彀》，据1984年人民卫生出版社点校本排印。作者孙志宏，字克容，别号台石，明代医家。《简明医彀》是一部综合性医书，共八卷，以"其书备而不冗，约而不漏，义类浅显，人人可解，若射必有彀（gòu够），故命曰《简明医彀》"。

是编諸論，首《內經》要旨，次先哲格言，次感受根源，次本證形狀，次治療方法，次脈理大體[1]。悉從簡徑明白，藥名字眼依俗，欲令覽者易了也[2]。

是編最便宦遊旅客、鄉居僻處及暮夜叵測、迎醫不給者，簡捷去病，故於微言奧義，惟采切要[3]。

是編於各門各病，備載感受之由，加以警戒之語。尊生君子，預知調攝，可避疾迓壽[4]。

諸證主方，後附成方，皆前哲造理精妙，兼以祖傳家秘，參酌用之，無不奏效[5]。至如末附簡方，亦皆選驗無誤，更便無藥者[6]。

傷寒法祖仲景，方兼節菴，及胎産、痘疹、外科，比諸證關係尤重，故特加詳備[7]。

諸病唯嘔證不能納藥[8]。服時欲嘔，預備薑湯兼送，更以炒鹽二包，輪熨喉下至胸，多炒、頻熨即安[9]。

藥品必取真實、新鮮、方産最佳者，依法制度，乃得獲痊[10]。倘低偽顛蛀，或捨貴用賤及制配鹵莽，或遇略知醫者妄亂加減，皆無效，非方之咎^[11]。

治病分寒熱虛實，不可混。須細玩方論，如有疑惑，先配小劑，少服相安，漸加進之，病愈即止，勿多服^[12]。若攻利藥，尤不宜過。

是書成後，惟願高明重加訂梓，用廣拯濟，志宏幸甚^[13]。

[1] 感受：感染遭受病邪。大体：大要。

[2] 简径：简明直接。了：明了，明白。

[3] 是编：此书。宦遊：外出做官。遊，"游"的异体字。叵测：不可推测。叵，不可。不给（jǐ己）：犹言不暇，来不及。切要：确切扼要。此指确切扼要的内容。

[4] 尊生：养生。也作"遵生"。调摄：调理保养。迓（yà亚）：迎，迎接。

[5] 造理：合乎事理。

[6] 至如：至于。用于句首，表示另提一事。

[7] 节菴：陶华。字尚文，号节菴，明代著名医家，著有《伤寒六书》。菴，"庵"的异体字。及：至于。比：和……相比。

[8] 纳药：服药。

[9] 兼：同时。

[10] 方产：土产。此指产地。制度：炮制，制作。

[11] 低伪：低劣虚假。黰（zhěn诊）："鬒"的异体字。本指头发稠密而黑。此指药物颜色霉黑。

[12] 玩：研习，反复体会。

[13] 订梓：修订印刷。用：以，以便。

第三则 《医碥》凡例

【提示】 本文选自《医碥》，据1994年人民卫生出版社点校本排印。作者何梦瑶，字报之，号西池，清代官吏、文人兼医家，广东南海人。雍正年间进士，旁通百家，历官思恩、辽阳等地。撰著有《医碥》、《本草韵语》、《神效脚气秘方》、《妇科良方》等。"碥"（biǎn扁）乃上下车的脚踏石，本文作者以之名书，表明愿为学医者铺垫阶梯的态度。

——論證須明其所以然，則所當然者不言而喻。兹集務窮其源，故論證詳而繫方略^[1]。如怒、太息等篇，並不繫一方，但明其理，則方在其中。如必欲考古人成法，於《準繩》等書檢求可也^[2]。

——論中所引古人成説，欲令讀者易曉，不無修飾之處，即非古人原文，故多不著其名氏，非掠美也，諒之^[3]。

——議論多出臆見，間與古人牴牾，不避不敏，求正有道，幸恕狂瞽^[4]。

——河間言暑火，乃與仲景論風寒對講，丹溪言陰虛，乃與束垣論陽虛對講，皆以補前人所未備，非偏執也^[5]。後人動議劉朱偏用寒涼，矯以温補，立論過當，遂開酷烈之門[6]。今日桂附之毒，等於刀鋸。夢瑤目睹時弊，不得不救正其失，初非偏執，讀者幸勿以辭害意[7]。

　　——是集宦遊所作，自粵西而遼左[8]，十餘年來，風鷁煙江[9]，霜輪沙磧[10]，偶有所得，隨付小吏錄之。以故體裁無定，亦欲改從畫一[11]，而多事，倉卒未能也。

　　[1] 系（xì 细）方：附方。系，联缀，归属。下文同此。
　　[2] 准绳：指《证治准绳》。又名《六科证治准绳》。明代王肯堂撰。
　　[3] 掠美：夺人之美为己有。
　　[4] 此五句为自谦之语。臆见：个人见解；主观看法。间：间或。牴牾（wǔ 午）：抵触，冲突。牴，"抵"的异体字。牾，逆，违逆。不敏：不才。有道：有道之人，高明之人。幸：希望。狂瞽（gǔ 鼓）：狂妄无知。瞽，眼瞎，引申为不明事理。
　　[5] 对讲：相对讲论。即观点截然相反的讨论。偏执：片面而固执。
　　[6] 动：常常。过当：失当，不恰当。酷烈：猛烈。
　　[7] 初非：绝非。初，完全，绝。幸：希望。以辞害意：因拘泥于辞义而误会曲解作者的原义。
　　[8] 粤西：广西。作者曾任职思恩。辽左：即辽东。辽河以东地区。今辽宁东部和南部地区。
　　[9] 风鷁（yì 益）烟江：乘风驶船于烟雾弥漫的江面。比喻旅途艰辛困苦。鷁，鸟名，古代常画鷁于船首，故以鷁指代船。烟江，烟雾弥漫的江面。
　　[10] 霜轮沙磧（qì 器）：顶霜驾车于沙漠。比喻旅途艰辛困苦。轮，代称车子。沙磧，沙漠。磧，沙漠。
　　[11] 画一：划一，一致。

　　——論中主治諸方，隸別門者，注明見某門字樣[1]；其不注者即本門方。或雖隸別門，而一篇之中重出數見，亦但於首見者注之，餘不復注。
　　——方下例繫主治，以著本方之功，即以明用藥之理。知某藥爲某病設也。凡品味龐雜者，必所治之證不一，丹溪所謂雜合之病，須用雜合之藥治之也。本宜備錄，以鋟板力絀刪之[2]，用方者當因病加減，更詳考原方主治爲佳。諸方多從《準繩》錄入，按門索之。
　　——藥品分兩輕重，古今不同，炮製亦異，當酌宜用之。
　　——此書止論雜症，尚有《傷寒論近言》、《婦科輯要》、《幼科輯要》、《痘疹輯要》、《本草韻語》、《針灸吹雲集》等書，俟續刻呈教[3]。
　　——五卷《四診》，宰思恩時輯以教邑醫者，本自爲一書，今附《醫碥》之末，頗多改竄，與舊本歧出，當以今刻爲定[4]。

　　[1] 隶：隶属；附属。
　　[2] 鋟（qǐn 寝）：刻，雕刻。力绌（chù 处）：力量不足。绌，短缺。

［3］俟：等待。呈教：呈上请教。敬词。

［4］五卷四诊：指第五卷《四诊》。宰思恩：任职于思恩。宰，主宰，治理。思恩，地名。今广西思恩。邑医：乡医。歧出：旁出。指不一致。

综合练习

（一）解释题

1．遘（疾）　2．（撰）次　3．（升）合　4．累黍　5．㕮咀　6．渐渍　7．方寸匕　8．刀圭　9．钱五匕　10．率　11．自余　12．感受　13．尊生　14．迓（寿）　15．造理　16．掠美　17．牴牾　18．（狂）瞽　19．锓（板）　20．（力）绌　21．对讲　22．俟　23．隶　24．系方　25．隶　26．对讲　27．风鹢　28．节菴　29．俟

（二）单项选择题

1．今撮集旧凡，并新校之意，为例一篇，次于今序之末，庶后之施用者无疑滞焉。句中"庶"义为（　　）

　　A．大概　　　　　B．这　　　　　C．希望　　　　D．发语词，不译

2．药品必取真实、新鲜、方产最佳者，根据法制度，乃得获痊。句中"方产"义为（　　）

　　A．正品　　　　　B．俗产　　　　C．方外之物　　　D．产地

3．而多事仓卒，未能也。下列句中与"卒"义同的是（　　）

　　A．会向卒　　　　　　　　　　　B．卒可得瘳

　　C．复使向子侍中奉车都尉歆卒父业　D．卒然遭邪风之气

（三）多项选择题

1．下面句子中含有的，所以，只有的句有（　　）

　　A．按证为治，不能无未达之惑　　　B．简捷去病，故于微言奥义

　　C．惟采切要　　　　　　　　　　　D．以故体裁无定，亦欲改从画一

　　E．丹溪所谓杂合之病，须用杂合之药治之也

2．下面句子中的词解释正确的句有（　　）

　　A．隶别门者，注明见某门字样，句中"隶"，隶属；附属

　　B．是集宦遊所作，自粤西而遼左，句中"粤西"，广西

　　C．是书成后，惟愿高明重加订梓，句中"訂梓"，修订印刷

　　D．按湯法㕮咀，句中"㕮咀"，将药物切细捣碎

　　E．本宜备录，以锓板力绌删之，句中"锓"，刻，雕刻

（四）翻译题

1．况仓卒遘疾，按证为治，不能无未达之惑；及新加撰次，不可无法。今撮集旧凡，并新校之意，为例一篇，次于今序之末，庶后之施用者无疑滞焉。

2．是编于各门各病，备载感受之由，加以警戒之语。尊生君子，预知调摄，可避疾迓寿。是编最便宦遊旅客、乡居僻处及暮夜叵测、迎医不给者，简捷去病，故于微言奥义，惟采切要。

3．是集宦遊所作，自粤西而辽左，十余年来，风鹢烟江，霜轮沙碛，偶有所得，随付小吏录之。以故体裁无定，亦欲改从画一，而多事，仓卒未能也。

4. 方下例系主治，以著本方之功，即以明用药之理。知某药为某病设也。凡品味庞杂者，必所治之证不一，丹溪所谓杂合之病，须用杂合之药治之也。本宜备录，以镂板力础删之，用方者当因病加减，更详考原方主治为佳。

5. 岂服汤特多，煮散、丸散则少乎？是知世人既不知斤两升合之制，又不知汤液煮散之法。今从旧例，率定以药二十古两，水一小斗，煮取令一升五合，去滓垦，分三服。自余利汤欲少水而多取数，补汤欲多水而少取数，各依方下别法。

（五）思考题

1. 第一则：何谓"煮散法"？其功用与汤法有何不同？

2. 第二则：《简明医彀》凡例从哪几个方面对该书作了说明？

3. 第三则：用摘要或概括的方法，归纳《医碥》各条凡例的主旨。

4. 《备急千金要方·凡例》从哪几个方面对该书作了说明？

（六）背诵题

背诵第一则《千金要方》凡例。

（七）阅读题

——伤寒论与金匮要略原是一书自林亿校刊遂分为二殊失先贤之意后赵开美仍合为一书今复其旧使后学知伤寒与杂证原非有二也——全书经文诸家旧本或字有增减或节有分合或重出不书衍文或正误各不相同是集以仲景全书为准而参之各家以昭画一——书中辞精义奥注释诚难若徒尚辞华必支离蔓衍何以阐发微言是注惟期简易明显发挥经旨间或旁参互证亦惟援引本经不事虚文用兹眩惑（清·吴谦等《医宗金鉴·订正仲景全书凡例》）

要求：

1. 给上文加标点。

2. 解释带点的字词。

3. 翻译画横线的句子。

四十二、医学源流*

【提示】　　本文选自《医学三字经·医学源流第一》，据上海卫生出版社 1956 年版排印。作者陈念祖（公元 1753—1823 年），字修园，一字良有，号慎修，长乐（今福建长乐）人，清代医学家。少习儒，并秉承家传医学，一生著作甚丰，有《灵素节要浅注》、《伤寒论浅注》、《金匮要略浅注》、《医学实在易》、《医学三字经》等，为医学普及做了大量工作。

《医学三字经》共四卷，从医学史到某些常见病症及其诊治作了简明扼要的介绍，是一部学习中医的启蒙读物。本文通过三字一句的韵文形式，介绍了中医学的源起与发展，颂扬了诸多有贡献的医家。

醫之始，本岐黃，《靈樞》作[1]，《素問》詳。《難經》出，更洋洋[2]。越漢季，有南陽，六經辨，聖道彰，《傷寒》著，《金匱》藏，垂方法，立津梁[3]。李唐後，有《千金》，《外臺》繼，重醫林[4]。後作者，漸浸淫，紅紫色，鄭衛音[5]。迨東垣，重脾胃，溫燥行，升清氣，雖未醇，亦足貴[6]。若河間，專主火，遵之經，斷自我，一二方，奇而妥[7]。丹溪出，罕與儔，陰宜補，陽勿浮，雜病法，四字求[8]。若子和，主攻破，中病良，勿太過[9]。四大家，聲名噪，《必讀》書，錯名號[10]。明以後，須酌量。詳而備，王肯堂[11]；薛氏按，説騎牆[12]；士材説，守其常[13]；景岳出，著新方[14]；石頑續，溫補鄉[15]；獻可論，合二張[16]；診脈法，瀕湖昂[17]。數子者，各一長，揆諸古，亦荒唐，長沙室，尚徬徨[18]。惟韻伯，能憲章[19]；徐尤著，本喻昌[20]；大作者，推錢塘[21]。取法上，得慈航[22]。

[1] 作：开创。《礼记·乐记》有云："作者谓之圣，述者谓之明。"

[2] 洋洋：盛大的样子。

[3] 汉季：汉末。季，末。南阳：指张仲景。张机，字仲景，南阳（今河南南阳）人，著《伤寒杂病论》，创六经辨证。津梁：桥梁。喻可作为引导用的法则。

[4] 李唐：指唐朝。唐皇室姓李，故称。重医林：为医家所看重。

[5] 浸淫：泛滥。指唐以后医学著作越来越多。红紫色：喻质量低劣的医学著作。古代以青、赤、白、黑、黄为正色，红紫则是正色以外的间色。成语有"红紫夺朱"喻以邪夺正。郑卫音：喻质量低劣的医学著作。秦以前郑、卫二国的音乐为俗乐，古文常以喻指低俗的东西。

[6] 迨：到，及。醇：精纯。

[7] 若：至于，至于说到。转折连词，表示另提一事。下文"若"同此。遵之经：遵从《内经》。断自我：意为根据自己的理解来判断经旨。

[8] 俦（chóu 酬）：相比。"阴宜"六字：丹溪主张"阳常有余，阴常不足"，后世称其为滋阴派。四字求：从气血痰郁四字来探究发病机制，气证用四君子汤，血证用四物汤，痰证用二陈汤，郁证用越鞠丸。

[9] 张子和擅用汗吐下三法治病，后世称为攻下派。但攻伐易损正气，故须中病即止，不能太过。

[10] 四大家：指前述的李东垣、刘河间、朱丹溪、张子和。四人并称为"金元四大家"。噪：本指声音吵闹，此指名声远播。错名号：指《医宗必读》将金元四大家的张子和误认为张仲景之事。

[11] 王肯堂：明代医学家，字泰宇，金坛（今江苏金坛）人。著有《证治准绳》，分为杂病、类方、伤寒、外科、妇科、儿科等六科。

[12] 薛氏：薛己。作者为，明代医学家，字新甫，号立斋，吴县（今江苏吴县）人。著有《薛氏医案》、《内科摘要》等。按：按语。骑墙：人骑在墙头。喻观点游移不定，立场不明。

[13] 士材：明末清初著名医学家李中梓，字士材，号念莪，南汇（今上海市）人。著《内经知要》等。

[14] 张景岳晚年著有《景岳全书》，书中有《新方八阵》篇。陈修园曾就此写《景岳新方砭》。

[15] 石顽：清代医学家张璐，字路玉，晚号石顽老人，长洲（今江苏苏州）人。清代温补派的代表人物之一，著有《伤寒缵论》、《伤寒绪论》、《张氏医通》等。

[16] 合二张：此指赵献可《医贯》，"大旨重于命门，与张石顽、张景岳之法同。"

[17] 濒湖：李时珍。字东璧，号濒湖，著有《濒湖脉诀》，乃脉学重要著作。昂：指发扬光大。

[18] 揆（kuí 葵）：度量，揣度。诸：之于。荒唐：广大。荒，唐，同义连用。"长沙"六字：作者自注曰："数子虽曰私淑长沙，升堂有人，而入室者少矣。"长沙，指张仲景。曾任长沙太守，世称张长沙。徬徨，本指犹豫不决，此指不能登堂入室。徬，"彷"（páng 旁）的异体字。

[19] 韵伯：柯琴。字韵伯，清代医学家，慈溪（今浙江慈溪）人，著有《伤寒来苏集》。宪章：效法。同义复用。宪，章。

[20] 作者认为，喻昌《医门法律》多能阐发《金匮要略》之旨，而徐彬、尤怡《金匮》之注俱本喻嘉言。徐彬：字忠可，秀水（今浙江嘉兴）人，清代医家，曾师从喻昌，著有《伤寒方论》、《金匮要略论注》。尤怡：字在泾，吴县（今江苏吴县）人，清代医家，著有《伤寒贯珠集》、《金匮要略心典》、《医学读书记》等。

[21] 钱塘：指钱塘（今浙江杭州）人张志聪和高士栻师徒，皆为清代著名医家。张氏著有《黄帝内经素问集注》和《灵枢经集注》。高氏著有《素问直解》、《伤寒论集注》。

[22] 取法上："取法乎上，仅得乎中"的略语。指做事要高标准严要求。慈航：佛教语。本指佛与菩萨以慈悲之心渡人出苦海，如航船之济众。此指为患者解除病痛。

综合练习

（一）解释题

1. 洋洋 2.（汉）季 3.（有）南阳 4. 津梁 5. 浸淫 6. 红紫色 7. 郑卫音

8. 迨（东垣）　9.（罕与）俦　10. 中（病良）　11. 四大家　12.（声名）噪　13. 骑墙　14. 揆（诸古）　15. 荒唐　16. 长沙（室）　17. 徬徨　18. 宪章　19. 取法上　20. 慈航　21. 士材　22. 诸　23. 醇　24. 若　25. 石顽　26. 汉季　27. 浸淫

（二）单项选择题

1. 献可论，合二张，句中"二张"指（　　　）

　A. 张璐、张介宾　　　　　　　　B. 张介宾、张志聪

　C. 张仲景、张子和　　　　　　　D. 张子和、张璐

2. 惟韵伯，能宪章，句中"宪章"义为（　　　）

　A. 规则　　　　B. 效法　　　　C. 鲜明　　　　D. 超越

3. 越汉季，有南阳，六经辨，圣道彰，《伤寒》著，《金匮》藏，句中"汉季"指
（　　　）

　A. 季节　　　　B. 汉朝　　　　C. 四季　　　　D. 夏季

4. 若子和，主攻破，中病良，勿太过，句中"主攻破"指（　　　）

　A. 张子和的汗吐下三法　　　　B. 主子被攻破

　C. 打破　　　　　　　　　　　D. 击败

5. 薛氏按，说骑墙；士材说，守其常；景岳出，著新方，句中"薛氏"为（　　　）

　A. 薛先生　　　　B. 薛生白　　　　C. 薛己　　　　D. 薛雪

（三）多项选择题

1. 下面句子中含有"详细、象，只有"的句有（　　　）

　A. 若子和，主攻破　　　　　　B. 详而备，王肯堂

　C. 惟韵伯，能宪章　　　　　　D. 大作者，推钱塘

　E. 后作者，渐浸淫，红紫色，郑卫音

2. 下面句子，解释正确的句有（　　　）

　A. 子和，张子和　　　　　　　B. 圣道彰。圣，指张仲景

　C. 惟，只有　　　　　　　　　D. 大作者。者，的人

　E. 石顽，指清代医学家张璐

（四）翻译题

1. 越汉季，有南阳，六经辨，圣道彰，《伤寒》著，《金匮》藏，垂方法，立津梁。李唐后，有《千金》，《外臺》继，重医林。后作者，渐浸淫，红紫色，郑卫音。

2. 迨东垣，重脾胃，温燥行，升清气，虽未醇，亦足贵。若河间，专主火，遵之经，断自我，一二方，奇而妥。丹溪出，罕与俦，阴宜补，阳勿浮，杂病法，四字求。若子和，主攻破，中病良，勿太过。

3. 若子和，主攻破，中病良，勿太过。四大家，声名噪，《必读》书，错名号。明以后，须酌量。详而备，王肯堂；薛氏按，说骑墙；士材说，守其常；景岳出，著新方；石顽续，温补乡；献可论，合二张。

4. 诊脉法，濒湖昂。数子者，各一长，揆诸古，亦荒唐，长沙室，尚榜徨。惟韵伯，能宪章；徐尤著，本喻昌；大作者，推钱塘。取法上，得慈航。

（五）思考题

1. 本文认为张仲景的贡献有哪些？

2. 本文阐述的金元四大家的基本思想有哪些？

3．本文介绍了明清哪些医家？

4．本文如何论述了中医学的源起与发展？

（六）背诵题

背诵医之始，本岐黄……取法上，得慈航。

（七）阅读题

张戴人医亦奇杰也<u>世人不究其用意议其治疾惟事攻击</u>即明理如丹溪格致余论亦讥其偏<u>丹溪之说出益</u>令人畏汗下吐三法如<u>虎并其书置之不与睫交</u>予甚冤之予惟人之受病如寇入国不先逐寇而先拊循适足以养寇而扰黎民也戴人有见于是故以攻疾为急疾去而后调养是以靖寇安民之法矣彼仲景麻黄瓜蒂大承气非致攻击急剂哉审缓急而用之此仲景意也盖医难于认病而不难于攻击调补戴人特揭其难者言之也（明·孙一奎《医旨绪余·张刘李朱滑六名师小传》）

要求：

1．给上文加标点。

2．解释带点的字词。

3．翻译画横线的句子。

四十三、医书提要三则

【提示】　提要，是一种说明文，特点是简要介绍书籍的有关内容，文章高度概括，重点突出，简明扼要。本文三则选自《四库全书总目》，据文渊阁四库本排印，大小标题另加。作者纪昀（公元1724—1805年），字晓岚，清代河间（今河北河间）人，乾隆十九年进士，官至礼部尚书、协办大学士，卒谥文达。除主编《四库全书》外，还著有《阅微草堂笔记》等。《四库全书》的每一部书都有一篇提要，介绍作者生平、著作内容、著述体例及版本、源流等。大部分提要另汇编成《四库全书总目》二百卷。

第一则为《黄帝素问》的提要，着重考证《素问》书名的由来，说明王冰对《素问》的编次补缀及其注释的贡献。第二则为《证治准绳》的提要，评价多所赞赏，谓其内容广博，条理分明，持论公允。第三则为《续名医类案》的提要，对是书进行褒贬分明的介绍，长处是取材广泛，可补《名医类案》的不足，注语多有发明辩驳。

第一则　《黄帝素问》提要

《黄帝素問》二十四卷，唐·王冰注。《漢書·藝文志》載《黃帝內經》十八篇，無"素問"之名。後漢張機《傷寒論》引之，始稱《素問》。晉·皇甫謐《甲乙經·序》稱《鍼經》九卷，《素問》九卷，皆爲《內經》，與《漢志》十八篇之數合[1]，則《素問》之名起於漢晉間矣，故《隋書·經籍志》始著錄也。然《隋志》所載祇八卷，全元起所注，已闕其第七[2]。冰爲寶應中人，乃自謂得舊藏之本，補足此卷[3]。宋·林億等校正，謂《天元紀大論》以下，卷帙獨多，與《素問》餘篇絕不相通，疑即張機《傷寒論·序》所稱《陰陽大論》之文，冰取以補所亡之卷，理或然也[4]。其《刺法論》、《本病論》，則冰本亦闕，不能復補矣。冰本頗更其篇次，然每篇之下，必注全元起本第幾字，猶可考見其舊第[5]。所注排抉隱奧，多所發明[6]。其稱：大熱而甚，寒之不寒，是無水也；大寒而甚，熱之不熱，是無火也。無火者，不必去水，宜益火之源，以消陰翳；無水者，不必去火，宜壯水之主，以鎮陽光[7]。遂開明代薛己諸人探本命門之一法，其亦深於醫理者矣[8]。冰名見《新唐書·宰相世系表》，稱爲京兆府參軍[9]。林億等引《人物志》謂冰爲太僕令，未知孰是[10]。然醫家皆稱王太僕，習讀億書也。其名晁公武《讀書志》作"王砅"，杜甫集有《贈重表姪王砅》詩，亦復相合[11]。然唐宋《志》皆作"冰"，而世傳宋槧本亦作"冰"字，或公武因杜詩而誤歟[12]？

[1] 汉志:《汉书·艺文志》的简称。

[2] 隋志:《隋书·经籍志》的简称。祗:"只"(衹)的异体字。全元起:南朝齐梁时人,著《素问训解》,为最早的《素问》注本,可惜已亡佚于南北宋之交。阙:通"缺",缺漏。

[3] 冰:指王冰。宝应:唐代宗(公元761—766在位)年号。旧藏之本:指长久收藏的《素问》版本。《黄帝内经素问注·序》有"时于先生郭子斋堂,受得先师张公秘本"与"兼旧藏之卷"语。

[4] 余:其余。绝:完全。通:同,相同。亡:亡佚,散失。或然:或许可能。

[5] 颇:皆,悉。更:变更。第:次序。

[6] 排:疏通。抉:择取。

[7] "大热而甚"十四句:见于《素问·至真要大论》王冰的两条注文。意为用寒凉药治疗热证,但热象不去,是由于阴虚的缘故;用温热药治疗寒证,但寒象不去,是由于阳虚的缘故。对于阳虚,不必除肾水,而适宜用温养心阳法来消除阴寒之气;对于阴虚,不必降心火,而适宜用滋补肾阴法来抑制阳亢之象。阴翳:指阴寒之气。镇:制服。阳光:指阴虚所致阴火内热。

[8] 薛己:明代著名医学家,字新甫,号立斋,吴县(今江苏吴县)人。注重肾及命门学说,认为命门为真阴真阳,气血阴阳皆由命门所化。探本:探求根本。

[9] 按,《新唐书》卷七十二中在王氏任职系列中有"冰京兆府参军"六字,盖为同名之人,并非注《素问》的王冰。世系:家族世代相承的系统。京兆:指京畿一带,唐时为今陕西西安以东至华县之间。参军:官名。即参谋军务,隋唐时兼为郡官。

[10] 按,今本《黄帝内经素问注》的王冰序文篇题下林亿等云:"按唐《人物志》,冰仕唐为太仆令,年八十余,以寿终。"考唐代并无《人物志》一书存世。疑林亿所指乃唐·林宝撰的《元和姓纂》。太仆令:官名。掌舆马畜牧之事。孰:谁。是:正确。

[11] 晁公武:宋代著名藏书家,澶州清丰(今山东巨野)人,字子止,又称昭德先生。所撰《郡斋读书志》系私家藏书目录,按经、史、子、集四部分为四十多类。重表:指高祖、曾祖以来的中表亲。诗中杜甫对王砅说:"我之曾老姑,尔之高祖母"。姪:"侄"的异体字。砅(lì力):本为履石渡水。此作人名。

[12] 槧(qiàn 歉)本:刻本。槧,书版。因:沿袭。欤(yú于):吗,呢。表疑问语气。

第二则　《证治准绳》提要

《證治準繩》一百二十卷,明·王肯堂撰[1]。肯堂有《尚書要旨》已著錄。是編據肯堂自序,稱先撰《證治準繩》八冊,專論雜證,分十三門,附以《類方》八冊,皆成於丁酉戊戌間[2]。其書採摭繁富,而參驗脈證,辨別異同,條理分明,具有端委,故博而不雜,詳而有要,於寒溫攻補,無所偏主[3]。視繆希雍之餘派,虛實不問,但談石膏之功,張介賓之末流,診候未施,先定人參之見者,亦爲能得其平[4]。其諸傷門內附載傳尸勞諸蟲之形,雖似涉乎語怪,然觀北齊徐之才以死人枕療鬼疰,則專門授受,当有所傳，未可槩疑以荒誕也[5]。其《傷寒準繩》八冊、《瘍醫準繩》六冊，則成於甲辰，《幼科準繩》九冊、《女科準繩》五冊，則成於丁未，皆以補前書所未備，故仍以《證治準繩》爲總名，惟其方皆附各證之下，與《雜證》體例稍殊耳[6]。史稱肯堂好讀書，尤精於醫，所著《證治準繩》該博精詳，世競傳之[7]。其所著《鬱岡齋筆麈》，論方藥者十之三四，蓋於兹一藝，用力至深，宜其爲醫家之圭臬矣[8]。

[1] 王肯堂：明代著名医学家，字宇泰，一字损仲，号损庵，自号念西居士，金坛（今江苏金坛）人，生卒年为 1549—1613 年。所撰《证治准绳》又称《六科证治准绳》，凡四十四卷。另有《医镜》四卷、《肯堂医论》三卷等，并刻有《古今医统正脉全书》，辑录《内经》至明代以前较具代表性的医著四十四种。

[2] 冊："册"的异体字。丁酉戊戌：指公元 1597—1598 年。

[3] 採摭（zhí直）：选取，采集。採，"采"的异体字。摭，搜集，拾取。具：都，完全。端委：源流。偏主：侧重。

[4] 缪希雍：明代著名医学家，字仲淳，号慕台，常熟（今属江苏）人，生卒年约 1556—1627 年。撰有《先醒斋医学广笔记》四卷、《神农本草经疏》三十卷。余派：犹"末流"。派，江河的支流。賓："宾"（賓）的异体字。

[5] 传尸劳：肺結核病。又称传尸、痨瘵、肺痨。语怪：谈论怪异。徐之才：南北朝北齐医学家，字士茂，丹阳（今属江苏）人。所撰《徐王八代家传效验方》、《药对》等均佚。鬼疰（zhù 住）：古人认为中鬼邪引起的一类病。症见暴发心腹刺痛，或闷绝倒地，如中恶之类，且易于复发。参《太平圣惠方》卷五十六。槩："概"的异体字，一概。

[6] 甲辰：指 1604 年。丁未：指 1607 年。

[7] 该博：渊博。

[8] 郁冈斋笔麈（zhǔ 主）：笔记书名。其中有关医药内容由钱季寅辑成《郁冈斋医学笔尘》。宜：当然，无怪。一般用于句子开头，表示后面所述的话本当如此。圭臬：喻典范，准则。

第三则　《续名医类案》提要

《續名醫類案》六十卷，國朝魏之琇撰[1]。之琇既校刊江瓘《名醫類案》，病其尚有未備，因續撰此編，雜取近代醫書及史傳、地志、文集、説部之類，分門排纂[2]。大抵明以來事爲多，而古事爲瓘書所遺者，亦間爲補苴，故網羅繁富，細大不捐[3]。如疫門載神人教用香蘇散一條[4]，猶曰存其方也。至脚門載張文定患脚疾，道人與綠豆兩粒而愈一條，是斷非常食之綠豆，豈可録以爲案[5]？又如金瘡門載薛衣道人接已斷之首[6]，使人回生一條，無藥無方，徒以語怪，更與醫學無關。如斯之類，往往而是，殊不免蕪雜。又蟲獸傷門於薛立齋蚊蟲入耳中一條，註曰"此案耳門亦收之，非重出也，恐患此者不知是蟲，便檢閲耳"云云[7]，而腹疾門中載金臺男子誤服乾薑理中丸發狂入井一條，隔五六頁而重出，又是何義例乎[8]？編次尤未免潦草[9]。然採摭既博，變證咸備，實足與江瓘之書互資參考[10]。又所附案語，尤多所發明辨駁，較諸空談醫理，固有實徵虛揣之別焉[11]。

[1] 国朝：本朝。此指清朝。

[2] 校刊：订正后雕版印刷。病：不满。史传：史书，史册。地志：专门记载地理情况的书籍。文集：数人作品汇编成的书。说部：指古代小说、笔记、杂著一类书籍。

[3] 补苴（jū疽）：弥补缺陷。细大不捐：小的大的都不舍弃。捐，弃。

[4] 疫门：《续名医类案》篇目名。香苏散：《太平惠民和剂局方》载香苏散治四时感冒。

[5] 断非：绝对不是。

[6] 薜（bì币）衣："薜荔衣"的简称。用薜荔叶制成的衣裳。原指神仙鬼怪所披的衣饰，后借以称隐士的服装。

[7] 检阅：查看。云云：等等，之类。

[8] 金台：地名。今北京。干姜理中丸：《伤寒论》方，治中焦脾胃虚寒等。义例：著书的主旨和体例。

[9] 潦草：草率；不认真。

[10] 资：借助。

[11] 案语：作者、编者对有关文章、词句所写的说明、提示或考证。也作"按语"。辨驳：辩难，驳正。辨，通"辩"。实征：确实的证验。虚揣：虚假的揣测。

综合练习

（一）解释题

1. 或然　2.（旧）第　3.（排）抉　4. 阴翳　5. 阳光　6. 探本　7. 世系　8. 椠本　9. 端委　10. 余派　11. 传尸劳　12. 语怪　13. 鬼疰　14. 该博　15. 圭臬　16. 地志　17. 说部　18. 补苴　19. 细大不捐　20. 检阅　21. 断非　22. 金台　23. 资　24. 实征　25. 潦草　26. 案语　27. 薜衣　28. 疫门　29. 採摭

（二）单项选择题

1. "无水者不必去火，宜壮水之主，以镇阳光"中"阳光"义为（　　　）

　　A. 心阳　　　　　B. 肾阳　　　　　C. 脾阳　　　　　D. 肾阴

2. "盖于兹一艺，用力至深，宜其为医家圭臬矣"中"圭臬"义为（　　　）

　　A. 圭表　　　　　B. 准则　　　　　C. 仪器　　　　　D. 测量

3. 下列句中"门"义与"分门排纂"不同的是（　　　）

　　A. 所谓业擅专门者如是哉的"门"　　　B. 坏大门及寝门而入的"门"

　　C. 此案耳门亦收之，非重出也的"门"　　D. 独以应策多门的"门"

（三）多项选择题

1. 下列句中"断"义与"是断非常食之绿豆"义同的是（　　　）

　　A. 金疮门载薜衣道人接已断之首，使人回生一条

　　B. 岂知脉理微茫，又有不可臆断者　　　　C. 其中简脱文断

D．是非才学识三长兼具之豪杰，断不可为医也 E．断乎不能矣

2．下列句中"门"义与"分门排纂"同的是（ 　 ）

A．医书及史传、地志、文集、说部之类在"类"

B．固非敢弄斧班门的"门"

C．此案耳门亦收之，非重出也的"门"

D．吾侪同有生命之虑者其毋忽于是焉的"侪"

E．名贤辈出的"辈"

（四）翻译题

1．冰本颇更其篇次，然每篇之下，必注全元起本第几字，犹可考见其旧第。所注排抉隐奥，多所发明。其称：大热而甚，寒之不寒，是无水也；大寒而甚，热之不热，是无火也。无火者，不必去水，宜益火之源，以消阴翳；无水者，不必去火，宜壮水之主，以镇阳光。遂开明代薛己诸人探本命门之一法。

2．其书采摭繁富，而参验脉证，辨析异同，条理分明，具有端委，故博而不杂，详而有要，于寒温攻补，无所偏主。视缪希雍之徐派，虚实不问，但谈石膏之功，张介宾之末流，诊候未施，先定人参之见者，亦为能得其平。其诸伤门内附载传尸劳诸虫之形，虽似涉乎语怪，然观北齐徐之才以死人枕疗鬼疰，则专门授受，当有所传，未可槩疑以荒诞也。

3．大抵明以来事为多，而古事为璿书所遗者，亦间为补苴，故网罗繁富，细大不捐。如疫门载神人教用香苏散一条，犹曰存其方也。至脚门载张文定患脚疾，道人与绿豆两粒而愈一条，是断非常食之绿豆，岂可录以为案？又如金疮门载薛衣道人接已断之首。

4．然采摭既博，变证咸备，实足与江璿之书，互资参考。又所附案语，尤多所发明辨驳，较诸空谈医理，固有实征虚揣之别焉。

5．《黄帝素问》二十四卷，唐王冰注。《汉书·艺文志》载《黄帝内经》十八篇，无素问之名。后汉张机《伤寒论》引之，始称《素问》。晋皇甫谧《甲乙经·序》，称《鍼经》九卷，《素问》九卷，皆为《内经》，与《汉志》十八篇之数合，则《素问》之名起于汉晋闲矣，故《隋书·经籍志》始著录也。

（五）思考题

1．第一则：文章考证了王冰哪些方面的材料？

2．第二则：王肯堂著《证治准绳》的用意是什么？

3．第三则：《续名医类案》的主旨是什么？

4．《黄帝素问》提要讲述了什么道理？

5．"益火之源，以消阴翳；宜壮水之主，以镇阳光"的机制是什么？

（六）背诵题

背诵第一则《黄帝素问》提要。

（七）阅读题

儒门事亲十五卷金张从正撰从正字子和号戴人睢州考城人兴定中召补太医寻辞去事迹具金史方技传从正与麻知几常仲明辈讲求医理辑为此书刘祁归潜志称麻知几九畴与之善使子和论说其术因为文之则此书实知几所记也其例有说有辨有记有解有诫有笺有诠有式有断有论有疏有述有衍有诀有十形三疗有六门三法名目颇烦碎而大旨主于用攻其曰儒门事亲者以为惟儒者能明其理而事亲者当知医从正宗河间刘守真用药多寒凉其汗吐下三法当时已多异议故书中辨谤之处为多丹溪朱震亨亦讥其偏后人遂并其书置之（《四库全书总目·儒门

事亲》）

　　要求：

1．给上文加标点。

2．解释带点的字词。

3．翻译画横线的句子。

四十四、医话四则*

第一则

【提示】 医话是中医著述文体，属于随笔范畴。其随手拈来，短小活泼，或叙事，或议论，有很强的针对性。本文选自《潜斋医话·劝医说三则》，据曹炳章原辑《中国医学大成》本排印。作者王士雄（公元 1808—1866 年?），字孟英，浙江钱塘（今浙江杭州）人，清代著名医家。文章明确提出才、学、识三者俱备方可为医。

爲醫者，非博極群書不可，第有學無識，遂博而不知反約，則書不爲我用，我反爲書所縛矣[1]。泥古者愚，其與不學無術者，相去幾何哉[2]？柯氏有讀書無眼，遂致病人無命之歎[3]。夫人非書不通，猶人非飯不活也。然食而化，雖少吃亦長精神；食而不化，雖多吃徒增疾病。所以讀書要識力，始能有用；吃飯要健運，始能有益。奈毫無識力之人，狃於如菜作虀之語，涉獵一書，即爾懸壺應世，且自誇曰儒理[4]。喻氏所謂業醫者愈衆[5]，而醫學愈荒，醫品愈陋。不求道之明，但求道之行，此猶勉強吃飯，縱不停食而即死，亦爲善食而形消。黃玉楸比諸酷吏蝗螟，良不誣也[6]。更有文理全無，止記幾個成方，遂傳衣缽，而世其家業，草菅人命，恬不爲羞，尤可鄙矣[7]。語云：用藥如用兵[8]。善用兵者，岳忠武以八百人破楊幺十萬[9]；不善用兵者，趙括以二十萬受坑於長平[10]。噫！是非才、學、識三長兼具之豪傑，斷不可以爲醫也[11]。父兄之爲其子弟擇術者，尚其察諸[12]！

[1] 第：只，只是。反约：返回来归纳要点。反，同"返"。为：被。缚：束缚。
[2] 泥（nì昵）：拘泥。相去：相距，相差。去，距离。几何：多少。
[3] 柯氏：指柯琴。字韵伯，清初医学家，著有《伤寒来苏集》。歎："叹"（嘆）的异体字。
[4] 奈：奈何，无奈。识力：识别事物的能力。狃（niǔ扭）：拘泥，局限。虀（jī机）：用醋、酱拌和，切成碎末的菜或肉。悬壶：行医。语本《后汉书·方术列传》。
[5] 喻氏：指喻昌。其人情况参见本教材《秋燥论》。业医者：从医者。业：以……为业，从事于。
[6] 黄玉楸（qiū秋）：黄元御。一名玉路，字坤载，号研墨，别号玉楸子。清代著名医家。比诸：比之于。诸，之于。良：确实。诬：虚假，虚妄。
[7] 止：只，仅。衣缽（bō波）：佛家以衣钵为师徒传授之法器，因引申指师传的思

想、学问、技能等。缽："钵"的异体字。草菅（jiān 兼）人命：把生命看得像野草一样轻贱。菅，一种野草。草菅：意动用法。恬不为羞：犹"恬不知耻"。

[8] 语出于南朝褚澄《褚氏遗书·除疾》："用药如用兵，用医如用将"。

[9] 岳忠武：岳飞。字鹏举，相州汤阴（今属河南）人，南宋抗金名将。卒谥武穆、忠武。岳飞破杨幺事，见《宋史·岳飞传》。

[10] 事见《史记·廉颇蔺相如列传》。

[11] 断：绝对，完全。

[12]"父兄"句：定语后置。正常语序为："为其子弟择术之父兄"。尚：希望，请。诸：之。

第二则

【提示】 本文选自《冷庐医话》卷二，据曹炳章原辑《中国医学大成》本排印。作者陆以湉，字薪安，一字定圃，桐乡（今浙江桐乡）人，晚清医家。文章通过崔默庵诊证一事，说明医生必须周到细致，用心体察，方能把握病因，药到病除。

太平崔默庵醫多神驗[1]。有一少年新娶，未幾出痘[2]，徧身皆腫，頭面如斗。諸醫束手，延默庵診之。默庵診症，苟不得其情，必相對數日沈思[3]，反覆診視，必得其因而後已。診此少年時，六脈平和，惟稍虛耳，驟不得其故[4]。時因肩輿道遠腹餒[5]，即在病者榻前進食。見病者以手擘目，觀其飲啖，蓋目眶盡腫，不可開合也[6]。問："思食否？"曰："甚思之，奈爲醫者戒余勿食何[7]？"崔曰："此症何礙於食？"遂命之食。飲啖甚健，愈不解。

久之，視其室中，牀榻桌椅漆氣熏人[8]，忽大悟，曰："余得之矣！"亟命別遷一室，以螃蟹數觔生搗[9]，徧敷其身。不一二日，腫消痘現，則極順之症也[10]。蓋其人爲漆所咬，他醫皆不識云[11]。

[1] 太平：地名。今安徽当涂。

[2] 未几：不久。

[3] 相对：面对病人。相，此代指病人。沈：同"沉"。

[4] 骤：此指短时间。

[5] 肩舆：轿子。亦称平肩舆。此指坐轿子。

[6] 擘（bò）：分开。啖（dàn 淡）：吃。开合：义偏于"开"。睁开。

[7] 意为非常想吃，但医生告诫我不要吃东西，怎么办呢？奈……何：怎么办，怎么样。

[8] 牀："床"的异体字。

[9] 觔："斤"的异体字。

[10] 则：乃。

[11] 咬：此指伤害。指对漆的过敏反应。云：文末语气助词。

第三则

【提示】　本文选自《友渔斋医话·橘旁杂论》，据曹炳章原辑《中国医学大成》本排印。作者黄凯钧，字南熏，号退庵居士，嘉善（今浙江嘉善）人，清代医家。文章对"三折肱知为良医也"与"医不三世不服其药"二个医学熟语阐述了一家之言：前者体现了古代医家治病的郑重态度，后者则阐述了为医之人必读三世之书。

《左傳》云："三折肱，知爲良醫也[1]。"從未有人註及"三折肱"之意[2]。予謂古之醫者，自備藥籠至病家，診治後，向籠取藥，或君臣未配，或輕重失宜，取而復置，置而復取，總以鄭重爲事，此爲三折肱也。

又《禮記》云："醫不三世，不服其藥[3]。"後註者多以世業之謂[4]，非也。醫必父而子，子而孫，如是其業則精，始服其藥，若傳至曾、元[5]，更爲名醫矣。其間賢者不待言，其不肖者若何[6]？因其世業，而安心服其藥，設爲所誤，生死攸關，雖愚者不爲也[7]。況醫道可通仙道，遠數十百年，偶出一豪傑之士，聰明好學，貫微徹幽，然而上世並非醫者，捨是人而必求所謂三世者，有是理乎？凡醫者必讀上古《神農本草》、《黃帝素問靈樞經》及仲景《傷寒論》三世之書，方爲有本之學，從而服藥，庶無誤人[8]。三世者，三世之書也。漢儒謂《神農本草》、《黃帝素問》、《元女脈訣》爲三世之書，聊記以質博學之君子[9]。

[1] 语出《左传·定公十三年》。一般认为是多次折断手臂，就会懂得医治手臂骨折的方法。喻指阅历丰富，则经验亦会丰富。但本文作者则有截然不同的理解。三：多次。

[2] 註："注"的异体字。

[3] 医不三世不服其药：语出《礼记·曲礼下》。

[4] 世业：世代相传的事业或职业。

[5] 曾、元：曾孙（孙之子）和玄孙（曾孙之子）。元："玄"的避讳字。为避清代康熙玄烨之名讳而改。下《元女脉诀》，本为《玄女脉诀》，亦是避讳而改字。

[6] 不肖：不才。若何：如何。

[7] 设：假如。

[8] 庶：或许，也许。

[9] 聊：姑且。质：询问，就正。

第四则

【提示】　本文选自《对山医话》卷一，据曹炳章原辑《中国医学大成》本排印。作者毛对山，字祥麟，上海人，清末医家。文章通过自身经历，说明在治疗过程中不仅要凭脉辨证，而且要根据时间、行为等全面诊察。

余初讀《靈》、《素》諸書，覺其經義淵深，脈理錯雜，每若望洋意沮[1]。繼復併心壹志，徧覽前賢註釋，有所疑，則鎮日默坐苦思而力索之，乃漸通五運六氣、陰陽應象之理[2]。每調氣度脈，浪決人生死，亦時或有驗[3]。

憶昔避兵鄉里，對巷有吳某晨起方灑掃，忽仆地不語，移時始醒[4]。延余診視，仍能起坐接談。按脈則勢急而銳，真有發如奪索者，蓋腎氣敗也，危期當不越宿[5]。遽辭以出[6]。人咸不之信。詎日未昃[7]，而氣絕矣。又布商周某，偶感微疾，就余診視。余曰："今所患勿藥可愈。惟按心脈獨堅[8]，濕痰阻氣，氣有餘即是火，火鬱不散當發癰。"時周腦後生細瘡，累累若貫珠[9]。余曰："君以此無所苦，一旦勃發，爲害非淺，亟宜慎之。"彼終不爲意[10]。及明春，果以腦後毒發而死。據此，則憑脈決症，似乎如響斯應矣[11]。

豈知脈理微茫，又有不可臆斷者。余有戚某過余齋，形色困憊，詢知患咳經月[12]，行動氣喘，故來求治。診其脈至而不定，如火薪然[13]。竊訝其心精已奪，草枯當死[14]。戚固寒士，余以不便明言，特贈二金[15]，惟令安養，時已秋半。及霜寒木落[16]，往探之，而病已痊。細思其故，得毋來診時日已西沉，行急而咳亦甚，因之氣塞脈亂，乃有此象歟[17]？然惟於此而愈不敢自信矣[18]。

[1] 望洋：仰視的樣子。喻力不从心，无可奈何。语本《庄子·秋水》。沮（jǔ 举）：沮丧。

[2] 併心壹志：一心一意。徧："遍"的异体字。镇日：整日，从早到晚。

[3] 浪：轻率。此乃自谦的说法。

[4] 仆地：倒地。移时：过了一段时间。

[5] 夺索：争夺之绳索。指引长而坚劲之死肾脉。语出《素问·平人气象论》。危期：死期。

[6] 遽（jù 巨）：遂，就。

[7] 詎（jù 巨）：岂料，岂知。昃（zè 仄）：太阳偏西。

[8] 心脉：左手寸脉。脈，"脉"的异体字。坚：劲急。

[9] 累累：连接成串的样子。贯珠：成串的珠子。

[10] 为意：在意。

[11] 如响斯应：如回声应和。喻效验迅速。响，回声。斯，句中助词。

[12] 过余斋：来到我家。经月：一月。

[13] 如火薪然：如同刚燃烧的火摇晃不定。语出《素问·大奇论》"脉见如火薪然，是心精之予夺也，草干而死"。薪，通"新"。然，同"燃"。

[14] 草枯：象草干枯一样。

[15] 二金：二两白银。

[16] 木落：指叶落。

[17] 得毋……欤：莫不是……吧。也作"得毋……乎"、"得无……欤"。

[18] 惟：思。

综合练习

（一）解释题

1. 狃（于）　2. 悬壶　3. （良不）诬　4. （传）衣钵　5. 草菅人命　6. （尚其察）诸　7. 未几　8. 骤（不得）　9. 肩舆　10. 擘（目）　11. 亟（命）　12. 则（极顺之症）　13. （传至）曾、元　14. 不肖　15. 望洋　16. 浪（决）　17. 诇（日）　18. （未）戾　19. （如火薪）然　20. 惟（于此）　21. 夺索　22. 累累　23. 木落　24. 二金　25. 草枯　26. 併心壹志　27. 觕　28. 遽

（二）单项选择题

1. "庶"表"大概"义的是（　　）

    A. 今撮集旧凡，并新校之意，为例一篇，次于今序之末，庶后之施用者无疑滞焉

    B. 凡医者必读上古三世之书，方为有本之学，从而服药，庶无误人

    C. 庶厥昭彰圣旨

    D. 庶使后之君子得以互考

    D. 以上都不是

2. 久之，视其室中，句中"之"（　　）

    A. 结构助词　　　B. 音节助词　　　C. 代词　　　D. 句末语气词

3. 具有比喻意义的有句子有（　　）

    A. 第若望洋意沮的"望洋"　　　B. 至而不定，如火薪然

    C. 势急而锐，真有发如夺索者

    D. 凭脉决症，似乎如响斯应矣脑后生细疮累累若贯珠

（三）多项选择题

1. "诬"作"轻视"义的有（　　）

    A. 黄玉楸比诸酷吏蝗螟，良不诬也　　　B. 阴阳报施岂诬也哉

    C. 既不得其术，从而诬之　　　D. 然则一溉之益固不可诬也

    E. 以上都不是

2. "更"作"又"义的有（　　）

    A. 若传至曾、元，更为名医矣　　　B. 容貌变更

    C. 以更熨两胁下　　　D. 更适阴阳

    E. 不可更仆数诬

（四）翻译题

1. 更有文理全无，止记几个成方，遂传衣钵，而世其家业，草菅人命，恬不为羞，尤可鄙矣。语云：用药如用兵。善用兵者，岳忠武以八百人破杨幺十万；不善用兵者，赵括以二十万受坑于长平。

2. 默庵诊症，苟不得其情，必相对数日沉思，反复诊视，必得其因而后已。诊此少年时，六脉平和，惟稍虚耳，骤不得其故。时因肩舆道远腹饿，即在病者榻前进食。见病者以手擘目，观其饮啖，盖目眶尽肿，不可开合也。

3. 其间贤者不待言，其不肖者若何？因其世业，而安心服其药，设为所误，生死攸关，虽愚者不为也。况医道可通仙道，远数十百年，偶出一豪杰之士，聪明好学，贯微彻幽，然而上世并非医者，舍是人而必求所谓三世者，有是理乎？

4．细思其故，得毋来诊时日已西沉，行急而咳亦甚，因之气塞脉乱，乃有此象欤？然惟于此而愈不敢自信矣。细思其故，得毋来诊时日已西沉，行急而咳亦甚，因之气塞脉乱，乃有此象欤？然惟于此而愈不敢自信矣。

5．奈毫无识力之人，狃于如菜作齑之语，涉猎一书，即尔悬壶应世，且自夸曰儒理。喻氏所谓业医者愈众，医品愈陋。更有文理全无，止记几个成方，遂传衣钵，而世其家业，草菅人命，恬不为羞，尤可鄙矣。

（五）思考题

1．第一则：喻昌为什么说"业医者愈众，而医学愈荒，医品愈陋"？

2．第二则：从崔默庵的诊病过程，我们可以得到什么启示？

3．第三则："三折肱知为良医也"表现了什么样的古之医者？

4．第四则：作者"不敢自信"的原因是什么？

（六）背诵题

背诵为医者，非博极群书不可……父兄之为其子弟择术者，尚其察诸！

（七）阅读题

国家征赋单曰易知良将用兵法云贵速我侪之治病亦然尝见一医方开小草市人不知为远志之苗而用甘草之细小者又有一医方开蜀漆市人不知为常山之苗而另加干漆者凡此之类如写玉竹为萎蕤乳香为薰陆天麻为独摇草人乳为蟠桃酒鸽粪为左蟠龙灶心土为伏龙肝不胜枚举但方书原有古名而取用宜乎通俗若图立异矜奇使人眼生不解危急之际保无误事又有医人工于草书者医案人或不识所系尚无轻重至于药名则药铺中人岂能尽识草书乎孟浪者约略撮之而贻误小心者往返询问而羁延可否相约同人凡书方案字期清爽药期共晓（清《吴医汇讲·书方宜人共识说》）

要求：

1．给上文加标点。

2．解释带点的字词。

3．翻译画横线的句子。

四十五、《黄帝内经注文》四则

第一则

【提示】 本文选自《黄帝内经太素》卷六，据人民卫生出版社 1955 年影印的萧延平刻本排印。《黄帝内经太素》，简称《太素》，作者杨上善，唐初哲学家和医学家。《太素》将《素问》和《灵枢》合为一书，分类编排，注解发挥，是现存最早的《黄帝内经》分类注本。本篇注文对应于《灵枢·本神》部分，阐明了养护五藏之神的重要性。大字为《灵枢·本神》的经文，小字为《太素》注文，下各则体例同。

是故五藏，主藏精者也，人腎有二：左爲腎藏，右爲命門。命門藏精。精者，五藏精液，故五藏藏精。不可傷，傷則守失而陰虛，陰虛則無氣，無氣則死矣。五藏之神不可傷也，傷五神者，則神去無守，藏守失也。六府爲陽，五藏爲陰，藏無神守，故陰虛也。陰藏氣無，遂致死也[1]。故不死之道者，養五神也。人皆怵惕思慮[2]，則以傷神；悲哀動中，日亡魂性；喜樂無極，神魄散揚；愁憂不解，志意悗亂[3]；盛怒無止，失志多忘；恐懼驚神，傷精痿骨[4]。□以千端之禍[5]，害此一生；終以萬品欲情，澆亂真性[6]。仍服金石貴寶[7]，摧斯易生之軀；多求神仙芳草，日役百年之命[8]。昔彭聃以道怡性，壽命遐長[9]；秦武採藥求仙，早昇霞氣[10]。故廣成子語黃帝曰[11]：來，吾語汝。吾道無視無聽，抱神以靜，形將自正也。必靜必清，無勞汝形，無搖汝精，心無所知，神將守形，可以長生。故我修身千二百歲，人皆盡死，而我獨存。得吾道者，上爲皇，下爲王；失吾道者，上見光，下爲土[12]。是知安國安人之道，莫大怡神；亡神亡國之災，無出情欲。故岐伯以斯至道，上答黃軒，述千古之遺風，拯萬葉之荼苦也[13]。

[1] 此段注文均串讲经文用意。以下注文开始就经文意旨进行敷扬发挥。

[2] 怵（chù 触）惕：恐惧警惕。怵，恐惧。

[3] 悗（mán 蛮）乱：烦闷迷乱。悗，烦乱。

[4] 痿骨：指乏力。痿，使动用法。

[5] □：书写符号，表示原文此处缺损。据文义，疑为"始"。

[6] 品：种类。澆乱：扰乱。同义复用。浇，通"挠"，扰乱。

[7] 仍：频繁。服金石贵宝：指服用金石丹药。古代曾经盛行服用五石散或丹药来养

生，以求不老成仙，最后证明这有害无益，不但毁坏了身体，很多人终身致残，甚至殒命。

［8］役：损害。与上文"摧"对举。百年之寿：古人认为人的满寿为百岁（也有说一百二十岁），摄养不善者，每日都在折损。

［9］彭聃（dān 丹）：彭祖与老聃。传说二人皆长寿。怡性：怡悦精神。

［10］秦武：秦始皇与汉武帝。两人在位时均派人寻访仙药以求不死。

［11］广成子：传说为黄帝时人。

［12］见光：喻死亡。为土：喻死亡。

［13］黄轩：黄帝。轩辕为黄帝之名。万叶：万世。叶，世。荼苦：痛苦。荼，苦。

第二则

【提示】　本文选自王冰《黄帝内经素问注·至真要大论》，据 1956 年人民卫生出版社影印的明代顾从德翻刻宋本《黄帝内经素问》排印。作者及该书介绍见本教材《黄帝内经素问注·序》。本篇注文从临床病症表现及对应病机入手，强调必须谨守病机。

　　故《大要》曰[1]：谨守病机，各司其属[2]。有者求之，无者求之；盛者责之[3]，虚者责之。必先五胜，疎其血气[4]，令其调达，而致和平。此之谓也。深乎，圣人之言！理冝然也[5]。有无求之，虚盛责之，言悉由也。夫如大寒而甚，热之不热，是无火也；热来复去，昼见夜伏，夜发昼止，时节而动，是无火也[6]。当助其心。又如大热而甚，寒之不寒，是无水也；热动复止，倏忽往来，时动时止，是无水也。当助其肾。内格呕逆[7]，食不得入，是有火也；病呕而吐，食久反出，是无火也。暴速注下[8]，食不及化，是无水也；溏泄而久，止发无恒，是无火也[9]。故心盛则生热，肾盛则生寒；肾虚则寒动于中，心虚则热收于内。又热不得寒，是无水也；寒不得热，是无火也。夫寒之不寒，责其无水；热之不热，责其无火。热之不久，责心之虚；寒之不久，责肾之少。有者写之[10]，无者补之；虚者补之，盛者写之。适其中外[11]，疎其壅塞，令上下无碍，气血通调，则寒热自和，阴阳调达矣。是以方有治热以寒，寒之而水食不入；攻寒以热，热之而昏燥以生[12]。此则气不疎通，壅而为是也。纪于水火[13]，余气可知。故曰："有者求之，无者求之；盛者责之，虚者责之"，令气通调，妙之道也。五胜，谓五行更胜也[14]，先以五行寒暑温凉湿，酸咸甘辛苦相胜为法也。

　　［1］大要：古代医书名。已佚。
　　［2］要谨慎地注意病机，各种病机都主管其所属病证。
　　［3］责：求。
　　［4］疎："疏"的异体字。
　　［5］冝："宜"的异体字。

[6] 见：同"现"。时节：按时间的规律。

[7] 内格：病症名。格，阻拒。呕逆：呕吐胃气上逆。

[8] 注下：病症名。

[9] 溏泄：病症名。恒：常。

[10] 写：同"泻"。

[11] 中外：身体的表里。"适其中外"原文作"居其中闲"，据人民卫生出版社 1963 年排印本改。

[12] 昬："昏"的异体字。

[13] 纪：作为法度。于：以。

[14] 更：交替。

第三则

【提示】　本文选自吴昆《内经素问吴注·阴阳应象大论》，据清大兴堂刻本排印。吴昆（公元 1551—1620 年），字山甫，号鹤皋，安徽歙（shè 设）县人，明末著名医学家。著有《医方考》、《内经素问吴注》等。本篇注文阐述阴阳的属性、功用及相互变化的基本规律，说明阴阳失调会导致人体疾病。

　　黄帝曰：陰陽者，天地之道也，天以陽爲道，地以陰爲道。萬物之綱紀[1]，萬物之生，陽與之正其命，陰與之正其性，綱紀之謂也[2]。變化之父母，萬類皆有變化，如鷹化爲鳩，田鼠化爲鴽之類[3]，實皆陰陽宰乎其中，不得不變，而亦不得不化，故曰變化之父母。生殺之本始，生於陽者陰殺之。陽，其始也；陰，其本也。生於陰者陽殺之。陰，其始也；陽，其本也。神明之府也。陰陽不測之謂神，神之昭昭謂之明，衆物所聚謂之府。言所以生殺變化之多端者，以陰陽爲神明之府也。治病必求於本。天地萬物變化生殺而神明者[4]，既皆本於陰陽，則陰陽爲病之本可知。故治病必求其本，或本於陰，或本於陽，必求其故而施治也。故積陽爲天，積陰爲地[5]。復明陰陽爲天地之道。陰靜陽躁。爲氣不同，故用亦異[6]。陽生陰長，陽殺陰藏。天以陽生陰長，地以陽殺陰藏。陽化氣，陰成形。清陽化氣，濁陰成形。寒極生熱，熱極生寒。陰極則陽生，陽極則陰生。寒氣生濁，熱氣生清。寒氣生濁陰，熱氣生清陽。清氣在下，則生飧泄[7]；濁氣在上，則生䐜脹[8]。䐜，昌真切[9]。清氣在上，濁氣在下，則陰陽得位，無災害也。今惟清陽在下，則邪熱不殺穀[10]，完穀而去，是爲飧泄；濁氣在上，則濁邪實於膻中[11]，膻中不能化氣，是爲䐜脹。此陰陽反作，病之逆從也。反作，倒置也；逆從，不順也。

[1] 纲纪：法度，规则。

[2] 正：确定。

　　[3] 鸠（jiū 纠）：鸽子一类的鸟。古人错误地认为其是鹰变化而来，语本《吕氏春秋·仲春纪》："苍庚鸣，鹰化为鸠。"鴽（rú 如）：鹌鹑之类的小鸟。古人错误地认为其是由田鼠变来，语本《礼记·月令》："（季春之月）桐始华，田鼠化为鴽。"

　　[4] 神明：指阴阳之气。即上文所言"阴阳不测之谓神，神之昭昭谓之明"。

　　[5] 积阳：重阳。积阴：重阴。

　　[6] 用：效用。

　　[7] 飧（sūn 孙）洩：泄泻的一种，症见大便清稀，完谷不化。洩，"泄"的异体字。

　　[8] 䐜（chēn 琛）胀：指胸腹胀闷。䐜，胀。

　　[9] 这是古代反切注音法，详参见下编第五章的"注音"部分。

　　[10] 杀谷：腐熟水谷。

　　[11] 膻（dàn 但）中：一般指胸腔中央，心包所在处。

第四则

　　【提示】　本文选自清·陈梦雷等所编《古今图书集成·医部全录·黄帝素问·四气调神大论》。《古今图书集成》是中国现存最大的一部医学类书。本文采用了王冰、马莳、张志聪等人的注文。马莳，字仲化，会稽（今浙江杭州）人，明代医家，著有《素问注证发微》、《灵枢注证发微》等。张志聪，字隐庵，钱塘（今浙江杭州）人，清代医家，著有《黄帝内经素问注》、《侣山堂类辨》等。

　　是故聖人不治已病治未病，不治已亂治未亂，此之謂也。夫病已成而後藥之，亂已成而後治之，譬猶渴而穿井，鬥而鑄錐，不亦晚乎[1]？

　　王冰曰：治未病，治未亂，知之至也。渴而穿井，鬥而鑄錐，知不及時也。備禦虛邪，事符握虎，噬而後藥，雖悔何爲[2]？

　　馬莳曰：昔有言：聖人不治已病治未病，不治已亂治未亂。此正所謂聖人預養生長收藏之氣，不待寒變、疢瘧、飧洩、痿厥等病已生而始治之也[3]。凡病則氣亂，未病則氣治，病成而藥，亂成而治，譬猶渴而穿井，鬥而鑄錐，其渴必不能濟，而鬥必不能禦也，信晚已哉！

　　張志聰曰：《金匱玉函》曰，上工治未病，何也[4]？師曰：夫治未病者，見肝之病，知肝傳脾，當先實脾，蓋不使脾受逆氣，而使肝氣仍復順行於心，是反逆爲順，反亂爲治也。若五臟之氣已亂，而五臟之病已成，然後治之，是猶渴而穿井，戰而鑄兵[5]，無濟於事矣。按此篇以天地之陰陽四時，順養吾身中之陰陽五臟，蓋五臟以應五行四時之氣者也。玉機論曰：五臟相通，移皆有次，五臟有病，則各傳其所勝。故所謂相從者，四時五臟之氣，相生而順行也。逆者五臟四時之氣，相勝而逆行也。

　　[1] 药之：用药治疗疾病。药，此活用作动词。穿井：挖井，打井。穿，挖掘，开凿。锥：此指兵器。"不亦……乎"："不是很……吗？"固定结构。

〔2〕事符握虎：喻危急之时。符，兵符，指战事。噬：即噬脐，喻后悔不及。

〔3〕疥（jiē 皆）：疟疾。

〔4〕金匮玉函：古书名。

〔5〕兵：兵器，武器。

综合练习

（一）解释题

1. 怵（惕）　2. 俀（乱）　3. 浇（乱）　4. 仍（服）　5. 见光　6. 万叶

7. 责（之）　8. 疎（其血气）　9. 恒（无恒）　10. 写（之）　11.（适其）中外

12. 纪（于水火）　13. 更（胜）　14. 飧泄　15. 膜胀　16. 杀谷　17. 药（之）

18. 不亦晚乎　19. 噬（而后药）　20.（铸）兵　21. 疥　22. 玉函　23. 符　24. 鸠

25. 膻中　26. 昬　27. 彭聘

（二）单项选择题

1. 不具有"死亡"义的是（　　　）

　　A. 升霞气　　　B. 下为土　　　C. 上见光　　　D. 役百年之命

2. "先以五行寒暑温凉湿，酸咸甘辛苦相胜为法也"中"药"义为（　　　）

　　A. 相生　　　B. 相克　　　C. 相侮　　　D. 相乘

3. "寒极生热，热极生寒"表现了阴阳属性的（　　　）

　　A. 互根　　　B. 统一　　　C. 对立　　　D. 转化

4. "病已成而后药之"中"药"的用法是（　　　）

　　A. 名词　　　B. 名词作介词　　　C. 名词作动词　　　D. 名词使动

（三）多项选择题

1. 下列句中含有"的"义的句子有（　　　）

　　A. 故不死之道者，养五神也　　　B. 是知安国安人之道，莫大怡神

　　C. 熱之不久，責心之虚　　　D. 若五脏之氣已乱，而五脏之病已成

　　E. 天以阳为道，变化之父母

2. 下列句中是判断的句子有（　　　）

　　A. 阴阳者，天地之道也　　　B. 是故五脏，主藏精者也

　　C. 是故圣人不治已病治未病　　　D. 有者求之，无者求之

　　E. 不治已乱治未乱，此之謂也

3. 下列句中有异体字的句子有（　　　）

　　A. 有者泻之，无者补之　　　B. 攻寒以热，热之而昬燥以生

　　C. 取心者不必齐以热　　　D. 进退交战，危呕已臻

　　E. 必先五胜，疎其血氣

（四）翻译题

1. 得吾道者，上为皇，下为王；失吾道者，上见光，下为土；是知安国安人之道，莫大怡神；亡神亡国之灾，无出情欲。故岐伯以斯至道，上答黄轩，述千古之遗风，拯万叶之茶苦也。

2. 是以方有治热以寒，寒之而水食不入；攻寒以热，热之而昬燥以生。此则气不疎

通，壅而为是也。纪於水火，余气可知。故曰："有者求之，无者求之；盛者责之，虚者责之"，令气通调，妙之道也。

3. 若五脏之气已乱，而五脏之病已成，然后治之，是犹渴而穿井，战而铸兵，无济于事矣。按此篇以天地之阴阳四时，顺养吾身中之阴阳五臟，盖五臟以应五行四时之气者也。玉机论曰：五臟相通，移皆有次，五臟有病，则各传其所胜。

4. 清气在上，浊气在下，则阴阳得位，无灾害也。今惟清阳在下，则邪热不杀谷，完谷而去，是为飧泄；浊气在上，则浊邪实於膻中，膻中不能化气，是为䐜胀。此阴阳反作，病之逆从也。反作，倒置也；逆从，不顺也。

5. 阴阳者，天地之道也，天以阳为道，变化之父母，生杀之本始，神明之府也。治病必求于本。故积阳为天，积阴为地，阳生阴长，阳杀阴藏。阳化气，阴成形。寒极生热，热极生寒。寒气生浊，热气生清。清气在下，则生飧泄；浊气在上，则生䐜胀。

（五）思考题

1. 第一则：杨上善为什么说"不死之道者，养五神也"？

2. 第二则：王冰从哪两个方面入手，说明"谨守病机"的重要性？

3. 第三则：吴昆如何阐述"治病必求于本"的？

4. 第四则："不治已病治未病"医学思想的精髓是什么？

5. "阴阳者，天地之道也，万物之纲纪，变化之父母，生杀之本始，神明之府也"是什么意思？

（六）背诵题

背诵第一则。

（七）阅读题

诸寒之而热者取之阴热之而寒者取之阳所谓求其属也言益火之源以消阴翳壮水之主以制阳光故曰求其属也夫粗工褊浅学未精深以热攻寒以寒疗热治热未已而冷疾已生攻寒日深而热病更起热起而中寒尚在寒生而外热不除欲攻寒而惧热不前欲疗热而畏寒又止进退交战危哀已臻岂知藏府之源有寒热温凉之主哉取心者不必齐以热取肾者不必齐以寒但益心之阳寒亦通行强肾之阴热之犹可观斯之故或治热以热治寒以寒万举万全孰知其意思方智极理尽辞穷呜呼人之死者岂谓命不谓方士愚昧而杀之耶（王冰《黄帝内经素问注·至真要大论》）

要求：

1. 给上文加标点。

2. 解释带点的字词。

3. 翻译画横线的句子。

下编　基础知识

第一章　汉　字

汉字是记录汉语的符号。汉字是世界上最古老的文字之一，原始社会晚期（约 6000 年前）形成原始文字，夏商之际（约在公元前 17 世纪前后）即已形成完整的文字体系。汉字也是世界上使用历史最悠久的文字，目前全球仍有超过 14 亿的人口在使用汉语和汉字。

第一节　汉字的起源与性质

一、汉字的起源

（一）汉字起源的传说

汉字的起源问题，古代有多种说法，影响较大的是结绳记事和仓颉造字。

《周易·系辞下》："上古结绳而治，后世圣人易之以书契。"认为文字起源于结绳。史前时期，人们在绳子上打结以记事，古文字中确有少数字形与结绳有关，如数目字"十、廿、卅、卌（xì）"在商周金文中就分别写作 ❉ ❉ ❉ ❉，像绳上打结之形。但这不能证实绝大部分汉字都是直接从结绳演变而来的，结绳之法不能表现复杂的事物和抽象的概念，不能起到记录、传播和保存语言的作用，所以它不可能发展成为文字。文字源于结绳记事的说法是错误的。

战国时期，有学者认为汉字是由黄帝史官仓颉所创。《韩非子》、《吕氏春秋》等书都说"仓颉作书"。到汉代，更将仓颉神话，认为仓颉"四目灵光"，"仓颉作书而天雨粟，鬼夜哭"。但是仓颉毕竟是人不是神，毕其一人之力，不可能创造出系统的文字，可能只是对民间使用已久的文字，进行整理，使其整齐划一而已。因而，仓颉造字的说法也是不正确的。

（二）汉字起源于图画和刻画符号

文字的主要起源是图画。远古之人用图画方式将有关的人与事表现出来，绘刻于陶器或山石之上，后来逐渐发展成为文字。甲骨文、金文中的象形字都可以作为文字起源于记事图画的证明。图中"鹿"、"象"、"鱼"、"黾"（měng，蛙类）四字，上行是甲骨文，下行是金文，都带有图画的痕迹。

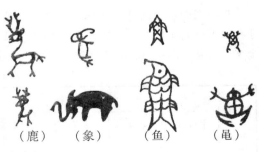

（鹿）　　（象）　　（鱼）　　（黾）

此外，刻画符号也是部分汉字的起源之一。古人常契刻以记事，或表示事物的数量，或用作某种标识，或作兵符、债券、信约等。不但传世古籍有记载，6000 年前的原始社会文化遗址也发现很多带刻画符号的陶器。数目字"一、二、三、四、五、六、七、八、十"在甲骨文中分别作 一 二 三 ☰ ✕ ∧ 十)(，都是自刻画符号发展而来的。不过，契刻符号表示抽象符号，不能表示语言中具体的词语，比如鹿、鱼等，所以刻画符号只能是少数文字的起源。

总之，汉字的最初起源是图画和刻画符号。汉字是广大劳动人民在生活实践中创造的，它是若干年积累、演变、整理、改进的过程中不断发展起来的。

二、汉字的性质

从组成成分来分析，汉字的性质属于意音文字。

（一）汉字的构成部件

汉字的构成部件有三类：一是形符，也叫意符。形符表意，如"汤"、"疮"中的"氵"（水）与"疒"就是形符，表示字义分别属于水类和疾病类。二是声符。声符表音，如"肝"、"悸"中的"干"、"季"就是声符，二字读其声符的音。三是记号。记号既不表意，也不表音，如简化字"叹"、"观"中的"又"都是记号。

（二）汉字的基本类型

1. 表意字　表意字以形表义，字义与声音没有关系。其中，有的字使用一个具体的形符来表示，如"目"、"口"。有的字则使用一个抽象的形符来表示，如"本"、"末"二字，分别用一横加在"木"的下部和上部，分别表示树根和树梢。有的字则使用两个或两个以上的形符来表示，如"休"、"炙"分别像人依木而息和以火烤肉。

2. 表音字　表音字以音表义，字义与字形没有关系。如"来"的字形与来往义无关，只是由于音与指小麦的"来"相同，就借用之表示来往之义。"我"的字形与现在的第一人称含义无关，因为与古代一种叫"我"的武器读音相同，便借用来表示第一人称。

3. 意音字　意音字兼用形符和声符来表示，形符表义，声符表音。如"肝"、"腑"、"背"都用同一形符"月"（即"肉"字），表示三字与肉体组织有关；又分别使用了不同的声符"干"、"府"、"北"，以表示不同的读音。

现行汉字中表意字、表音字并不多，而意音字的比例则超过90%，因此说，汉字属于意音文字。

第二节　汉字形体的演变

记事图画和刻画符号还称不上文字。商代出现的甲骨文和金文，能完整地记录语句，才称得上是真正成熟的文字。汉字形体演变经历古文字和今文字两大阶段，其中甲骨文、金文、大篆、六国古文和小篆属古文字，隶书、楷书、草书、行书属今文字。

汉字形体演变表

字体	古　文　字					今　文　字			
	甲骨文	金文	大篆	六国古文	小篆	隶书	楷书	草书	行书
盛行时代	商至周	商至春秋	战国（秦国）	战国（六国）	秦代	两汉	魏晋后	东汉魏晋	汉末以后

一、古文字的演变

（一）甲骨文

甲骨文主要是殷商时代所用文字（西周初期也用）。甲指龟甲，骨指兽骨。殷商人迷信，凡事必先占卜吉凶，事后将占卜记录刻在龟甲或兽骨上，所以甲骨文又称卜辞。甲骨文于1899年被发现，到目前为止，已出土甲骨文总数达15万片，单字数目近5000个，已被考释辨认的约1500字。甲骨文笔画质朴刚劲，图画性强，字形不定。如图"车"字，在甲骨文中有十多种写法。

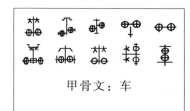

甲骨文：车

（二）金文

金文是商、西周、春秋时代使用的文字。金，指青铜器。商周人在青铜器上刻铸祀典、封赏、政令、征伐等内容，所以金文又称铭文。青铜器以乐器之钟和礼器之鼎为代表，所以金文又称钟鼎文。早在汉代即有铸字的青铜器出土，以后历代都有出土，截至目前，3000多金文字中，已能考释辨认的约2000字。

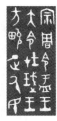

大盂鼎

商代金文近似于甲骨文。西周金文则有明显特点，笔画肥厚圆润，有些字以填实手法画出真形，象形程度甚至比甲骨文还高。春秋时铭文，列国各具特色，字形趋于纤细流利。例图是西周大盂鼎铭文的片断（释文：宗周令盂王大令在斌王方畯正厥民）。

（三）大篆和六国古文

大篆和六国古文都是战国时期的文字。战国时期，各诸侯国使用文字不一，分为两大系统，一是秦国的大篆，一是东方六国（楚、齐、燕、韩、赵、魏）使用的文字。

大篆，也叫籀文，从古代字书《史籀篇》得名。《说文解字》："篆，引书也"（意为书写时引申拖长笔画）。大篆笔势圆转，笔画精细均匀，字形整齐繁复。东汉《说文解字》收录大篆约220多字，此外，现仍存世的秦国石刻文字——《石鼓文》和《诅楚文》都属于大篆。例图是《诅楚文》摹刻本片断（释文：又秦嗣王，敢用吉玉宣璧，使其宗祝邵蠡，布憋告于不顯大神厥湫，以底楚王熊相之多皋。昔我先君穆）。

诅楚文

与大篆相比，六国古文则很不规范，各国文字异形，且简体字甚多，如图"者"、"市"二字，六国与秦的写法完全不同。六国文字因为字形不规范，汉代学者便已不识，都误以为是早于籀文的"古文"，《说文解字》明确记载"古文"479字。新中国成立后在六国故地相继出土的战国文物，也包含很多六国古文。

	秦	楚	齐	燕	韩赵魏
者	旹	旹	岀	出	旹 旹
市	肃	芍	埭	甬	苙 竺

（四）小篆

秦始皇灭六国后，命李斯等人整理文字。新字体以秦国大篆为基础进行适当简化或改动，制定出全国通用的规范字形，这就是小篆，也叫秦篆。

小篆经过整理规范，异体字很少，字的偏旁位置和笔画数

峄山石刻

相对固定，字形方整略长，线条圆转匀称。例图是秦代的《峄山石刻》片断，这是当时的标准小篆字体（释文：世称王討伐亂戎臣奉詔經時年上薦高號孝專惠親巡遠方思攸長追念亂功戰日作流血數他及五帝莫天下兵不復起澤長久羣臣誦）。

二、今文字的演变

（一）隶书

因为篆书圆转曲折，书写不易，所以又发展出一种简便易写的新字体——隶书。隶书因首创隶书的程邈是徒隶（服劳役的犯人）而得名。隶书有秦隶、汉隶之别。秦隶又称古隶、篆隶，通行于秦末汉初，当时作为篆书的辅助性字体，在比较随便的场合才使用，结构上仍保留篆形，但将篆书的圆转笔画变为硬方折，弧线变成直线。汉隶，又称今隶，通行于西汉中叶至晋初，由秦隶进一步改造而成，字形横向发展，外形扁方，竖短横宽，笔势波折。汉隶已成为独立于篆书之外的新字体，是成熟的隶书。例图是汉隶《曹全碑》。

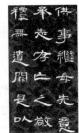

曹全碑

汉字由小篆到隶书的变化叫"隶变"。隶变标志着古文字阶段的结束，今文字阶段的开始。隶变简化了字形，改变了笔法，提高了汉字的书写速度，是汉字发展史上的一次进步。但其同时也破坏了汉字的结构，降低了汉字的表意和表音功能。

（二）楷书

楷书又名真书、正书、正楷。楷是楷模义，说明其形体规范，可为书体之楷模。楷书在隶书的基础上，以横捺等取代隶书的波折，增加了钩、挑等笔画，使汉字最终定型。楷书萌芽于西汉宣帝时，成熟于东汉末年，魏晋以后成为汉字的主要字体，至唐代完全定型。

（三）草书

草书本指草率的字体。草书书写简易，但难以辨认，所以一直作为一种辅助性字体。可分为章草和今草。

章草是隶书的草写形式，作为隶书的辅助性字体。章草萌芽于西汉初年，因盛行于东汉章帝时期（公元77—88年）而得名。特点是字形扁平，书写潦草，但字字独立，笔画或断或连，气势有波折，同一字写法相同，比较容易辨识。

今草是楷书的草写形式，作为楷书的辅助性字体。萌芽于东汉末年，盛行于魏晋。今草字形狭长，波笔消失，以笔尖运笔，上下字牵连不断，世称"一笔书"。今草到唐代发展成更随意放纵的狂草，从而失去实用价值，仅存书法艺术价值。

（四）行书

行书也兴起于东汉末年，也是楷书的一种辅助性字体，字形介于楷、草之间，近于楷书却不拘谨，近于草书却不放纵，书写速度比楷书快，却又无草书之难识，因而最具实用性。在汉字史上，行书虽未获正统地位，却一直与楷书并行于世。

第三节　汉字的结构

汉字是意音文字，在造字之初，形体结构与所表意义密切相关，因此，通过分析形体结构，可以有效地学习掌握字义。分析汉字结构，要从古文字着手，因为隶变后，汉字失去了象形的特征，很难见形知义。

古人很早就对汉字结构进行分析，而"六书"说是古人分析汉字最经典、最正统的理论，现在文字学界仍在使用。六书即：象形、指事、会意、形声、转注、假借。六书之名始见于《周礼》，先秦和汉代已有学者用六书分析汉字，但真正将六书形成系统的理论并永传后世的是东汉许慎的《说文解字》（简称《说文》）。《说文》不但对六书进行定义，还用六书理论对 9353 个字的结构和字义进行分析解释。

一、象形、指事和会意

象形字是描摹具体事物的独体字，一般表示具体的意义，多为名词。指事字是由纯符号，或符号附加于象形字上构成，也是独体字，一般表示抽象的意义，多为名词。会意字是由两个或两个以上的象形字或指事字组成的合体字，不但可以表示具体的实物，而且可以表示抽象概念；不但可以表示名词，还可以表示动词、形容词等其他词类。

（一）象形

《说文》的定义是："象形者，画成其物，随体诘诎（jí qū），日月是也。"所谓象形，就是画出实物，随着物体的形状曲折地描摹出来，"日"、"月"二字就是象形字。象形字是给看得见、摸得着的实物造字，是由一个具体形符构成的文字。下面以小篆为字头，举例说明。

日（日）：甲骨文作⊖，像太阳之形，中间一点表示太阳黑子。

月（月）：甲骨文作，像月亮之形。月亮常缺，以此与"日"相区别。

女（女）：甲骨文作，像交叉两手而跪坐的女人。

又（又）：像右手的侧面之形。

止（止）：甲骨文作，像足趾形，为"趾"的古字。

人（人）：甲骨文作，像侧立的人。

鸟（鸟）：甲骨文作，像鸟的形状。

阜（阜）：甲骨文作或，像土山之形。

象形的特点是见形知义，所以象形的方式有多种。有的画出整体，如"日"、"月"、"口"、"鸟"。有的只画出特征部分，如（牛）、（羊）突出其角，（子）则突出小儿头大、两手舞动之形。有的画出侧面之形，如"人"，"又"，若画成正面之形，则成（大）、（手）。有的为了不令字形过宽，将整字旋转90°，如（象）、（阜）。还有的事物如画得过分简单，便不能见形知义，需同时画出其相关的物体，如：

胃（胃）：上像胃形，下以"肉"作衬托。

州（州）：甲骨文作，为"洲"古字，义为水中陆地。字内小圈示水中陆地，外以河川为衬托。

果（果）：金文作，上像果实，下一并画出所生之木，字形更为明确。

瓜（瓜）：为表瓜形，外加藤蔓作衬托。

（二）指事

《说文》的定义是："指事者，视而可识，察而见意，上下是也。"所谓指事，就是一看就能识字之形，细察方能了解其义，像"上"、"下"二字就是指事字。一些比较抽象的概念，如"上"、"下"、"一"、"二"、"三"等，难以用象形的方法来造字，便用纯符号来表达。例如：

上（上）：甲骨文作二，以两横线表示，长的为基线，短的表示在基线之上。

下（下）：甲骨文作二，以两横线表示，长的为基线，短的表示在基线之下。

中（中）：甲骨文作中，用一条竖线将某个范围从中分开。

一（一）：用一条横线表示数目一。与此类似，"二"、"三"、"四"甲骨文作二、三、亖。

五（五）：甲骨文作X。用累积横线的方法写到四画以上便很难看，于是将"五"改用交叉之法造字。小篆再在甲骨文的上下各加一横。

还有一些字，如"刃"、"腋"等字，虽然具体，但也不容易用象形的方法表达。于是古人在象形字上添加符号来表示。例如：

刃（刃）：以一点指在刀口处表示字义。

亦（亦）：为"腋"的古字，以两点指向两腋，表示字义所在。

本（本）："本"义为树根，以一横线指在木之根部表示。

末（末）："末"义为树梢，以一横线指在木之末端表示。

寸（寸）：因为寸口距腕横纹为一寸，以一横线指于手腕寸口处表示字义。

旦（旦）："旦"为早晨义，一横表示地平线，"日"表示初升的太阳。

（三）会意

《说文》的定义是："会意者，比类合谊，以见指撝（huī），武信是也。"所谓会意，就是把两个或两个以上的形符组合起来，会合它们的意义，以显示出新的意义，像"武"、"信"二字就是会意字。会意字是由两个或两个以上的形符构成的，例如：

武（武）：由戈和止构成，表示人荷戈行进。

信（信）：由人和言构成，表示诚实义。

采（采）：由爪和木构成，爪在树上，表示采摘果实之意。甲骨文作采，突出果实。

男（男）：由田和力构成，以用力于田为男人之职而会意。

及（及）：由人和又构成，手抓住了人，表示赶上之义。

寒（寒）：由宀、人、艸、仌、艸构成。宀指房子，艸为草，仌为冰。全字意为一个人躲在房子内，钻于草中，其下有冰，以彰显寒冷之义。

盥（盥）：由两个朝向下的爪、水、皿组成，表示洗手义。

会意字中，有一小部分是由相同形符构成的。例如：

艸（艸）：即"草"字，由两个中（chè）构成。《说文》："中，草木初生也。""中"根细小，故省略不画，以此与"木"别。

从（从）：由两个人构成，一人紧随另一人，示跟随之义。

北（北）：由背靠背的两个人构成，表示相背之义，这正是"北"的本义。

步（步）：甲骨文作步，由朝向不一样的两个"止"构成，两脚一前一后，表示行走之义。

二、形声

《说文》的定义是："形声者，以事为名，取譬相成，江河是也。"所谓形声，就是以事物的类别作为形符（即"名"），结合一个音同或音近的声符（即"譬"）构成一个字，像"江"、"河"二字就是形声字。形声字由形符和声符组成，如"江"、"河"二字的形符是"氵"，声符分别是"工"和"可"。按《说文》体例，要说成"从水工声"、"从水可声"。"从……"指形符，"……声"指声符。

形符表义。从"疒"的字，与疾病有关：疾、疡、疗、痉；从"宀"的字，与房屋有关：宫、室、寓、宗（祖庙）；从"王"（玉）的字，与玉石有关：瑕、瑜、理、珍；从"月"（肉）的字，与肉体组织有关：胆、腑、肾、肩；从左"阝"（阜）的字，与山、坡有关：陵、防、隅、险；从右"阝"（邑）的字，与封国、城邑有关：邵、邯、郑、都；从"隹"（zhuī，短尾鸟）的字，与鸟有关：雕、雞、雉、雌；从"页"（xié，像头形）的字，与人头有关：颜、题（额头）、颔、颐；从"礻"（示）的字，与鬼神祭祀有关：社（土神）、祖（祖先神）、祝（祈神求福）、祸（神的惩罚）。可见形符表义，一般是表示字义的类属。

声符表音。如猿、仕、理、清四字，字音与右边的声符读音完全相同。在造字之初，声符与字的读音都是相同或非常相近的，但因为古今语音的变化，很多字的读音已变得与其声符不一样了。如格、客、路、略、络、烙、貉、胳等字，声符都是"各"，古音完全相同，但今天读起来却各不相同，因此对于陌生的形声字不可随便读半边。

声符有时也表义。例如：婚，声符"昏"既表声，又表义，因为古时在黄昏时迎娶新娘；婢，声符"卑"兼表卑贱义；疔，是深入而固定的毒疮，与钉（古作"丁"）的特点类似，因此声符"丁"兼表义。这类字，也叫形声兼会意字。

一个形声字只能由一个形符和一个声符组成。如"欲"从欠谷声，而"慾"却是从心欲声，后者不能说成从心欠谷声；同样"影"字从彡景声，不能说成从彡从日京声。

形符和声符有时会被省略一部分。省形符："星"本从晶生声（即"曐"），但后来"晶"被省略成"日"；"亭"本从高丁声，后来"高"被省略了一部分。省声符："疫"本从疒役声，后"彳"被省；"炊"本从火吹声，后"口"被省。

形符与声符的位置有多种组合，以左形右声最常见，下面列出八种组合变化：

左形右声：江、河、肝、理、赐、路
左声右形：欲、鹅、影、颜、邵、救
上形下声：景、震、简、茯、耄、空
上声下形：慾、背、灸、基、常、膏
内形外声：闻、问、辩、雠、衡、哀
内声外形：固、匮、衢、術、衷、襄
形居一角：修、脩、哉、栽、腾、滕
声居一角：旌、旗、旆、徙、徒、徙

有些字比较特殊，不容易看出位置。如"到"、"钊"，是左形右声，刀是声符；"钦"、"锦"，是左声右形，金是声符；"笃"、"竺"、"筑"，是上声下形，竹是声符。

三、转注和假借

（一）转注

《说文》的定义是："转注者，建类一首，同意相受，考老是也。"对这一定义，因为许慎没有详加说明，以致后世滋生不同理解，至今仍无定论。主要有三派观点。

一是形转派。以南唐徐锴和清代江声为代表。该派认为，汉字以形符为部首，同一部首下的字表示同一类属，所以称"建类一首"，同一部首的字，很多字都是同义的，所以称"同意相受"，"考"、"老"两字正是如此，因为《说文》："考，老也"、"老，考也"。

二是义转派。以清代戴震和段玉裁为代表。该派认为同义互训就是转注。如《说文》的"考，老也"、"老，考也"；"蹲，居也"、"居，蹲也"；"但，裼也"、"裼，但也"都是两字相互训释。

三是声转派。以近代学者章太炎为代表。该派认为，语音相同或相近，而且语义相同或相近的词，就是转注。"建类一首"是语音相同或相近，"同意相受"即语义相同或相近。

（二）假借

《说文》的定义是："假借者，本无其字，依声托事，令长是也。"所谓假借，口语中有音，书面语中却无专用字，于是便依照声音，找一个发音相同或相近的现成字来表达，像"令"、"长"二字就是如此。"假"即借义，二字同义连用。

令：《说文》："令，发号也。"即动词命令义。假借作县令之令，为名词。

长：本指头发长，是个形容词。假借作长官之长，为名词。

来：本指小麦。假借为往来之来。

我：本为古代一种兵器，其字右边即"戈"。假借为第一人称代词。

而：本指下巴上的胡须，是个象形字。假借为连词，《扁鹊传》："但服汤二旬而复故"。

难：其字从佳，本为鸟名。假借为困难之"难"。

莫：本指日暮，小篆作"茻"，以日落草中会意。假借为无指代词，《伤寒论·序》："举世昏迷，莫能觉悟。"

易：本指蜥蜴，为象形字。假借为交易、容易等义。

耳：本指耳朵，是个象形字。假借为表示限止的语气助词，意为"罢了"，《扁鹊传》："越人非能生死人也，此自当生者，越人能使之起耳。"

乌：本指乌鸦，是个象形字。假借为副词，义为怎么、哪里，如"乌足道哉？"

假借后，有本字与借字同行于世的，如"令"、"长"、"耳"、"乌"。有借字行世而本字渐废者，如"而"、"来"、"难"、"我"、"莫"、"易"。其被废的本字有的是因为社会弃用，如"而"、"来"、"难"、"我"；有些是因为另造了新字，如为表傍晚的"莫"另造了"暮"，为"易"新造了"蜴"，这便形成了古今字关系（下一节将详细讨论古今字）。

以上介绍了六书。象形字、指事字、会意字属表意字，因为必须据形造字，所以能产性弱。假借字属表音字，虽以音记字，但能借之同音字并不多，况且汉字音节也不多，假借过多易引起混淆。形声字属于意音字，则兼有二者之长，既有表义成分，又有表音成分，同时满足了以形别义和记录语音两方面的要求，且形声字造字方便，有很强的能产性，所以形声字成了汉字发展的主流。在甲骨文时代，形声字只占20%，到东汉《说文》时已占82%，现代汉字中则占90%以上。

第四节　古医书中的用字

原则上，表示同一个词义的汉字只应有一种固定的写法，但汉字流传的历史悠久，通行的地域广阔，使用的人口众多，以及其他因素影响，出现了记录同一个词义的字有多种写法现象，这种现象在古医书中大量存在。这些情况主要有古字、异体字、繁体字和通假字。下面分别叙述（通假字见下一章《音韵》）。

一、古今字

（一）古今字的概念

汉字从无到有，从少到多，年代越古，汉字越少。因为数量较少，所以常出现一字多义，身兼数职。一字义项太多便会影响表达，于是就给其部分义项另造新字。例如，"昏"既表本义黄昏，又表结婚义，《诗经》："宴尔新昏，如兄如弟"。后来新造"婚"字以分担结婚义，所以在结婚这个义项上，"昏"是古字，"婚"是今字。

所以，古今字的定义是：不同时代用来记写同一个词的两个或两个以上不同的字叫古今字。时代在前的叫古字，时代在后的叫今字，二者合称古今字。古字又称初文、母字，今字也称后起字、分化字。古字和今字在意义上是包含关系，即古字意义范围大于今字。今字产生以后，只承担古字的部分意义，古字仍然承担今字没有承担的另一部分意义，在约定俗成的基础上各司其职。

（二）古今字的字义联系

一个字的义项分为本义、引申义、假借义三种。古字的这三种义项，今字均可以承担。

1. 今字承担古字的本义 要→腰："要"的本义为腰，《说文》："要，身中也。"《神农本草经·猥皮》："阴肿，痛引要背。"引申为关键、重要。后来为本义另造"腰"字，而"要"则专用于引申义。

县→悬："县"的本义为悬挂，《华佗传》："佗术实工，人命所县，宜含宥之。"后来假借为行政区域名，所以替本义另造"悬"字。

2. 今字承担古字的引申义 支→肢："支"的本义为树枝、竹枝，引申表示人体的四支，《素问·阴阳应象大论》："清阳实四支，浊阴归六腑。"后另造"肢"表示四肢。

藏→臟："藏"（cáng）的本义为保藏谷物，后引申为保藏财物的仓库（zàng），进而引申为内脏。《素问》中的"五藏"、"藏象"、"藏脉"均用的是古字。所以后来给内脏义另造"臟"（今简化作"脏"）。

3. 今字承担古字的假借义 齐→脐："齐"的本义是齐平，假借为肚脐义，《素问·腹中论》："居齐以上为逆，居齐以下为从。"后世为假借义另造"脐"。

属→嘱："属"的本义是类属，后假借为嘱托义，《华佗传》："郡守子知之，属使勿逐。"后世为假借义另造"嘱"。

（三）古今字的字形联系

今字是在古字基础上形成的，两者在形体上具有联系。一般有三种情况：

1. 增加形符。通过在古字的基础上增加形符而成今字，这是最常见的方式。例如：

要→腰 见→现 州→洲 齐→脐 内→纳 反→返 莫→暮 易→蜴

2. 改换形符。通过更换古字的形符成为今字。例如：

被→披 没→殁 淡→痰 说→悦 该→赅 振→赈

3. 其他方式。将古字略加改变成为今字，或以别的形式造今字，这种形式很少。例如：

陳→陣 句→勾 身→娠 華→花

以上介绍了古今字。读古文时遇到古字，要读今字的音，如《华佗传》："佗术实工，人命所县，宜含宥之。""县"应读成 xuán。

二、异体字

（一）异体字的概念

汉字产生于不同的时间和地点，由不同的人创造，因此造成了一个字有不同写法的现象，比如：群羣、杯盃桮、脉脈衇。诸多写法中，最通行且被官方认可的那个字形称为正体字，也叫正字。与正体字同音同义但写法不同的字，称为异体字，古代也称"或体"。以上各组中，首字都是正体字，其后都是异体字（下各例同）。

一般来说，异体字与正体字的意义应该完全相同，但有时候并非如此。如"凶兇"，异体字"兇"可以用于凶恶义，但不能用于吉凶义；"果菓"，异体字"菓"可以用于水果、果实义，但不能用于如果、果敢义。这种在某些意义上不能与正体字互替的异体字，叫非全同异体字，也称广义异体字。相反，与正体字在各种场合都可互相替用的异体字，叫全同异体字，也称狭义异体字，如：胸胷、够夠、杯盃桮。现行的异体字表、规范字表以及字典的字头下列出的异体字，既包含全同异体字，也包含非全同异体字。

（二）异体字与正体字的形体差异

1. 造字方法不同。例如：

正体字为会意字，异体字为形声字：泪淚　嵩崧　岳嶽　岩巖

正体字为形声字，异体字为会意字：野埜　草艸　粗麤　膻羴

2. 形符不同。例如：

遍徧　耀燿　喧諠　婿壻　睹覩　寓庽　暖煖　误悮　咏詠

3. 声符不同。例如：

痹痺　猿猨　踪蹤　笋箰　娘孃　掩揜　吃喫　泛汎　鸦鵶

4. 形符声符都不同。例如：

剩賸　村邨　暖煗　炮礮　迹蹟　视眡　碗盌　粳秔　伫竚

5. 形符声符相同，但位置变化。例如：

胸胷　蹶躄　峰峯　慚慙　够夠　和咊　略畧　秋秌　裹裡

6. 笔画略变。例如：

奇竒　朵朶　冰氷　栀栀　爲为　吊弔　凡凢　册冊　皂皁

（三）俗字

俗字是流行于民间的通俗异体字，又有俗体字、简俗字、手头字等称法。古人在书写时，出于多种目的，随意创造俗字。有的为了方便书写，如将"惡"写作"悪"，"學"作"孝"，"體"作"体"，"齒"作"歯"；有的为了表达准确，将"喜"作"憘"，"肉"作"宍"，"肺"作"胇"；有的为了形体美观，将"土"作"圡"、"灰"作"灰"、"專"旁作"専"，等等。

有些俗字兼有分化正体字字义功能，又称为俗体分化字，如"焦"的三个俗体分化字中，"膲"承担三焦义，"憔"承担焦急义，"燋"承担焦黑义等。俗体分化字如被认可，取得通行资格，则成为分化字，即古今字中的今字。

俗字一般流行于古人的手书中，刻本中较少。俗字数量庞大，造成文字使用上的混乱，大部分俗字因为不被大众认可，最后消亡。但仍有一些俗字因为造得比较合理，流行面较

广，有的进入刻本书籍，有的被字典收录，更有一些甚至取得正体字地位。中医古籍中，尤其是抄本医书中，俗字随处可见，因此了解俗字知识是必要的。

（四）异体字的整理

汉字发展了几千年，产生的异体字数量多得惊人。《康熙字典》收字47 035个，其中异体字10 000多，占四分之一；《汉语大字典》收字56 000多个，异体字有20 000多个，最多的一个正体字甚至拥有20多个异体。

此外，大量异体字也滋生很多同形字，比如"粇"既是"粳"的异体字，也是"糠"的异体字；"觔"同时是"斤"和"筋"的异体字；"耑"同时是"端"和"专"的异体字。

如此庞杂的异体字，给人们的学字、认字、用字造成困难，相当程度上影响着信息交流和社会生活，所以历史上总是不断地对异体字进行规范整理。最著名的是秦朝的"书同文"，以秦国通行的小篆作为正体，废除了六国异体字。汉代对隶书的规范、唐代对楷书的规范以及古代编写的一些字典，都对当时存在的异体字进行了不同程度的规范。新中国成立后，更是有计划地进行汉字的规范整理工作。1955年12月公布了《第一批异体字整理表》，废除了1053个常用异体字。以后又公布《简化字总表》、《现代汉语通用字表》等进一步规范常用汉字。

中医药古籍中存有大量异体字，有些异体字因为少见，连大型字典都未收录，难以通过工具书辨识，所以掌握一定的异体字知识，对于学习研究中医古籍是大有裨益的。

三、繁简字

（一）繁简字的概念

繁简字是繁体字和简体字的合称。同一个字的不同写法中，笔画多的叫繁体字，笔画少的叫简体字。繁简字只是同一个字的不同写法，所以从某种意义上讲，繁简字也是异体字。历史上各个时期，都是繁简并存，不少字都有它的繁体和简体。在1956年前，繁体字一直属于正字。简体字一般不登大雅之堂，流行于民间，属于俗字。

1956年国务院公布了《汉字简化方案》，对汉字进行了简化，赋予简化字以法定正字地位。1986年又公布了《简化字总表》（以下简称《总表》）以进一步规范汉字。《总表》中的简化字绝大部分是社会上流传已久的俗字，很多字甚至先秦时即已有之。

（二）繁体字的简化方式

1. 局部删减　简化字保留了繁体字的特征部分（每组字前繁后简，下同）。例如：

點点　奮奋　婦妇　競竞　鹵卤　瘧疟　聲声　務务　標标　醫医

2. 声符更换　形声字的声符换成笔画相对少的声符，简化字仍是形声字。例如：

礙碍　補补　環环　遼辽　鄰邻　認认　蝦虾　樣样　鑰钥　運运

3. 形符简化　简化的形符一般可以类推，这种方式简化的汉字最多。例如：

飽饱　飲饮　給给　紗纱　鮮鲜　鮑鲍　駱骆　駝驼　軒轩　軟软

4. 声形同简　形符和声符都简化。例如：

鑼锣　鱘鲟　驗验　贖赎　練练　經经　讀读　證证　轎轿　顧顾

5. 草书楷化　草书本为书写方便而产生，楷化后好写好认。例如：

專专　長长　樂乐　東东　門门　時时　書书　當当　爲为　盡尽

有些可以类推的简化偏旁也是草书楷化而来，如：讠（言）、饣（食）、仑（侖）等。

6. 符号代替　将繁体字的偏旁用"又"、"义"等符号代替。例如：

鄧邓　對对　鷄鸡　僅仅　權权　漢汉　風风　岡冈　區区　趙赵

7. 同音代替　古代本为两个不同的字，简化后合并为一个字，这种方式不但简化字形，还精减字数。例如：

醜丑　鬥斗　穀谷　後后　幾几　薑姜　裏里　麵面　餘余　鬱郁

8. 全体改造　例如：

護护　華华　驚惊　響响　寶宝　塵尘　體体　盧卢　靈灵　叢丛

这一类与上述七类的产生机制不一样，简化字与原来的字形毫无联系。有的是另造形声字（护华惊响），有的是另造会意字（宝尘体），有的以记号代替（卢灵丛）。

9. 采用古字　因为古字笔画较简略，所以恢复使用，作为简化字。例如：

蟲虫　電电　號号　捲卷　誇夸　禮礼　氣气　捨舍　網网　雲云　衆众

（三）几个应注意的问题

1. 繁简字的对应关系　繁体字与简化字一般一一对应，但有的不是。汉字简化的宗旨是不但减少笔画，还要减少字数，所以《总表》有时将两个或三个繁体简化为同一简化字。例如"發"用于发生、出发等义，"髮"用于头发，均简化为"发"。再如：

獲（缴~）、穫（收~）→获　　歷（经~）、曆（日~）→历

鐘（时~）、鍾（~情）→钟　　擺（~放）、襬（衣~）→摆

復（反~）、複（~杂）→复　　飢（~饿）、饑（~荒）→饥

壇（论~）、罎（醋~）→坛　　纖（~细）、縴（~夫）→纤

2. 同音替代字　即上述以同音代替方式形成的简化字。这类字在古代是两个字，一般不通用。例如：

醜（~陋）——丑（辛~）　　鬥（战~）——斗（北~）

穀（五~）——谷（山~）　　後（先~）——后（皇~）

幾（~个）——几（茶~）　　薑（生~）——姜（姓氏）

裏（表~）——里（故~）　　麵（~粉）——面（~部）

餘（剩~）——余（我义）　　鬱（~闷）——郁（馥~）

3. 识繁写简　我们现在习惯于使用简化字，对于繁体字已经感觉陌生。但日常生活中仍会经常遇到繁体字，港澳台同胞、华人华侨仍在使用繁体字，认识繁体字不无裨益。古书一般都用繁体字刊刻，要与中医古籍打交道，更必须掌握繁体字。

学习繁体字，以"识繁写简"为原则，要求认识繁体字便可，不必刻意使用繁体字。

综合练习

（一）填空题

1. 汉字起源于_____和_____。汉字的性质属于_____文字。根据构成部件，汉字可分为_____、_____和_____三种基本类型。

2. 古文字包括_____、_____、_____、_____和_____五种，今文字包括_____、_____、_____、_____四种。

3. 六书是指_____、_____、_____、_____、_____、_____。

4. 指出下列字的形符和声符：

灸常膏闻衡衢衰栽滕旗徒徙府腑欲慾婚星匿術载修亭疫河赐客影颜邵救景震毫空背

5．指出下列古字的今字。

淡涂陈身说该县藏齐属昏莫差反被见州内没易要支

6．指出下列异体字的正字。

詠弔咻畧烌痹猨踨筍拚坴屮龘徧燿誼靦厲煖悮賸邨蹟阠盌胷皁兀峯憅夠峕氷柂涙崧嶽

7．指出下列繁体字的简化字。

鬥穀後幾董裏麵餘鬱護華驚點奮婦競鹵癧聲務標醫礙補響寶塵體盧靈叢蟲號禮氣網眾髮穫歷鐘錘罷復複壇罈纖專倫鄧對鷄僅權漢岡區趙醜環遼鄰認蝦樣鑰運當盡樂書

（二）简答题

1．什么叫形声兼会意字？

2．古今字的概念是什么？请举两例说明。

3．何谓广义异体字和狭义异体字？请各举一例说明。

4．何谓俗字？请举两例说明。

5．指出下列字分别是六书中的哪种造字方法：

肝汤疮目口象阜又止胃上雞固信男寒施下本末四寸武步我来北而难易莫问基辩

（三）阅读题

右图是影印唐代《新修本草》残卷（现藏于日本）的有关记载中药楮实的内容，其中"白汁癣"为"白汁疗癣"之误。

要求：

1．利用所学文字学知识，结合工具书，辨识所有文字，并用简化字抄写一篇，同时给文章标点。

2．注释下列词语：陰瘻　所在　日乾　隱軫。

3．说出"柠"、"楮"、"穀"三字的读音。

柠實味甘寒無毒主陰瘻水腫一名穀實所在有之八月九月採實日乾葉味甘無毒主小兒身熱食不生肌可作浴湯又主惡瘡生肉樹皮主逐水利小便堂主隱軫療單黄洗浴其皮白汁癬

樹子也灶方抹鴉取汁和丹用赤乾服使人通神

見見南人呼穀紙亦為楮紙亦作褚音式陵人作紙

枝衣又其堅好耳也

（四）名词术语解释

1．汉字　2．甲骨文　3．金文　4．大篆　5．六国文字　6．小篆　7．隶变　8．隶书　9．今草　10．六书　11．四体二用　12．象形　13．指事　14．会意　15．形声　16．假借　17．通假　18．通假字　19．古今字　20．异体字

（五）基本知识问答

1．为什么说汉字是表意性、符号化的文字？请举例说明。

2．汉字的表意性主要体现在哪里？请举例说明。

3．关于汉字的起源主要有哪些说法？

4．简述汉字演变的脉络。

5．甲骨文、金文、小篆、秦隶、隶书、行书各有什么特点？

6．秦隶有何特殊的作用与意义？

7．象形与指事有何异同？如何区分象形字与指事字？请举例说明。

8．会意与形声有何异同？如何区分会意字与形声字？请举例说明。

9．象形、指事二者与会意、形声二者有何异同？请举例说明。

10．形声有何特殊的作用与意义？请举例说明。

11. 假借有何特点？请举例说明。

12. 通假何以称作"通假"？有何特点？请举例说明。

13. 通假与假借有何异同？请举例说明。

14. 简述古今字的关系。群情举例说明。

15. 简述繁简字的关系。请举例说明。

（六）理解应用

1. 追溯并结合古文字形体，用"六书"解说下列汉字的结构：

聖 聞 上 寸 哀 亦 軍 兵 戒 疾 富 恭 解 懈 采 彩 前 煎
寒 爻 从 三 眉 坦 旦 毛 手 自 刃 肺 鼠 下 齒 畢 莫 暮
斤 縣 蟲 蠱 懸 淚 泪 元 馬 盥 羊 本 國 鳥 江 示 婦 頮
而 小 日 末 明 云 信 又 炙 犬 友 後 若 歪 心 武 東 難
孬 門 星 羽 裹 鳳 閏 益 血 目 水 灸 貝 藥 森 集 夾 危
四 鬥 體 体 佞 犇 字 六 及 勝

2. 写出下列繁体字的简化字：

罷 辦 寶 備 畢 邊 變 標 賓 撥 補 纔 蠱 讒 懺 嘗 塵 稱
懲 遲 熾 衝 蟲 寵 儺 醜 努 礎 處 觸 傳 辭 聰 從 叢 竄
達 膽 當 黨 導 燈 羅 敵 遞 點 電 動 鬥 鬬 獨 斷 複 蓋 幹
薑 奪 爾 發 髮 馨 廢 墳 奮 豐 鳳 膚 撫 婦 復 複 蓋 幹
岡 個 鞏 溝 構 穀 顧 颳 關 觀 廣 歸 櫃 過 還 漢 號 後

第二章 音 韵

传统语言学称语音为音韵。音韵学与文字学、训诂学一起，构成传统语言学的三大分支学科。根据语音发展历史，音韵可分为四个研究阶段：上古音（先秦两汉）、中古音（隋末唐宋）、近古音（元代）、现代音（普通话）。我们学习医古文，要掌握一些音韵学知识，学会辨析古音的基本技能，这样可以利用工具书来解决阅读古书时遇到的问题。

第一节 基础知识

一、基本概念

一个汉字有一个音节，一个音节包括声母、韵母、声调三部分。如 guāng 这个音节，声母是 g，韵母是 uang，声调是阴平（第一声）（表1）。

表 1 音节结构表

例字	声母	韵母			声调
		韵头	韵腹	韵尾	
光 guāng	g	u	a	ng	1
旦 dàn	d		a	n	4
水 shuǐ	sh	u	i		3
词 cí	c		i		2
有 yǒu		i	o	u	3
业 yè		i	e		4
爱 ài			a	i	4
武 wǔ			u		3

（一）声母

普通话有 b、p、m、f 等二十二个声母，包含二十一个有辅音的声母和一个没有辅音的零声母。像"有"（yǒu）、"业"（yè）、"爱"（ài）、"武"（wǔ）等字没有辅音，音韵学称之为零声母。

古人没有这些罗马字母，所以唐宋人取一个汉字表示一个声母，这个汉字被称为"字母"，也称"母"或"纽"。如用"端"代表 d，"明"代表 m，"来"代表 l，等等。中古音共有三十六字母，根据发音部位分为唇、舌、齿、牙、喉共"五音"（半舌音归入舌音、半齿音归入齿音）。

从表2可以发现古今声母系统已有很大变化，因为很多"字母"与现在的汉语拼音对不上号了，如"帮"和"並"今天都念 b，"非敷奉"都念 f，等等。

表2　中古三十六字母

发音部位＼发音方法		清	清	浊	浊	清	浊
唇音	重唇音	帮	滂	並	明		
	轻唇音	非	敷	奉	微		
舌音	舌头音	端	透	定	泥		
	舌上音	知	彻	澄	娘		
齿音	齿头音	精	清	从		心	邪
	正齿音	照	穿	床		审	禅
牙音		见	溪	群	疑		
喉音		影			喻	晓	匣
半舌音					来		
半齿音					日		

（二）韵母

韵母分为韵头（也称介音）、韵腹（也称主要元音）、韵尾三部分。一个音节必须有韵腹，韵头和韵尾则不一定必备。普通话有三十九个韵母。

古代将相同的韵母归为一个"韵"，也称"韵部"；每一韵中以一个代表字作为韵目。如《广韵》分为206韵，其"东"、"董"、"送"都是韵目，以"东"代表 ōng 和 óng，"董"代表 ǒng，"送"代表 òng。韵书是古人为创作诗词而编，而韵文押韵只要韵腹和韵尾相同便可，所以韵目都不包含韵头，因此韵目与韵母不完全相同。

《广韵》是中古音的代表，但206韵分类过细，难以掌握，不利于写诗属文的用韵，所以逐渐合并，至金代遂成106韵，这就是著名的"平水韵"，以后一直成为"官韵"，被奉为作诗押韵的标准，很多辞书也按平水韵编排（表3）。

表3　平水韵韵目表

平声	上声	去声	入声	平声	上声	去声	入声
一东	一董	一送	一屋	一先	十六铣	十七霰	九屑
二冬	二肿	二宋	二沃	二萧	十七筱	十八啸	
三江	三讲	三绛	三觉	三肴	十八巧	十九效	
四支	四纸	四置		四豪	十九皓	二十号	
五微	五尾	五未		五歌	二十哿	廿一个	
六鱼	六语	六御		六麻	廿一马	廿二祃	
七虞	七麌	七遇		七阳	廿二养	廿三漾	十药
八齐	八荠	八霁		八庚	廿三梗	廿四敬	十一陌
		九泰		九青	廿四迥	廿五径	十二锡

平声	上声	去声	入声	平声	上声	去声	入声
九佳	九蟹	十卦		十蒸			十三职
十灰	十贿	十一队		十一尤	廿五有	廿六宥	
十一真	十一轸	十二震	四质	十二侵	廿六寝	廿七沁	十四缉
十二文	十二吻	十三问	五物	十三覃	廿七感	廿八勘	十五合
十三元	十三阮	十四愿	六月	十四盐	廿八琰	廿九艳	十六叶
十四寒	十四旱	十五翰	七曷	十五咸	廿九豏	三十陷	十七洽
十五删	十五潸	十六谏	八黠				

（三）声调

普通话有四个声调，即阴平、阳平、上声、去声，俗称第一、二、三、四声。中古书面语也是四个声调：平声、上（shǎng）声、去声、入声，简称平、上、去、入。古代平声字不分阴阳，后来逐渐分化为阴平和阳平。上声、去声与现在相同。入声发音短促，因为韵尾是塞音 [p]、[t]、[k]，像"一、七、八、十、百、国、毒、职、物"等字古语都是入声字。普通话无入声，古语的入声分别变为普通话阴平、阳平和去声（所谓"入派三声"），但现在南方一些方言中仍保留有入声。

二、上古音

上古音是先秦两汉的语音。学者们根据《诗经》、《楚辞》以及其他同时期的资料，研究总结出上古音的声母和韵部。

（一）上古音声母

学者们研究发现，与中古三十六字母相比，上古音有一些特殊规律，这就是："古无轻唇音"（合到重唇音中）、"古无舌上音"（知组归到舌头音"端头定"中）、"古无正齿音"（分别归入端组与精组）、"娘日二母归泥"、"喻三归匣"等。根据这些规律，在中古三十六字母的基础上进行合并与分化，最后暂定为二十二声母，根据发音部位分为六类，如表4所示。

表4 上古二十二声母

唇音	帮	滂	並	明		
舌音	端	透	定	泥		余
齿音	精	清	从		心	邪
牙音	见	溪	群	疑		
喉音	影				晓	匣
半舌音			来			

（二）上古音韵母

上古音共三十韵部，分十一类，如下表。所谓阴声、入声、阳声，非指声调，而指韵尾的字母。阴声指没有韵尾或以元音为韵尾，阳声指以鼻音 m、n、ng 为韵尾，入声同中古入声韵（表5）。

表5　上古三十韵部

分类	阴声	入声	阳声
第一类	之	职	蒸
第二类	幽	觉	冬
第三类	宵	药	
第四类	侯	屋	东
第五类	鱼	铎	阳
第六类	支	锡	耕
第七类	脂	质	真
第八类	微	物	文
第九类	歌	月	元
第十类		缉	侵
第十一类		叶	谈

上古音是由声母和韵部组成的。比如"郎"字，上古音的声母是来母，韵部是阳部韵，亦即"郎"声母与"来"的声母相同，"郎"韵母与"阳"的韵母相同。

第二节　通假字

一、通假字的概念

有时候表示某义本有专用字，但古人却用他字代替。比如本有"旱"字，却偏写成"蚤"。《扁鹊传》："使圣人预知微，能使良医得蚤从事，则疾可已，身可活也。"这种现象称为通假。通，指通用。假，指假借。被借用的字称为通假字，本来该写的专用字称为本字。上例"蚤"是通假字，"旱"是本字。

从汉字规范角度看，通假字就是古人写的别字。但与我们现在的别字又不尽相同，因为通假字相当普遍，不仅普通人写，连大学者也写，大家都习以为常，以至于约定俗成。究其原因，一是古代语言文字没有统一的规范标准，很多人不知本字怎么写，便临时借用他字代替，写的人多了，便成了风气。二是即便有人明白本字怎么写，但鉴于古籍是通假字，出于仿古沿用的目的，仍写通假字。

二、通假的条件

通假字代替本字，必备条件是二者古音相同或非常相近。这里说的是古音，不是我们现在的音，因为语音不停变化，今音相同，古音不一定相同。"之"、"支"二字，今为同音，而古代却分属两个韵部，所以不能通假；相反"能"、"耐"二字今音不同，古音却一模一样，可以通假。这里的古音，主要指先秦两汉的上古音，因为通假现象主要集中在这个时期，汉代以后的字规范得多，间或通假，仍以沿用为主。

三、通假字的类别

（一）同音通假

同音指通假字与本字不但声母相同，而且韵部也相同。

能——耐（同为泥母之部韵）

《素问·五常政大论》：“能毒者以厚药，不胜毒者以薄药。”本句中“能”通“耐”。二字古音相同，“能”为通假字，“耐”为本字。

伎——技（同为群母支部韵）

《扁鹊传》：“秦太医令李醯自知伎不如扁鹊也，使人刺杀之。”《素问·灵兰秘典论》：“肾者，作强之官，伎巧出焉。”二句中“伎”均通“技”，前句作医技义，后句作技巧义。

由——犹（同为余母幽部韵）

《养生论》：“是由桓侯抱将死之疾，而怒扁鹊之先见，以觉痛之日，为受病之始也。”本句“由”通“犹”，如同、好像义。

（二）音近通假

音近通假可分为三种情况：一是声母相同，且韵部相近，这也称双声通假；二是韵部相同，且声母相近，也称叠韵通假；三是声母、韵部均相近。声母相近，指声母的发音部位相同，即在同一类（参见表4）。韵部相近，指韵部在同一类（即同一横行），或虽不同行，但紧挨着（参见表5）。

要——约（要：影母宵韵；约：影母药韵）

《素问·脉要精微论》：“仓廪不藏者，是门户不要也。”“要”通“约”，约束、节制之义。二字声母相同，韵部同行，属双声通假。

卒——猝（卒：精母物韵；猝：清母物韵）

《华佗传》：“昕卒头眩堕车，人扶将还，载归家，中宿死。”《伤寒论·序》：“卒然遭邪风之气，婴非常之疾。”二句中“卒”均通“猝”，突然义。“卒”、“猝”韵部同，声母皆为齿头音，属叠韵通假。

归——馈（归：见母微韵；馈：群母物韵）

《秦医缓和》：“厚为之礼而归之”、“厚其礼而归之”。《论语·阳货》：“阳货欲见孔子，孔子不见，归孔子豚。”三句中“归”均通“馈”，赠送义。“归”、“馈”声母、韵母均同行，属于音近通假的第三种情况。

四、通假字辨识中的几个问题

（一）正确理解本字

本字，指本来该用的字，不要理解成表示本义的字。如《素问·刺节真邪》：“此刺之大约，针之极也。”句中“约”通“要”，大约即大要，大法要领之义。“要”本义是腰，作要领讲属引申义。

界定本字，应依照约定俗成的原则，从读懂古文献的角度出发，本字应是现今常用的字。例如，古代容貌的“容”本写作“颂”，古人常写其通假字“容”（“容”的本义则为盛受、容纳），通假日久，人们已习惯于用“容”而不知其本字为“颂”了。所以当我们读到"悲不能自止，容貌变更"（《扁鹊传》）时，注"容，通颂"则反而是画蛇添足了。

（二）区别于六书中的假借

二者的根本区别：是否本有其字。通假是"本有其字"而借他字表示。例如，早晨的"早，"本有"早"这个专用字，却借"蚤"代之。假借则是"本无其字"而借他字表示。例如"难"本来表示猫头鹰类的一种鸟，由于难易的"难"没有专用字，于是借用"难"来表示。

（三）区别于古今字

通假字与古今字在概念上是有区别的，前者是以音为据，后者是以义为据。如《论语·学而》："学而时习之，不亦说乎？"，因为当时有"说"无"悦"（从同时代的古籍中可证），人们以"说"表示愉悦之义，所以句中"说"乃"悦"古字。

为了区别古字，可以通过两个方面辨别出通假字：一是字形。古字与今字在字形上一定密切联系，而通假字则不一定有联系。所以如果二字字形无关，则可认定为通假字，如"能耐、由犹、要约、归馈、载再"五对字形无关，都是通假字。二是意义。古字与今字在意义有联系，今字承担古字的部分意义；而通假字与本字在意义上没有任何共同点，只是在语音上相同或相近。如"内纳、支肢、昏婚"三对，在字义上紧密联系，属古今字。而"久灸、卒猝、锡赐"三对在字义上无关，属通假字。

（四）通假字的读音

如果通假字与本字的今音不同，要读通假字的音。《伤寒论·序》："乃勤求古训，博采众方，撰用《素问》、《九卷》……"其中"撰"是"选"的通假字，"撰"应读为xuǎn。《秦医缓和》："厚为之礼而归之"中的"归"要读为 kuì。

（五）通假字辨识法

掌握了通假原理，辨识通假字其实不难，难的是不熟悉上古音。上古音非专业人员难以掌握，我们只要学会查检工具书以求证通假字便足够了。很多工具书都记载有上古音，如《汉语大字典》、郭锡良《汉字古音手册》、唐作藩《上古音手册》。

当然，还有一个技巧。通假字与本字的声符相同（包含一字作另一字的声符的情况），上古读音必定相同或相近，便可以通假。遇到这种情况，不需查工具书便可断定是通假字。如：卒猝、久灸、免娩、伎技、锡赐。

第三节　破　读

一、破读的概念

一个字有时候有很多义项，古人为了区别这些义项，通过改变读音以区别词义。即用本音来读本义，而将意义相关的引申义变读他音，这种方法称为"破读"。本音则被称为"如字"。例如"藏"的本义为动词"收藏"，读 cáng，而引申作名词则破读为 zàng，如五藏、宝藏、道藏。"好"作本义"貌美"等形容词义时读 hǎo，而引申作"喜爱"等动词义时破读为 hào，如好学不倦、好逸恶劳。

破读之法，起于汉代，魏晋以后则十分严格，字典、辞书及古书注释一般都要注明破读。读书人多在字的右上角以朱笔作小圆圈表示破读。中医古籍一般是直接注明声调，以明示破读；或用同音字注音，以暗示破读。

例1：少阴之人，小贪而贼心，见人有亡，常若有得，好伤好害，见人有荣，乃反愠怒，心疾而无恩，此少阴之人也。（《灵枢·通天》）张志聪注："好"俱去声。

例2：岐伯曰："诸遗者，热甚而强食之，故有所遗也。若此者，皆病已衰而热有所藏，因其谷气相薄，两热相合，故有所遗也。"（《素问·热论》）高世栻注：强，上声。食，音饲。藏，如字。

以上例1注语说两"好"字都破读成去声，即音 hào，"好伤好害"意为喜爱伤害他人。例2"强"本音为 qiáng，文中破读上声 qiǎng，勉强义。"食"本音为 shí，名词食物义；文中破读为 sì，使动用法，"食之"意即"给病人吃东西"（"之"指病人）。"藏"，读如字，即读本音 cáng。例2前一句句意是：凡热后余热不清的，都是因为在发热重的时候，还勉强给病人吃东西，所以就会有余热不清的现象。

二、破读的词义变化

破读是一种音变造词的方法。一般而言，破读后不仅词义变化，很多情况下词性也同时发生变化。

（一）词义、词性均变

枕：本音 zhěn，名词"枕头"义。作动词义破读为 zhèn，如"曲肱而枕之"（《论语·述而》）。

行：本音 xíng，动词义。作名词"品行"义破读为 xìng，如"德行"、"言行"、"罪行"。

王：本音 wáng，名词。作动词"称王"义破读为 wàng，如"昔神农氏之王天下也，画八卦以通鬼神之情。"（《本草经集注·序》）。

骑：本音 qí，动词义，如骑马。作名词义"骑兵"、"骑马的人"、"骑的马"时，破读为 jì，如"铁骑"、"坐骑"。

易：本音读入声，动词"改变"义，如"移风易俗"、《易经》、"但旁人数为易汤"（《华佗传》）。作形容词"容易"义时，破读为去声 yì。

（二）词义变但词性不变

饮：本音 yǐn，动词义，如"饮水"。破读为 yìn，意为"让……喝"，使动用法，如"饮马黄河"，"当须刳割者，便饮其麻沸散"（《华佗传》）。

期：本音 qī，名词义，用作"日期"、"时期"义。破读为 jī，表示"一周年"义，仍为名词，如"此病后三期当发"（《华佗传》）。

少：本音 shǎo，形容词，表示数量少，如"少数"。破读为 shào，意为年纪轻，如"少年"、"少女"，仍属形容词。

亲：本音 qīn，名词，指父母血亲。破读为 qìng，表姻亲，如"儿女亲家"，仍为名词。

三、破读的语音变化

破读的方法，主要是变声调，其中最多的是将原声调变为去声。还有一些兼变声母或韵母的。下面列出各种语音变化形式：

（一）变声调

上例"好"、"强"、"枕"、"行"、"王"、"易"、"饮"、"少"等字。

（二）变声调声母

上例"藏"、"食"、"骑"。

（三）变声调韵母

上例"亲"。

（四）变声母

上例"期"。

（五）变韵母

"差"（读 chā，"差别"义——破读 chāi，"差遣"义）。

（六）变声母韵母

"衰"（本读 shuāi，"衰退"义——破读 cuī，"等级递减"义）。

四、破读字的去向

现代汉语中，有的破读音被保留，有的则被取消。上例中"藏"、"好"、"食"、"饮"、"期"、"少"等均被保留，而"枕"、"行"、"王"的破读音在现代汉语中已被取消，相关义仍读本音。像"易"有些特殊，本音为入声，因为入声消失，所以本音也读成去声。

有些被破读的词义，后来又为其专门造了新字，这种情况又成为古今字了。如"见"本义为视，引申为表现、出现等义时，破读为 xiàn，如"君有急病见于面，莫多饮酒。"（《华佗传》），后来为此义新造了"现"，"见"与"现"即成为古今字。

学习医古文，了解破读是必要的，这对于我们分析词义很有帮助。对于破读音，我们的态度是以《新华字典》和《现代汉语词典》为依据，这些工具书注明破读音，我们当然要去掌握。有些破读音只是注明"旧读"，如"骑"，这时一般要求破读。如果没有注明的，可以按现代习惯去读，如"枕"、"行"、"王"。

第四节　容易误读的字

汉字容易读错。有因古音僻义而误读，有因依准声符而误读，有因一字多音误读，有因形似他字而误读，有因方言影响而误读，不一而足。下面列出一些容易读错的中医药常用字：

噫 ǎi：嗳气。"嗳"古字。

蒡 bàng：如中药牛蒡子。

贲 bēn：贲门，胃之上口。

砭 biān：砭石。

柏 bò：只用于中药黄柏。在中药侧柏叶中仍读 bǎi。

晡 bū：晡时即申时（下午三至五点），如日晡潮热。

眵 chī：眼屎。

瘳 chōu：病愈。

柠 chǔ：如中药柠实。"楮"的异体字。

搐 chù：抽搐。

创 chuāng：创伤，金创。

苁 cōng：如中药肉苁蓉。

攒 cuán：如攒竹穴。

皴 cūn：皮肤皱起或开裂。别于"皲"（jūn）。

痤 cuó：痤疮。

大 dài：用于大黄。

石 dàn：容量单位，等于十升。如作重量单位读 shí，相当于 120 斤。

膻 dàn：如膻中。

鍉 dī：鍉针，九针之一。

阿 ē：如阿胶。

頞 è：鼻梁。

腓 féi：腓肠肌。

合 gě：容量单位，相当于十分之一升。

肱 gōng：肱骨。

佝 gōu：如佝偻。

癸 guǐ：天干名，如天癸。

匮 guì："櫃"（柜）的古字，如《金匮要略》。

诃 hē：如中药诃子（诃黎勒）。

骺 hóu：骨骺。

踝 huái：踝骨。

瘕 jiǎ：如癥瘕。

强 jiàng：表示僵硬，如项背强。

艽 jiāo：如中药秦艽。

粳 jīng：粳米。

灸 jiǔ：针灸。

龟 jūn：用于龟裂。

咯 kǎ：咯血。

尻 kāo：臀部。

芤 kōu：葱的别名。如芤脉。

莨 làng：用于莨菪。

淋 lìn：用于淋病。而在"淋巴结"中，仍读 lín。

瘰 luǒ：如瘰疬。

懑 mèn：烦懑。

娩 miǎn：分娩。

内 nà："纳"的古字。用于内药、内针、内谷等。

硇 náo：硇砂。

臑 nào：如臂臑穴。

溺 niào：如溺黄。即后世"尿"字。

衄 nǜ：如鼻衄。

脬 pāo：膀胱。

炮 páo：用于炮制。

衃 pēi：瘀血、凝血。

否 pǐ：如否塞、否隔、否极泰来。

髂 qià：髂骨。

茜 qiàn：用于中药茜草。

濡 ruǎn：软。用于濡脉。

娠 shēn：妊娠。

腧 shù：腧穴。

腨 shuàn：小腿肚。

瞤 shùn：表示肉跳或眼跳。如身瞤动。

数 shuò：表示屡次。用于数脉、小便频数。

獭 tǎ：水獭。

菀 wǎn：用于中药紫菀。

痏 wěi：针孔、瘢痕。

遗 wèi：赠送。如《刘涓子鬼遗方》。

熨 wèi：如熨法、热熨。

痫 xián：癫痫。

齘 xiè：磨牙。

囟 xìn：囟门。

眩 xuàn：目眩。如眩晕。

穴 xué：穴位。

暍 yè：中暑、伤暑。

喑 yīn：音哑，不能说话。

髃 yú：如肩髃穴。

礜 yù：用于中药礜石。字形别于"磐石"（矾石）。

垣 yuán：矮墙。如李东垣。"桓"则读 huán，如齐桓公。

哕 yuě：表示干呕。

瘵 zhài：痨病。

怔忡 zhēngchōng：心悸。

跖 zhí：跖骨，即脚掌骨。"蹠"是异体字。

中 zhòng：用于中风、中毒、中暑、中病即止等。

术 zhú：用于中药白术、苍术。

杼 zhù：如大杼穴。

综合练习

（一）填空题

1．一个音节包括 _____ 、 _____ 、 _____ 三部分。如 guāng，声母是 _____ ，韵母是 _____ ，声调是 _____ 。

2．《广韵》有 _____ 个韵目。《平水韵》有 _____ 个韵目，其中平声有 _____ 个韵目。

3．指出下列词语中的通假字：

能寒　俞穴　伎术　卒然　要束　久瘢　蚤出夜入

赏锡　谭吐　纪事　慈石　经落　辩析　归孔子豚

4．指出下列加点字的破读音和词义

好强枕行王易饮少藏食骑亲期差

5．写出下列加点字的读音

阿胶 金匮 诃子 骨骺 癥瘕 粳米 茜草 紫菀 热熨 怔忡 跗骨 白术 大
杼穴 苁脉 噫气 砭石 黄柏 病瘳 呕哕 痨瘵 皲裂 痤疮 大黄 膻中 鍉针
龋齿 咯血 瘰疬 龟裂 溺黄 鼻衄 濡脉 身瞤动 小便频数 牛蒡子 肉苁蓉 齐
桓公 日晡潮热 一合药末 腓肠肌

（二）简答题

1．中古三十六字母是哪些？中古四声指什么？

2．何谓通假字？通假的条件是什么？通假字可分为哪两种类别？

3．上古音有多少声母和韵部？各分为多少类？

4．通假字和古今字如何区别？

5．通假字和六书中的假借的区别是什么？

6．何谓破读？请举两例说明。

（三）解释下列词语

1．音韵学　　　　2．韵书　　　　　3．韵部　　　　4．反切

（四）给带点的词注音

1．百草毒剂，悉曰仙遗

2．以十分率之，此三法居其八九，而众法所当才一二也

3．佗以为盛怒则差　　4．大黄　　　　5．白术　　　　6．怵惕

7．绦虫　　　　　　8．秦艽　　　　9．粳米　　　　10．伛偻

11．癫痫　　　　　12．瘰疬

（五）给下列汉字注音

1．赢　2．赢　3．赢　4．渗　5．轸　6．殄　7．瘳　8．繁

9．絜　10．酘　11．醥　12．醅

（六）判断下列汉字的读音，并标出正确读音

1．刳——kuā 夸　　2．淖——zhūo 捉　　3．俳——pái 排

4．诎——chū 出　　5．喟——weì 胃　　6．哂——xī 西

7．紃——chāun 川　8．疢——chèn 趁　9．畀——bì 毕

10．偭——mian 免　11．竦——sǒng 耸　12．唵——àn 暗

第三章　词　汇

语音、词汇和语法是构成语言的三大要素。从古代汉语到现代汉语，这三大要素都在发展变化，变化最大的无疑是词汇。正因为如此，我们在阅读中医古文献时，如果以现在的词义去理解古词，便会误解原文，因此掌握一些古代汉语词汇知识是非常必要的。

第一节　古汉语词汇的构成和发展

一、古汉语词汇的构成

词汇是词的总和。词是指代表一定意义的、能独立运用的最小的语言单位，而且具有固定的音节。词和字不同，字是记录语言的符号。比如："医生"是一个词，用两个字表达。有很多词则是用一个字表达，比如"山"、"水"，这种情况下一个字也是一个词。

汉语词汇根据音节的多少，可分为单音词和复音词。单音词指用一个字构成的词；复音词指由两个或两个以上的字构成的，其中两字的比例最多（两个字的也可称为双音词）。古代汉语中单音词居多数，复音词占少数，而现代汉语则相反。例如《大医精诚》："今以至精至微之事，求之于至粗至浅之思，其不殆哉？若盈而益之，虚而损之，通而彻之，塞而壅之，寒而冷之，热而温之，是重加其疾。而望其生，吾见其死矣。"这段60字，没有一个复音词，全是单音词。如果翻译成现代汉语，很多词要变成复音词：今：如果；精：精细；微：微妙；事：事情；粗：粗浅；浅：浅显；其：怎么；殆：危险；若：如果；盈：实证；益：补益；虚：虚证；损：损耗；通：泄泻证；彻：使……通利；塞：闭塞证；壅：使……壅阻；寒：寒证；冷：使……变冷；热：热证；温：使……变温；疾：疾病；望：希望。

因为古汉语单音词居多，所以古文言简义赅，但也产生了一字多义、表义模糊、晦涩难懂等缺点。因为复音化是汉语词汇发展的趋势，所以很多单音词转而成为复音词的语素。如复音词"沐浴"指洗澡，而"沐"本指洗头，"浴"本指洗体；复音词"社稷"指国家，"社"本指土地神，"稷"本指五谷神。

二、古汉语词汇的发展

词汇系统随着社会的发展、人们对周围事物的不同认识而不停地变化。

一是新词的产生。随着社会的发展，总有大量新词产生，如"艾滋病"、"手机"、"电脑"、"超市"这些词，清代以前的人不可能知道为何物，而现在则是人所共知的常用词。有些新词则是基于对事物的新认识而产生的，如以前人们称阑尾炎叫"盲肠炎"，后来发现不是盲肠发炎，而是阑尾发炎，便产生了新词"阑尾炎"。同物异名也能产生大量新词汇，如壁虎又称天龙、守宫，蚯蚓又称地龙，薯蓣又称山药，等等。

二是旧词的消亡。旧词因为失去存在价值而相继消亡。有些是因为其所表示的事物消失了，如表示职官的"太医令"、"御医"、"尚药奉御"等。有些是被别的同义词代替，如

"处女"取代了"室女","儿科"取代了"小方脉","喉结"取代了"结喉","食指"取代了"大指次指","鸡蛋"取代了"鸡卵",等等。

三是基本词汇的保留。象"日"、"月"、"水"、"人"、"手"、"骨"、"口",这些全民通用的基本词汇一直未变,这样才保证了汉语的稳定性,并得以不断传承下去。

总之,古汉语词汇是一个不断变化、发展壮大的系统。相比之下,现代汉语的词语总量比古代多得多。词汇不仅有数量上的变化,而且还有词义上的变化。外形一样的词语,古今含义可能截然不同。如"手表"现在指戴在手腕上的表,而古代则指手背。《普济方·诸热》"盖手之三阳从手表上行于头,加之以火邪,阳并于阳,势甚炽焉。"再如医书常说的"空心"服药,其"空心"指空腹,与今义迥异。

这些古今词义迥异的词,是很显眼的阅读障碍,我们可以通过语境、注释或工具书轻易解决。棘手的是古今词义稍变的一些词,最容易误解,这属于词义的演变。

第二节 词义的演变

随着社会的发展进化,很多词义都在逐渐发生演变,与古义相比,今义有扩大、缩小、转移三种情况。

一、词义的扩大

词义的扩大,指古义所指的范围比今义小,或者说古义只是今义的一部分。例如:

牙:古代"牙"和"齿"含义有分工,"牙"专指磨牙(也叫大牙、臼齿),"齿"指门牙。《华佗传》:"耳目聪明,齿牙完坚。"义为耳聪(听力好)目明(视力好),齿完(门牙完整)牙坚(大牙坚固)。现在的"牙"义范围扩大,指所有牙齿,包含了古代"齿"义。

菜:古代专指蔬菜。《说文》:"菜,草之可食者。从艸采声。"现在的含义则扩大,还包括肉、蛋等在内,如"荤菜"、"川菜"、"烧菜"、"菜谱"等。

洗:古代"洗"指洗脚,"澡"或"盥"指洗手,"沐"指洗发,"浴"指洗身,"沫"(huì)指洗脸,"浣"指洗衣。今"洗"义扩大,可以包括各种部位和物品。

睡:古代指坐着打瞌睡。《说文》:"睡,坐寐也。"现在则不论坐着睡,还是躺着睡,都可称"睡"。

脏:古代一般只指肝、心、脾、肺、肾五脏。现代医学"脏"的范围扩大,胰、胃、胆等都可称为脏器。

二、词义的缩小

词义的缩小,指古义所指的范围比今义大,或者说今义只是古义的一部分。例如:

禽:古代指鸟兽的总称,既包括两足之禽,也包括四足之兽。如华佗"五禽戏"模仿的五种禽是虎、鹿、熊、猿、鸟,前四种动物在古代也属于禽。现在的"禽"词义缩小,专指鸟类的总称,如"家禽"、"飞禽"。

丈夫:古代指男性,如《素问·上古天真论》:"丈夫八岁,肾气盛,发长齿更。"今义缩小,指女性的配偶。

指:古代既包含手指,也包含脚趾。如《灵枢·经脉》:"肺手太阴之脉,起于中焦……循鱼际，出大指之端。"这是指手指。同篇："足太阴脾经，起于大指之端，循指内侧白肉际……"这是指脚趾。"指"今义已排除足趾义。

步：古代左右脚各迈一次算一步，即古一步相当于现在的两步。而只迈一次的古称为"跬"（kuǐ），相当于现在的步，如《荀子·劝学》："不积跬步，无以至千里。"

臭：古指气味。《本草品汇精要·胡椒》："味：辛。性：大温散。气：气之厚者，阳也。臭：香。主：霍乱、腹痛、冷气上冲。"今则专指臭味，不包括香味等其他气味。

三、词义的转移

凡是不属于扩大或缩小的，都可称为转移。这一类最多。

脚：古代指小腿。《素问·水热穴论》："三阴之所交结于脚也。"足三阴所交之处正在小腿上。后代变为"足"义。

汤：古指热水，如"赴汤蹈火"、"金城汤池"、"扬汤止沸"。今则指食物煮后所得的汁水，如菜汤、米汤。

涕：古义为眼泪，如"痛哭流涕"、"感激涕零"、"破涕为笑"等。今义则为鼻涕。

兵：本义为兵器。小篆作㑒，以两手持斤（斧）会意。《素问·四气调神大论》："夫病已成而后药之，乱已成而后治之，譬犹渴而穿井，斗而铸兵，不亦晚乎！"后代逐渐变为士兵义。

去：古义为"离开"，今义则为"往"。如说"去齐"，古义为离开齐国，今义则是到齐国去，方向正好相反。《华佗传》："复与两钱散，成得药去。"《不失人情论》："致怀奇之士，拂衣而去。"两句中的"去"都是离开义。

走：古代指快跑。如《扁鹊传》"望见桓侯而退走"。现在则指行走。

以上几个例字是词义范围的转移，除此而外，有的词义范围没有变化，可能只是感情色彩发生变化。如"祥"古指征兆、预兆，是中性词，无吉凶之分，如"是何祥也？"（《徐灵胎先生传》）后世变成褒义词，只表吉兆、吉祥。

总而言之，从古到今，词义一直都在渐进性演变。古与今是个相对概念，相比先秦，汉代可为今；相比汉代，唐代可为今。所以我们说今义，并不是今天突然变过来的，如"睡"的今义在梁代的医书已有出现了，如《本草经集注·孔公孽》："治男子阴疮，女子阴蚀，及伤食病，恒欲眠睡。"

在一般情况下，新义产生后，旧义即不复存在。但旧义仍会保存在成语中，如"走"的快跑义在现代汉语中已消失，但在成语"走马观花"、"奔走相告"中仍保留古义。

第三节　词的本义和引申义

一、词的本义

词的本义指词的本来意义，而非原始意义。因为在文字产生之前就有语言交流了，所以在汉字产生前，词的本义究竟是什么已很难弄清楚，所以词的本义只是指根据文字材料所能证明的最初意义。汉字以形符表义，象形、指事、会意、形声字都有形符，因此可以通过分析字形来探求词的本义。例如：

"目"，有眼睛、看、目录等义，但这是个象形字，所以根据其字形可以断定其本义是眼睛，其他义是从眼睛义引申发展而来的。

"字"，《说文》："字，乳也。从子在宀下，子亦声。""字"是个形声兼会意字，字形像房中有一个婴儿。"乳"是生孩子意，所以"字"的本义也是生孩子，而不是文字。

"戒"，小篆作𢦐，是个会意字，像两手持戈，表示戒备，这就是其本义。

因形求本义，要根据古文字字形，越古的字形越容易分析。《说文》是根据小篆及部分更古的文字来分析本义的，因为当时缺乏充足的古文字资料，所以也有一些分析错了的。例如：

"行"，《说文》："行，人之步趋也。从彳，从亍。"认为"行"的本义是行走，其实甲骨文作𠦍，像十字路口形，本义是道路。

二、词的引申义

由本义派生出来的意义叫引申义。本义只能有一个，引申义可有多个。如"向"本义是"朝北的窗户"，引申为"朝向"，再引申为"方向"。

（一）引申的方式

引申的方式可以归纳成三种：链条式引申、辐射式引申、综合式引申。

所谓链条式引申，基本形式是：本义→A→B→C……例如："秉"小篆作𥝖，为手持禾束状，本义为禾束、禾把，如《诗经》："彼有遗秉"；引申为拿着、持着，如"秉烛"；又引申为主持、掌握，如"秉公执法"；再引申为权力、权柄，如"国秉"。引申方式好像一根链条一样，朝着一个方向环环相扣：

禾束、禾把（本义）→拿着、持着（A）→主持、掌握（B）→权力、权柄（C）。

所谓辐射式引申，是本义向不同方向引申出多个意义，引申义之间是并列关系，而非派生关系。因为以本义为中心向外辐射，所以称辐射式引申。"云"的本义是天上的云气，其诸多引申义就是典型的辐射式引申：

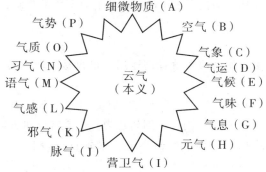

所谓综合式引申，是既有链条式引申，又有辐射式引申。如"解"的本义是解牛，其诸多引申义就是综合式引申：

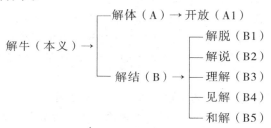

用通俗的比喻说，引申好像父生子一般，其中链条式引申是世代单传，别无兄弟：本义（父）→A义（子）→B义（孙）→C义（曾孙）；而辐射式引申是父亲只生几个儿子，却无一孙，A义是长子，B义是次子，C义是三子，等；而综合式引申则是子孙满堂，A义是长子，A1义是孙，A2是孙，B义是次子，B1B2等是孙。我们又管"儿子"叫直接引申义，管"孙辈"及以下的为间接引申义。

（二）引申的规律

引申虽然复杂，但亦有规律可循。从本义与引申义所表示的内容看，有如下规律：

一是由具体到抽象。可以想象，人们总是先感知具体的事物，先为具体的事物造词造字。如"道"本义为道路。《华佗传》："佗行道，见一人病咽塞。"后引申为途径、方法，这就是抽象的名词了。《扁鹊传》："人之所病，病疾多；而医之所病，病道少。"又引申为规律、道理，也是抽象名词。"惟庸工误人最深，如鲧湮洪水，不知五行之道。"（《汗吐下三法该尽治病诠》）。又引申为思想、学说。如"曲高者和寡，道高者谤多"（《不失人情论》）。

二是由个别到一般。如"江"本专指长江，"河"本专指黄河，现很多河流都称"江"称"河"。

学习古汉语，应该养成分析本义和引申义的习惯。字典里，一个词下面往往有很多义项，一般首列本义或基本义（未列本义的才列基本义，基本义即最常用义），以下依次是引申义和假借义。例如"女"有四个义项：①女性，②女儿，③以女嫁人，④你。其中第①为本义，第②③是引申义，第④是假借义。假借义是通过通假或假借产生的意义，与本义没有任何联系。

第四节　特殊词语的辨析

古汉语中经常有一些特殊词语，也可能影响我们对原文的理解，也要加以注意。

一、同形词

古代汉语单音词居多，如果两个单音词连用，很容易与现今的一个双音词同形，造成误解。例如：

非常："长桑君亦知扁鹊非常人也。"（《扁鹊传》）"非常"是"非"与"常"二词连用，恰巧与现在的双音词"非常"同形。例句意为：长桑君也知道扁鹊不是平常人。

名誉："唯当审谛覃思，不得于性命之上，率尔自逞俊快，邀射名誉，甚不仁矣！"（《大医精诚》）"名誉"指名声和赞誉，是"名"和"誉"两个单音词连用，与现在的双音词同形，但含义不同。

影响："子和治一妇，久思而不眠，令触其怒，是夕果困睡，捷于影响。"（杨继洲《针灸大成》）"影响"意为"影子"和"回声"，也是两个单音词连用。

圣旨："庶厥昭彰圣旨，敷畅玄言，有如列宿高悬，奎张不乱，深泉净滢，鳞介咸分。"（《黄帝内经素问注·序》）"圣旨"指"圣人的意旨"，意即《黄帝内经》的意旨，不是皇帝所颁的圣旨。

发表："故滑石上能发表，下利水道，为荡热燥湿之剂。"（《本草纲目·滑石》）"发表"是发汗解表之义，与今天之发表谈话、发表论文之"发表"正好同形。

二、偏义复词

由两个字构成的复音词，如果只有其中一字表义，另一字只起陪衬作用，这个词便称之为偏义复词。偏义复词是古代汉语的特殊现象，中医古籍中也有很多偏义复词，因此了解这种语言现象，有助于更好地理解原文。

（一）由相反意义构成的偏义复词

构成偏义复词的两个字是相反意义。如：好歹＝歹，"好"不表义，例如"万一她有个好歹，这可怎么办？"再如：

利害："人有邪恶非正之问，则依著龟为陈其利害。"（《丹溪翁传》）

强弱："咳家，其脉弦，欲行吐药，当相人强弱而无热，乃可吐之。"（《脉经》）

表里："伤寒六七日，目中不了了，睛不和，无表里证，大便难，身微热者，此为实也，急下之，宜大承气汤。"（《伤寒论》第252条）

根据文意，利害＝害，"利"不表义。强弱＝强，"弱"不表义。表里＝表，不含"里"义。

（二）由相近或相关意义构成的偏义复词

构成偏义复词的两个字在意义上相近或相关。如：国家＝国，义不含"家"。再如：

脾胃："邪在脾胃，则肌肉痛。"（《太素·五藏刺》）

耳目："今人耳目不明，此阳虚耳聋。"（《医贯·耳论》）

痛痒："士大夫不耐痛痒，必欲除之。"（《华佗传》）

根据文意，脾胃＝脾，因为脾主肌肉，脾病则肌肉痛。耳目＝耳，因为所谈耳聋是耳病，与目无关。痛痒＝痛，腹内疾病当为痛，不会痒。

三、简称词

古人为了语言简洁、音节协调、对仗、押韵等目的，常将一些复单词删节压缩成文字较少的简称词。如将《灵枢》、《素问》、《神农本草经》、《本草纲目》简称成《灵》、《素》、《本经》、《纲目》。简称词虽词义未变，但带来晦涩难懂的弊端，所以了解简称词能更好地理解古书。简称词可以包括多方面内容，下面就古医书常见的种类举例说明。

（一）书名、篇名的简称

例1：《经》曰"虚则补其母"，水能生木，肾乃肝之母。（《汤液本草·五脏苦欲补泻药味》）

例2：《经》云：烧作灰，以石投中散解者，是雄也。（《本草图经·雄鹊》）

例3：君火之气，《经》以暑与湿言之；相火之气，《经》以火言之，盖表其暴悍酷烈甚于君火也。（《本草纲目·阳火阴火》）

以上例中，例1《经》指《难经》，例2的《经》指《神农本草经》，例3的《经》指《黄帝内经》。三种书均简称为《经》，很容易造成误解。

此外，一本书也可以有多种简称方式。如《神农本草经》，可说成《经》、《本经》、《本草经》、《神农经》、《神农本经》、《神农本草》。隋代巢元方的《诸病源候论》可说成《巢氏病源论》、《巢氏病源》、《病源论》、《病源》、《巢源》等。

不但书名，篇名也多简称。如《素问·至真要大论》简称成《至真要大论》、《至真大要篇》、《至真大要》、《至真论》等，不但用简称，还将书名一并省去，增加了理解的难度。

（二）人名的简称

例1：《素问》起于轩黄，《难经》起于秦越。（《金镜内台方议》冯士仁序）

例2：岐、黄、彭、扁，振扬辅导，恩流含气。（《本草经集注·序》）

例3：秦皇所焚，医卜方术不预，故犹得全录。而遭汉献迁徙、晋怀奔迸，文籍焚靡，千不遗一。（《本草经集注·序》）

以上例1"轩黄"是黄帝的简称。黄帝名轩辕，故古人常简称为"轩黄"或"黄轩"。"秦越"是秦越人（扁鹊）的简称。例2"岐"指岐伯，"黄"指黄帝，"彭"指巫彭，"扁"指扁鹊。例3"秦皇"指秦始皇，"汉献"指汉献帝刘协，"晋怀"指晋怀帝司马炽。

（三）药名、方名的简称

例1：其在三阳者，则用桂、麻、柴、葛之辛温以散之；其在三阴者，非假姜、附、桂、萸之辛热，参、术、炙草之甘温，则无以祛除阴冷之邪，而复其若天与日之阳也。（《冯氏锦囊秘录·杂症大小合参》）

例2：一虫痛，乌梅丸；二注痛，苏合研；三气痛，香苏专；四血痛，失笑先；五悸痛，妙香诠；六食痛，平胃煎；七饮痛，二陈咽；八冷痛，理中全；九热痛，金铃痊。（《医学三字经·心腹痛胸痹》）

以上例1都是药名的简称，分别指桂枝、麻黄、柴胡、葛根、干姜、附子、肉桂、吴茱萸、人参、白术、炙甘草。药名简称一般取能与他药相区别的那个字，如"麻黄"简称"麻"，而不简称"黄"。例2都是方剂名的简称，分别指苏合香丸、香苏饮、失笑散、妙香散、平胃散、二陈汤、理中汤、金铃子散。方剂名一般省略其后的剂型。

第五节　常用修辞方式

修辞就是修饰言辞。要使语句适合情境和主题，便要进行修辞。汉语修辞方式，古今大多相同，但同中也有异。下面分别叙述中医古文献中常用的修辞方式。

一、引用

引用，就是在文章中引用前人的词句、历史故事的修辞方式，又称为用典。引用可分为明引和暗引，在中医古籍中都很常见。

（一）明引

明引一般直接说出引文的出处，使人一看便知是引语。

例1：故谚曰："有病不治，常得中医。"（《〈汉书·艺文志〉序及方技略》）

例2：班固《汉书·艺文志》曰："《黄帝内经》十八卷。"《素问》即其经之九卷也，兼《灵枢》九卷，乃其数焉。（《黄帝内经素问注·序》）

例3：《经》曰："问而知之者谓之工"，小儿不能问，故为难治，医者当审慎也。（《证类本草·竹叶》）

以上例1直接说明引用的是古谚语。例2标明引用的书名。例3是引用《难经》的话。

（二）暗引

暗引则不指明出处，在文中直接引用典故，使人看不出是引语。暗引过多，往往使文章晦涩难懂。

例1：若能寻余所集，思过半矣。（《伤寒论·序》）

例2：先生隔垣见人，何必饮上池水哉？（赵献可《医贯·痢疾论》）

例3：然刻意研精，探微索隐，或识契真要，则目牛无全。（《黄帝内经素问注·序》）

例4：虽然，他山之石，可以攻玉；断流之水，可以鉴形；即壁影荧光，能资志士；竹头木屑，曾利兵家。（《类经·序》）

以上例1"思过半"是引用《周易·系辞下》语："知者观其象辞，则思过半矣。"意谓收益多。例2是患者徐阳泰称赞名医赵献可的话，二处引用了有关扁鹊的典故。扁鹊用上池之水饮用了老师长桑君给他的药后，便"视见垣一方人"、"尽见五藏症结"。例3"目牛无全"比喻技艺精熟，运用自如。这是引用《庄子·养生主》的典故，该故事说庖丁解牛三年后，技艺娴熟，眼中没有全牛，都是皮、肉、筋、骨分离的，所以宰牛虽多却不伤刀刃。例4意指自己的著作虽然价值不大，但或许能有助于后学者。这里有多处引用："他山之石，可以攻玉"引自《诗经》原文；"断流之水，可以鉴形"化用《庄子·德充符》语句；"壁影"、"荧光"引用匡衡凿壁借光、车胤囊萤照书而成才的典故；"竹头木屑，曾利兵家"引用《世说新语》典故，说晋代陶侃做荆州刺史时，叫士兵将竹头、木屑等废物收集起来，最后竟然都派上用场。

二、割裂

割裂就是以古书语句中某一词表达同句另一个词的修辞方式，也称为藏词。比如《论语·为政》："吾十有五而志于学，三十而立，四十而不惑，五十而知天命，六十而耳顺。"意思是我十五岁有志于学习，三十岁自立，四十岁不疑惑，五十岁了解天命，六十岁听到什么都能领悟。后人割裂语句，称十五岁为"志学"，三十岁为"而立"，四十岁为"不惑"，五十为"知命"，六十为"耳顺"。下面再举几个例子。

例1：论有本源，语无枝叶，辨俗师所未辨，发古人所未发，其斯道中之三折肱乎！（《孝慈备览伤寒论·傅玉露序》）

例2：吾侄子正潜心斯道之久，而常寤寐于丹溪之心，故于是书尤注意焉。（《丹溪心法·高宾序》）

例3：余年十一，连遭家祸，父以时疫，母以气中，百日之间，并失怙恃。（许叔微《普济本事方·自序》）

以上例1"三折肱"出自《左传·定公十三年》"三折肱知为良医"，于是后人割裂原句，以"三折肱"代指"良医"。例2"寤寐"出自《诗·关雎》"窈窕淑女，寤寐求之"，因以"寤寐"代"求"。例3"怙恃"出自《诗·蓼莪》"无父何怙？无母何恃"，因而割裂语句，以"怙"指"父"，"恃"指"母"。

三、比喻

比喻就是打比方，即用具体常见的事物来说明另一种事物或道理，从而使文字形象生动、道理通俗易懂的修辞方式，也叫譬喻。下面举例说明。

例1：佗语普曰："人体欲得劳动，但不当使极尔。动摇则谷气得消，血脉流通，病不得生，譬犹户枢不朽是也。"（《华佗传》）

例2：邪入郛郭，槟榔、草果可以泻之。（虞抟《医学真传·疟》）

例3：为医误治，危在呼吸。（《景岳全书·肿胀》）

例 4：点滴无，名癃闭；气道调，江河决。（陈修园《医学三字经·五淋癃闭赤白浊遗精》）

比喻有明喻、隐喻之分。明喻即用"如"、"若"、"譬犹"等词说明，易于理解。以上例 1 便是明喻。隐喻则没有比喻词，不易理解原文，例 2～4 便是隐喻。例 2 "郭郭"本指外城，为内城之屏障，进入外城与内城之间相当于人体的膜原（人体半表半里之处），因此以"邪入郭郭"比喻病进入膜原。例 3 "呼吸"喻"顷刻之间"。例 4 "江河决"喻为小便通畅，尿量多。

四、借代

为了表达需要，不称呼人或事物的固有名称，而借与之相关的其他词来代称，这种修辞方式叫借代，也叫代称。

例 1：何以解忧？唯有杜康。（曹操《短歌行》）

例 2：臣本布衣，躬耕于南阳。（诸葛亮《出师表》）

例 3：我朝治洽学明，名贤辈出，咸知溯原《灵》、《素》，问道长沙。（《温病条辨·叙》）

例 4：熟读王叔和，不如临证多。（谚语）

例 5：又到病家，纵绮罗满目，勿左右顾盼，丝竹凑耳，无得似有所娱。（《大医精诚》）

以上例 1 "杜康"为发明酒的人，代称酒。例 2 "布衣"代称平民。古代平民只能穿麻制的布衣，不能衣丝织品。例 3 "长沙"代称《伤寒杂病论》。该书作者张仲景相传其曾任长沙太守，后世遂称之为"张长沙"。例 4 "王叔和"代称医书。王叔和本魏晋时名医，著《脉经》。例 5 "绮罗"代称美女，"丝竹"代称音乐。绮罗本指妇女穿的衣服；丝指弦乐器，竹指管乐器。

五、委婉

不直说本意，而以含蓄婉转的话表达出来，这种修辞方式叫委婉，也称婉曲。古人为了避免直接说出粗俗（有关生殖器等）、或不吉利（有关死亡或疾病等）的词，故意以委婉语表达。古人表"死亡"的委婉语很多，例如：卒、不幸、捐馆、捐馆舍、升仙、见背、含、填沟壑、仙逝、百岁后、万年之后、千秋之后等；不同身份的人还有专门的用词，如帝王用"崩"、"驾崩"、"崩殂"、"山陵崩"、"晏驾"、"薨"，道士用"羽化"，和尚用"圆寂"。再举一些例子以说明。

例 1：子之大父一瓢先生，医之不朽者也，高年不禄。（《与薛寿鱼书》）

例 2：初服当更衣；不尔者，尽饮之。若更衣者，勿服之。（《伤寒论·小承气汤方》）

例 3：善摄生者，宜暂远帷幕，各自珍重，保全天和。（《格致余论·阳有余阴不足论》）

例 4：黄帝问曰："人有重身，九月而瘖，此为何也？"（《素问·奇病论》）

以上例 1 "不禄"字面义是"不终其禄"（意即不再领工资了），后用作"死亡"的委婉语。例 2 "更衣"是"解大便"的委婉语。例 3 "帷幕"本指床周的"帐幕"，进一步用作"性生活"的委婉语。例 4 "重（chóng）身"为"怀孕"的委婉语，怀孕后有两条性命，故曰"重身"。

六、分承

为了句子紧凑简洁，古人常将两件事合在一起说，这种修辞方式叫分承（分别承接上文之意），又称并提。

例1：陟罚臧否，不宜异同。（诸葛亮《出师表》）

例2：普施行之，年九十余，耳目聪明，齿牙完坚。（《华佗传》）

例3：若不精通于医道，虽有忠孝之心，仁慈之性，君父危困，赤子涂地，无以济之。（《甲乙经·序》）

例4：补水所以制火，益金所以平木；木平则风息，火降则热除。（《本草纲目·菊》）

以上例1应理解为"陟臧罚否"（奖善惩恶）。即"臧"承"陟"、"否"承"罚"。例2应理解为"耳聪"（听力好）、"目明"（视力好）、"齿完"（门齿完整）、"牙坚"（大牙坚固），即"聪"承"耳"，"明"承"目"，"完"承"齿"，"坚"承"牙"。例3"君父危困"承上文"忠孝之心"，"赤子涂地"承"仁慈之性"。例4"火降则热除"承"补水所以制火"，"木平则风息"承"益金所以平木"。

七、互文

上下两句话相互呼应、补充，从而表达一个完整的意思，这种修辞方式叫互文，也叫互备、互文见义、互见。

例1：悍吏之来吾乡，叫嚣乎东西，隳突乎南北。（柳宗元《捕蛇者说》）

例2：将军百战死，壮士十年归。（《木兰诗》）

例3：可平五脏之寒热，能调六腑之虚实。（《针经指南·标幽赋》）

例4：因于湿，首如裹，湿热不攘，大筋緛短，小筋弛长。（《素问·生气通天论》）

以上例1意为：叫嚣、隳突于东西南北。不是说只在东西叫嚣，又只在南北隳突。例2意为：将军和壮士们经历百战，有的死了，活着的则在十年后凯旋而归。并非说将军都死了，而壮士都回来了。例3意为：可平五脏六腑之寒热，能调五脏六腑之虚实。例4意为：大筋小筋要么緛短，要么弛长。緛：音 yuǎn，缩短之意。

综合练习

（一）填空题

1．古代汉语_____音词居多数，而现代汉语则_____音词居多数。

2．与古义相比，"洗、菜、臭、指、汤、涕"六字中，今义范围扩大的是_____，缩小的是_____，转移的是_____。

3．词义的引申方式可以分_____、_____、_____三种。

4．表示"死亡"的委婉语有_____、_____、_____、_____、_____、_____等。

（二）简答题

1．何谓词义的扩大、缩小和转移？请各举两例说明。

2．何谓词的本义和引申义？请各举一例说明。

3．何谓偏义复词？请举例说明。

4．常用修辞方式有哪几种？请各举一例说明。

（三）解释下列各句中带点的词，并比较古今差异

1．适饮食消息，勿极劳。（《脉经》卷二）

2. 长桑君亦知扁鹊非常人也。(《史记·扁鹊仓公列传》)

3. 余闻上古之人，春秋皆度百岁。(《素问·上古天真论》)

4. 终之气，畏火司令。(《素问·六元正纪大论》)

5. 扁鹊独奇之，常谨遇之。(《史记·扁鹊仓公列传》)

6. 人体欲得劳动，但不当使极尔。(《华佗传》)

7. 后复投四物汤数百，遂不发动。(《丹溪翁传》)

8. 秦有医和，汉有仓公，其论皆经理识本。(《甲乙经序》)

9. 藏腑经络之曲折，靡不缕指而胪列焉。(《类经序》)

（四）解释下列各句中带点词的特殊含义

1. 伤寒哕而腹满，视其前后，知何部不利。(《伤寒论·381条》)

2. 前后不得溲便，宜八正散之属。(《儒门事亲》)

3. 阴气太盛则阳气不能荣也。(《灵枢·脉度篇》)

4. 荣卫不行，五脏不通。(《素问·热论》)

5. 小便与汗，皆亡津液。(《脾胃论》)

6. 有亡，忧知于色。(《素问·解精微论》)

（五）解释下列各词的本义，说明与其他意义的演变关系（说明时标出号码即可）

1. 朝：①朝见　②朝代　③早晨　④朝廷

2. 理：①治理　②条理　③道理　④治玉

3. 发：①发出　②射发　③发生　④发散

4. 向：①朝着、对着　②朝北的窗子

5. 节：①节日　②竹节　③草木节　④礼节　⑤节气
　　　⑥节操　⑦节制　⑧节奏　⑨关节　⑩一段

6. 长：①长久的长　②长短的长　③首长的长

7. 亡：①丧失物质　②逃亡　③死亡　④灭亡

（六）指出下列各词的修辞方式

1. 寒邪刻于上焦则痛急，痛急则神归之，神归之则气聚，气聚则寒邪散，寒邪散则痛缓，此胸痹之所以有缓急者，亦心痛去来之意也。(《金匮直解·胸痹心痛短气病脉证治》)

2. 食谷雨欲呕，属阳明也，吴茱萸汤主之。得汤反剧者，属上焦也。(《伤寒论·辨阳明病脉证并治》)

3. 并在气，调诸卫；并在肉，调之分肉。(《甲乙经六·五脏六腑虚实大论》)

4. 是以春夏归阳为生，归秋冬为死。(《素问·方盛衰论》)

5. 趺阳脉浮而数，浮则伤胃，数则动脾。(《伤寒论·辨脉法》)

6. 若邪盛为害，则乘元气未动，与之背城而一决，勿使后事生悔，此神而明之之术也。(《元气存亡论》)

7. 厥后博物称华，辩字称康，析宝玉称倚顿，亦仅仅晨星耳。(《本草纲目原序》)

8. 父病年余，以致不起。(《温病条辨自叙》)

9. 天有四时五行，以生长收藏，以生寒暑燥湿风。(《素问·阴阳应象大论》)

10. 前后巨闭，虚躁转甚，肌肤日削，饮食不下，虽遇扁华，亦难措手。(《张氏医通六·痿痹门》)

11. 疾徐如轮扁之手，轻重若庖丁之刀。(《类经附翼一·医易》)

12. 仓廪不藏者，是门户不要也。(《素问·脉要精微论》)

13. 欲知脏腑之虚实，必先诊其脉之盛衰。(《标幽赋》)

14. 又到病家，纵绮罗满目，勿左右顾盼；丝竹凑耳，无得似有所娱。(《大医精诚》)

15. 前后巨闭，虚躁转甚，肌肤日削，饮食不下，虽遇扁华，亦难措手。(《张氏医通六·痿痹门》)

16. 子之大父一瓢先生，医之不朽者也，年高不禄。(《与薛寿鱼书》)

17. 谓沉为浮，则方治永乖；以缓为迟，则危殆立至。(《脉经序》)

18. 少阴病，脉微细沉，但欲卧，汗出，不烦，自欲吐，至五六日自利，复烦躁，不得卧寐者，死。(《伤寒论·辨少阴病脉证并治》)

19. 阴阳者，天地之道也，万物之纲纪，变化之父母，生杀之本始，神明之府也。(《素问·阴阳应象大论》)

20. 小青龙之水，动而不居；五苓散之水，留而不行；十枣汤之水，纵横不羁；大陷胸之水，痞硬坚满；真武汤之水，四肢沉重。(《伤寒论翼·制方大法》)

21. 卒然遭邪风之气，婴非常之疾。(《伤寒论序》)

22. 夫粗工之与谬工，非不误人，惟庸工误人最深，如鲧淹洪水，不知五行之道。(《汗下吐三法该尽治病诠》)

第四章 语 法

语法即语言的结构方式，包括词、词组、句子的构成分类和组织变化。古今语法大部分相同，只有小部分存在差异，但往往是这些小部分影响我们的阅读理解，本节叙述古汉语的特殊语法。

第一节 词 类

词类，即词的语法分类，包括实词与虚词两大类。实词能单独充当句子的成分，包括名词、动词、形容词、数词、量词、代词、副词七小类；虚词不可充当句子成分，包括介词、连词、助词、叹词四小类。

一、实词

（一）名词

表示人或事物名称的词。可分为五种：

1. 专有名词　黄帝、五禽戏、咸阳、宋、小柴胡汤、人参。
2. 普通名词　良医、药、根、砭石、矢（屎）、溺（尿）。
3. 抽象名词　忠、孝、术、道、义。
4. 时间名词　朝、夕、朔、晦、时、节。
5. 方位名词　前、后、南、左、上、下。

（二）动词

表示人或事物的动作、感受、存在、变化的词。可分为三种：

1. 动作动词　走、饮、泣、闻、思、无、生、死。根据能否接宾语而分为及物动词和不及物动词，如"饮"为及物动词，"死"为不及物动词。
2. 能愿动词（也叫助动词）　能、愿、可、得、应、宜、须、欲、足、克（"能够"义）。
3. 判断动词（也称系词、系动词）　是。"是"作判断词在中医古籍中很多，但"是"在古代还有三个常见用法：一是作指示代词"这"义，二是形容词"正确"义，三是结构助词。

（三）形容词

表示人或事物性质或状态的词。可分为两种：

1. 表性质　善、恶、强、弱。
2. 表状态　长、短、厚、薄。

（四）数词

表示数目的词。可分为六种：

1. 基数　如：一、三、十、百、千、万。古汉语基数与现代汉语基本相同，但也有特殊之处。如整数与零数之间常加"有"或"又"，如"十五"说成"十有五"、"五十七年"说成"五十又七年"、"一百零五钱"说成"百有五钱"。有时候既不用"零",也不用"有",如将"一百零五日"说成"一百五日"

古人还习惯用乘数表示基数。《素问·上古天真论》:"二七而天癸至,任脉通,太冲脉盛,月事以时下,故有子。"此"二七"指十四岁,并非二十七岁。

2. 序数 现代汉语用"第一"、"第二"表示序数,古汉语也有。此外古汉语还用其他方法表序数,如"甲、乙、丙、丁","伯、仲、叔、季"等。更多的则是直接用基数表序数,《尚书·洪范》"五行:一曰水,二曰火,三曰木,四曰金,五曰土。"

3. 分数 古汉语的分数表达很混乱。如"十分之八斤",古代汉语除了这种说法,还可以说成:①十分斤之八分,②十分斤之八,③十分斤八,④十之八,⑤十八。相应例子如下:

例1:前行阳中,日行一舍,人气行身一周,复行后周十分身之八分。(《太素·五十周》杨上善注)

例2:凡散药有云刀圭者,十分方寸匕之一,准如梧子大也。方寸匕者,作匕正方一寸,抄散取不落为度。(《备急千金要方·论合和》)

例3:灶黄土十分升一。(《五十二病方》)

例4:予用此药三钱,米饮服之,痛即减十之五,调理而安。(《本草纲目·延胡索》)

例5:检其平日所服,寒凉者十六,补肝肾者十三。(《医宗必读·痿》)

此外,古籍中还将"十分之一"说成"什一"。《类经》序:"亦岂知《难经》出自《内经》,而仅得其什一。"

4. 约数 古汉语表约数也有多种方式:

一是用两个相邻数字:长四五寸。二是用不相邻的两个数字:每服五七丸、捣五七百杵。三是数词后加"许"、"所"、"以来"(均"左右"义):二百许种、年五十所、三升以来。四是数词前加"可"(大约义):年可二十。五是数词前加"且"、"垂"、"将"(均表将近义):年且百岁、垂三千年。六是整数后加"余"、"有余":二十余片、千有余种。七是上述几种综合:高尺余许、日夜可六七服。

5. 倍数 用"倍"表达。如:加柴胡一倍。

6. 虚数 以数字表示虚指,而非实指。如:杀百虫毒、九死一生、三令五申。

(五) 量词

表示单位的词。量词一定要用在数词后。但当数词是"一"时,可以省略"一",如:高丈余、可两许、百二十种、年且百岁。量词可分为二种:

1. 物量词(表示人或事物单位):钱、两、方寸匕(容量单位)、壮(艾炷灸单位)、盏、合(gě,十分之一升)、枚(如:大枣六枚)、味(如:五味药)、件(相当于"种",如:五件药)。

2. 动量词(表示动作、行为的单位):次、回、通、遍、沸(如:煎三沸)。

(六) 代词

代替实词、词组、句子的词。可分为三种:

1. 人称代词 我、吾、余、予(以上第一人称,"我"、"我的"义)、尔、女、汝、而、乃、若(以上第二人称,"你"、"你的"义),彼、其、之、厥、伊、渠(以上第三人称,"他"、"他的")。注:"之"有时也可表示第一人称、第二人称。

2. 指示代词 此、是、斯、兹、尔、然、之、焉(以上近指,"这"义),彼、夫、其（以上远指，"那"义），或（以上虚指，"有的"义），莫、无、靡（以上无指，"没有谁"、"没有什么"义），他、它（以上旁指，"别的"义），者、所（以上特指，不能独立运用，与其他词组成"者"字结构和"所"字结构，如"疾者"、"学者"、"所知"、"所学"）。

3. 疑问代词　孰、何（以上表"谁"或"什么"），安、焉、奚、恶、曷、胡（以上表"怎么"、"哪里"）。

（七）副词

修饰动词或形容词的词。可分为八种：

1. 程度副词　少、稍、略（以上"稍微"义），颇、殊、至、甚、极（以上"相当"、"非常"义）、愈、益、弥、滋（以上"更加"义）。

2. 范围副词　皆、悉、尽、举、俱、咸、概（以上"都"义），唯、独、特、徒、直、第、但、仅、止（以上"只"、"只是"义）。

3. 时间副词　尝、曾（以上"曾经"义），既、业（以上"已经"义），向、昔、故、曩（以上"从前"义），方、见、现、今、鼎（以上"正"或"现在"义），且、行、欲、垂（以上"将要"义），始、初、甫、乍（以上"刚刚"、"才"义），终、竟、卒、迄（以上"终于"义），适、会（以上"恰巧"义），亟、急、疾、速、立、旋、即、趣（以上"赶快"、"立即"义），突、猝、卒、暴、遽、骤、倏、暂、卒然（以上"突然"义），徐、稍、益、浸、寖（以上"逐渐"、"慢慢地"义），偶、间、姑、权、暂、聊、且（以上表示偶发，"偶然"或"姑且"义），恒、动、辄（以上"常常"义），素、雅、宿（以上"素来"、"一贯"义），少选、无何、未几、斯须、有顷、顷之、移时、既而、已而、顷而（以上表示"不久"、"一会儿"）。

4. 表数副词　频、屡、累、数、亟（以上"屡次"义），重、复、更（以上"又"义），约、率、可（以上"大约"义），且、垂（以上"将近"义），总、凡（以上"总共"义）。

5. 语气副词　诚、信、固、良、果、确、实（以上"一定"、"本来"、"确实"义），盖、殆、其、庶、庶几（以上"大概"、"或许"义），竟、曾、一、乃（以上"竟然"义），尚、犹、犹且（以上"尚且"义），岂、其、宁、庸、乌、独、何、安、焉、奚、恶（以上表反问，"难道"、"怎么"或"哪里"义）。

6. 否定副词　弗、不、未、非、匪、罔、靡（以上表"不"、"不是"、"没有"义），无、毋、勿、莫、休（以上表"不要"、"别"义）。

7. 关联副词　乃、即、遂、辄（以上"于是"、"就"义）。

8. 谦敬副词　窃、伏、敢、忝、叨、猥（以上表谦虚），幸、谨、敬、请、惠、垂、辱（以上表尊敬）。

二、虚词

（一）介词

介绍名词、代词或词组给动词、形容词的词。介词不可单独运用，必须和其他词语构成介宾词组。可分为五种：

1. 时间介词（后接表时间的词）　于、以、由、至、及、迨、逮。

2. 地点介词（后接表示地点的词）　于、乎、自、以、由、从。

3．原因介词（后接表示原因的词）　因、以、为、于、缘、由、用、坐。

4．方式介词（后接表示方式或工具的词）　以、用、将、因、依、赖。

5．人事介词（后接表示对象的词）　与、及、为、比、于。

（二）连词

连接词、词组或句子的词。根据连接关系，可分为十种：

1．表并列　与、及、暨、而、以、且、载。

2．表承接　则、而、乃、然后、而后、斯。

3．表递进　而、且、况、况且、矧、何况、而况、非徒、非独、非但。

4．表选择　将、抑、若、如、与其……孰若、与其……岂若、宁……无。

5．表转折　然、而、然而、但、若。

6．表让步　虽、纵、即、纵令。

7．表原因　以、为、由、因。

8．表结果　故、是故、是以、以故。

9．表假设　如、若、苟、使、令、而、其、设、假令、自非。

10．表条件　非、除、无。

（三）助词

在句子成分间表示某种结构关系或表示某种语气的词。分为结构助词和语气助词。

1．**结构助词**　主要有：是（用于宾语前置句，参见下面《语序》一节）、之。"之"是古汉语出现频率最高的词之一，现介绍其作结构助词的几种用法：

定语标志，用于定语和中心语之间。如：上池之水、主君之病、仁人之言。

取消句子独立性，用在主语与谓之间。加"之"后句子变成名词词组，充当句子的成分，如：世之无圣人也久矣。（《药征续编·附言十七则》）；或化独立的句子为分句，引出后一分句，如：皮之不存，毛将安附焉？（《伤寒论·序》）

强调介宾词组，用于主语与介宾词组之间。如：漆之于人，有终日抟溺而无害者，有触之则疮烂者，焉知药之于人，无似此之异者？（沈括《良方·自序》）

补语的标志，用于谓语和补语之间，可根据上下文译作"得"、"这么"、"那么"。如：何尔鲁钝之甚也！（《皇甫谧传》）

宾语前置标志，用于前置宾语和动词之间。如：何虑之有？（详参见下面《语序》一节）

2．**语气助词**　语气助词也叫语气词。分别如下：也、矣、耳、尔、焉、止（以上于句尾表陈述语气），乎、与、欤、耶、邪、哉（以上于句尾表疑问语气），哉、夫、乎（以上于句尾表感叹语气），也、者、矣、焉（以上于句中表示停顿），夫、盖、粤、夷、惟、今（以上于句首表示开始发议论，也称发语词），云（用于篇末）。

（四）叹词

表示感叹声、招呼声、应答声的词。例如：呜呼、嗟乎、嗟呼、嗟夫、咄嗟呜呼、於戏、噫、嘻、恶、吁。

第二节　词类活用

古代汉语的一些词，经常在一些语言环境中临时改变基本功能，充当其他词类，这叫词类活用，也叫词性活用。词类活用主要表现为名词、动词、形容词活用为其他词类。根据活用后的情况可分为使动用法、意动用法、名词用作动词、名词用作状语。

一、使动用法

所谓使动用法，就是谓语具有"使宾语怎么样"的意思。"甲队大败乙队"与"甲队大胜乙队"句意同，是因为"大败"具有"使乙队大败"的意思，其"败"即是动词的使动用法。成语"祸国殃民"，"祸"与"殃"是名词的使动用法，分别作"使国家受祸"、"使人民遭殃"。动词、形容词、名词均可有使动用法。

（一）动词的使动用法

例1：（牡菊）烧灰撒地中，能死蛙黾。（李时珍《本草纲目·菊》）

例2：佗临死，出一卷书与狱吏，曰："此可以活人。"（《华佗传》）

例3：闻太子不幸而死，臣能生之。（《扁鹊传》）

例4：翌日天甫明，来视予脉，煮小承气汤饮予。（俞震《古今医案按·痢》）

前两例是不及物动词用作使动，后两例是及物动词用作使动。例1"死蛙黾"意为"使蛙黾死"（黾 měng，蛙类）。例2"活人"意为"使人活"。例3"生之"意为"使之生还"。例4"饮予"意为"使我饮服"。不及物动词后不能接宾语，如果有宾语，多为使动用法。及物动词通常带宾语，但若不能按常义理解，则要考虑是否为使动用法。

（二）形容词的使动用法

例1：春风又绿江南岸。（王安石《泊船瓜洲》）

例2：崇饰其末，忽弃其本，华其外而悴其内。（《伤寒论·序》）

例3：咸日新其用，大济蒸人。（《黄帝内经素问注·序》）

例4：火性急速，而能燥物故也。（刘完素《素问病机气宜保命集·病机论》）

以上例1"绿江南岸"意为"使江南岸绿"。例2"华其外而悴其内"意为使自己的外表华美，却使自己的身体憔悴。例3"新其用"意为"使其效用更新"。例4"燥物"意为"使物体干燥"。形容词后如果带宾语，则必定是活用为动词，要考虑是否为使动用法。

（三）名词的使动用法

例1：纵江东父兄怜而王我，我何面目见之。（《史记·项羽本纪》）

例2：吾见申叔，夫子所谓生死而肉骨也。（《左传·襄公二十二年》）

例3：下之则胀已，汗之则疮已。（《素问·五常政大论》）

例4：又不宜过用凉药，恐冰其血，凝而不流，亦成痼疾。（《经验丹方汇编·目疾》）

以上例1"王我"意为"使我成王"。例2"肉骨"意为"使骨生肉"。例3"下"、"汗"意为"使……泻下"、"使……发汗"。例4"冰其血"意为"使其血受寒"。一般来说，名词后带有宾语，又不能译作相应的动词义，则要考虑为使动用法，将之翻译为含有其名词义的使动，便会怡然理顺。

二、意动用法

所谓意动用法，就是谓语具有"认为宾语是什么"或"把宾语当作什么"的意思。形容词和名词可有意动用法。成语"草菅人命"意为"把人命当作野草"，"草菅"指野草，是名词用作意动。

（一）形容词的意动用法

例1：舍客长桑君过，扁鹊独奇之，常谨遇之。（《扁鹊传》）

例2：同我者是之，异己者非之。（《不失人情论》）

例3：自古名贤治病，多用生命以济危急，虽曰贱畜贵人，至於爱命，人畜一也。（《大医精诚》）

以上例1"奇之"意为"认为长桑君奇特"。例2"是"、"非"本为形容词"正确"和"不正确"之义，这里用为意动："认为……正确"、"认为……不正确"。例3"贱畜"、"贵人"意为"认为牲畜低贱"、"认为人类高贵"。

（二）名词用作意动

例1：扁鹊过齐，齐桓侯客之。（《扁鹊传》）

例2：余子万民，养百姓，而收其租税。（《灵枢·九针十二原》）

例3：侣鱼虾而友麋鹿。（苏轼《前赤壁赋》）

例4：鱼肉百姓，以盈其欲。（《后汉书·仲长统传》）

以上例1"客之"意为"把扁鹊当作客人"。例2"余子万民"意为"我把万民当作子女"。例3"侣鱼虾"、"友麋鹿"意为"把鱼虾当作伴侣"、"把麋鹿当作朋友"。例4"鱼肉百姓"意为"把百姓当作鱼肉"，即残害、欺凌百姓。

三、名词用作动词

例1：菊春生夏长，秋花冬实。（《本草纲目·菊》）

例2：佗行道，见一人病咽塞。（《扁鹊传》）

例3：楮实，味甘寒，无毒。主阴痿水肿。一名榖实，所在有之，八月、九月采实，日干。（《新修本草·楮实》）

例4：不汗，后三日死。（《华佗传》）

例5：脾胀者，苦哕，四肢烦闷，体重不能衣。（《甲乙经·五藏六府胀》）

例6：医之所病，病道少。（《扁鹊传》）

例7：其虻虫、水蛭之属，市有先死者，则市而用之，不在此例。（《大医精诚》）

以上各例都是名词用作动词。例1名词"花"用作动词，意为"开花"，名词"实"亦用作动词，意为"结果实"。例2"病"意为"患"。例3"日"意为"晒"。例4"汗"意为"出汗"。例5"衣"意为"穿衣"。例6"病"意为"担忧"。例7第二个"市"意为"购买"。名词活用为动词均具有一定的条件：直接作谓语（例1）、后带宾语（例2）、后带补语（例3）、前有副词（例4）、前有能愿动词（例5）、前有"所"（例6）、与"而"相连（例7）。

四、名词用作状语

如果名词在谓语前面不是作为主语，便要考虑为状语。有几种情况，分别举例说明。

（一）表比喻，译作"像……一样"

例1：是以古之仙者为导引之事，熊颈鸱顾，引挽腰体，动诸关节，以求难老。（《华佗传》）

例2：若五脏不平，食不输化，血凝气滞，群症蜂起，皆宿食所为也。（《普济方·积聚门》）

例3：时于先生郭子斋堂，受得先师张公秘本，文字昭晰，义理环周，一以参详，群疑冰释。（《黄帝内经素问注·序》）

以上例1主语是"古之仙者"，所以"熊"、"鸱"作状语用，意分别为"像熊一样"、"像鸱鸟一样"，"熊颈鸱顾"意为"像熊一样攀援直立，像鸱鸟一样左右回顾"。例2主语是"群症"，"蜂"作状语，"诸症蜂起"译作"各种病症像马蜂一样纷然而起"。例3主语是"群疑"，"冰"作状语，"群疑冰释"译作"各种疑问像冰块一样融化消失"。还有很多词语都是名词作状语，如：虎视眈眈、蚕食诸侯、云集、鲸吞，等等。

（二）表示工具或方式，译作"用……"或"按……"

例1：凡所加字，皆朱书其文。（《黄帝内经素问注·序》）

例2：病若在肠中，便断肠湔洗，缝腹膏摩。（《华佗传》）

例3：气虚脾弱，以致停食痞满，法当补中益气，则食自化，痞自消。（《本草从新·枳实枳壳》）

例4：存其可济于世者，部居别白，都成一编。（《串雅·序》）

上例中，前两例译作"用……"，后两例译作"按……"。例1"朱书"意为"用朱墨写"。例2"膏摩"意为"用膏摩"。例3"法当"意为"按治法应当"。例4"部"译作"按部类"，"部居别白"意为"按照部类编排，区别明白"。

（三）表示处所或方向，译作"在……"或"向……"、"从……"

例1：故学者必须博极医源，精勤不倦，不得道听途说，而言医道已了，深自误哉！（《大医精诚》）

例2：其气积于胸中者，上取之；积于腹中者，下取之。（《灵枢·卫气失常》）

例3：浦江郑义士病滞下，一夕忽昏仆，目上视，溲注而汗泄。（《丹溪翁传》）

上例中，例1"道"和"途"意为"在道上"、"在路上"。例2"上"和"下"意为"从上"和"从下"。例3"上"意为"向上"。

（四）表时间。表示频率、变化等，可译作"每……"，"一……地"

例1：翁自幼好学，日记千言。（《丹溪翁传》）

例2：上七味为末，蜜丸如梧子大，酒服二十丸，日四五服。（《备急千金要方·白芷丸》）

例3：佗曰："刺不得胃管，误中肝也，食当日减，五日不救。"（《华佗传》）

上例中，例1、例2"日"意为"每日"。例3"日"意为"一天天地"。

第三节　语　序

语序也叫词序，是指词语在句中的排列顺序。古今汉语语序基本相同，但古代汉语还有一些特殊的语序，即宾语前置、定语后置、谓语前置等。

一、宾语前置

通常情况下，宾语在动词或介词后，但古汉语很多情况下将宾语前置，提到动词或介词之前。宾语前置一般有特殊的语法条件，主要有以下几种情况。

（一）疑问代词作宾语

例1：皮之不存，毛将安附焉？（《伤寒论·序》）

例2：中庶子曰："先生得无诞之乎？何以言太子可生也！"（《扁鹊传》）

例3：扁鹊曰："血脉治也，而何怪？"（《扁鹊传》）

例4：学而不厌，诲人不倦，何有于我哉？（《论语·述而》）

以上例1"安附"意为"附安"（依着在哪里），"安"是疑问代词。例2"何以"意为"以何"（为什么），"何"是疑问代词。例3"何怪"意为"怪何"（惊怪什么）。例4"何有"意为"有何"（有什么）。

（二）否定句中代词作宾语

例1：危期当不越宿。遽辞以出。人咸不之信。（《医话四则》）

例2：间有读者，又以济其方技，漫不之省。（朱丹溪《格致余论·序》）

例3：微寒如芍药，古人犹谆谆告诫，况大苦大寒，可肆行而莫之忌耶？（《本草备要·白芍药》）

例4：《纲目》龙眼核主治，多言其肉，至其核之功用最广，只载其能治胡臭，他皆未之及。（《本草纲目拾遗·龙眼核》）

以上例1"不之信"意为"不信之"。例2"不之省"意为"不省之"。例3"莫之忌"意为"莫忌之"。例4"未之及"意为"未及之"。四例句中均有否定副词或无指代词（不、莫、未），都是否定句，所以"之"作宾语要前置于动词之前。

（三）含"是"、"之"标志

例1：苟见枝叶之辞，去本而末是务，辄怒溢颜面，若将浼焉。（《丹溪翁传》）

例2：要之，能胜攻者，方是实证，实证可攻，何虑之有？（《成方切用·方制总义》）

例3：唯五谷是见，声色是耽。（《养生论》）

例4：夫惟病机之察，虽曰既审，而治病之施，亦不可不详。（《丹溪心法·审察病机无失气宜》）

以上例1"末是务"意为"务末"（追求末节），"末"为宾语置于动词"务"前，结构助词"是"作为宾语前置的标志。例2"何虑之有"意为"有何虑"，结构助词"之"作为宾语前置标志。例3："唯五谷是见，声色是耽"意为"唯见五谷，耽声色"（只是看到五谷的作用，只是沉溺于音乐女色），除了用"是"作标志，前另加"唯"强调。例4"惟病机之察"意为"惟察病机"，除了用"之"作标志，前另加"惟"强调。"唯+宾语+是+动词"的格式在某些成语中仍保留，如"唯利是图"、"唯命是从"、"唯你是问"。

宾语前置主要是上面三种情况，此外介词"以"后的宾语也会前置，如"夜以继日"、"讹以传讹"、"一以当十"，应理解成"以夜继日"、"以讹传讹"、"以一当十"。

二、定语后置

定语一般放在中心语之前，但有时为了突出定语，或为了语句流畅，将定语后置。后置的格式有两种：中心语+定语+者、中心语+之+定语+者。"者"作为定语后置的标志，可译为"的"，也可不译。

例1：扁鹊至虢宫门下，问中庶子喜方者曰："太子何病，国中治穰过于众事？"（《扁鹊传》）

例2：亲中人有病如成者。（《华佗传》）

例3：马之千里者，一食或尽粟一石。（韩愈《杂说》）

例4：故医方卜筮，艺能之难精者也。（《大医精诚》）

以上例1例2为"中心语+定语+者"格式。例1"中庶子喜方者"应理解为"喜方的中庶子"。例2应理解成"有病如成的亲中人"。例3例4为"中心语+之+定语+者"

格式，"之"不译。例 3 "马之千里者"意即"千里马"。例 4 "艺能之难精者"应理解为"难精的艺能"，这是个判断句，"也"是表判断用的语气助词。

三、谓语前置

这也叫主谓倒装。一般来说，谓语位于主语之后，但有时为了强调谓语，可以将其前置。

例 1：甚矣，汝之不惠！（《列子·汤问》）

例 2：岐伯对曰："悉乎哉问也！"（《素问·灵兰秘典论》）

例 3：柏子仁，性平而不寒不燥，味甘而补，辛而能润，其气清香，能透心肾，益脾胃，盖仙家上品药也，宜乎滋养之剂用之。（《本草纲目·柏》）

例 4：予窥其人，睟然貌也，癯然身也，津津然谭议也。（《本草纲目·王世贞序》）

例 5：试观《内经》、《难经》、《伤寒论》、《金匮要略》，每症只寥寥数语，何所不包？可知立言贵得其要也。（《时方歌括·凡例》）

例 6：使必待渴而穿井，斗而铸兵，则仓卒之间，何所趋赖？（《景岳全书·病家两要说》）

以上例 1 "甚矣，汝之不惠"意为"汝之不惠甚矣"（你的愚蠢是很严重了）。例 2 "悉乎哉问也！"意为"问悉乎哉！"（提问很详尽啊）例 3 "宜乎滋养之剂用之"意为"滋养之剂用之宜乎"。例 4 "睟然貌也，癯然身也，津津然谭议也"意为"貌睟然也，身癯然也，谭议津津然也"（容貌润泽，身材清瘦，谈吐兴趣浓厚）。例 5 "何所不包"意为"所不包何"。例 6 "何所趋赖"意为"所趋赖何"。上例中，例 1、例 2 是感叹句的谓语前置，例 3、例 4 是陈述句的谓语前置，例 5、例 6 是疑问句的谓语前置。

综合练习

（一）填空题

1. 实词可分为_____、_____、_____、_____、_____、_____、_____七小类，虚词可分为_____、_____、_____、_____四小类。

2. _____词和_____词可以有意动用法。

3. "唯利是图"这个成语是_____语序，"人咸不之信"是_____语序。

（二）简答题

1. 何谓使动用法？哪些词类可以活用为使动用法？请各举一例说明。

2. 名词作状语有几种情况，请各举一例说明。

3. 何谓宾语前置？请举三例说明。

（三）说明下列加点词的意义和用法

1. 心烦干呕，腹中雷鸣。（《医宗金鉴》）

2. 其民陵居而多风。（《素问·异法方宜论》）

3. 存其可济于事者，部居别白，都成一篇，名之曰《串雅》。

4. 治之各通其脏脉，病日衰已矣。（《素问·热论》）

5. 饮入于胃，游益精气，上输于脾，脾气散精，上归于肺，通调水道，下输膀胱。（《素问·经脉别论》）

6. 春气西行，夏气北行，秋气东行，冬气南行。（《黄帝内经·素问》）

7. 轻浅之症，或可贪天；沉痼之疾，乌能起废？（《串雅序》）

8. 中庶子闻扁鹊言，目眩然而不瞬，舌挢然而不下。（《史记·扁鹊仓公列传》）

9. 不得于性命之上，率尔自逞俊快，邀射名誉，甚不仁矣！（《大医精诚》）

10. 固守元气，所以老其师。（《用药如用兵》）

11. 无盛盛，无虚虚，而遗人夭殃。（《素问·五常政大论》）

12. 崇饰其末，忽弃其本，华其外而悴其内。（《伤寒论自序》）

13. 久服去三虫，利五脏，轻体，使人头不白。（《后汉书·方术列传》）

14. 舍客长桑君过，扁鹊独奇之，常谨遇之。（《史记·扁鹊仓公列传》）

15. 太祖苦头风。（《华佗传》）

（四）说明下列加点词的意义和用法，并翻译全句

1. 其病两感于寒者，其脉应与其病行何如？（《素问·热论》）

2. 风雨之伤人奈何？（《素问·调经论》）

3. 脉之应于寸口，如何而胀？（《灵枢·胀论》）

4. 其在骨髓，虽司命无奈之何？（《史记·扁鹊仓公列传》）

5. 今夫脏鲜能安谷，腑鲜能母气。（《药鉴》）

6. 非欲后人之我，亦不避后人罪我。（《医林改错》）

7. 其有邪者，渍形以为汗；其在皮者，汗而发之。（《素问·阴阳应象大论》）

8. 今之处药，或有恶火者，必日之而后咀。（《良方自序》）

9. 未花时采，则根色鲜泽。（《采药》）

10. 目昏不能视，足弱不能履。（《古今医案按》）

（五）根据下列括号内的要求，用横线标出句子的结构成分

1. 何以言太子可生也？（标出状语）

2. 长桑君亦知扁鹊非常人也。（标出宾语）

3. 阿从佗求方，可服食益于人者。（标出定语）

4. 又何虚实之难辩哉？（标出宾语）

（六）指出下列句子中的特殊语序现象，并加以说明

1. 悉乎哉，问也。（《素问·灵兰秘典论》）

2. 予治方最久，有方之良者，辄为疏之。（《良方自序》）

3. 阿从佗求方，可服食益于人者。（《华佗传》）

4. 又有医人工于草书者。（《医话三则》）

（七）说明下列判断句、被动句的表示法

1. 谁为铁汉，心不为之动也。（《格致余论》）

2. 如此而责药之不效者，非药之罪也。（《良方自序》）

3. 此乃阴阳变化之理，为治病之权衡。（《医学心悟》）

4. 营者，水谷之精气也。（《素问·痹论》）

5. 夫痈疽之生，脓血之成也。（《灵枢·玉版篇》）

6. 为热所伤，元气不能运用，故四肢困怠如此。（《脾胃论》）

7. 医者与其逆病人之心而不见用，不若顺病人之心而获利也。（《汗吐下三法该尽治病诠》）

第五章　训　诂

　　古人称注解古书叫"训诂"。语言是发展的，我们现在已看不懂古代著作，需借助于现代人的注解才能读懂，同样，唐代人看不懂汉代著作，汉代人又看不懂先秦作品，都需借助同时代人的注解。现在仍有很多中医古籍仍未整理注释，今人的注释也未可全信。因此，了解古书旧注的体例和注解方法，对提高阅读能力大有裨益。

第一节　训诂的概念

　　"训"就是解释疏通，"诂"就是古代的语言，"训诂"就是解释疏通古代的语言。古代称语言学为"小学"，包括文字学、音韵学、训诂学三部分。文字学以研究汉字形体为主，兼及音义；音韵学以研究字音为主，兼及形义；训诂学以研究词义为主，兼及形音。训诂学约相当于现代汉语的词汇、语法、修辞三科的综合。

　　训诂之学，兴起于汉初。当时主要限于注解儒家经书，后代逐渐扩展到其他书籍。古代的训诂学著作有两种类型，一是在正文中进行随文逐字的注解，这就是古书的注释，如《十三经注疏》、王冰《黄帝内经素问注》、高世栻《黄帝素问直解》、马莳《黄帝内经灵枢注证发微》、成无己《注解伤寒论》；二是把训诂的内容单独编成专书，这就是字典和辞书，像《尔雅》、《说文》、《广韵》、《康熙字典》、《中国医学大辞典》等。

第二节　训诂的术语

　　读古书旧注，首先要知道训诂术语。古人训诂有一套专门的术语，因此准确把握这些术语的含义是很重要的。下面列出一些常用术语，还有一些术语在下节《训诂的内容和方法》中述及。

一、谓

　　格式是："A谓B"或"A谓B也"。其中A为被解释词，B为解释词（后诸例同此），相当于说"A是指B"，被解释词在术语之前。这个术语以具体的概念来解释抽象的词语（例1、例2）。后代用法渐广，有的以同义词解释词语（例3），有的串讲句意，等等。

　　例1：血菀于上。（《素问·生气通天论》）王冰注：上谓心胸也。

　　例2：天地之间，六合之内。（《素问·生气通天论》）王冰注：六合谓四方上下也。

　　例3：治之以兰，除陈气也。（《素问·奇病论》）王冰注：除谓去也，陈谓久也。

二、曰，为，谓之

　　格式是："B曰A"、"B为A"、"B谓之A"。相当于说"B叫做A"，被解释词都用在术语之后（与术语"谓"相反）。这三个术语有两个功能：一是解释词义，二是区分近义词之间的差别。

例1：石药发瘨，芳草发狂。（《素问·腹中论》）王冰注：多喜曰瘨，多怒曰狂。

例2：各兴心而嫉妒。（《楚辞·离骚》）王逸注：害贤为嫉，害色为妒。

例3：帝曰：夫子数言热中消中，不可服高梁。（《素问·腹中论》）王冰注：多饮数溲谓之热中，多食数溲谓之消中。

三、犹

格式是"A，犹B也"相当于说"A等于说B"这个术语是以引申义注释本义（例1），或以近义词作注（例2）。A与B义只是近似，并不完全相同。

例1：此荣气之所舍也。（《素问·疟论》）王冰注：舍，犹居也。

例2：直不百步耳。（《孟子·梁惠王上》）朱熹注：直，犹但也。

四、貌，之貌

格式是："A，B貌"、"A，B之貌"。相当于说"A是B的样子"。这两个术语用来解释形容词，即被解释词都是表示某种性质或状态的形容词。

例1：少师曰：太阴之人，贪而不仁，下齐湛湛。（《灵枢·通天》）张景岳注：下齐，谦下整齐也。湛湛，水澄貌，亦卑下自明之意。

例2：夫列子御风而行，泠然善也（《庄子·逍遥游》）郭象注：泠然，轻妙之貌。

五、之为言，之言

格式是："A之为言B也"、"A之言B也"。等于说"A与B音近义通"。这两个术语是用音同或音近的字来作注释（这是所谓"声训"，下文《训诂的内容和方法》一节另述）。

例1：凡服下药，用汤胜丸。（《伤寒论·辨不可下病脉证并治》）成无己注：汤之为言荡也，涤荡肠胃，溉灌脏腑，推陈燥结，却热下寒，破散邪疫。

例2：夫新产之后，有血与气相搏而痛者，谓之瘕。瘕之言假也，谓其痛浮假无定处也。（《太平圣惠方·治产后血瘕诸方》）

六、读为，读曰

格式是"A，读为B"、"A，读曰B"。相当于说"A通B"，这是以本字解释通假字的术语。

例1：道者，圣人行之，愚者佩之。（《素问·四气调神大论》）胡澍注：佩读为倍。《说文》："倍，反也。"

例2：播时百谷。（《尚书·尧典》）郑玄注：时，读曰莳。

七、读若，读如

格式："A，读若B"、"A，读如B"。相当于说"A读音近似B"，这是用读若法来注音的术语（例1）。偶尔也用以注明通假字（例2）。

例1：又重之以修能。（《楚辞·离骚》）洪兴祖注：故有绝才者谓之能，此读若耐。

例2：虽危，起居竟信其志。（《礼记·儒行》）郑玄注：信，读如屈伸之伸，假借字也。

八、也

格式："A，B也"（偶尔说："A者，B也"或"A，B"）。相当于说"A是B"。这是用得最多的术语，功能较多，一般多是以同义词来解释词语（例1）。有时候还用来声训，或提示同源词（例2—3），或解释通假字（例4）。有时也以具体的概念来解释抽象的词语，则相当于术语"谓"（例5）。

例1：黄帝曰：愿卒闻之。（《灵枢·阴阳二十五人》）张景岳注：卒，尽也。

例2：肝者，干也，以其体状有枝干也。（《医学实在易·脏腑易知》）

例3：愿闻十二藏之相使贵贱何如？（《素问·灵兰秘典论》）高世栻注：藏者，臟也。

例4：高梁之病，足生大丁。（《素问·生气通天论》）王冰注：高，膏也。梁，粱也。

例5：天地之间，六合之内。（《素问·生气通天论》）高世栻注：六合，四方上下也。

九、言

格式："言……"相当于说"句意是……"这个术语用于串讲句意，以至阐发比喻义等言外之意。

例1：天覆地载，万物方生。（《素问·阴阳离合论》）张志聪注：言有天地，然后万物生焉。

例2：奇恒之腑。（《素问·五脏别论》）高世栻注：奇，异也。恒，常也。言异于常腑也。

例3：鱼网之设，鸿则离之。（《诗经·新台》）毛传：言所得非所求也。

十、当为、当作

格式："A当为B"、"A当作B"。相当于说"A是B的讹字"。这是校正讹字的术语，讹字在前，正确的字在后。

例1：肾热者，色黑而齿槁。（《太素·五藏痿》）杨上善注：槁当为槀。

例2：辨痓湿暍脉证第四。（《伤寒论》）成无己注：痓当作痉，传写之误也。痉者，恶也，非强也。

第三节　训诂的内容和方法

古人训诂的内容包括多个方面：注音、释词、析句、校勘。训诂的具体方法则又有多种。下面以训诂内容为经，以训诂方法为纬，分别论述。

一、注音

注音是古籍注解的首要内容。中国古代没有汉语拼音字母，所以都用汉字来注音。古书注音的方法大概有五种，下面分别叙述。

（一）譬况法

这是描绘发音方式来给汉字注音的方法，用"急言"、"缓言"、"横口"、"开唇"、"合唇"等术语来表示如何发字音。这种方法令读者很难准确把握字音，因而很快被弃之不用。例如，东汉刘熙《释名》："天，兖豫司冀以舌腹言之，天，显也，在上高显也。青徐以舌头言之，天，坦也。"意思是："天"字在兖州、豫州、司州、冀州四地意思是"显"，用舌腹发音；在青州、徐州意思是平坦，用舌头发音。

（二）读若法

这是用"读若"或"读如"这两个术语来给汉字注音的方法。格式："A，读若B"、"A，读如B"。如"瑂，读若眉"（《说文》），"瑂"与"眉"读音完全相同。有时，注音字与被注字只是语音相近而已，如"洒，读若仍"、"绊，读若普"（《说文》）。用音近字注音，不如不注，所以读若法也不敷实用，但读若法中的同音相注，为后世直音法的产生奠定了基础。

（三）直音法

这是直接用同音字（声韵调全同）为另一个字注音的方法。其格式是"A，音B"，如"悗，音闷"（《太素》）、"淖，音闹"（《黄帝素问直解》）。

直音法简单明了，一看便知。但直音法也有两个明显的局限。一是有的字没有同音字，就无法注音，如同仇敌忾的"忾"（kài）在普通话中便没有同音字。二是容易出现以冷注熟的情况，如"简，音戬"，因为"戬"是冷字，等于没注。

（四）纽四声法

此法用声韵相同，但声调不同的字来为另一字注音，并另注声调以定音。格式是"A，B某声"。例如：《素问·宣明五气》："膀胱不利为癃，不约为遗溺。"高世栻注："溺，鸟去声"，表示"溺"与"鸟"声母韵母相同，只是声调读去声，即"溺"读niào。纽四声法克服了直音的两个缺陷，所以一直作为直音法的补充。

（五）反切法

反切法在古代应用最普遍，《康熙字典》等古代工具书都是以反切注音，古医籍很多也是反切注音。反切就是用两个汉字拼出一个新读音。格式是"A，BC切"。如"怪，古坏切"，表示将"古"、"坏"二字连起来快读，便切成"怪"音。反切法起于汉末，开始叫"反"，又叫"翻"，唐人忌讳"反"，改叫"切"，合称"反切"，所以"古坏反"、"古坏翻"、"古坏切"都是一个意思。我们称"古"为反切上字，"坏"为反切下字，"怪"就是被反切字。

根据现代语音知识分析，反切的原则就是：反切上字定声母，反切下字定韵母和声调。例如：

田，徒年切 t（ú）＋（n）ián→tián

孔，康董切 k（āng）＋（d）ǒng→kǒng

冬，都宗切 d（ū）＋（z）ōng→dōng

瘤，力求切 l（ì）＋（q）iú→liú

患，胡惯切 h（ú）＋（g）uàn→huàn

对于古人来说，反切易学易懂。但是因为古今语音的变化，我们用普通话去切古音，很多时候会切不出正确的音来。例如"刊，苦寒切"、"鸡，古奚切"、"蒸，之冰反"、"索，苏作反"、"咸，胡谗切"等。所以读古代反切时，不可信口便切，其中还有其他条件和规律要遵守。因为古音变化复杂，只有专门研究音韵的人才能保证准确切出语音，所以我们大概了解这些也就足够了。

（六）叶音法

叶，音xié，和谐义。因为古音变化，《诗经》中原本押韵的句子到隋唐时很多已不押韵了，所以为了押韵，当时人读《诗经》时随便改变读音，如读"家"为 gōng，格式是"叶各空反"（意即用"各"、"空"二字切），叶音法到南宋朱熹发展至极端。叶音法是古人的错误注音法，但影响深远，中医古籍中也有一些注音是叶音法的遗留，例如："飧，叶孙"、"内，叶纳"（《黄帝内经灵枢集注》），实际这已变成直音法，只是将术语"音"换成"叶"而已。

以上谈了古代的六种注音方法。现代编辑的汉语辞书都用汉语拼音字母和注音符号注音了，但古代的几种注音法因为有一定的可取性，也作为辅助注音法而保留。如《四角号码新词典》不但有汉语拼音和注音符号，同时还注以直音，不方便直音的便用纽四声法，如"臭，丑去"；如果既无直音也无法纽四声的，则模仿反切法，如"臬，泥夜快读"、"能，拿衡快读"。新《辞海》也有类似注法。本教材文选的生僻字除用汉语拼音标音外，同时还以同音字注音，这也属直音法。

二、释词

解释词语含义是训诂的重点内容。古人将释词的方法总结为形训、声训、义训三种。

（一）形训

形训，指通过分析字形来训释词义的方法。古人通过象形字、指事字、会意字和形声字的形符来探求词义。形训一般采用六书的分析术语，这种方法在《说文》中用得最多。形训实际就是因形求义的方法，这在前面"汉字"一章已详述。形训要注意两点：一是所据字形要准确，否则容易误训；二是本有定论，不可妄生新解。

例1：爲，母猴也。其为禽，好爪；爪，母猴象也，下腹为母猴形。（《说文》）

例2：心，火脏，身之主，神明之舍也。《小篆》尝言："心"字，篆文只是一倒火字耳。盖心，火也，不欲炎上，故颠倒之，以见调燮之妙也。（《医学实在易·脏腑易知》）

以上例1许慎据小篆字形释"为"成母猴，其实据甲骨文，"为"像人以手牵象助劳形，这是犯了第一种错误。例2陈修园引用他人话语，说"心"字乃倒写的"火"字，这是妄生新解，其实"心"像心脏形，《说文》时便有定论。

（二）声训

声训，指用音同或音近之字来训释词义的方法。刘熙《释名》是全面运用声训法的著作。声训可分为提示同源词和辨明通假字两种类型，其中前者是声训的本质，后者是声训的变用。声训一般用"之为言"、"也"、"读为"、"读曰"等术语。

凡音义相近的两个字，一般都是同一语源，称为同源词。如"瑕"、"霞"、"蝦"（虾）、"騢"（xiá）为同源词，因为几字古音相同，且均有赤色义。"瑕"是玉上的赤色斑点，"霞"是赤色云气，"蝦"略呈赤色（熟后更红），"騢"为赤白相间的马。据此可知，古今字是同源词；形声兼会意字与相应的声符是同源词；通假字不是，因为只是音同而义无涉；异体字是同一个词，也不是同源词。

例1：梳，疏也，言其齿疏也。（东汉刘熙《释名》）

例2：五七阳明脉衰，面始焦，发始堕。（《素问·上古天真论》）胡澍注：堕之为言秃也。

例3：脐之为言齐也。以其当两肾之中，前直神阙，后直命门，而上下齐也。（《望诊遵经·脐府望法提纲》）

例4：脾为土脏，藏意与智，居心肺之下，故从卑。又脾者裨也，裨助胃气以化谷也。

（《医学实在易·脏腑易知》）

以上例 1 说"梳"是齿较稀疏之义，即"梳"、"疏"为同源词。古代梳头工具总称为"栉"（zhì），其齿密者称"比"（后写作"篦"），齿疏者称"梳"。例 2 用声训法提出"堕"乃秃义。例 3 用声训方法指出"脐"有齐义，因前为神阙，后为命门，二穴正好齐平。实际上"齐"与"脐"是古今字关系。例 4 从两种角度解释"脾"字，一是认为是形声兼会意字，因其在心君肺相之下，职位较卑，故用"卑"旁；二是认为其有补助胃气以运化水谷，故以"神"来声训，二者声符相同，也属同源词。

其实声训的第二种方法，即辨明通假字才是中医古籍中用得最多的，《音韵》一章已详述通假字，兹复举二例说明之：

例 1：道者，圣人行之，愚者佩之。（《素问·四气调神大论》）胡澍注：佩读为倍。《说文》："倍，反也。"……谓圣人行道，愚者背道也。行与倍，正相反。……"佩"与"倍"，古同音而通用。

例 2：魄门亦为五藏使，水谷不得久藏。（《素问·五藏别论》）丹波元简注：魄，粕通。……盖肛门传送糟粕，故名魄门。

以上例 1 "佩"字，历史上曾有王冰释为佩服，杨上善释为佩带，滑寿说"佩当作悖"，丹波元简云"佩，背也"，均失之。胡澍指出是"倍"的通假字，方为正解，因为"背"、"倍"虽都有违背、反背义，但《说文》以前用"倍"，后世方用"背"。例 2 "魄门"古今皆知为肛门，但为什么名之曰"魄"？多数注家误以为肺藏魄，故曰魄门。直至丹波元简点出是"粕"的通假字，方得正解。

（三）义训

义训，指根据词的上下文来训释词义的方法。义训只根据语境，而不需借助音和形，是一种广泛使用的释词方法。义训根据表达方式，可分为同义词相训法、下定义法、描述法、反义词对比法、举例引证法等五种方法。

例 1：外不劳形于事，内无思想之患，以恬愉为务，以自得为功。（《素问·上古天真论》）王冰注：恬，静也。愉，悦也。

例 2：用之不惑。（《素问·移精变气大论》）王冰注：惑，谓惑乱。

例 1~2 是同义词相训。该法可用单音词，也可用复音词来解释，术语一般用"也"、"谓"等。

例 3：卫者，水谷之悍气也，其气慓疾滑利，不能入于脉也。（《素问·痹论》）王冰注：悍气，谓浮盛之气也。

例 3 用下定义法。该法常用"也"、"为"等术语。

例 4：太阳之脉，其终也，戴眼，反折，瘈疭，其色白。（《素问·诊要经终论》）王冰注：戴眼，谓睛不转而仰视也。

例 5：帝瞿然而起，再拜而稽首曰：善。（《素问·玉机真藏论》）高世栻注：瞿然，惊顾貌。

例 4~5 用描述法。该法通过描述事物的形状情貌来训释，用"谓"、"貌"等术语。

例 6：太过则令人善忘，忽忽眩冒而巅疾。（《素问·玉机真藏论》）姚止庵注：忽忽，不爽也。

例 6 用反义词对比法进行训释。有些词语不易找到同义词，通过在反义词前加"不"反而简洁明了。

例 7：形有余则腹胀，泾溲不利；不足则四肢不用。（《素问·调经论》）姚止庵注：《针经》曰："脾气虚则四肢不用，五脏不安；实则腹胀，泾溲不利。"泾，大便也。溲，小便也。按杨上善云："泾作经，妇人月经也。"亦通。

例 7 是举例引证法训释。姚止庵通过引用《针经》和杨上善《太素》的话来解释，而没有自己的解释语。

三、析句

（一）分析语法

古人没有我们现在的语法术语，但古人用自己的训诂术语来解释语法现象。

例 1：灸之则瘖，石之则狂。（《素问·腹中论》）王冰注：石，谓以石针开破之。

例 2：高粱之变，足生大丁。（《素问·生气通天论》）新校正：按丁生之处，不常于足，盖谓膏粱之变，饶生大丁，非偏著于足也。

例 3：既见君子，不我遐弃。（《诗经·汝坟》）孔颖达疏：不我遐弃，犹云不遐弃我。

以上例 1 王冰的注解实际是说"石"活用为动词。例 2 新校正注释"足"为饶（足够）义，而非是脚义，意即多食膏粱厚味，能够生出大疗来（"新校正"是宋代林亿等在王冰本的基本上进行的校正）。例 3 孔疏意说"我"是宾语前置。

（二）分析修辞

古人在注文中有时也说明修辞方式。

例 1：治腐肿者刺腐上，视痈小大深浅刺。（《素问·长刺节论》）王冰注：痈小者浅刺之，痈大者深刺之。

例 2：形如临深渊，手如握虎，神无营于众物。（《太素·知针石》）杨上善注：行针专务，设二喻以比之：一如临深渊，更营异物，必有颠坠之祸。亦如握虎不坚，定招自伤之害。故行针调气，不可不用心也。

以上例 1 王注认为"小大深浅"是分承手法，正常次序应是"大小深浅"。例 2 杨注指出"如临深渊"、"如握虎"是两个比喻，说明"行针调气"要用心专一。

（三）分析意旨

分析句意、段旨乃至全章的中心思想，都是重要的训诂内容。一般用"言"、"谓"等术语。

例 1：膻中者，臣使之官，喜乐出焉。（《素问·灵兰秘典论》）高世栻注：膻中即心包络。心包代君行令，犹之臣使之官，宣通络脉，故喜乐由之出焉。

例 2：故春气者，病在头；夏气者，病在脏；秋气者，病在肩背；冬气者，病在四肢。（《素问·金匮真言论》）张志聪注：以上论四时五脏之气。

例 3：此一节言四时各有所刺。刺失其宜，则病不愈；刺伤五脏，则死有期：而为诊脉之要也。（《黄帝素问直解·诊要经终论》）

例 4：玉版，著之玉版也。论要，论色脉之大要。色脉大要，以神为主。故首言神，次言色言脉，而论要毕矣。（《黄帝素问直解·玉版论要论》）

以上例 1 是揭示句意。例 2～3 揭示段旨。段 4 是全篇的提示语，先释篇名，后述篇的中心思想。

四、校勘

古书在历次的传抄、翻刻过程中，不可避免地出现很多文字讹误，因此校勘文字讹误也是训诂的主要内容。

文字讹误有五种：讹字、衍文、夺文、倒文、错简。讹字，也叫误文，是指因字形相近而写的错别字，如"痓"讹成"痊"、"攸"讹成"收"。衍文，也叫羡文，指误增的字。夺文，也叫脱文，指脱落缺少的字。倒文，指句中误倒的文字，如"病温"误成"温病"。错简，指整句或整段的错乱。先秦两汉的古书都写在竹简上，用皮绳编在一起，如果散脱，容易错简。

校勘方法有四种：对校、他校、本校、理校。下面分别举例说明古人是如何运用四校法的。

（一）对校

对校就是用同一部书的不同版本进行逐字逐句地对比分析，从而确定异同是非的校勘方法。比如校勘《素问》，其历代的各种版本和注本都可以据以对校。

例1：夫上古圣人之教下也，皆谓之，虚邪贼风，避之有时。（《素问·上古天真论》）新校正注云：按全元起注本云"上古圣人之教也，下皆为之"。《太素》、《千金》同。杨上善云："上古圣人使人行者，身先行之，为不言之教。不言之教胜有言之教，故下百姓仿行者众，故曰'下皆为之'。"

例2：小肠移热于大肠，为虑瘕，为沉。（《素问·气厥论》）丹波元简《素问识》注解：志云："沉，痔也。《邪气脏腑篇》曰'肾脉微涩为沉痔'。曰'沉'者，抑上古之省文，或脱简耶？"高本"沉"下有"痔"字，注云："'痔'字简脱，今补"。火热下行，而为沉痔，简按据二为字，志高似是。

以上例1新校正根据全元起的《素问训解》、杨上善的《太素》等校勘王冰本《素问》，经对校发现王本存在倒文，即"下也"应改为"也下"，改后"下"属下句，成"下皆谓之"（谓，通"为"）。例2丹波元简引用各家注释进行校勘，指出张志聪怀疑文句末脱一"痔"字，而高世栻已直接补上，丹波元简最后总结认为应据双音节成词，张高二人似乎是正确的。

（二）他校

他校是以他书校本书的校勘方法。他书可以是前人的、同时代的、后人的，只要刊载有相同内容的均可作为他校依据。如校勘《素问》，可用《灵枢》、《脉经》、《难经》、《千金方》、《外台》、《圣济总录》、《太平圣惠方》等作他校。校正《证类本草》，可以用之前的《新修本草》残卷，也可用后代的《本草纲目》。

例：孤精于内。（《素问·汤液醪醴论》）清顾尚之《内经素问校勘记》云："孤精"二字误倒，当依《圣济总录》乙转。

（三）本校

本校是对本书的上下文相关词语、句子进行校正对比，从而分析异同是非的校勘方法。

例：太过则令人善忘，忽忽眩冒而巅疾。（《素问·玉机真藏论》）新校正云：按《气交变大论》云"木太过，甚则忽忽善怒，眩冒巅疾"，则"忘"当作"怒"。

新校正根据《素问·气交变大论》的相关内容，推断"忘"是"怒"的讹字。

（四）理校

理校是在各个版本相同，或无他本可据的情况下，通过分析文字音韵，揣摩语境语气，推测文理医理，而进行校勘的方法。

例1：肾热者，色黑而齿槁。（《太素·五藏痿》）杨上善注：槁当为槁。色黑，齿枯槁也。

例 2：行不欲离于世，被服章，举不欲观于俗。（《素问·上古天真论》）新校正云：详"被服章"三字疑衍，此三字上下文不属。

以上例 1 杨上善认为"熇"（hè）当是"槁"（gǎo）讹字，因为常说牙齿枯槁，而"熇"乃火热之义，用于牙齿不通。例 2 新校正认为"被服章"三字是衍文，因为在文中讲不通，既不能属上句，也不属下句。

综合练习

（一）填空题

1．"训"就是_____，"诂"就是_____，"训诂"就是_____。

2．古代称语言学被称为_____，包括_____、_____、_____三部分。

3．解释形容词的术语是_____，解释通假字的术语是_____，校正讹字的术语是_____。

4．文字讹误可以分为五种：_____、_____、_____、_____、_____。

5．校勘方法分为_____、_____、_____、_____四种。

6．对原文的误字误读进行更正的术语是_____。

7．训诂的方式主要有_____、_____、_____。

8．古书中用来声训的术语是_____、_____。

9．"笔意"是指_____；"笔势"是指_____。

10．训诂学的核心内容是_____。

（二）简答题

1．常用的训诂术语有哪些？请各举一例以说明。

2．古代注音方法有哪几种？请各举一例说明。

3．何谓声训？声训可分为哪两种类型？请各举一例说明。

（三）说明下列各例属何种训诂方法

1．具，俱也。（诗毛《传》）

2．征之为言正也。（《孟子·尽心下》）

3．采，采取也，从木从爪。（《说文解字》）

4．山大而高曰嵩。（《诗政训传》）

5．宫谓之室，室谓之宫。（《尔雅·释宫》）

（四）给下面注释语句添加训诂术语

1．厌之令人呼嚏嘻。（《素问·骨空论》）吴崑注："厌_____压。"

2．豆角谓之荚。（《广雅·释草》）王念孙《广雅疏证》："荚_____夹也，两旁相夹，豆在中也，豆荚长而端锐如角然，故又名豆角。"

3．血菀于上（《素问·生气通天论》）王冰注："上_____心胸也。"

4．刺手太阴阳明，其血如大豆，立已。（《太素·五脏热病》）杨上善注："出血如豆，_____其少也。"

（五）解释下列词语

1．训诂　　　　2．破字　　　　3．校勘　　　　4．互训

5. 衍文　　　　6. 脱文　　　　7. 形讹　　　　8. 注疏

9. 错简

（六）阅读题

黄帝曰：治之奈何？岐伯曰：春夏先治其標，後治其本；秋冬先治其本，後治其標。本，謂根與本也。標，末也，方昭反，謂枝與葉也。春夏之時，萬物之氣上升，在標；秋冬之時，萬物之氣下流，在本。候病所在，以行療法，故春夏取標，秋冬取本也。黄帝曰：便其相逆者奈何？謂適於口則害於身，違其心而利於體者，奈何？平按：《甲乙經》相逆作先逆。岐伯曰：便此者，食飲衣服，亦欲適寒溫。寒無淒淒，暑無出汗；食飲者熱毋灼灼，寒毋滄滄。滄滄，寒也，音倉。寒無淒等，謂調衣服也；熱毋灼等，謂調食飲也：皆逆其所便也。平按：淒淒，《靈樞》、《甲乙經》均作淒愴。寒溫中適，故氣將持，乃不致邪僻。五藏之中和適，則其真氣內守，外邪不入，病無由生。平按：將持，《甲乙經》作搏持。邪僻下《靈樞》有也字。（《太素·順養》）

（注：大字是《太素》正文。小字者，前面是楊上善注文，後面"平按"開始是清末蕭延平的注語）

要求：

1. 找出注文中注音部分，说明这是何种注音方法。

2. 文中释词、析句用了哪些训诂术语？请逐一指出。

3. 指出萧延平引用了哪几本书进行校勘？请逐一指出校勘的内容。

第六章　句　读

　　中医临床、教学、科研工作者阅读和整理古典医籍不仅是增强工作能力的一个重要途径，而且也有利于更好地传承和利用古典医籍。因此，要具备阅读和整理中医古籍的能力，首先就应不断地夯实句读的相关基础，掌握必要的技能，此为提高中医药学术水平和业务能力的必经之路。

　　古书没有标点。古人在句子需停顿处，加一符号在字下，称为读（dòu 豆）；一句话已完的地方，加一符号在字旁，称为句。两者合称句读，也叫句逗。古人称文句语意已完之处为"句"，则语意未完而需要停顿的地方称之为"读"。古书大多没有断句，中医古籍亦然，故而读者需边读边断。因此，重视句读能力的训练，推求正确的句读方法，历来皆为治学的重要门径。《礼记·学记》中就有"古之教者……一年视离经辨志"的记载，郑玄注："离经，断句绝也。"孔颖达疏："离经，谓离析经理，使章句断绝也。"中医古籍浩瀚如海，虽然近代中医药工作者应用标点符号对古典医籍作了大量的点校工作，但其比例甚微。由于断句标点的不易，经过整理的古典医籍中，在断句标点方面的失误也在所难免。而医学古籍，性命攸关，句读的正确与否直接影响人的生命与健康。因此，中医药工作者应当坚持不懈地学习句读及标点知识，从而增强句读古医书的能力。

　　句读是指阅读古书时语句需要停顿处的专用术语。"句读"连文，始见于东汉，如高诱《淮南子·叙》云："自诱之少，从故侍中同县卢君，受其句读，诵举大义。"由于音近义通的原因，古代学者亦有将"句读"写成"句投"、"句逗"、"句度"等。自唐代开始，句与读渐有区别。唐代释湛然《法华文句记》卷一指出："凡经文语绝处谓之句；语未绝而点分之，以便诵咏，谓之读。"以"语绝"与"语未绝"来区分句与读，句相当于现今使用的句号，读相当于逗号。

　　前人把句读分为音读和义读两种。音读按音节作为划分句读的标准，义读按文义作为划分句读的标准。两者有其不同之处。句读的重要，一向被学者所公认。黄侃先生在《文心雕龙札记·论句读有关于音节与关于文法之异》中指出："以文义言，虽累百名而为一句，既不治之以口，斯无嫌于冗长，句中不更分读可也。以声气言，字多则不便讽诵，随其节奏以为稽止，虽非句而成句可也。"并在《文心雕龙札记·章句》将句读誉为："一切文辞学术"的"始基"。认为义读为求语义完备，不嫌语句冗长；音读为求节奏协调，不论语义完整与否。一般宜以音读为主，兼顾义读，当两者不一时，通常宜取音读。如王叔和《脉经·序》载："其王阮傅戴，吴葛吕张，所传异同，咸悉载录。"从文义上说，是一个简单的叙述句，但根据该文文体特点，宜作上述音读。有时在一段文字中也会有音读和义读之分。如《素问·至真要大论》："诸转反戾，水液浑浊，皆属于热；诸病水液，澄彻清冷，皆属于寒。"除"诸病水液，澄彻清冷"八字依音读分为两读外，其他句读均属义读。

　　从文献资料来看，古人曾采用一些书写格式来表示句读。如甲骨文的正文中就有以一行为一句，或以一行为一读的卜辞。宋版《史记》"索隐"中的述赞类文字，在写完一句话后，即空出一两字再接写下一句。专门用作句读符号的标记起始于何时，尚无定论，而见于《说文解字》的有两个：其一是"、"，今音读如主（zhǔ）。《说文解字·、部》：

"、，有所绝止，、，而识之也。"杨树达在《古书句读释例·叙论》中分析说："、，今音之庾切，古音则读如豆。古人用、以为绝句之记号，后人因假籀书之读为句读之读。然则、为本字，读乃假字，以音近通假耳。"其二是"亅"（jué 绝），亅读音如曲。《说文解字·亅部》："亅，钩识也。"段玉裁注："钩识者，用钩表识其处也。"又说："此非甲乙字，乃正亅字也。"一般认为"亅"是古人读书用作分段的符号，今人读书有所勾勒即此。据现存文献而知，古书有句读始于宋代。由于当时印刷业兴盛，整理古籍者多用各种符号和五色笔对古书进行圈点批抹。为解决魏晋以来使用符号标记无所统一、驳杂不纯等现象，为此宋代颁布了较为明确的整理古书的条例，其中对句读符号的运用提出了规范化要求。在《南宋馆阁录》卷三中就有这样的规定："诸点语断处，以侧（注：点在字旁）为正。其有人名、地名、物名等合细分者，即于中间细点。"南宋毛晃在《增修互注礼部韵略》中亦明确告诫："今秘书省校书式，凡句绝则点于字之旁，读分择微点于字之中间。"中医界历来都很重视句读能力的训练。如《金匮玉函经·序》指出："岁壬辰，义门何内翰以予粗习张书句读，手抄宋本见授。"可见句读的训练，无论是儒学还是医林均为童子启蒙的重要内容。

中医古籍有句读符号的时代较晚。从现存古医书抄本来看，在敦煌古医书卷子中，偶见有表示句读的单点符号。从印刷医书来看，至明初，才有少数刻本医书开始使用句读符号。当时所用的符号常见的有逗点号"、"、圈号"〇"和圆点号"·"三种。其使用方法大致分为"单用"和"兼用"两类。所谓"单用"，即通书仅使用上述符号的某一种，既用来表示"句"，也可用来表示"读"。至于兼用的情况，又可分为两种：其一是通书兼用圈号和逗点号，一般以圈号表示"句"，逗点号表示"读"，也有圈号和逗点号混用的情况。其二是通书兼用圈号和圆点号，一般是在大字正文中使用圈号，在引文或小字注文中用圆点号。现在一般要求给古书断句，大多单用圈号，标示位置在当断之字的右下方。

当今句读使用标点符号。1951 年中央人民政府出版总署公布了《标点符号用法》，共14 种标点符号，即点号和标号各 7 种。然后又新增了间隔号"·"，从而使句读更趋规范合理。因此，使用现代标点符号整理的中医古籍，较之传统经典符号要求更高，不仅要求正确断句，而且要求通过正确运用标点符号，准确地反映出原著的结构层次、语句的性质及作用、语气感情和深邃含意。

第一节　句读的方法

断句是一项综合性很强的工作。要正确无误地给古代医书断句或标点，应当具备相当的古汉语基础、中医药学和古代文化等方面的知识。但并非唯有博学，方能进行正确句读。因此，中医药工作者只要具备开拓进取精神，多读多点即可熟能生巧，只有这样才能熟悉掌握正确的断句方法，从而增强断句与标点的能力。句读古代医书，务必既符文理，又合医理。这里仅就句读的一般要求，介绍一些有助于正确句读的基本方法。

一、明文意

实践证明，句读出现错误的原因固然复杂，但大多与没有认真研读原文，或是没有认真体会文句的意思有关。因而详细辨明词义，正确理解文意，这不仅是句读古医书的先决条件，而且亦为进一步升华句读水平的基本保证。

例 1：

右五味㕮咀三味以水七升微火煮取三升去滓适寒温服一升。

该文是《伤寒论·辨太阳病脉证并治》"桂枝汤方"段末的一则文字。此句一般易断为：

右五味，㕮咀三味。以水七升，微火煮取三升，去滓。适寒。温服一升。

如此断句，其他句子极易理解，唯独"适寒。温服一升"其文义不明。既说"适寒"，怎能又讲"温服"呢？显然是前言不搭后语。若将"温"字属上为句，成为"适寒温。服一升"，则可理解为在不冷不热之时，服用一升，这样一来，不仅文句通顺，而且语意明确。

例 2：

李子方年四十余性素暴忽因怒卒晕倒脉浮中无沉按数六至此阳虚陷入阴中之证。

该文摘自《慎柔五书·医案·风例》。对于此段文字，若不明医理，仅着眼于词语的连贯关系，很容易标为：

李子方，年四十余。性素暴，忽因怒卒晕倒。脉浮中无沉，按数六至。此阳虚陷入阴中之证。

按如此断句来理解，可只将"浮"、"沉"看作脉象名。但揆之医理，浮脉与沉脉相反，"脉浮中无沉"若能成读，则"中无沉"三字显属赘语。其实文中的"浮"、"中"、"沉"是指三种持脉法，故应修正为"脉浮中无，沉按数六至"，意为脉浮取、中取均不应手，重取则脉来六至。从中得知，句读后如果发现有违背医理之处，务必认真加以查改，确保文义通达。

例 3：

饵黄精能老不饥其法可取瓮子取底釜上安置令得所盛黄精令满密盖蒸之。

该文是《食疗本草·黄精》中的一则文字。从文中看来"令得"与"令满"似乎两相对应，且"所盛黄精"看上去是一个完整的所字结构，故一般易标为：

饵黄精，能老不饥。其法：可取瓮子取底，釜上安置令得，所盛黄精令满。密盖，蒸之。

该段文字若细加审查，"得所"为中医古方书中的惯用语，如《备急千金要方》中"生楸叶十重帖之，以帛包，令缓急得所"、"微火熬，令稀稠得所"等。"得所"亦即"得宜"。例句中"釜上安置令得所"当连为一读。从中可知，句读不可误拆惯用语，否则与文义相驳。

二、辨虚词

虚词在表达语气和句子结构方面起着重要作用。如"之"、"乎"、"者"、"也"、"矣"、"焉"、"哉"、"耶"、"欤"、"耳"等，具有表示语气停顿或语意终结的作用，一般置于句末。例如：刘勰《文心雕龙·章句》称其为"送末之常科"；刘知己《史通·浮辞》称其为"断句之助"。发语词"夫"、"惟"、"盖"、"粤"、"且"等，具有发端的作用，通常冠在句首。用在复句中的连词"诚"、"若"、"而"、"以"、"故"等，往往出现在分句之首。因此，阅读古书时，便可利用这些虚词来作为断句的参考。

例 1：

岐伯答曰夫色脉与尺之相应也如鼓桴影响之相应也不得相失也此亦本末根叶之出候也故根死则叶枯矣。该文是《灵枢经·邪气藏府病形》中的一则文字。句中"夫"字出现一次，"也"字出现四次，"矣"字出现一次。除了"岐伯曰"外，该则文字一共只有五句，每句均有虚词作为标志，显然可将其断为：

岐伯答曰："夫色脉与尺之相应也，如鼓桴影响之相应也，不得相失也，此亦本末根叶之出候也，故根死则叶枯矣。"

例 2：

岐伯曰：何物大于天乎？夫大于针者，唯五兵者焉。五兵者，死之备也，非生之具。且夫人者，天地之镇也，其不可不参乎？夫治民者，亦唯针焉。夫针之与五兵，其孰小乎？

该文是《灵枢经·玉版》中的一则文字。该则文字中，除"岐伯曰"外，其余或含煞读的语气助词，或含煞句的语气助词，或含发语词，或兼有发语词和煞读的语气助词，由此可见，它们将读与读、句与句之间的分界线划分得十分清晰。

例 3：

客有见余此方曰："嘻！博哉！学乃至于此邪？"余答之曰："吾所好者，寿也，岂进与学哉！至于遁天倍情，悬解先觉，吾常闻之矣。投药治疾，庶几有瘳乎！"

该文摘自《外台秘要方·序》，此段文字中，共有标点十三处。其中能利用语气助词和叹词作正确标点的即有八处。以这八处的正确标点为基础，再进一步琢磨文中其余部分的标点，则不会感到困惑了。

以上列举用于句首或句尾的虚词，仅为通常的现象，但并非是绝对的，应顾及例外的情况。否则一见"之"、"乎"等就在它们的后面句读，或一见"夫"、"惟"等就在它们的前面句读，难免造成错误。如"之"作结构助词、"乎"作介词使用时，则不能在它们的后面句读；当"夫"作语尾词、"惟"作动词使用时，前者就不可、后者就不一定能在它们的前面句读。

三、析句式

古人撰文，讲求"言简意赅，言以文远"，对修辞极为重视，多利用修辞而形成一些特定句式，如对偶、排比等，可资今人句读古医书时利用。对偶是用一对字数相等、结构相同或相似的语句来表达相关的内容。排比是用一系列（至少三句）结构相似、语气相同的语句来表达相关的内容。由于对偶具有句式对称、排比具有句式整齐的特点，故可将此作为句读的依据。

例 1：

阳气根于阴阴气根于阳无阴则阳无以生无阳则阴无以化全阴则阳气不极全阳则阴气不穷春食凉夏食寒以养于阳秋食温冬食热以养于阴滋苗者必固其根伐下者必枯其上。

此为王冰注《素问·四气调神大论》"所以圣人春夏养阳，秋冬养阴，以从其根"的注文。该段文字从文首至"必枯其上"共含五组对偶句式。第一组对偶是由两个陈述式单句组成。第二组和第三组对偶都是由两个紧缩式条件复句组成。第四组由两个目的复句组成。第五组由两个假设复句组成。凡单句对偶和紧缩式复句的对偶，前句后用逗号，后句后用句号。其他非单句与紧缩式复句的对偶，上一分句后用分号，下一分句后用句号。经过如此分析整理，可将该段文字标点为：

阳气根于阴，阴气根于阳。无阴则阳无以生，无阳则阴无以化。全阴则阳气不极，全阳则阴气不穷。春食凉，夏食寒，以养于阳；秋食温，冬食热，以养于阴。滋苗者，必固其根；伐下者，必枯其上。

例2：

形乐志苦病生于脉治之以灸刺形乐志乐病生于肉治之以针石形苦志乐病生于筋治之以熨引形苦志苦病生于咽嗌治之以百药形数惊恐经络不通病生于不仁治之以按摩醪药是谓五形志也。

该文摘自《素问·血气形志》，该段文字中含五个排比，由五个复句构成。前四个复句中都含有"形某志某"、"病生于某"、"治之以某某"的结构，唯有第五个复句所含结构尚有变化，但大体上与前四个复句相似。因此，只要能正确读出第一个复句，其他句读就迎刃而解了。按照复句排比的标点要求，可将该段文字标点为：

形乐志苦，病生于脉，治之以灸刺；形乐志乐，病生于肉，治之以针石；形苦志乐，病生于筋，治之以熨引；形苦志苦，病生于咽嗌，治之以百药；形数惊恐，经络不通，病生于不仁，治之以按摩醪药。是谓五形志也。

此外，四字句式不仅具有"密而不促"（摘自《文心雕龙·章句》）的特点，而且还可体现行文言简意赅，诵读朗朗上口的效果，因而古人构文常喜运用此类句式。不仅骈文如此，散文中也较常见。古代医家在症状描述、脉象记录、病因说明、病机分析、本草形状、服法禁忌时经常采用，甚或成段落地使用。牢固掌握并合理应用这些知识，有利于对古医书的正确句读。

例3：

如疑难证，著意对问，不得其情，他事间言，反呈真面。若不细问，而急遽妄投，宁不伤人乎？《病形篇》谓问其病，知其处，命曰工。今之称为工者，问所非问，诀佞其间，病者欣然乐从。及病增更医，亦复如是，乃至彷徨医药，偶遇明者，仍复不投。此宜委曲开导，如对君父，未可飘然自外也。更可怪者，无知戚友探问，忘其愚陋，强逞明能，言虚道实，指火称痰，抑孰知其无责而易言耶！坐令依傍迎合，酿成末流，无所底止，良足悼矣。吾徒其明以律己，诚以动人，共砥狂澜乎！

该文是《医门法律·明问病之法》中的一则文字。该则文献共有标点三十七处，而四字句就有二十一处，还有四个句子（有下画线处）也是在四字句的主干上增添了虚词。若能将这些句子先行检出，句读也就清晰可见，不言自明了。

值得注意的是，文言文中尚有一些固定结构，各自具有相应的表意功能和固定的句型格式。如表示被动的有"为……所……"、"见……于……"的句型；表示宾语前置的有"唯（惟）……是……"、"唯（惟）……之……"的句式；表示两相选择的有"与其……孰若……"的形式；用条件限定方式表示否定的有"非……不……"的格式。疑问句的固定结构最多，如"不亦……乎……"、"何（奚）以……为"、"得无（毋）……乎"、"无乃……乎"、"庸（岂、其）可……哉"等，这些均可作为断句的参考依据。虽然固定结构中置入的语言成分因文而异，然而掌握了句型格式的特点，对句子起止之处的判断就可了如指掌。

四、剖层次

古往今来一直认为：文以载义，而文意必有层次之分。凡属古文断句，理应探求文章的层次，方能符合古人的本意。否则，即使是上乘的文章，也照样被折腾得面目全非，不伦不类，使之文不达意。诸如此类的问题，在标点和断句时应高度重视。下面列举《瘟疫论评注》一书中因不析层次而导致标点错误的三个例子。

例1：

凡元气胜病为易治，病胜元气为难治，元气胜病者，虽误治，未必皆死；病胜元气者，稍误未有不死者。

此段文字的层次本来是先总言，后分述；即前两句为总言，后六句为分述（"稍误"后应加逗号，意为稍误治，与前面的"虽误治"对言，故六句分述为妥）。在分述的六句中，前三句是说明总言的首句，后三句是说明总言的次句，层次分明。如此标点，便是以"元气胜病者"三句来说明总言的两句，而"病胜元气者"三句便失去了说明的对象了。纠正的方法除了在"稍误"后加逗号外，更应将"病胜元气为难治"后的逗号改为句号。

例2：

伤寒与中暑，感天地之常气，疫者感天地之疠气，在岁运有多寡；在方隅有厚薄；在四时有盛衰。

此段文字通过比较疫与伤寒、中暑的区别，着重说明了疫的病因疠气的特点。伤寒与中暑是感受自然界的常气，疫是感受自然界的疠气。疠气的特点在每年有多少的不同，各地有厚薄的差异，四季有盛衰的区别。据此"感天地之常气"后理当使用句号；"伤寒与中暑"后既然用了逗号，则"疫者"后也应当用逗号，何况"者"本来就有表示停顿的意思；最后三句系单句排比，如前所述，前两个单句后不用分号，而应当改为逗号。《瘟疫论评注》一书中，于"感天地之常气"后用逗号，而在"在岁运有多寡"后用分号，既表示不出"伤寒与中暑"同"疫"的对比意思，同时容易将"在岁运有多寡"理解为既是疠气又是常气的特点，而末两句更反应不出是何者的特点。由此可见，该则文字标点错误较多，为明确起见，正确标点如下：

伤寒与中暑，感天地之常气。疫者，感天地之疠气，在岁运有多寡，在方隅有厚薄，在四时有盛衰。

五、据韵脚

纵观古医书可知有不少是歌赋体的韵文。韵文的特点是除了句式整齐外，还讲究押韵，以利朗朗上口，便于记忆，韵脚同时也就成了断句的依据。一般规律是隔句押韵，即奇句不押偶句押，其中可分为首句入韵与不入韵两种。因此，对有韵之处可以根据韵脚字来断句。

例1：

阳证初起焮赤痛根束盘清肿如弓七日或疼时或止二七疮内渐生脓痛遂脓减精神爽腐脱生新气血充嫩肉如珠颜色美更兼鲜润若榴红自然七恶全无犯应当五善喜俱逢须知此属纯阳证医药调和自有功。

该文是《医宗金鉴·外科心法要诀·痈疽阳证歌》中的一段内容。这首歌诀采用隔句押韵、且首句入韵的韵例，用韵合《中原音韵》。歌诀中的"痛、弓、脓、充、红、逢、功"均属韵脚字。在此可按照诗歌的体裁将其整齐地排列如下：

阳证初起焮赤痛，根束盘清肿如弓。

七日或疼时或止，二七疮内渐生脓。

痛遂脓减精神爽，腐脱生新气血充。

嫩肉如珠颜色美，更兼鲜润若榴红。

自然七恶全无犯，应当五善喜俱逢。

须知此属纯阳证，医药调和自有功。

在歌诀体裁的古医书中，有一种情况务必注意，即作者有时会在歌诀内附上注语，意在使歌词与注语相得益彰，前者取其易咏诵，后者取其意显明。当句读此类医古文时，如不具备相关的语言知识极易出错，当应引以为戒。

例 2：

急流性速堪通便，宣吐回澜水即逆流水。最宜，百沸气腾能取汗，甘澜劳水意同之。流水杓扬万遍，名甘澜水，又名劳水。黄齑水吐痰和食，霍乱阴阳水可医，见霍乱新汲无根皆取井，将旦首汲曰井华水，无时首汲曰新汲水，出甏未放曰无根水。除烦去热补阴施，地浆解毒兼清暑，掘墙阴黄土，以水入坎中，搅取浆，澄清用。腊雪寒冰治疫奇，更有一般蒸汗水，如蒸酒法蒸水，以管接取，倒汗用之。奇功千古少人知，功堪汗吐何须说，滋水清金理更微。肺热而肾涸，清金则津液下泽，此气化为水，天气下（注：校点本原脱一"下"字）为雨也，肾涸而肺热，滋阴则津液上升，此水化为气，地气上为云也。蒸水使水化为气，气复化水，有循环相生之妙，用之最精。

此段歌谣摘自清代何梦瑶《医碥》一书"方后附录"中的"煎药用水歌"。该文中既有歌词，亦有注语。其书初刻于乾隆辛未，后世有多次翻刻，但直至 1922 年上海千顷堂印本，所用刻印体例都是正文用大字，注语用双行小字。点校者因不晓古人正文与注文合刻时的惯用体例，又不明声韵之学，未精究文义，就轻易点书，以致正文和注文杂糅不分、断句标点多处出错，故将这首通俗易懂的歌诀弄得不伦不类，文不达意，难以卒读。这首歌的正文采用隔句押韵、首句不入韵的韵例，用韵合《中原音韵》。韵脚字"宜"、"之"、"医"、"施"、"奇"、"知"、"微"，属齐微部。现重新整理如下：

急流性速堪通便，宣吐回澜水（即逆流水）最宜，百沸气腾能取汗，甘澜劳水意同之。（流水杓扬万遍，名甘澜水，又名劳水）黄齑水吐痰和食，霍乱阴阳水可医，（见霍乱）新汲无根皆取井，（将旦首汲曰井华水，无时首汲曰新汲水，出甏未放曰无根水）除烦去热补阴施。地浆解毒兼清暑，（掘墙阴黄土，以水入坎中，搅取浆，澄清用）腊雪寒冰治疫奇。更有一般蒸汗水，（如蒸酒法蒸水，以管接取，倒汗用之）奇功千古少人知。功堪汗吐何须说，滋水清金理更微。（肺热而肾涸，清金则津液下泽，此气化为水，天气下为雨也；肾涸而肺热，滋阴则津液上升，此水化为气，地气上为云也。蒸水，使水化为气，气复化水，有循环相生之妙，用之最精）

第二节　误读的表现及其原因

分析他人误读的原因及其表现，作为借鉴，对后人正确断句和标点具有重要的启迪作用。分析误读的主要原因概括起来无非是不辨词语意义、不晓医药道理、不谙文史知识、不明语法规律、不知古书刻本文字讹误等。下面就误读的表现及其原因逐一介绍。

一、不明文义而致误

不明词义，不懂文理而致误读并非少见，故应予以重视。

例 1：

且积之成也，或因暴怒、喜、悲、思、恐之气，或伤酸、苦、甘、辛、咸之食，或停温、凉、热、寒之饮，或受风、暑、燥、寒、火、湿之邪。其初甚微，可呼吸按导方寸大而去之。

该文摘自《儒门事亲》[河南科技出版社，1984（校注本）：161]。依"其初甚微，可呼吸按导方寸匕大而去之"的标点，其文之意可理解为：肿块初起时很小，可呼吸按导至方寸匕大小就消除了。这显然违背医理。此处由于校注者既没有深刻理解原著之意，也没有衡之以医理，于"可呼吸按导"下当断未断。原文之意当为：肿块初起时很小，可以用呼吸按导法治疗。肿块长至方寸匕大小时，则应消除它，即肿块达到一定体积时，尚需根除。

例2：

人生一小天地。病之轻者。如日月之食。不转瞬自必回和断不可轻易服药。恐益于此则损于彼也。该文摘自《笔花医镜》（中国书店，1978：8）。文中之"回"谓回复。"回和"意为回复正常。原意是强调病轻者如同日蚀与月蚀，虽亏损，但很快就会自行回复正常，切不可轻易服药。由于点校者不明"回和"之义，故其失断。

例3：

然气无形可求，无象可见，况无声复无臭，何能得睹得闻？人恶得而知是气也。其来无时，其着无方，众人有触之者，各随其气而为诸病焉。

该文摘自《温疫论评注》（人民卫生出版社，1977：195）。由于点校者在"人恶得而知"处，当断而失断。该处出现误读，恐与不熟悉"是气也"的"也"字的语法功能有关。清代学者马建忠就助词"也"的语法功能曾经作过精辟阐述：助词"也"分为"助句"、"助读"、"助实字"三种类型。并指出："也字助读。其为用也，反乎助句也。助句以承上文，而助读则以起下文。其起下文也，所为顿宕取势也。盖读句相续而成文，患其冗也，助以也字，则辞气为之舒展矣。"（《马氏文通·传信助字》）"是气也"的"也"，正是这种"助读"之词，"也"放在主语"是气"后，为使下文顿宕取势，舒展辞气。由此可见，由于整理者不明此理，误以为它是表示语气终结的"助句"之词，故误将"人恶得而知"与"是气也"连为一句。

二、缺乏一般常识而致误

医学文献并非句句均为专业术语，其中也包含着不少文史或地理方面的知识，如果缺乏这些知识也可导致误读错点。

例1：

医之道所以难言者，盖若此而已，乌伤？贾思诚，濂之外弟也，性醇介，有君子之行。

该文摘自《医部全录》（人民卫生出版社，1962，12：434）。"乌伤"处即不当断。乌伤为浙江义乌的古称。相传此地有个名叫颜乌的孝子，因父亡而负土筑坟，群乌衔土相助，乌喙皆伤，此地渐进获乌伤之名。西汉末改称乌孝，唐代改为义乌。贾思诚是义乌人，故称"乌伤贾思诚"。标点者因缺乏古代文化知识而误断。

例2：

衄家，不可发汗，汗出必额上陷，脉急紧，直视不能，不得眠。

该文摘自《伤寒论语译》（人民卫生出版社，1974：52）。依照例文的标点，便以为，衄家发汗后将会出现"额部塌陷"和"寸口脉紧急"之证。但知晓临床者，从未听说过衄家汗后有额上塌陷者，且额上塌陷的状况如何，也无法想象。其错在不该于"陷"字后断句，宜以"必额上陷脉紧急"为句。"陷脉"为《黄帝内经》的名词术语。如《灵枢经·九针十二原》"故针陷脉则邪气出"、《素问·骨空论》"腘下陷脉灸之"等。"额上陷脉"

是指两额角陷凹处的动脉，相当于现代医学的颞浅动脉，此为古人候脉的部位之一。

例3：

去滓，温服一升，覆取微似汗，不须啜粥，余如桂枝法，将息及禁忌。

该文摘自《注解伤寒论》（人民卫生出版社，1972：66）。此为《伤寒论》桂枝汤方后所介绍的桂枝汤的服用方法与禁忌，其中有"服以须臾，啜热稀粥一升余，以助药力"的要求。此例原意是说，服用葛根汤，除不须啜粥外，其余有关调养和禁忌等要求都与桂枝汤相同。标点者由于没有前后相参，深究文意，同时不明"如桂枝法"是"将息及禁忌"的状语，致使误读错点。

例4：

右㕮咀，都作一服，水二大盏，煎至一盏，去滓，温服，食后，气盛者宜服；面白脱色，气短者勿服。该文摘自《脾胃论注释》（人民卫生出版社，1976：96）。文中所述"温服食后"当连读。"温服食后"是述补结构，即"温服于食后"的省文，意为当饭后温服。而标点者不明介宾结构充当补语时介词常可省略，故将"温服"与"食后"断开，使其误读。如将"食后"的逗号改为句号，"气盛者宜服"后的分号换成逗号，"面白脱色"后的逗号改为顿号，如此调整便可达到文通义正的效果了。该文由于多处标点符号使用不当，致使此则方剂的记载层次紊乱，实属令人费解。

三、缺乏医药知识而致误

阅读古典医学书籍，如果没有广泛的专业知识，势必造成误读错点。

例1：

初中末三法不可不讲也。初者病邪。初起正气尚强。邪气尚浅。则任受。攻中者受病渐久。邪气较深。正气较弱。任受且攻且补。末者病魔经久。邪气侵凌。正气消残。则任受补。

该文摘自《医宗必读》（上海卫生出版社，1957：256）。本文中"初起正气尚强"的"初起"与"攻中者受病渐久"的"攻"均当属上为句。这是一段"总分式"的议论，结构层次井然。首句为总言，以下从病情发展的三个阶段予以分述，即根据"初"、"中"、"末"三阶段正邪消长情况，应分别采用"攻"、"且攻且补"、"补"三种不同治法。然而句读者尚未剖析层次，不悉医理而致多处错断。

例2：

此痞本于呕。故君以半夏生姜。能散水气。干姜善散寒气。凡呕后痞硬。是上焦津液已干。寒气留滞可知。故去生姜而倍干姜。

该文摘自《伤寒来苏集·伤寒附翼》（上海科学技术出版社，1978：28）。这是一则说明半夏泻心汤配伍之理的文献。半夏泻心汤即生姜泻心汤去除生姜、倍用干姜而成。"故君以半夏生姜"的句读，正与该方配伍相连，与下文"故去生姜而倍干姜"之义相左。其"生姜"二字当属下为句。这是由于句读者不熟悉半夏泻心汤的配伍，更不明"生姜能散水气"与"干姜善散寒气"适成对偶，又未贯通上下文意而致误读。

例3：

睡者六字，真言之一，能睡则阴气自复，交骨亦开矣。

该文摘自《中医外治法简编》（湖北人民出版社，1977：431）。该例"睡者六字"文不成义，"六字"当属下为句。清代函斋居士《达生编》主张产妇临盆时要牢记"睡、忍痛、慢临盆"的六字诀，后世称之为"六字真言"。正如吴师机《理瀹骈文》说："临产遵六字真言，催生滋四物大剂。"由于句读者医学知识贫乏，不晓妇科有"六字真言"之说，竟不顾"睡者六字"之不通，贸然点书，遂致错断。

例4：

生于池泽，蒲叶肥，根高二三尺者，泥菖蒲，白菖也；生于溪涧，蒲叶瘦，根高二三尺者，水菖蒲，溪荪也；生于水石之间，叶有剑脊，瘦根密节，高尺余者，石菖蒲也。

该文摘自《本草纲目》（人民卫生出版社，1979：1357）。一般来说，根只可言深，不可言高，而文中有两处"根高二三尺者"的句读显然不妥。两"根"字均应属上为句，分别构成"蒲叶肥根"、"蒲叶瘦根"。本草书中对状物之辞，常用四字句式。一则取四字句节奏明快，朗朗上口；二则使三种菖蒲的形状适成对照，以便鉴别。标点者因忽视上下文例，未能理解李时珍构文的良苦用心，以致出现有违常理的误读。

四、缺乏相关知识而致误

古人云："读书破万卷，下笔如有神"。说明只有多学多读，博采众长，不断加强相关知识的学习，拓宽知识面，增长才干，才能提高句读和标点的能力。否则孤陋寡闻，甚至乱点鸳鸯谱，以致误读错点贻害他人。

例1：

阴虚不能胜阳。而火上壅。则烦气上越。则呕烦而乱。则烦之甚也。呕而逆。则呕之甚也。

该文摘自《女科要旨》（人民卫生出版社，1982：38）。文中"则烦"、"则呕"、"则烦之甚也"、"则呕之甚也"，均当属上为句。这段并无难解之词、难懂之句的文字被错断得杂乱无章，不知所云。究其原因，概有三端：其一是不知"火上壅则烦"与"气上越则呕"对比，"烦而乱则烦之甚也"与"呕而逆则呕之甚也"对举，故无法从总体上分清层次。其二是不明文中的四个"则"字都是用来连接紧缩复句的，误将紧缩复句当作一般分句。其三是不晓处于紧缩复句中的"则"字所连接的前后两项断然不可分开，以致轻易点断，割裂了文脉，而乱了篇章旨意。

例2：

所谓邦无道危行言。孙学士固不求人知。人又何能知学士也。

该文摘自《宋以前医籍考》（人民卫生出版社，1955：1065）。文中"孙"字当属上为句。其误读原因有二：一是不知文中的"学士"是指宋代医家许叔微（许叔微曾任集贤院学士，故医林习称许学士）；二是不明"危行言孙"是成语。《论语·宪问》："邦无道，危行言孙。"何晏集解："孙，顺也。历行不随俗，顺言以远害。"邢昺疏："邦无道，则历其行，不随俗；顺言辞，以避当时之害也。"可见"邦无道，危行言孙"是孔子教育弟子为人处世的一种方法，意谓身处乱世之时，行为要正直（以免被恶俗玷污），谈吐可恭顺（以规避当时之害）。由此可见，该例为点校者不习古文、不晓文理而误读。

例3：

故适寒凉者胀之，温热者疮，下之则胀已，汗之则疮已。

该文摘自《黄帝内经素问白话解》（人民卫生出版社，1958：406）。该例"故适寒凉者胀之"中的"之"当属下为句。此处的"之"是动词，与"适"同义。《尔雅·释诂》云："适、之，往也。"张介宾《类经》注云："之亦适也。"文中"适寒凉者胀"与"之温热者疮"，乃相对为文。古人在对文的语境里，在相对位置上要表达同一个意义时，为避免用字重复，常变化使用同义词。句读者因既不知"之"是动词，又不晓古人对文文例，从而导致误读。

例4：

庄子《南华经》曰：至人之息以踵大。《易·随卦》曰：君子以向晦入宴息。

该文摘自《颐身集》（人民卫生出版社，1982：23）。文中"大"字当属下而误属上。这是由于句读者不晓古代气功的术语，不知"大易"为《周易》别名，尤其是对介词"以"的用法不甚明了，而致误断。道家尊称《庄子》为《南华经》。例文所引《庄子》之文，本自《庄子·大宗师》"真人之息以踵"，是讲古代气功中的踵息法，即将气通过涌泉穴运行到脚后跟。又，《周易》亦可称为《大易》，如《临证指南医案》华岫云序云："其《大易》、《本草》、《灵》、《素》诸书，炳若日星，为万世之不磨之典。"

第三节　句读实例解读

给未经断句或标点的白文句读，一般可遵循以下步骤：在句读之前要认真阅读，联系上下文反复思考；在基本弄清文意、明晰结构脉络后，加以句读；句读后，将所断之文阅读数遍，如果文句通畅，层次分明，文义清晰，便说明所作的断句及标点大致无误，若有扞格难通之处，则应反复斟酌误断、误点之处，予以一一纠正，直到文章的脉络清晰，文意明确为止。在此以清代名医雷丰所撰《时病论·小序》一文为例，就句读的具体步骤、基本思路和一般方法进行综合分析。

《时病论·小序》的中心内容是阐述撰写《时病论》的原因。将这篇白文阅读数遍后，即可明确作者在谋篇布局上采用"主客问答"的方式。文中问答之辞的起止之处十分清晰，故可基本上按问答之辞的起止，分别作句读分析。为了说明的简便，故将该文分为六段，在每段中加上了圈码，并逐一分析。

第一段：

稿甫成①客有过而诮曰子何人斯积何学问②敢抗颜著书以问世③真所谓不知惭者矣④

①"客有"是"前置词＋虚指代词"的结构，此种结构在文言文中只能充当句子的主语，故"成"字下应有一读。又，凡有问答之辞，"曰"字之下，理当一读。

②"子何人斯"，符合文言文的"某何人斯"的固定句式，它与"积何学问"并列，故"斯"、"问"两字下应断。在此客人连用两个四字句发问，可见其语气咄咄逼人。

③因为"敢"是"岂敢"的省文，一般用于反问句句首，其后必有动词性词组，而"以"字所连接的前后两项"抗颜著书"与"问世"正构成动词性偏正词组，故"敢抗颜著书以问世"应连为一句。

④在"真所谓不知惭者矣"的文句中，句末语气助词"矣"起着煞句的作用。

根据以上句读分析，此段文字正确的标点应为：

稿甫成，客有过而诮曰："子何人斯，积何学问，敢抗颜著书以问世？真所谓不知惭者矣。"

第二段：

丰笑而谢曰①吾乃一介布衣未尝学问②成书数卷聊以课徒若云问世则吾岂敢③

①一般来说，古人在对话中直呼己名，是一种谦称的方式。谦称代词，例作主语，故"丰笑而谢曰"应断为一句。

②"吾乃一介布衣"与"未尝学问",分别回答客人所提的"子何人斯"与"积何学问"两个问题,故"衣"、"问"字下各当标点。值得一提的是,客问之辞"积何学问"中的"学问"是名词,雷丰在答语中巧妙地将"学问"转为动词,其行文之诙谐,令人击节。

③"成书数卷",显成一读。"若……则……"是文言文假设复句的句型。由此可知,此十六字当断为四个四字句。

根据以上句读分析,此段文字的标点为:

丰笑而谢曰:"吾乃一介布衣,未尝学问。成书数卷,聊以课徒。若云问世,则吾岂敢?"

第三段:

客曰既云课徒①自仲景以前有义农轩伯以后有刘李朱张及诸大家之书不下数千百种②就中堪为后学法程者何可胜道③子必亹亹焉著时病论以授受④尽子之道亦不过一时医也何许子之不惮烦耶⑤

①"客曰"一读,自不待言。"既云课徒",四字成句。客人以雷丰答话中的"课徒"之说为话题继续发问,并由此引出下文对前代医家倍加称颂的话语。

②"以前"与"以后",两项对举,故可知"以后"之前,承上省略了"自仲景"三字,"义农轩伯"之后,蒙下省略了"之书"二字,故"伯"与"书"两字下各当有一读。如此,"不下数千百种"作为一读,就显而易见。

③"就中堪为后学法程"是"何可胜道"的主语,因作者在主语后用了语气助词"者",而"者"字必煞读脚,故宜将这一单句依音读之惯例,分为二读。

④"子必亹亹焉着时病论以授受",当为一句。因为用"以"字连接两个动词性词组时,后一行为往往是前一行为的目的,此句中的"以"字用法正是如此,此句文义正与前文"成书数卷,聊以课徒"相对应。需要特别注意的是,因"焉"字常用作语末语气助词,故初习之人容易在此"焉"字下误读。此处的"焉"字,王引之称其为"状事之词也,与然同义"(《经传释词》卷二),即一般所称的形容词词尾。"亹亹焉"充当"著时病论"的状语。

⑤依据句末语气助词"也"、"耶"及固定结构"亦……也",可以较容易地在"道"、"也"、"耶"三字下标上句读。

根据以上句读分析,此段文字的正确标点应为:

客曰:"既云课徒,自仲景以前有义农轩伯,以后有刘李朱张及诸大家之书,不下数千百种。就中堪为后学法程者,何可胜道?子必亹亹焉著《时病论》以授受,尽子之道,亦不过一时医也。何许子之不惮烦耶?"

第四段:

丰曰由子之言固非大谬①而以时医为轻则又不然②丰请陈其说焉子姑听之③夫春时病温夏时病热秋时病凉冬时病寒何者为正气何者为不正气既胜气复气正化对化从本从标④必按四时五运六气而分治之名为时医⑤是为时医必识时令因时令而治时病治时病而用时方且防其何时而变决其何时而解随时斟酌⑥此丰时病一书所由作也⑦若夫以时运称时医则是时至而药石收功时去而方术罔验⑧病者之命寄乎医者之运将不得乎时者即不得为医而欲求医者必先观行运⑨有是理乎⑩然则丰于斯道业有二十余年诚恐不克副时医之名也⑪子亦何病乎时医⑫

①文中"丰曰"二字，自当一读。其后"由子之言"与"固非大谬"为两个四字句，理应不难看出。

②据"以……为……"的结构形式，可将"而以时医为轻"断为一句。又，"则又不然"与前文"固非大谬"，虽文义相反，但句式相同，也为四字成句。该文作者行文之巧，于斯益见。

③"丰"作主语，"焉"为句末语气助词，故"丰请陈其说焉"自当为一句。因后文"夫春时病温"中的"夫"为发语词，故"子姑听之"当为一句，就犁然断出。

④"春时病温夏时病热秋时病凉冬时病寒"，盖由《素问·阳阳应象大论》"冬伤于寒，春必温病；春伤于风，夏生飧泄；夏伤于暑，秋必痎疟；秋伤于湿，冬生咳嗽"化生而出，医者将其断为四个四字句，当为易事。以下的文字中，可以根据较为整齐的对举句式，分别在"正气"、"不正气"、"后气"、"对化"、"从标"下加读。

⑤由于连词"而"连接的前后两项是状语和中心语，故"必按四时五运六气而分治之"当连为一读。"名为时医"，语义完备，"医"字下当句断。

⑥指示代词"是"，总承上文，不可点断，故"是为时医"与"必识时令"，皆四字成句。气候为两组对偶，可根据对偶句式的特点，作出正确的句读判断。又，"随时斟酌"，四字成句。

⑦"此……也"是典型的判断句句式。

⑧"若夫"是复音的句首语气词。"则是"为复音连词，总是处于复句的后一分句之首。而在"则是"之后是一组由两个紧缩式的条件复句组成的对偶句式。因此，可以断然在"医"、"功"、"验"三字下句读。

⑨"寄乎"之"乎"，只能理解为介词，故"病者之命寄乎医者之运"就只会是一个单句。"不得乎时者"、"欲求医者"是两个"者"字词组，它们分别充当"即不得为医"和"必先观行运"的主语。这两个"者"字的下面则不可加读，以免隔断陈述式单句的文气。

⑩"有……乎"是文言文的固定结构，"乎"为句末疑问句语气助词。

⑪"然则"是文言文中常见的复音连词，通常可在其后断开。又，根据语气助词"也"的煞句作用，自当在"诚恐不克副时医之名也"下断句。

⑫能否正确地将"子亦何病乎时医"断为一句，关键在于能否正确理解文中的"病"字之义。训诂学有"据文证义"的条例。"子亦何病乎时医"，正与前文所谓"而以时医为轻，则又不然"承接贯通。造访之客"以时医为轻"的表现，在于他对时医的一番责备，因此"病乎时医"中的"病"字，应理解为"责难"。病训为难，于诂有征，《广雅·释诂》云："病，难也。"

根据以上句读分析，此段文字的标点为：

丰曰："由子之言，固非大谬；而以时医为轻，则又不然。丰请陈其说焉，子姑听之。夫春时病温，夏时病热，秋时病凉，冬时病寒。何者为正气，何者为不正气，既胜气复气，正化对化，从本从标，必按四时五运六气而分治之，名为时医。是为时医，必识时令，因时令而治时病，治时病而用时方，且防其何时而变，决其何时而解，随时斟酌。此丰《时病》一书所由作也。若夫以时运称时医，则是时至而药石收功，时去而方术罔验。病者之命寄乎医者之运，将不得乎时者即不得为医，而欲求医者必先观行运，有是理乎？然则，丰于斯道业有二十余年，诚恐不克副时医之名也。子亦何病乎时医？"

第五段：

言未毕客蹵然改容怳然大悟①作而言曰鄙人固陋幸聆子言昭然若发蒙矣②

①"言未毕"，常见于古文，断为一句比较容易。"客"字下有一组对偶，亦不难看出，其中"蹵然"、"怳然"，皆以"然"为词尾。

②"作而言曰"，当连成一读。其后八字，正组成两个四字句。又，据末尾语气词的煞句作用，应在"昭然若发蒙矣"下断句。

根据以上句读分析，此段文字的标点为：

言未毕，客蹵然改容，怳然大悟。作而言曰："鄙人固陋，幸聆子言，昭然若发蒙矣。"

第六段：

客既退因述问答之辞弁诸简端①并质之世之识时者未知河汉丰言否也②

①"客既退"连为一句，"因述问答之辞"起总收上文的作用，"弁诸简端"是四字相连，这些都较易分辨。需要推究的是，"弁诸简端"究竟是自成一句，还是属上成句。若属上成句，则"述问答之辞"与"弁诸简端"应是一个连动词组，而连动词组中连贯动作之间不能有明显的时间停顿，而"述"与"弁"则是两个不可能连贯而为的动作，故"因述问答之辞"与"弁诸简端"之间只能构成承接式逻辑关系，且"弁诸简端"正是著者语意强调之处，故将"弁诸简端"视为自成一句为宜。

②"并质之世之识时者"的"者"字下应有一读。"河汉"比喻言论夸诞，不着边际。"未知河汉丰言否也"意谓"不知道我的这番话语是否不着边际。"

通过对该段句读的分析，其文字的标点为：

客既退，因述问答之辞，弁诸简端。并质之世之识时者，未知河汉丰言否也？

通过对以上实例的解读，从中可以看出句读的过程，实际上是综合运用各种相关知识的过程，其中传统语言文字学的知识起着既是根基，又是主体的作用。"由文字以通乎语言，由语言以通乎古圣贤之心志"（《古经解钩沈·序》），是句读古籍的根本途径。

由于不同的文体具有不同的语言特色，而不同的作者又具有各自的写作风格，至于古文深奥与否，则因时因文而异。古人云：运用之妙，存乎一心。因此，中医药工作者应在了解本文所介绍句读知识的基础上，广泛涉猎古医书白文，养成边读白文、边进行句读训练的良好习惯，勤读善思，日积月累，这样定能不断增强句读古医书的实际能力，也是提高学术水平的重要门径。

综合练习

（一）填空

1. 古书没有标点，古人在句中须停顿处，加一符号在字下，称为_____；一句话已完的地方，加一符号在字旁，称为_____。两者合称_____。

2. 古人所用句读符号主要有三种_____、_____、_____。当然，古书中最常见的是"句"和"读"处都用_____点在字旁。

3. 现在通行的标点符号有_____种，其中标点古书常用的有_____、_____、_____、_____、_____、_____、_____、_____九种。

4. 1951年中央人民政府出版总署公布了《标点符号用法》，共_____种标点符号，即点号和标号各_____种。然后又新增了间隔号_____，从而使句读更趋规范合理。

5. 一般认为"亅"是古人读书用作_____的符号，今人读书有所_____即此。

6. 分析误读的主要原因概括起来无非是不辨_____意义、不晓_____道理、不谙文史知识、不明语法_____、不知古书刻本文字讹误等。

7. 古人以"语绝"与"语未绝"来区分句与读，句相当于现在使用的_____，读相当于_____。

8. 前人把句读分为音读和义读两种，音读按_____作为划分句读的标准，义读按_____作为划分句读的标准。

9. 如"之"、"乎"、"者"、"也"、"矣"、"焉"、"哉"、"耶"、"欤"、"耳"等，具有表示语气_____或语意_____的作用，一般置于句末。

10. 经常用于句末的虚词有_____、_____、_____、_____、耶、欤、耳、而已等，一般可在它们的后面断句。

11. 由于对偶具有句式_____、排比具有句式_____的特点，故可将此作为句读的依据。

（二）断句题

1. 故述吾祖杏林翁秘传之方及吾父云泉翁经验之药并予尝取效之术及闻江湖道中玄妙之剂莫不抟金掷币向求之以助吾儿成济世之道于中汤丸散末药药合宜方方中节真世不传之方实为镇家之宝

2. 天下之害人者杀其身未必破其家破其家未必杀其身先破人之家而后杀其身者人参也破家之故何也盖向日之参不过一二换多者三四换今则其价十倍其所服又非一钱二钱而止小康之家服二三两而家已荡然矣夫人之情于死生之际何求不得宁恤破家乎医者全不一念轻将人参立方用而不遵在父为不慈在子为不孝在夫妇昆弟为忍心害理并有亲戚朋友责罚痛骂即使明知无益姑以此塞责又有孝子慈父幸其或生竭力以谋之遂使贫窭之家病或稍愈一家终身冻馁若仍不救棺殓俱无卖妻鬻子全家覆败医者误治杀人可恕而逞己之意日日害人破家其恶甚于盗贼可不慎哉

（三）标点题

1. 小儿除胎生病外有四种曰惊曰疳曰吐曰泻其病之源止有二曰饱曰暖善治小儿者当察其贵贱治之盖富贵之家衣食有余生子常夭贫贱之家衣食不足生子常坚贫家之子不得纵其欲虽不如意而不敢怒怒少则肝病少富家之子得纵其欲稍不如意则怒怒多则肝病多矣夫肝者木也甚则乘脾也又况贫家无财少药故死少富家有财多药故死多故贫家之育子虽薄于富家其成全小儿反出于富家之右

2. 张元素字洁古易州人八岁试童子举二十七岁试经义进士犯庙讳下第乃去学医无所知名夜梦有人用大斧长凿凿心开窍纳书数卷于其中自是洞彻医术河间刘完素病伤寒八日头痛脉紧呕逆不食不知所为元素往候完素面壁不顾完素曰何见待之卑如此哉既为诊脉谓之曰脉病云云曰然初服某药用某味乎曰然元素曰子误矣某味性寒下降走太阴阳亡汗不能出今脉如此当服某药则效矣完素大服如其言遂愈元素自此显明元素治病不用古方其说曰运气不齐古今异轨古方新病不相能也自为家法云

（四）简答题

1. 阐述句读的主要方法以及误读的表现及其原因。

2. 简述如何区别音读与义读。

3. 有几种句读符号？各有什么用处？

4. 句读的位置有几种？表示什么意义？

第七章　今　译

第一节　今译的标准与步骤

今译就是把古代汉语译成现代汉语，主要是译成现代汉语的书面语言。通过逐字逐句的今译，不但解释了词义，而且直接反映文章的语气、逻辑和连贯性等，使读者更迅速更全面地掌握原文的思想内容和写作特点。同时在学习医古文的过程中，适当做一些今译的练习是很有必要的，因为今译是古汉语文字、音韵、词汇、语法、修辞等知识的综合运用，今译练习有助于进一步掌握古汉语的特点，有助于透彻了解原文的内容，有助于提高运用现代汉语的能力。

一、今译的标准

近代著名翻译家严复提出外文翻译的三个标准：信、达、雅，这三个标准同样也适用于今译。信，即准确，指译文要忠实于原文的内容，对原文内容尽可能不增不减。达，即通顺，指译文的用词要正确得体，行文要流畅通顺，符合现代汉语的表达习惯。雅，即优美，指译文要用规范的书面语言表达，尽可能使文辞典雅优美。

在今译过程中，最重要的是"信"。准确是今译的生命，尤其对翻译中医古籍来说，准确性更为重要，因为"医药为用，性命所系"（王叔和《脉经·序》），一旦误译且为他人误信或引用，可能还会治病人造成不堪设想的后果。

二、今译的步骤

准确地理解原文是今译的基础。因此，为了使译文真正达到"信"、"达"、"雅"的标准，应该按下列步骤进行今译：

1. 首先要反复通读全段或全篇，掌握其内容和意旨；同时要弄清句子结构和每个词的含义；并尽可能了解原文的写作背景，包括文章的作者、作者所处的时代、写作动机、目的和作者的写作风格等；遇到不清楚的，要多查阅有关工具书，重点解决文中的难字、难句、特殊的语法、古代典章制度、名物等。

2. 然后方可开始逐字逐句语译全文。

3. 最后将译好的文章重读几遍，看看用词造句是否符合现代汉语的规范，并对译文最后加工润色，推敲用语当否、标点合适不合适等。

第二节　今译的类型

一、直译

直译是指尽可能按原文的词性、词义、语法结构及逻辑关系一一对应进行翻译的方法。

直译是逐词逐句地翻译，不能任意改动词序和增删文字，要忠实地再现原文的思想内容和语言风格。

例1：夫释缚脱艰，全真导气，拯黎元于仁寿，济羸劣以获安者，非三圣道，则不能致之矣。（《黄帝内经素问注·序》）

译文1：要想治好各种疑难杂证，让人们真精旺盛，气机通畅，拯救百姓达到高寿，救助困苦获得安康，不是三圣的大道理，很难成功。

译文2：要想解除疾病的缠绕，脱离痛苦，保全真精，通导元气，拯救老百姓达到长寿，救助体弱多病的人使他们获得健康，如果不懂得三圣的学说，就不能达到这个目的。

译文1从内容看，基本无大错，但译者脱离原文的字词，只是根据大意来翻译，就不能很好地传达原文的思想。原文中的"释缚脱艰"、"羸劣"、"致之"等都没有译出来。而译文2则是标准的直译方法，按原文的字、词和顺序一一对应起来翻译，不仅传达了原文的意思，而且字、词表达都很准确。

要注意的是，直译不同于"死译"。由于时代的差异，古今语言也存在相当的不同。若完全按原文一字一字地今译，恐怕就会让今人看不懂。

例2：克期不愆，布阵有方，此又不可更仆数也。（《医学源流论·用药如用兵论》）

译文1：限定时间，不得拖延，布阵要有方法，这些策略像更换仆人一样不能数尽的。

译文2：限定日期，不得延误，处方用药，要有法度，这些问题又是数不胜数的。

译文1机械地逐字对译，将"布阵有方"直译为"布阵要有方法"，将"不可更仆数"直译为"像更换仆人一样"。这在表面上是忠实原文，实则未懂原文，机械翻译，不但意思不明，语言也佶屈聱牙。实际上，"布阵有方"中的"布阵"，指大夫"处方用药"。"仆"指掌傧相之官员，非"仆人"之"仆"。"不可更仆数"，是形容事物繁多，数不胜数。译文2则更换了一些词语，译得很准确。

二、意译

意译是以传达原作的思想精神为目的，不受原文词序、语法结构限制的今译方法。它最适合于古代的韵文即诗、词、歌赋之类的翻译。

例：关关雎鸠，在河之洲，窈窕淑女，君子好逑。（《诗经·关雎》）

译文：雎鸠关关相对唱，双栖河里小岛上，纯洁美丽好姑娘，真是我的好对象。（程俊英《诗经译注》）

上例就是意译，译文同样也译成了韵文，四个分句的末字"唱"、"上"、"娘"、"象"韵母都是 ang。

因为韵文不便进行直译，用意译便可。意译同样要求忠实原文，以"信"为基础，而绝非脱离原文的任意发挥。郭沫若先生在屈原《九章》译文后写道："有人说翻译是创作，这话含有部分的真理。既是译文而不是注疏，那你就须得使你的译文也成为艺术品。不仅要求'信'，不仅要求'达'，还要求其'雅'。这就是说，原作是诗，你的译文也应该是诗。为了达到这个目的，我们应该允许译者有部分的自由。有时候他不能逐字逐句地硬译，他可以统摄原意，另铸新辞。"这段话，对意译可以说仍具指导意义。

总之，直译或意译，要看原作的体裁，散文作品要求直译，医古文文章多为散文，故以直译为主，但切忌将直译与死译等同起来，机械地翻译。

第三节 今译的方法

这里所谈的今译方法，主要是就直译而言的。大抵可以用"留、对、换、补、删、移"六个字来概括。兹分述如下：

一、留

留，指保留原文中的某些词语于译文中，不需翻译。

例：沛相陈珪举孝廉，太尉黄琬辟，皆不就。（《华佗传》）

译文1：沛国的最高行政长官陈珪推举他为孝廉，掌握军权的最高长官黄琬征召他，他都不就任。

译文2：沛国的相陈珪推举他为孝廉，太尉黄琬也征召他任官职，他都不就任。

译文1将官职名"相"和"太尉"均翻译出来，虽然译得未错，但实属画蛇添足，官职名保留便可，不必翻译。

今译时需要 留"而不译的词语主要有以下几个方面：

1. 专有名词

①书名、篇名。如《内经》、《伤寒论》、《甲乙经》、《上古天真论》、《阴阳应象大论》等。

②人名、表字、别号。如扁鹊、张仲景、华佗、李东垣、玄晏先生（皇甫谧）等。

③年号、谥号、庙号。如康熙、洪武、文帝、桓公、太祖、高宗等。

④朝代名、国名、地名。如魏、唐、宋、齐、楚、邯郸、咸阳等。

⑤官职名、典章制度名。如太尉、相、太医令、太守、科举、孝廉、进士、举人等。

⑥度量衡名。如仞（长度）、斛（容积）、钧（重量）等。

2. 中医术语

①解剖生理名。如五脏、六腑、心、肝、脾等。

②病证名。如消渴、痹症、厥证、伤寒、温病等。

③药名、方剂名。如大黄、甘草、小柴胡汤、桂枝汤、大承气汤等。

④穴位名、经络名。如合谷、百会、气、任脉、督脉、阳明经等。

⑤治法名。如止咳平喘、祛风利湿、生津止渴、凉血止血等。

3. 古今意义未变的基本词语

如天、地、山、水、人、马、牛、羊、手、长、短、热、正直、忠诚、主张、调和、仁、义、礼、智等。

4. 常见易明的成语典故

如举一反三、得心应手、指鹿为马、刻舟求剑、大器晚成等。

二、对

对，指将原文单音词对应翻译成以该单音词为词素的双音词。现代汉语双音节词与古代汉语单音节词的对应关系，为我们今译时采用对译的方法提供了很大的方便。

例1：因录其所授，重加芟订，存其可济于世者，部居别白，都成一编，名之曰《串雅》。（《串雅·序》）

译文：于是记录他传授的内容，重新加以删除订正，保存其中对于社会能有帮助的部分，按照类别排列，区别明白，汇集成为一部书，命名它叫做《串雅》。

例2：郡守果大怒，令人追捉杀佗。郡守子知之，属使勿逐。（《华佗传》）

译文：郡守果然十分恼怒，命令人追赶捉拿杀死华佗。郡守的儿子知道这件事，嘱咐差役不要追逐。

二例译文中加点词均以对译的方法把单音节词译成了以之为词素的双音节词，不但含义明确，而且与现代汉语的习惯也不违背。

三、换

换，指把原文中不能或不宜对译的古汉语词，变换成意义相同或相近的现代词语，如将"辟"换为"征召"、"因"换为"于是"、"之"换为"的"之类。需要换译的情况很多，有的是词汇方面的，有的是语法方面的，有的是修辞方面的。

1. 通假字、古今字的换译。如果拘泥于通假字、古今字的字形，而不懂其义，势必不通。故须以本字换译通假字，用今字换译古字。

例：一拨见病之应，因五脏之输，乃割皮解肌，诀脉结筋，搦髓脑，揲荒爪幕，湔浣肠胃，漱涤五藏，练精易形。（《扁鹊传》）

原文中"诀"、"荒"、"幕"为通假字，本字分别为"决"、"肓"、"膜"；"输"、"藏"、"爪"为古字，今字分别为"腧"、"脏"、"抓"。如果以上六字依然按借字、古字来译，读者一定会不知所云，故应分别换译为"疏通"、"膏肓"、"穴道"、"膈膜"、"五脏"、"疏理"。

2. 古今词义不同的换译。有的词古今词义大不相同，译时表体现古义。

例1：今余所访问者真数。（《素问·气穴论》）

例2：黄帝咨访岐伯、伯高、少俞之徒，内考五脏六府，外综经络血气色候。（《甲乙经·序》）

这两例的"访"应换译为"询问"，因为"访"的最早含义就是"询问"。

3. 词的本义、引申义的换译。词有时用的是本义，有时用的是引申义，应根据具体情况换译。

例：罗名知悌，字子敬……得金刘完素之再传，而旁通张从正、李杲二家之说。然性褊甚，特能厌事，难得意。（《丹溪翁传》）

"褊"的本义为"衣小"，应换译为引申义"狭隘"，若将文中"性褊"之"褊"译为"衣服小"，显然与上下文不合。这里应用词的引申义来换译。

4. 同形词的换译。有些古代词语与现代词语形同而义异，应根据词义换译。

例1：志存救济，故亦曲碎论之。（《大医精诚》）

例2：年五十，体重，耳目不聪明矣。（《素问·阴阳应象大论》）

例1"救济"不是现代汉语双音词"救助"的意思，而是联合词组"救世济民"之意。例2"体重"不是偏正词组"身体的重量"的意思，而是主谓词组"身体重滞"意，他们分别只是古今形式相同而已，应当换译。

5. 联绵词的换译。联绵词又称连语，其特点有三：一是二字或双声（如流离、参差、仿佛），或叠韵（逍遥、徘徊），或双声叠韵（辗转、仟仟、孜孜、区区）；二是二字不能拆开释义，字义与字形无关；三是往往有多种书写形式（如仿佛又作彷彿、髣髴）。如果不懂联绵词，就会望文生义，穿凿附会。

例1：愧情一集，涣然流离。（《养生论》）

例2：详察形候，纤毫无失；处判针药，无得参差。（《大医精诚》）

例1"流离"是联绵词，应译作"淋漓"，汗多貌，不能对译为"流动分离"。例2"参差"本是双声联绵词，长短不齐之貌，在此意为"差错"。

6. 同义复词的换译。两个同义词构成的复合词实际只有一个意思，只译其中之一即可。

例1：驰骋常人之域，故有一切之寿。（《养生论》）

例2：所传异同，咸悉载录。（《脉经·序》）

例1"驰骋"、例2的"咸悉"、"载录"，都是同义复词，可用一个词换译它们，不必分别来译。"驰骋"可译为"奔走"，"咸悉"可译为"全都"，"载录"可译为"记录"。

四、补

补，指补充译出原文中省略的成分，或根据上下文的逻辑关系，增补一些相应的词语，以求文意的畅达完整和连贯。古人为文喜欢省略，有语法省略，也有逻辑省略，翻译时则要补上省略的部分。

1. 根据语法省略来补译

在一定条件下，几乎所有语法成分都可省略，这些成分包括主语、谓语、宾语、定语或中心语、介词或介词宾语等。为了使读者明白，语译时应将省略的成分补译出来。

例1：淫生六疾……阴淫（　）寒疾，阳淫（　）热疾，风淫（　）末疾，雨淫（　）腹疾，晦淫（　）惑疾，明淫（　）心疾。（《秦医缓和》）

例2：（　）出入十余年，乃呼扁鹊私坐，间与（　）语曰："我有禁方，年老，欲传与公，公毋泄。"（《扁鹊传》）

例1有六处承前省略了谓语"生"，翻译时应依次补出。例2前面省略了主语"长桑君"，后面"与语"为"与之语"的省略，"之"代扁鹊，这是省略了介词宾语，省略的成分在今译时都要补上，否则语意不连贯，难以理解。

2. 根据逻辑省略来补译

逻辑省略包括连接词、语气助词或分句的省略。

例1：昔淳于公有言：人之所病，病病多；（　）医之所病，病道少。（《温病条辨·叙》）

例2：（　）有先生则活，（　）无先生则弃捐填沟壑，长终而不得反。（《扁鹊传》）

例3：脑户……不可灸，（　）令人喑。（《甲乙经》）

例4：其性温，不可热饮，（　）反致吐逆。（《本草纲目·香薷》）

例1"医之所病"前省略转折连词"而"的意思，应补译"但是"。例2"有先生"、"无先生"前省略假设连词"如"的意思，可补译"如果"。例3"不可灸"，与"令人喑"意不连贯，实际是之前省略了"若灸"，译时应补出。例4"不可热饮"怎么会"反致吐逆"呢？实际上，在"不可热饮"之后省略了"若热饮"，语译时就应补出。

五、删

删，指把原文中某些无实义的词语省略不译。需要删除的词语主要是没有实际意义的助词，包括结构助词和语气助词。

1. 结构助词。常需删略的主要是"之"、"是"。

例1：皮之不存，毛将安附焉？（《伤寒论·序》）

例2：孜孜汲汲，惟名利是务。（《伤寒论·序》）

例1"之"字用于主谓之间，是结构助词，可不译。例2"惟名利是务"即"惟务名利"，"是"乃宾语前置的标志，属结构助词，也不译。

2. 语气助词。可不译的有：句首语气助词如夫、盖、夷、粤、且等；句中语气助词如者、也、或、斯等；句尾语气助词如也、焉、哉等。

例1：夫天布五行，以运万类；人禀五常，以有五藏。（《伤寒论·序》）

例2：扁鹊者，勃海郡郑人也。（《扁鹊传》）

例3：而五味或爽，时昧甘辛之节；六气斯沴，易愆寒燠之宜。（《新修本草·序》）

六、移

移，指对古今语序不同的句子，用现代汉语的语法规律加以变换。

1. 如宾语前置、谓语前置、定语后置均要调整过来。分别如下：

例1：唯名利是务。（《伤寒论·序》）

例2：予窥其人，睟然貌也。（《本草纲目·原序》）

例3：扁鹊至虢宫门下，问中庶子喜方者。（《扁鹊传》）

例1将前置的宾语"名利"移后翻译，全句译作：只追求名利。例2将前置的谓语"睟然"移后翻译，全句译作：我观察这个人，容貌润泽。例3将后置的定语"喜方者"移前翻译，全句译作：扁鹊到虢国的宫廷门前，询问喜爱医术的中庶子。

2. 介宾词组作补语，翻译译时变成状语。即原文在谓语后作补语，要调到谓语前作状语。

例1：佗授以漆叶青粘散。（《华佗传》）

例2：饮是以上池之水三十日。（《扁鹊传》）

例1"以漆叶青粘散"是谓语动词"授"的补语，按现代汉语应理解成"佗以漆叶青粘散授（之）"，原补语移到谓语前，也就是成为状语。全句译作：华佗把漆叶青粘散的药方传授给他。例2"以上池之水"按现代汉语应理解成"以上池之水饮是三十日"，全句译作：用没有沾到地面的露水饮服这种药物三十天。

3. 承接连词"则"、"而"如位于主语前，译时要移至主语后。

例1：逆之则灾害生，从之则苛疾不起。（《素问·四气调神大论》）

例2：世俗乐其浅近，相与宗之，而生民之祸亟矣。（《温病条辨·叙》）

例1的"则"意为"就"或"便"，古代汉语如用在分句主语前，翻译成现代汉语要调到主语后。此句"则"在主语"苛疾"前，今译时移至其后。全句译作：违反它灾害就发生，遵循它疾病就不出现。例2中的"而"意也是"就"或"便"。例中"而"在主语"生民之祸"之前，翻译时将"而"移至主语之后。"而生民之祸亟矣"应译为"人民的祸患就频繁了"。

4. 动词前的数词，今译时调整到动词后。

例1：岁历三十稔，书考八百余家，稿凡三易。（《本草纲目·原序》）

例2：时行疫疠，非常有之病，或数年一发，或数十年一发。（《张氏医通·诸伤门》）

例1"三易"译为"修改三次"。例2"一发"译为"发作一次"。

5．分承的修辞方式要调整过来。

例：耳目聪明，齿牙完坚。（《华佗传》）

这是分承的修辞格，"聪"承受"耳"，"明"承受"目"，"完"承受"齿"，"坚"承受"牙"，应调整为"耳聪目明，齿完牙坚"，然后再加以今译。

第四节　误译原因分析

今译首先要保证准确，然后才能追求通畅、优美。在准确这个标准上，很容易犯错译、衍译和漏译这三种错误。

一、错译

错译就是将对应的词句译错。错译有多种原因，下面举例说明：

例1：夫邪之中人，轻则传久而自尽，颇甚则传久而难已，更甚则暴死。（《汗下吐三法该尽治病诠》）

误译：邪气侵袭人身，轻的话传久了就自己消亡，很厉害的话传久就难治好，更加厉害就会导致突然死亡。

例1的错误在于把"颇"译成了"很"。实际上，"颇"除"很"以外，还有"稍微"的意思。上文讲"轻"，下文就说"更甚"，则在程度上夹于其间的"颇甚"自然是"稍甚"之意。今译时要注意词义的多样性，不要误把此义当彼义。

例2：先生得无诞之乎？何以言太子可生也？（《扁鹊传》）

误译：先生莫不是欺骗他吧？凭什么说太子可以生还呢？

例3：张锐戒云："明日早且忍饥勿啖一物，俟锐来为之计。"（《医说》卷五）

误译：张锐告诫病人说："明天早晨暂且忍饿一下，不要吃一样东西，等我来给病想办法。"

"之"在古汉语中多作第三人称代词"他"，但有时也用作第一人称代词"我"或第二人称代词"你"，例2当译为"我"，例3当译为"你"。此两例误译没有注意到古汉语的语法有其独特之处，造成误译。

例4：闻太子不幸而死，臣能生之。（《扁鹊传》）

误译：听说太子不幸去世，但我能够生还他。

例5：未至，公梦疾为二竖子，曰："彼良医也。惧伤我，焉逃之？"（《秦医缓和》）

误译：医生还未到，晋侯梦见疾病变成两个儿童，说："那个高明的大夫。恐怕会伤害我们，该逃到哪里去？"

例4没有把原文"生"的使动意义翻译出来，"臣能生之"应该译成"我能够使他生还"。例5把"彼"当成了指示代词"那"，用来修饰"良医"，其实"彼"译作"他"，是一个判断句，即"彼，良医也。"意为：他是一个高明的大夫。

例6：新内勿刺，新刺勿内。（《灵枢·终始》）

误译：刚吃过东西的人，不要给他针刺；刚针刺过的人，不要吃东西。

例7：偶然治差一病，则昂头戴面，而有自许之貌。（《大医精诚》）

误译：偶然治错了一个病，就仰着头，大有自我赞许的样子。

例6将"内"当作"纳"的古字，所以译为"纳入食物"，失之。其实此处"内"是

"御内"的意思，是性生活的委婉语，这是不明修辞而错译。例7将"差"译成"错"，令人读者不知所云，竟然还有医生治错了病而感觉爽的！其实此"差"是"瘥"的古字，"瘥愈"之意。

二、衍译

衍译就是随意添加原文所没有的内容。衍译都是脱离原文，凭空杜撰，画蛇添足。

例：佗久远家思归，因曰："当得家书，方欲暂还耳。"到家，辞以妻病，数乞期不反。太祖累书呼，又敕郡县发遣，佗恃能厌食事，犹不上道。（《华佗传》）

误译：华佗离家好几年了想回家，于是说："我最近接到了好几封家信，说我妻子病了，我想暂时回家住几个月。"到了家，就以妻子病了作为借口推辞，多次请求延长假期不回来。曹操多次写信招呼他，又命令郡县的官吏遣送他回来。但华佗性格孤傲，凭借才能，不愿伺候曹操，好长时间，依然不上路。

此段译文有许多是译者随意添加出来的：①原文只说"远家思归"，并未说"离家好几年"。②原文只说得到家信并未说"好几封"。③原文没有说信的内容是什么，而译者却加上"妻子病了"。④原文只说"方欲暂还耳"，并未说想"住几个月"。⑤原文并未说"华佗性格孤傲"。⑥原文也未说他"好长时间，没有上路。"

三、漏译

"漏译"是指把原文中一些关键性的词语或句子漏掉不译，或古文简略之处，今译时当补而未予补充。举例如下：

例1：乃今我里有方士沦迹于医，厉者造焉而美肥，踒者造焉而善驰，矧常病也？（刘禹锡《鉴药》）

误译：如今我的乡里有个方士隐迹在医学界，厉者到他那儿就变美长胖，踒者到他那里就能奔跑，矧一般的病呢？

此例是照搬原文，不当"留"的却保留不译。有三处漏译：①"厉"通"癞"。"厉者"当译为"长恶疮的人"。②"踒"谓两脚连并，不能开步。"踒者"可译为：有足病的人。③"矧"，音shěn，表递进关系的连词，可译为"何况"。

例2：纵少觉悟，咸叹恨于所遇之初，而不知慎众险于未兆。是由桓侯抱将死之疾，而怒扁鹊之先见，以觉痛之日，为受病之始也。（《养生论》）

误译：即使有人领悟养生的重要性，也都是在遇到疾病时才悔恨，却不知在病患未有征兆时小心地防范各种危险。好比桓侯身染致命的病患，却对扁鹊的先见之明表示愤怒，把觉得疼痛的那一刻，当作生病的开始。

此段译文有多处漏译：①未译"纵少觉悟"的"少"字，"少"当"稍微"讲。②"叹恨"两字，只译了"恨"，未译"叹"。"叹"在此是"感叹"之意。③"是由"，译者未译"是"，"是"这里为指示代词，指代前面所说的作法。

例3：淫生六疾……阴淫寒疾，阳淫热疾，风淫末疾，雨淫腹疾，晦淫惑疾，明淫心疾。（《秦医缓和》）

误译：过度就会生六种疾病……阴过度寒病，阳过度热病，风过度四肢病，雨过度腹部疾病，晚上劳累过度心志迷乱之病，白天思虑过度心力交瘁之病。

此段原文在"阴淫"、"阳淫"、"风淫"、"雨淫"、"晦淫"、"明淫"之后皆承前省略一"生"字，故语译时应补译"生"，否则文句就不通。此例是当"补"而未补译的错误。

综合练习

（一）填空题

1. 严复提出的翻译的三个标准：信、达、雅。信，即_____；达，即_____；雅，即_____。在今译过程中，最重要的是_____。

2. 今译的类型有_____和_____两种，古医籍文章一般要求_____为主。

3. 今译的方法可用_____、_____、_____、_____、_____、_____六个字来概括。

4. 具体而言，散文体作品宜以_____为主，_____为辅；韵文体裁的作品宜以_____为主，_____为辅。

5. 凡介宾结构在句中作补语的，今译时则应将其调整到_____之前。

6. 误译概括起来主要有_____、_____和_____三种情况。

7. 漏译是指将原文中一些_____的词语或句子遗漏不译，或在古文简略之处，于今译时_____而未予补充的现象。

（二）翻译题

1. 觀夫九針之法，毫針最微。七星上應，眾穴主持。本形金也，有蠲邪扶正之道；短長水也，有決凝開滯之機。定刺象木，或斜或正；口藏比火，進陽補羸。循機捫而可塞以象土，實應五行而可知。然是一寸六分，包含妙理；雖細擬於毫髮，同貫多岐。可平五臟之寒熱，能調六腑之虛實。拘攣閉塞，遣八邪而去矣；寒熱痛痺，開四關而已之。凡刺者，使本神朝而後入；既刺也，使本神定而氣隨。神不朝而勿刺，神已定而可施。定腳處，取氣血為主意；下手處，調水木是根基。天地人三才也，湧泉同璇璣百會；上中下三部也，大包與天樞地機。陽蹻陽維併督帶，主肩背腰腿在表之病；陰蹻陰維任衝脈，去心腹脅肋在裏之疑。二陵二蹻二交，似續而交五大；兩間兩商兩井，相依而別兩支。（《針經指南·標幽賦》）

2. 有譏外治為詭道以欺世者，不知其道即近在人耳目前也。人生唯飲食屬內耳，其餘有益於身者，無非身外物也。夏之簟，冬之裘，不在外者乎？暑則臥簟，寒則圍爐，不在外者乎？而熱者以涼，冷者以暖，隨四時而更變，因是得免於病。不獨此也。諸陽聚於頭，十二經脈三百六十五絡，其氣血皆上於面，而走空竅。面屬陽明胃。晨起擦面，非徒為光澤也，和氣血而升陽益胃也；洗眼，滋臟腑之精華以除障也；漱齒，堅骨以防蠹也；梳髮，疏風散火也。飯後摩腹，助脾運免積滯也。臨臥濯足，三陰皆起於足指，寒又從足心入，濯之所以溫陰以袪寒也。痛則手揉，癢則爪搔；唾可抹毒，溺可療傷。近取諸身，甚便也，何嘗必須服藥乎？七情之病也，看花解悶，聽曲消愁，有勝於服藥者矣。人無日不在外治調攝中，特習焉不察耳。（清代吳師機《外治醫說·理瀹駢文》）

（三）今译题

1. 曼陀罗生北土，人家亦栽之。春生夏长，独茎直上，高四五尺，生不旁引。绿茎碧叶，叶如茄叶。八月开白花，凡六瓣，状如牵牛花而大，攒花中折，骈叶外包，而朝开夜合，结实圆而有丁拐，中有小子。八月采花，九月采实。

相传此花笑采酿酒饮，令人笑；舞采酿酒饮，令人舞。予常试之，饮须半酣，更令一人或笑或舞引之，乃验也。八月采此花，七月采火麻子花，阴干，等分为末，热酒调服三钱，少顷昏昏如醉，割疮灸火，先宜服此，则不觉苦也。（《本草纲目·曼陀罗》）

2．向来用药多牵制。滋阴则气不宜通。补气则阴为燔灼。轻方则病难兼顾。重方则药难运行。铢两于轻重之间。拟两方轮流进服。附呈候政。

（四）问答题

1．简述今译的标准和类型。

2．阐述今译的具体方法。

3．说出误译的原因及其表现。

4．今译的类型有哪些？

5．今译中对、换、留、删、补、移、的方法如何运用？举例说明。

（五）课外阅读（给下文断句并作今译）

阴与阳为对待血与气为对待谁不云然不知血也者阴气之所化也人身之阴阳皆以气言阴根于阳者谓阴气根于阳气也血生于气者谓阴血生于阴气也补气之阳惟附子足以当之若人参黄芪则皆补气之阴试观人参养营汤用人参而以养营为名当归补血汤欲补血而以黄芪为主其义不从可知乎故张路玉曰四物为阴血受病之方非调补真阴之治柯韵伯曰四物乃肝经调血之剂非心经生血之方明乎此而所以治血之虚者安得不注意于阴气乎更有一等大吐大崩去血过多则血脱者必益气并不仅在阴气而在阳气矣此则非参附大剂壮阳固阴以收效于顷刻万无他法可施本不徒恃参芪也若夫暴来暴下之忽见血者且有畜血之为血证而不见血者则非血之虚而为血之病病则似于四物无不宜矣然四物并用则动者嫌动滞者嫌滞此又当知行气开郁除湿润燥泻火撤热之皆所以治血而去瘀以生其新瘀去而新乃生者尤为补血之大也乃医宗必读先论虚劳一大篇首例传尸劳一证而即继以吐血咯血咳嗽血三种世之药得其捷径者一见有血便归入虚劳门中将行气开郁除湿润燥泻火撤热逐瘀生新等法谓皆不宜于虚劳而尽付诸一勾此所以血证之浅深次第竟无下手处也凡人以吐咯见红及咳嗽之或已见红或未见红者欲其不入怯途若不先明士材之失其将何以为治余哀夫世之为士材所愚也有不忍嘿尔而息者（陆懋修《世补齐医书》前集上《论李士材〈医宗必读〉以诸血证尽入虚劳门》）

第八章　文意理解

文意理解是指对文章语句含义的理解，以及对篇章宗旨及其文中内涵的领悟。对于中医药古文献而言，阅读的最终目标是读取中医药学术信息，以及与此相关的其他信息，认识其历史、现实以及长远的科学含义和人文意义，从中吸取精华，去其糟粕。因此，篇章文句旨意的把握和理解尤为重要。理解古代中医药文献的文意，不仅要综合运用古代语言文化知识、中医药知识和现代科学知识，同时还需要熟读深思，而且还要熟练地掌握一些推敲文意的方法，只有这样才能真正地理解文意，为中医药文化的传承和创新提供保障。与文意理解的相关内容已在有关章节作了阐述，本章侧重介绍探求章句旨意、把握作者思路、读取中医药学术信息的基本要领及其方法，为阅读理解指点迷津。

第一节　文意理解的方法

文意理解的过程，实际上是读者与作者学术思想沟通和交流的过程。韩愈曾把自己的读书方法总结为"记事者必提其要，纂言者必钩其玄"（《进学解》）。就是说，对于记事之文，须循章归旨，力争把握其宗旨纲要，领会其撰述意图；对于说理之论，要意会神摄，明确概念，着力探明其内涵底蕴，领悟其言下之意和未言之旨。把握文章纲领则可提要钩玄，此为理解古医书的重要门径。提要是对文句篇章旨意、脉络的总体把握，主要运用辐合思维；钩玄是从深度和广度上认识句意章旨的含义，主要运用发散思维方法。此外文章背景、文章体裁结构、上下文语言环境、前人的注释等都有助于正确理解文意。

一、据文揣意

中国传统文化以形象思维、意象思维见长，历来重视举一反三的能力。古人在撰述上有其独到的表达习惯和价值观。老子认为"道可道，非常道；名可名，非常名"（《老子》第一章）。孔子认为"举一隅不以三隅反，则不（复）也"（《论语·述而》）。由此可见，古人擅用譬喻、暗示、例证等手法，委婉含蓄地表达自己的观点及意图。冯友兰在《中国哲学简史》中曾指出："中国哲学家惯于用名言隽语、比喻例证的形式表达自己的思想"。中国古代哲学著作与西方哲学著作相比，有一个显著特点就是"明晰不足而暗示有余"。因此，理解中医古籍的文意应重在"感悟"二字上下功夫。感，即感受文句的形象意境；悟，则是领悟其中的真情实意。也就是说，要由表及里、由正及反、由此及彼地发掘出文句的深层义、象征义、比喻义、哲理义、言外义等言下之意，真正体现"读文见髓"的效果。否则，尚如孔子所说，"学而不思则罔"。

（一）抓住关键词而体会言下意

相传孔子撰著《春秋》时，便以巧妙的措辞暗寓褒贬。细品这些关键词语，则有助于领悟其作者的言下之意。

美则美矣，而未尽善。何者？各擅风流，递相矛盾。（《外台秘要·序》）

这段话究竟批评的什么？理解的关键在"擅"和"风流"二词。"擅"谓随意挥洒。

"风流"本谓有才而不拘礼法的气派、风度，此指个人不拘一格的才华。其言下之意可以向两个方向理解：一是不守基本法度而肆行妄为，二是没有兼收众家之长而囿于自家之经验心得。考虑到作者对诸家方书的评价是"未尽善"，这句话又是为《外台秘要》博收众家、取长舍短的编撰方法做铺垫，故当取后一种理解。

若有欲决意任怀，自谓达识知命，不泥异端，极情肆力，不营久生者，闻此言也，虽风之过耳，电之经目，不足论也。（《极言》）

该则文字中"达时知命"、"异端"、"极情肆力"等词语，使人联想到《论语》中"五十而知天命"、"攻乎异端，斯害也已"、"尽己之谓忠"、"志士仁人，无求生以害人，有杀身以成仁"等名言，由此可见作者是站在道家立场上，对舍生取义以及轻身重道等儒家价值观的批驳。

夫《易》之为书，变动不居，然亦有变易不易二义，故曰"著之德圆而神，卦之德方以智"。夫卦诚方矣，岂方、智之遂无圆、神之妙也哉？吾愿读吾书者，取是方而圆用之，斯真为得方之解也矣。（汪昂《医方集解·序》）

本段语意理解的关键在于必须弄清"圆"、"神"、"方"、"智"四个词的文化内涵和著、卦的形象功用特点。在古人心目中，"圆者运而不穷，方者止而有分"（《易·系辞上》王弼注）。古人把无迹可寻、微妙莫测的事物通称为"神"，把有形可察、有规可循的事物称为"方"，善于格物致知、比例类推的能力则通称为"智"。著占以数算，"数无恒体，犹圆之不穷"（《易·系辞上》孔颖达疏），古人用以占卜已然可溯之事。所以古人认为：著数有圆神之性，卦占有方智之能。但无论是著数还是卦占，不仅有一定的方法可循，而且也要灵活变通。汪昂认为读书也是如此：成方是法度规范，是有前例可循的经验借鉴，学习成方，属于方、智之列；而读懂成方、运用成方，还是要明其要妙、通其权变，则又属于圆、神之功了。

（二）推敲字面义而推求比喻意

中医药古籍由于措辞表意方式的不尽相同，一些在古人看来既直白又简单而并不难懂的话，当今却不易理解透彻。对此，有必要从揣摩字面义入手，继而细心体察其语意所在。对于古人形象化的表述，要认真体会其情景意象的特点，并联系上下文，把形象感悟转化为理性认识。

医道难矣！医道大矣！是诚神圣之首传，民命之先务矣！吾子其毋以草木相渺，必期进于精神相贯之区、玄冥相通之际，照终始之后先，会结果之根蒂，斯于斯道也，庶乎为有得矣。（张介宾《景岳全书·医非小道记》）

该文摘中的"精神相贯"即现今所说的"思想沟通"，此指与前贤沟通思想，领会医书旨意；"玄冥相通"指通晓深奥微妙的医理；"照终始之后先"谓明了由首至尾、由源至流的全过程，即对医理融会贯通。"会结果之根蒂"言领会事情的原由，此指刨根问底，知其所以然。逐句理解后，便可知晓这段话的本意是张介宾自己的治学方法，也是他对学医者提出的要求。

能会精神于相与之际，烛幽隐于玄冥之间者，斯足谓之真医。（《病家两要说》）

此段文字中同样有"精神相贯"、"玄冥相通"一类的说法，但所针对的事情不同，语意所指就与上例有别。文中"相与之际"即指与病人相处之时；"会精神"的字面义可以理解为集中精神或全神贯注。就是说医生诊病应以"会精神"作为"谓之真医"的必备条件，此处的"会精神"含有对病人的疾苦所在能心领神会的意思。"烛幽隐于玄冥之间"

谓在黑暗之中目光如炬,有了上一句为背景,便知这个"玄冥之间"是指病情难明之时,"烛幽隐"此指洞察隐微的病邪。

柯韵伯曰:命门之火,乃水中之阳。夫水体本静,而川流不息者,气之动,火之用也,非指有形者言也。然火少则生气,火壮则食气,故火不可亢,亦不可衰。所云火生土者,即肾家之少火,游行其间,以息相吹耳。若命门火衰,少火几于熄矣。欲暖脾胃之阳,必先温命门之火。此肾气丸纳桂、附于滋阴剂中,是"藏心于渊,美厥灵根"也。(《方论三则》)

该段文字中的"以息相吹"是拟人化的表述。文中借用气息吹动这一意象,说明"火生土"是指肾以无形之阳热推动脾胃的运化。心属火,渊藏水,藏心于渊,是寓阳于阴的意象,正与"命门之火,乃水中之阳"、"纳桂、附于滋阴剂中"以"温命门之火"的文意相合;灵根,生命之根本,美厥灵根,就是壮其生化之源(命门之火)。

(三) 以此及彼而推知未言意

古人云:"书不尽言,言不尽意"(《易·系辞上》)。古人行文,有时只言其所当然,而未言其所以然。所以"吾人读书,须从其一面悟出三面,从其所当然悟出其所以然,由此体会入微,自然一旦豁然贯通"(程衍道《医法心传·序》)。换言之,即在阅读时应该根据文中所提供的的线索,通过因此悟彼、比类推求等方法,推知作者文中蕴含的未言之意。

一贫妇寡居病癫,翁见之恻然,乃曰:"是疾世号难治者,不守禁忌耳。是妇贫而无厚味,寡而无欲,庶几可疗也。"即自具药疗之,病愈。后复投四物汤数百,遂不发动。《丹溪翁传》

从本文来看,虽然没有交代丹溪翁对癫病病因病机的认识,但从"可疗"的条件"无厚味"、"无欲"中,便可推知该病禁忌肥甘、色欲。厚味积滞,易伤脾胃而致郁热;房劳伤肾,易劫阴精而动元阳。由此可以进一步推知:丹溪翁认为该病病机是阴虚生内热,而厚味房劳则是发病的诱因及其助邪之外物。读者从中便可领悟丹溪翁"葆精毓神"的学术思想。

人近火气者,微热则痒,热甚则痛,附近则灼而为疮,皆火之用也。或痒痛如针轻刺者,犹飞迸火星灼之然也。痒者,美疾也。故火旺于夏,而万物蕃鲜容美也,灸之以火,渍之以汤,而痒转甚者,微热之所使也;因而痒去者,热令皮肤纵缓,腠理开通,阳气得泄,热散而去故也.或夏热皮肤痒,而以冷水沃之不去者,寒能收敛,腠理闭密,阳气郁结,不能散越,怫热内作也。(刘完素《素问玄机原病式·五运主病》)

该段文摘不难看出,作者一起首就用一个"火"字,把微热之痒、热甚之痛、灼伤之疮贯穿一气,继而把主要篇幅放在分析轻浅常见的痒证上。这显然是醉翁之意不在"痒"的写作手法。作者是借痒证来阐述临床上阳热怫郁的基本病机和火郁发之德施治原则,并证明这一证治的普遍意义。元人薛时平读出刘氏言外之意,故其注曰:"郁与通相反。郁者,论病之根源;通者,治法之纲要。达此二字,能事毕矣。"(《新刊注释素问玄机原病式》)

上古《脉要》曰:"春不沉,夏不弦,秋不数,冬不濇,是谓四塞。"谓脉之从四时者,不循序渐进,则四塞而不同也。所以春、夏、秋、冬孟月之脉,仍循冬、春、夏、秋季月之常,不改其度。俟二分二至以后,始转而从本令之王气,乃为平人顺脉也。故天道春不分不温,夏不至不热,自然之运,悠久无疆。使在人之脉,方春即以弦应,方夏即以数应，躁促所加，不三时而几度终矣，其能长世乎！既是推之，秋月之所以忌数脉者，以其新秋为躁所胜，故忌之也。若不病之人，新秋而脉带微数，乃天真之脉，何反忌之耶？且夫始为燥，终为凉，凉已即当寒矣，何至十月而反温耶？凉已反温，失时之序，天道不几顿乎？不知十月之温，不从凉转，正从燥生。盖金位之下，火气承之，以故初冬常温，其脉之应，仍从乎金之濇耳。由濇耳沉，其濇也，为生水之金，其沉也，即为水中之金矣。珠辉玉映，伤燥云乎哉？（《秋燥论》）

此段文摘是作者在讨论四时正常脉象，但在文中作者竟然没有对自己的观点作明确的总结性表述。究竟作者认为什么是四时常脉？文中有两处线索："新秋而脉带微数，乃天真之脉"，"以故初冬常温，其脉之应，仍从乎金之濇耳。由濇耳沉……"虽然只讲到新秋和初冬脉象，但联系脉从四时、循序渐进的基本观点，便知秋、冬常脉分别是：秋脉先微数后涩，冬脉先微涩后沉，各以秋分和冬至为转折点。由此类推，春、夏之常脉分别是：先微沉后弦，先微弦后数，各以春分、夏至为转折点。这样，文中"春不沉，夏不弦，秋不数，冬不濇，是谓四塞"、"春、夏、秋、冬孟月之脉，仍循冬、春、夏、秋季月之常，不改其度。俟二分二至以后，始转而从本令之王气，乃为平人顺脉也"等论述便可融会贯通了。

二、融会贯通

实际上，只要详细观察则不难发现：一句话，一则文字，一段议论，一篇文章，总有其背景，大到作者所处的社会、历史、文化背景和医学理论体系，小到作者个人的师承渊源、学术倾向、性格爱好以及句、段、章、篇、书的内部语言环境，这些都可以统称为语句的背景。要正确理解文意，首先要审视语句背景，融会贯通上下文及相关的事理和知识。

（一）贯通上下文则可理解文意

朱熹曾说："凡读书，须看上下文意是如何，不可泥着一字。"（《朱子语类》卷十一《读书法下》）。由此可见。贯通上下文是推敲和理解文意的重要门径。

王应震曰："见痰休治痰，见血休治血，无汗不发汗，有热莫攻热，喘生毋耗气，精遗勿濇泄，明得个中趣，方是医中杰。"此真知本之言矣。（李中梓《医宗必读·肾为先天本脾为后天本论》）

该文摘中所说的"个中趣"是指什么？读其下文，看其篇名便可知其意。下文称赞王氏这段议论是"知本之言"，由此可知，王氏所说的"个中趣"是审因治本。那么何谓本？李中梓认为肾为先天之本，脾为后天之本。由此可推知，李氏认为痰、血、热、喘、遗精、外感等证皆可以脾肾论治。

县吏尹世苦四支烦，口中干，不欲闻人声，小便不利。佗曰："试作热食，得汗则愈；不汗，后三日死。"即作热食，而不汗出。佗曰："藏气已绝于内，当啼泣而绝。"果如佗言。（《华佗传》）

该文摘中"藏气已绝于内，当啼泣而绝。"二句不易理解。但是，通过细审上文："四支烦"是四肢失濡养所致；"口中干"是因津液不布；"不欲闻人声，小便不利"为肾气虚衰以及上不充耳下不气化之象。以上诸症，显示中焦脾、下焦肾的水津生化输布功能失常。肺为水上之源，外主皮毛汗液，内主通调三焦水道。华佗"试作热食"（热粥）取汗，目的是据汗与不汗，测肺气之存亡。热食后不汗出，说明肺气已绝，这就是"藏气已绝于内"的含义。三焦水液输布均失常，主司三焦气机的肺气又衰竭，了无生机，故断之曰"当啼泣而绝"。由此可推知：肺主悲，"啼泣而绝"，不过是"肺气绝而死"的形象表述罢了。

且豆令人重，榆令人瞑，合欢蠲忿，萱草忘忧，愚智所共知也。熏辛害目，豚鱼不养，常世所识也。虱处头而黑，麝食柏而香，颈处险而瘿，齿居晋而黄。推此而言，凡所食之气，蒸性染身，莫不相应。岂惟蒸之使重而无使轻，害之使暗而无使明，熏之使黄而无使坚，芬之使香而无使延哉？（《养生论》）

该段文摘的最后四句中"蒸"、"重"、"轻"、"害"、"明"、"熏"、"黄"、"坚"、"芬"、"香"、"延"等词所指不明。但通过回顾上文，相关的语句有"豆令人重"、"熏辛害目"、"齿居晋而黄"、"麝食柏而香"。据此推敲文意，末四句的意思是："哪里只是豆气蒸身会使身体笨重而不能使身体轻便，荤辛害目会使视物不明而不能使眼睛明亮，枣气熏齿会使牙齿变黄而不能使之坚固，香气袭体会使身有香气而不能使人寿命久长那么简单易知呢？"就是说，凡所食之气有利也有弊。

客有见余此方曰："嘻，博哉！学乃至于此邪！"余答之曰："吾所好者，寿也，岂进与学哉！至于遁天倍情，悬解先觉，吾常闻之矣。投药治疾，庶几有瘳乎！"（《外台秘要·序》）

该则文字叙述了面对客人的赞扬，作者本人对《外台秘要》一书的作用和价值究竟如何评价呢？这就必须贯通全句才能理解。"吾所好者，寿也"，说明自己编纂此书的动机是保生求寿；对于"学乃至于此邪"的恭维，作者是不认可的，故谦说"岂进与学哉"；"至于遁天倍情，悬解先觉"这种长生不死、超凡脱俗的最高养生境界，作者用"吾常闻之矣"一句，委婉地表示"我曾听说过，但我做不到"；"投药治疾，庶几有瘳乎"，是对于自己这本书的功效充满自信和期待，联系上文"吾所好者，寿也"，便知王焘整段话语意的重点就归结在这一句上。

（二）辨体例则悟文意

作者有时不便、不愿或不曾把本意直接表白，此时应根据文章体裁，了解其写作的意图，则有助于领悟其隐曲之意。

若乃分天地至数，别阴阳之候，气有余则和其经渠以安之，志不足则补其复溜以养之，溶溶液液，调上调下，吾闻其语矣，未见其人也。不诬方将，请俟来哲。（《外台秘要·序》）

从该则文献可以看出，作者在序言中往往会交代与该书有关的重要信息，例如写作的原由、目的、内容、体例等。"吾闻其语矣，未见其人也"，含蓄地表达了作者对针刺疗法持怀疑态度；"不诬方将，请俟来哲"，则委婉地告诉读者该书暂不收录这方面内容。反映出作者秉承孔子阙疑之训，坚持"不知为不知"的治学态度。

李明之治王善夫小便不通，渐成中满，是无阴而阳气不化也。凡利小便之药，皆味淡渗泄为阳，止是气药，阳中乏阴，所以不效。随处以禀北方寒水所化、大苦寒、气味俱阴者黄柏、知母，桂为引，用为丸，投之，溺出如涌泉，转眄成流。盖此病惟是下焦何尝言半夏治不得卧，黄柏、知母利小便哉？则据主治而觅药性，亦何异夫锲舟而求剑者乎？（程林《医暇卮言》卷一）

该段文献为医论中的引例，因此，作者列举李杲治癃闭一案，用意不在介绍李杲的方治经验，而是佐证自己"读本草勿看其主治"的论点。该医案的最大特色是针对该证属于"无阴而阳气不化"，故不循常规利小便，而以其为俱阴的黄柏、知母、滋阴降火，肉桂辛温通阳反佐为引，再用丸剂助药势沉降下行。从组方用药到选择剂型均是自出机杼，不泥

《本草》，可见此案的言下之意是"医者意也"。

（三）联系医学文史知识而读出内涵底蕴

高本涵曾说："为了理解汉语文献，必须熟悉汉人的灵魂。"同样，要理解古医籍文句的内涵底蕴，必须联系相关的医药、文史知识，充分认识古人言论的学术、文化渊源和历史背景。

所谓河海一流，泰山一壤，盖亦欲共掖其高深耳。（《类经·序》）

从该则文字可以看出，作者以一流、一土自比，表达了欲为弘扬《内经》理论尽绵薄之力的心愿，这句话的字面义并不难懂。但如果了解"河海一流，泰山一壤"的出处和原意，就会对作者的思想和心态有更深入的理解。"河海一流，泰山一壤"化裁自李斯《谏逐客书》"是以泰山不让土壤，故能成其大；河海不择细流，故能就其深；王者不却众庶，故能明其德。"意思是说一个国家不排斥和挑剔外来人才，才能强盛。可见，张介宾借用这句话是语带双关，除了字面义外，还暗示希望医学界能如河海、泰山般宽容，接受自己的这部《类经》。

若夫《折杨》、《皇荂》，听然而笑，《阳春》、《白雪》，和仅数人，自古如斯。知我罪我，一任当世，岂不善乎？（《温病条辨》）

阅读这段文字，如能了解"知我罪我"的来历，便可更好地领会这句话的深意。《孟子·滕文公下》："孔子曰：知我者，其惟《春秋》乎！罪我者，其惟《春秋》乎！"汪廷珍以孔子的话劝慰鼓励吴瑭，言下之意说：孔子至圣，撰《春秋》尚有"知我罪我"之叹，你大可不必在意世人的看法。

夫九针者，始于一而终于九，然未得其要道也。（《灵枢·外揣》）

此段文摘"夫九针者，始于一而终于九"的字句，从表面上看似毫无意义的赘言，但实际上大有深意。我国古代文化视数理为一体，数理视理，理寓于数。九针之数亦如此。《灵枢·九针论》曰："一以法天，二以法地，三以法人，四以法时，五以法音，六以法律，七以法星，八以法风，九以法野。"古人以九针配九事，虽是牵强比附，却是借九针之数与自然之数相合的表象，暗寓九针之法与天地阴阳相应之理，这是"始于一而终于九"的第一层意思。在古人观念中，"一"是数之始，用以指称极少极微极精极简的事物；"九"是数之尽，用以指称极多极大极博极繁的事物，九针之法"恍惚无穷，流溢无极"，这是"始于一而终于九"的第二层意思。所以，黄帝实际上是在说：我知道九针之法与天地之理相通，它极精极简而又极博极繁，但是我还没能掌握它的要领。

动数发息，不满五十。短期未知决诊，九候曾无仿佛。（《伤寒论·序》）

该段文字是作者对俗医的批评：为什么医生调息诊脉，脉搏没数够五十次，就无法判断危重病人的死期？因为《灵枢·根结》指出："五十动而不一代者，五藏皆受气；四十动一代者，一藏无气；三十动一代者，二藏无气；二十动一代者，三藏无气；十动一代者，四藏无气；不满十动一代者，五藏无气。予之短期。"作者对俗医的批评完全源于《内经》理论，从中可见作者对《内经》理论的尊崇。

古代医药文史知识的学习和积累非一日之功，因此，在研读中医药古文献时不仅要勤查工具书，同时也应参考注释及其他有关书籍，方可弥补知识面窄的缺陷。例如，读《医碥》赵林临序中何梦瑶治辽阳民王洪病风一案时，查阅《中医大辞典》"狂"条，便知狂证多因七情过度，五志化火，痰迷心窍，或因热盛邪入心包所致，并有《灵枢·癫狂》、张介宾《景岳全书》等论述作参考；查"恐"条，便知"恐则气下"。这些都可以帮助何梦瑶"先威以刑，令怖慑，旋与汤液"，令"暴吐下"的施治原理。至于要明白"动数发息，不满五十"的医理，要理解古人行文中所用的暗典、数的文化内涵等，就要靠平时的留意和积累了。所以胡适的经验是"读一书而已，则不足以知一书。多读书，然后可以专读一书"。（《读书与治学·读书》）

三、把握逻辑

逻辑关系则是把语句、段落组织成篇章，把例证、理据、观点贯穿成义理的重要纽带。因此，辨明上下文的逻辑关系，对于理解文意、系统掌握文章内容起着举足轻重的作用。作者认为读书或撰文务必把握逻辑，否则将毫无头绪，杂乱无章，悟不出明目。因此，对于事理复杂、论证迂回的段落和篇章，务必遵循作者的行文思路，抓住中心，通过梳理关系来把握全文的脉络。

太阳病，脉浮紧，无汗，发热，身疼痛，八九日不解，表证仍在，此当发其汗。// 服药已微除，其人发烦，目瞑，剧者必衄，衄乃解。所以然者，阳气故重也/麻黄汤主之。（张机《伤寒论·辨太阳病脉证并治上》）

本文所述证治氛围可分为两类：一类是太阳病表证的证治，一类是阳气重者服药后的反应及预后（文中用//区分）。麻黄汤是解表发汗剂，因此末尾的"麻黄汤主之"一句，不是针对全段所有的症状，而是独承"此当发其汗"而言，主治"太阳病，脉浮紧，无汗，发热，全身疼痛，八九日不解，表证仍在"之证。

夫天布五行，以运万类；//人禀五藏。//经络府俞，阴阳会通；/玄冥幽微，变化难极。/自非才高识妙，岂能探其理致哉？（《伤寒论·序》）

该段文摘的前八句为一个层次。就其句子的结构、节奏、文气而言，其中前四句与后四句各为一个单元，但从文意逻辑来说，上文前六个分句，分别阐述了三个方面的事理：自然界整体的联系，人与自然界的联系，人体内部的联系（文中用//区分）。贯通这三者的是阴阳五行之道。"玄冥幽微，变化难极"正是赞叹人体生命活动中阴阳五行之理的高深莫测，并不独承"经络府俞，阴阳会通"而言，所以下文说必须"才高识妙"，才能"探其理致"。

黄帝曰："余闻九针九篇……余知其合于天道、人事、四时之变也。然余原杂之毫毛，浑束为一，可乎？"岐伯曰："明乎哉问也！非独针道焉，夫治国亦然。"黄帝曰："余原闻针道，非国事也。"岐伯曰："夫治国者，夫惟道焉，非道，何可小大深浅杂合而为一乎？"黄帝曰："原卒闻之。"岐伯曰："日与月焉，水与镜焉，鼓与响焉。夫日月之明，不失其影；水镜之察，不失其形；鼓响之应，不后其声。动摇则应和，尽得其情。"黄帝曰："窘乎哉！昭昭之明不可蔽。其不可蔽，不失阴阳也。合而察之，切而验之，见而得之，若清水明镜之不失其形也。五音不彰，五色不明，五藏波荡。若是则内外相袭，若鼓之应桴，响之应声，影之随形。故远者，司外揣内；近者，司内揣外。是谓阴阳之极，天地之盖。请藏之灵兰之室，弗敢使泄也。"（《灵枢·外揣》）

从该段文献可以看出，黄帝问针法的总纲，而岐伯却扯到治国上去了，接着又从日月、水镜、鼓响之应，讲到相关事物间的相应互动，始终没有正面回答黄帝的问题，但黄帝却明白了，并由此推论到四诊之理。这些看似不相干的事理，其内在联系是什么，针法的总纲又是什么呢？问题的关键在于"非道，何可小大深浅杂合而为一乎"这句话中。那么，什么"道"才能把小大深浅的事理总领起来呢？这可以通过所列举的事例，由易到难地反推领会。日月与光影、水镜与物形、击鼓与响声之所以紧密呼应，是因它们之间有着互为依存、相关互动的关系。音色脉象与五脏之间，同样存在这种关系，所以黄帝由此类推到四诊之理。这种实体与声象、变相与本质的依存互动关系，以及对于这种关系的利用，正是阴阳之道。治国之道，同样不离阴阳。《礼记·杂记下》云："张而不弛，文武弗能也；弛而不张，文武弗为也。一张一弛，文武之道也。"由此可见，本篇的行文逻辑是：针法的总纲同于治国之道，治国之道同于日月水镜鼓响之理，而日月水镜鼓响之理都是阴阳之理，所以针法的总纲就是阴阳之道。

黄帝问曰："天覆地载，万物悉备，莫贵于人。人以天地之气生，四时之法成。君王众庶，尽欲全角，形之疾病，莫知其情，留淫日深，著于骨髓，心私虑之。余欲针除其疾病，为之奈何？"岐伯对曰："夫盐之味咸者，其气令器津泄；弦绝者，其音嘶败；木敷者，其叶发．病深者，其声哕．人有此三者，是谓坏府，毒药无治，短针无取。此皆绝皮伤肉，血气争黑。"（《宝命全角论》）

本文讲述的是黄帝问针刺治病之法，岐伯却连用几个比喻，阐述"有诸内必形于诸外"之理，似乎答非所问，不合逻辑。实际上，岐伯这几句话是承"形之疾病，莫知其情"而言，通过说明疾病可以据表测里、见微知著，暗示医者不应使疾病"留淫日深，著于骨髓"，即便到了"著于骨髓"的阶段，也应该能诊察出来。"人有此三者"以下的四句，才是正面回答"余欲针除其疾病，为之奈何"的问题，指出"著于骨髓"已属"毒药无治，短针无取"的不治之症。最后两句补充说明不治之症的诊断要点。通过梳理文句之间的逻辑联系，可以看出岐伯的回答是很有针对性的，他着重阐述针刺之法的首要问题是"视死别生"，是判断疾病可治还是不可治，黄帝与岐伯问答的逻辑关系如下图所示：

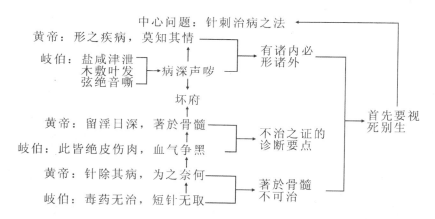

四、提要撮旨

刘勰在《文心雕龙·章句》中说："篇之彪炳，章无疵也；章之明靡，句无玷也；句之清英，字不妄也。振本而末从，知一而万毕矣。"这段话是在强调把握要点宗旨的重要性。字、段、篇章的要旨，可以通过找出共性、审度文体、剖析层次、略去枝节等方法来提取。这样一来，文章的脉络和旨意也就清晰了。

（一）寻找共性，撮其旨意

古人行文常常排比铺陈，旁征博引。对此，读者须运用聚合性思维，找出共性，从而归拢文句的旨意。

不谋而遐迩自同，勿约而幽明私契。稽其言有征，验之事不忒。（《黄帝内经素问注·序》）

从本则文字可以看出，远近幽明不谋而合，言论时间相互印证，以上四句用不同的说法，表达了共同的旨意：《素问》理论是放之四海而皆准的真理。

夫九针者，小之则无内，大之则无外，深不可为下，高不可为盖，恍惚无穷，流溢无极。（《灵枢·外揣》）

该则文字中"小之"四句形象地极言九针之法的精妙、博大、深奥、高明。后两句中"恍惚无穷"与"小之则无内"意思相同，"流溢无极"与"大之则无外"含义相似。归纳起来，这一段文字的旨意是：盛赞九针之法的微妙高深，变化无穷。

故蜀江濯锦则鲜，济源烹楮则（　　）。南阳之潭渐于菊，其人多寿；辽东之润通于参，其人多发。晋之山产矾石，泉可愈痘；戎之麓伏硫磺，汤可浴疠。扬子宜荈，淮菜（按：当作"菜"）宜醪。沧卤能盐，阿井能胶。澡垢以污，茂田以苦。瘿消于藻带之波，痰破于半夏之洳。冰水咽而霍乱息，流水饮而癃闭通。雪水洗目而赤退，咸水濯肌而疮干。（张从正《儒门事亲·水解》）

该文摘自《水解》一书，作者张子和在文中强调处方施治要择水而用。那么，择水要注意些哪些问题呢？作者没有直接说明，而是征引种种"水况"，让读者自己领悟。从上文所举之例看：洗锦缎最鲜亮的蜀江水，煮纸浆最白净的济水，宜泡茶的扬子江水，宜酿酒的淮河水，能产盐的海水，能煮胶的阿井水等，主要是说水源问题；浸泡着野菊花的潭水，带有人参气的涧水，靠近岩石的泉水，藏有硫磺的温泉水，生有海藻海带的海水，浸染半夏之气的积水，洗涤过脏物的污水，灌溉过庄稼的田水，以及盐水等，都是水质问题；冰凉的水，流动的水，都是水性问题。因此，可以把择水的要点归纳为择水源、择水质、择水性等几个方面。

（二）审查文体，摘取旨意

古人行文，往往根据撰述目的而采用相应的体裁，因此，后人阅读时应审查文体，了解其写作意图，有选择性地对部分关键语句进行信息处理，从中提取旨意。

论证须明其所以然，则所当然者不言而喻。兹集务穷其源，故论证详而系方略。如《怒》、《太息》等篇，并不系一方，但明其理，则方在其中。故必欲考古人成法，于《准绳》等书检求可也。（《医书凡例三则》）

此段文字是说，凡例的写作目的主要是说明撰写体例，一条凡例只有一个中心，说明与该书有关的一个具体问题。此条凡例中，属于"撰写体例"的只有"论证详而系方略"一句，故此句即是本条的宗旨所在。此句前是确立该体例的理由，此句后则是对该体例的举例，最后两句则是对该体例未及之处的弥补。

昔有乡人丘生者病伤寒，予为诊视。发热头疼烦渴，脉虽浮数而无力，尺以下迟而弱。予曰："虽属麻黄证，而尺迟弱。"仲景云：尺中迟者，荣气不足，血气微少，未可发汗。予于建中汤加当归、黄芪令饮。翌日脉尚尔，其家煎迫，日夜督发汗药，言几不逊矣。予忍之，但只用建中调荣而已。至五日尺部方应。遂投麻黄汤，啜第二服，发狂，须臾稍定，略睡，已得汗矣。信知此事是难之难。仲景虽云不避晨夜，即宜便治，医者亦须顾其表里虚实，待以时日。若不循时次第，暂时得安，亏顺五脏，以促寿限，何足贵也！《南史》记范云初为梁武帝属官，武帝将有九锡之命，有旦夕矣。云忽感伤寒之疾，恐不得预庆事，召徐文伯诊视，以实恳之曰："可便得愈乎？"文伯曰："便差甚易，证恐二年后不复起矣。"云曰:"朝闻道,习死犹可,况二年乎!"文伯以火烧地,布桃叶,设席,置云于上。顷刻汗解,扑以温粉。翌日果愈。云甚喜。文伯曰:"不足喜也。"后二年果卒。夫取汗先期,尚促寿限,况不顾表里,不待时日,便欲速效乎?每见病家不耐,病未三四日,昼夜促汗,医者随情顺意,鲜不败事。故予书此为医者之戒。(《医案六则》)

众所周知,医案的撰写目的是传心得,垂教训。因此,医案的宗旨就是该案心得经验或教训的精华所在。本案文中画线部分是前一医案的总结,下一医案的导语,亦是本案旨意所在之处。发汗"须顾其表里虚实,待其时日",就是作者传达给读者的心得经验和告诫。

素来扰亏根本,不特病者自嫌,即操医师之术者,亦跋前疐后之时也。值风木适旺之候,病目且黄,已而遗精淋浊,少间则又膝胫肿痛不能行。及来诊时,脉象左弦数,右搏而长,面沉紫,而时时作呕。静思其故,从前纷纷之病,同一邪也,均为三病,次第缠绵耳。由上而下,由下而至极下,因根本久拨之体,复蒸而上为胃病,是肾胃相关之故也。倘不稍为戕,但取会阳返本,窃恐剑关苦拒,而阴平非复汉有也。谨拟一法,故效丹溪,未识如何。(《医案六则》)

从该则医案得知,古代医案并非如同记录东家的流水账一样来记录诊治过程的各个方面,而是有所侧重,即有选择性地强调与其撰写意图有关的事项。因此,阅读医案应抓住作者行文的侧重点,方能领会其宗旨。本案有三处议论(见画线处):一是感慨虚实夹杂证辨证施治之难,二是分析此案各个见症的关系,三是指出不能一味治本。究竟本案的主旨是强调此类病证复杂,必须"审谛覃思",还是着重介绍此类病证的辨证经验,抑或强调此类病证必须"急则治其标",并介绍方治经验。从上述三段议论看:文首的议论是引子;文中记录病程、症状的篇幅虽然较多,但作者只侧重于分析各症的主次先后和相互关系,目的是辨明标本缓急,为下文强调不能一味治本打基础;文末"倘不稍为戕除一二,但取回阳返本,窃恐剑关苦拒,而阴平非复汉有也"一句,语气颇重,意在警醒读者,正是全案旨意所在。

西台援萧君瑞,二月中病伤寒发热,医以白虎汤投之,病者面黑如墨,本证不复见,脉沉细,小便不禁。杲初不知用何药,及诊之,曰:"此立夏前误用白虎汤之过。白虎汤大寒,非行经之药,止能寒府藏,不善用之,则伤寒本病隐曲于经络之间。或更以大热之药救之,以苦阴邪,则他证必起,非所以救白虎也。有汤药之升阳行经者,吾用之。"有难者曰:"白虎大寒,非大热何以救?君之治奈何?"杲曰:"病隐于经络间,阳不升则经不行,经行而本证见矣。本证又何难焉?"果如其言而愈(元史·李杲传)。

从该则医案即可证实,传记医案的目的是表现医家的医学造诣和学术风格,因此,研读传记中的医案应注意它着重反映该医家哪方面的特长、成就。此案着重反映李杲升阳之法的精妙,显示其名效大验不止在于脾胃阳虚之证。只有如此,读者才能从中领会李杲升阳理论广泛的临床应用价值。

(三)剖析层次,归纳旨意

对于行文层次清晰的篇章,只要剖析层次,抓住各层次的要点,便可从中归纳提炼全文的旨意。

攻下之法,原因实证俱备,危在旦夕,失此不下,不可复救,故用斩关夺门之法,定难于俄顷之间,仲景所以有急下存阴之训也。乃后人不明此义,有谓于攻下药中兼行生津润导之法,则存阴之力更强。殊不知一用生津滋润之药,则互相牵制,而荡涤之力轻矣!

此譬如寇盗当前，恣其焚掠，所过为墟，一旦聚而歼之，然后人得安居，而元气可以渐复。是去实可以保阴，乃相因之理，方得"存"字真解。并非谓攻实就是补阴，并可于攻下中寓养阴法也。/仲景制大承气汤，用枳实开上焦，用厚朴通中焦，芒硝理下焦，而以大黄之善走者统帅之，以荡涤三焦之坚实，正聚寇尽歼之大法。而又恐药力太猛，非可轻投，故又有欲用大承气先与小承气之训。夫以仲景之神灵，岂尚待于先试？实恐后人审证未确，借口成法，孟浪轻投，不得不谆谆告诫，此实慎重民命之婆心也。/至于三阴多可下之证，三阳惟正阳明可下，少阳必不可下，而阳明者夹有太阳、少阳证者，亦断不可下，惟太阳证脉紧、恶寒、无汗、腹痛者，乃阴气凝结营分，亦可用温、用下。细看方书宜下忌下之条，慎重斟酌，始为得之。（费伯雄《医方论·大承气汤》）

该段文摘依次讲了三个问题（文中用"/"区分）：其一，大承气汤是专一攻实之剂，并无补阴养阴之意；其二，大承气汤药力猛，不可轻用；其三，六经病有宜下忌下，要慎重斟酌。如将三者归纳，便可得出全文的宗旨了。

今之学医者，皆无聊之甚，习此业以为衣食之计耳。/孰知医之为道，乃古圣人所以泄天地之秘，夺造化之权，以救人之死。其理精妙入神，非聪明敏哲之人不可学也；///黄帝、神农、越人、仲景之书，文词古雅，披罗广远，非渊博通达之人不可学也；///凡病情之传变，在于顷刻，真伪一时难辨，一或执滞，生死立判，非虚怀灵变之人不可学也；///病名以千计，病证以万计，藏腑经络，内服外治，方药之书，数年不能竟其说，非勤读善记之人不可学也；///又《内经》以后，支分派别，人自为师，不无偏驳，更有怪僻之论，鄙俚之说，纷陈错立，淆惑百端，一惑误信，终身不返，非精鉴确识之人不可学也。//故为此道者，必具过人之资，通任之识，又能摒去俗事，专心数年，更得师之传授，方能与古圣人之心潜通默契。/若今之学医者，与前数端事事相反，以通儒毕世不能工之事，乃以全无文理之人欲顷刻而能之，宜道之所以日丧而枉死者遍天下也。（徐大椿《医学源流论·医非人人可学论》）

阅读该文后便知这篇论文由引言、论述、结束语组成（文中用"/"区分）。论述包含论证与结论两个部分（文中用"//"区分）。论证部分明显地分为五个层次（文中用"///"区分），各层次的中心观点是：①非聪明敏哲之人不可学医；②非渊博通达之人不可学医；③非虚怀灵变之人不可学医；④非勤读善记之人不可学医；⑤非精鉴确识之人不可学医。结论部分归结为四个方面：资质，学识，心志，师传。全文的旨意就是：学医者必须有聪明灵变善记的资质、勤奋专注的心志、渊博通达精鉴确识的学识，还要有所师承。其宗旨是告诫世人，习医者的必备素质和基本条件。

（四）弃枝节，凝要点

对于"曲碎论之"者，可以先采用缩略的方法，排除芜杂，凝练要点，然后梳理层次，辨识意义，归纳宗旨。

论曰：流变在乎病，主治在乎物，制用在乎人。三者并用，则可以语七方十剂。宣、通、补、泻、轻、重、涩、滑、燥、湿，是十剂也。大、小、缓、急、奇、偶、复，是七方也。是以制方之体，欲成七方十剂之用者，必本于气味生成而成方焉。/其、寒、热、温、凉四气生乎天，酸、苦、辛、咸、甘、淡六味称乎地，气、味生成而阴阳造化之机存焉。是以一物之中，气味兼有；一药之内，理性不无。/故有形者为之味，无形者为之气。若有形以无形之治，喘急昏昧乃生；无形以有形之治，开阳洞泄乃起。《经》所谓"阴味出下窍，阳气出上窍"，王注曰："味有质，故下流便泻之窍；气无形，故上出呼吸之门。"/故阳为气，阴为味；味归形，形归气；气鬼精，精归化；精食气，形食味。王注曰："气化则精生，味和则形长。"是以有生之大形，精为本。故地产养形，形不足，温之以气；天产养精，精不足，补之以味。形精交养，充实不亏，虽有苛疾，弗能为害。故温之以气者，是温之以肺；补之以味者，是补之以肾。/是以人为万物之灵，备万物之养，饮和食德，以化津液，以淫筋脉，以行荣卫，故《经》所谓"阴之所生，本在五味。"气味合而服之，以补精益气，所以为全生之术。（刘完素《素问病机气宜保命集·本草论》）

本段文献论述了四气六味的基本原理。文中旁征博引，经、烛、论交错，看似杂乱，实有条理。若略去明征暗引的经文、注文和一般性论述，保留反映作者观点的论断，不难看出全段分为五个层次（文中用"/"区分），分别阐述了作者的五个观点（见画线部分），从中可以归纳提炼出本段文献的旨意：药物气、味之理就是阴阳相依相对、相互转化之理，制方要依据药物的性味阴阳，气、味配合得宜，便为补精益气全生之方，误用则致害。

人受天地之气以生，天之阳气为气，地之阴气为血，故气常有余，血常不足。何以言之？天地为万物父母。天，大也，为阳，而运于地之外；地，居天之中，为阴，天之大气举之。日，实也，亦属阳，而运于月之外；月，缺也，属阴，禀日之光以为明者也。人身之阴气，其消长视月之盈缺。故人之生也，男子十六岁而精通，女子十四岁而经行，是有形之后，犹有待于乳哺水谷以养，阴气始成，而可与阳气为配，以能成人，而为人之父母。古人必近三十二十而后嫁娶，可见阴气之难于成，而古人之善于摄养也。《礼记》注曰：惟五十然后养阴者有加以。《内经》曰：年至四十，阴气自半，而起居衰矣。又曰：男子六十四岁而精绝，女子四十九岁而经断。夫以阴气之成，止供给得三十年之视听言动，已先亏矣。人之情欲无涯，此难成易亏之阴气，若之何而可以供给也？《经》曰：阳者，天气也，主外；阴者，地气也，主内。故阳道实，阴道虚。又曰：至阴虚，天气绝；至阳盛，地气不足。观虚与盛之所在，非吾之过论。主闭藏者，肾也，司疏泄者，肝也，二藏皆有相火，而其系上属于心。心，君火也，为物所感则易动，心动则相火亦动，动则经自走。相火翕然而起，虽不交会，亦暗流而疏泄矣。所以圣贤只是教人收心养心，其旨深矣。天地以五行更迭衰旺而成四时，人之五脏六腑亦应之而衰旺：四月属巳，五月属午，为火大旺，火为肺金之夫，火旺则金衰；六月属未，为土大旺，土为水之夫，土旺则水衰。况肾水常藉肺金为母，以补助其不足，故《内经》谆谆于资其化源也。古人于夏必独宿而淡味，兢兢业业于爱护也，保养金水二藏，正嫌火土之旺尔。《内经》曰：冬不藏精者，春必病温。十月属亥，十一月属子，正火气潜伏闭藏，以养其本然在真，而为来春发生升动之本。若于此时恣嗜欲以戕贼，至春升之际，下无根本，阳气轻浮，必有温热之病。夫夏月火土之旺，冬月火气之伏，此论一年之虚耳。若上弦前、下弦后，月廓月空，亦为一月之虚。大风大雾，虹霓飞电，暴寒暴热，日月薄蚀，忧愁忿怒，惊恐悲哀，醉饱劳倦，谋虑勤动，又皆为一日之虚。若病患初退，疮痍正作，尤不止于一日之虚。今日多有春末夏初患头痛脚软，食少体热，仲景谓春夏剧、秋冬差而脉弦大者，正世俗所谓注夏病。若犯此四者之虚，似难免此。夫当壮年，便有老态，仰事俯育，一切隳坏。与言至此，深可惊惧。古人谓不见所欲，使心不乱。夫以温柔之盛于体，声音之盛于耳，颜色之盛于目，馨香之盛于鼻，谁是铁汉，心不为之动也？善摄生者，于此五个月出居于外。苟值一月之虚，亦宜暂远帷幕，各自珍重，保全天和，期无负敬身之教，幸甚！（朱震亨《格致余论·阳有余阴不足论》）

该文献的论述迂回交错，时而谈天说地，时而论人议事，不易把握要点。若把文中的引文、事例和一般性论述略去，保留最能代表作者思想观点的关键语句（见上文画线部分），便知作者是从天理和人事两个方面阐述阳有余而阴不足的道理和相应的养阴之法。再经梳理、分类、归纳、提炼，全文的要点便可脱颖而出。天道：天（阳）大地（阴）小，日（阳）常实月（阴）常亏。人体：相火宜动宜亢，阴气难成易耗，故须敛心性、远帷幕，以保阴精；人之阴气随四时阴阳和月相盈亏而消长，故要"无犯四虚"，以养天和。篇首"气（阳）常有余，血（阴）常不足"与文末"各自珍重，保全天和"，便是全文的宗旨所在。

五、探本穷末

在以阴阳五行学说为理论框架的中医理论和临床著述中，不乏其可塑性、拓展性和丰富的联想余地，其具体表现在读者对文句所表达内容的审视、思考、联想和发现上，即对前代医家诊断治疗的依据、思维方法和处方用药意图的理解和领悟。古往今来，不少新理论、新观点、新技术、新疗法、新方剂，就是来自对原有理论、方法的创造性理解，从深度和广度上理解原文的意义，发掘、演绎、拓宽、深化原作者的学术思想，使所获得的信息增值，在理解中读出新意和得到启发，从而开拓创新。这即是更深入、更广泛意义上的文意理解，也就是庄子所说"意合"，朱熹所说"涵泳"，《易经》所说"见仁见智"，刘勰所说"探本穷末"。

（一）提取信息，领悟意义

研读古代医药文献，疏通文句是手段，提取信息才是目的。中医著作以生活经验和临床医疗实践为基础，吸取了大量的古代科学文化知识，因此，阅读时要注意联系相关的中医药知识和现代科学知识，去发掘和领悟其中的学术见解、学术特色和科学内涵。只有彻底了解貌似简单的文句所蕴涵的学术信息和科学意义，才算真正地读懂了中医药古籍。

帝曰："人生有形，不离阴阳。天地合气，别为九野，分为四时，月有小大，日有短长，万物并至，不可胜量。虚实呿吟，敢问其方"。（《宝命全角论》）

该文摘中的"天地合气，别为九野，分为四时，月有小大，日有短长"几句，表面上看似乎迂阔不着边际，但实际上是举出"天地合气"和阴阳消长最明显的征象，有着极为丰富的文化内涵和医学道理。例如其中"月有小大，日有短长"一句，如果简单的理解为"月相有圆缺，日照有短长"，那就没有懂得这句话的真正含义，从而也就不能明白黄帝究竟在问什么。日照、月相的消长标示阴阳二气在月周期和年周期中的消长虚实。古人很早就认识到日月的盈亏消长与生物的生长发育以及人体病理生理有密切关系，并把这些认识应用于医疗保健之中。如《素问·八正神明论》说："法天则地，合以天光。""天温日明，则人血淖液而卫气浮，故血易泻，气易行；天寒日阴，则人血凝泣而卫气沈。月始生，则血气始精，卫气始行；月郭满，则血气实，肌肉坚；月郭空，则肌肉减，经络虚，卫气去，形独居。是以因天时而调血气也。"此外，《素问·四气调神大论》也多有对四时养生之法的论述。如果关注医药科学研究的进展，就会知道现代医学已经发现人体组织器官中几乎所有细胞都具有第二生物钟，并按照太阳的升降来合成蛋白质；如果关注天文、地质、生物等自然科学的科研成果，就会知道生物学家早已发现白垩纪鹦鹉螺化石生长纹与当时的月圆周期相吻合。那么对这句话的科学意义以及中医"天人相应"理论的合理内核就能有更为深刻的认识。理解了天地、九野、四时、日月、阴阳、虚实、万物、人体的关系，便知黄帝的意思是说：人与宇宙万物都是天地阴阳二气交合的产物，我已经知道这种交合的大体表现，例如天地九野之相应、四时气候与生命规律之相应；也知道一月一年中阴阳二气消长有规律，这种虚实消长可以根据月相的圆缺、日照的短长来得知，但是对于纷繁之万物，就不易逐一揣测其阴阳虚实了，所以想请教一下揣度疾病阴阳虚实的基本方法。

浦江郑义士病滞下，一夕忽昏仆，目上视，溲注而汗泄。翁诊之，脉大无伦，即告曰："此阴虚而阳暴绝也。盖得之病后酒且内，然吾能愈之。"即命治人参膏，而且促灸其气海。顷之手动，又顷而唇动。及参膏成，三饮之苏矣，其后服参膏尽数斤，病已。（《丹溪翁传》）

该则医案为亡阳证。朱丹溪与众不同之处，是不循常规方法用人参汤治疗，而是用人参膏回阳救逆和作善后调理。推敲其用意：本案属于久病滞下后饮酒行房，引起相火妄动，以致阴虚而阳暴绝，宜用人参回阳，但又不宜人参之温燥，为免伤阴助邪，故用膏剂以克制人参的燥性，以达到救阳扶阳、益气养阴的目的。同时，膏剂较汤剂传化慢，宜用于泄泻患者。从本案可以看出：丹溪翁"阳常有余"之说并非偏执的成见，而是首重辨证施治；更可以体会丹溪翁时时处处注意护阴的学术特点和制方施治的巧思妙用。

东阳陈叔山小男二岁得疾，下利常先啼，日以羸困。问佗，佗曰："其母怀躯，阳气内养，乳中虚冷，儿得母寒，故令不时愈。"佗与四物女宛丸，十日即除。（《华佗传》）

本案很可能是现存最早因哺乳期妊娠而导致乳儿营养性腹泻的医案。文中以"阳气内养"表达母体营养精微的再分配，以"虚冷"表达营养成分的不足，显示出中医阳气、虚寒等概念内涵之丰富。因此，研读古医书要善于透过古人原始古朴而模糊的表述，来窥见其蕴含的科学信息和学术境界。

中书丞张仲谦，年五十二岁，至元戊辰春正月在大都患风证，半身麻痹。一医余汗之，未决可否，命予决之。予曰："治风当通因通用，汗之可也。然此地此时，虽交春令，寒气独存，汗之则虚其表，必有恶风寒之证。"仲谦欲速瘥，遂汗之，身体轻快。后数日，再来邀予视之，曰："果如君言。官事繁剧，而畏风寒不敢出门，当如之何？"予曰："仲景云：大法夏宜汗，阳气在外故也。今时阳气尚弱，初出于地，汗之则使气亟多，卫气失守，不能肥实腠理，表上无阳，见风必大恶矣。《内经》曰：阳气者，卫外而为固也。又云：阳气者，若天与日，失其所，则折寿而不彰。当汗之时，犹有过汗之戒，况不当汗而汗者乎？"遂以黄芪建中汤加白术服之，滋养脾胃，生发荣卫之气，又以温粉扑其皮肤，待春气盛，表气渐实，即愈矣。（罗天益《卫生宝鉴·医验纪述》）

作者就此案说明应该顺势应时令气候的升降浮沉来运用汗法，若违背这个原则，便生变故。这种因时因地人治疗的经验，具有时间生物学和择时疗法的科学内涵。因此，对于中医古文献中此类值得深入研究的经验及心得体会，应着力发掘和领悟，不要忽略。

（二）纵横联想，读出新意

阅读中医药古籍不仅要善于把原文和已知的知识联系起来思考，从中发掘、深化原作者的思想，并使之明晰化，还要善于运用创造性思维，结合生活经验和临床实际，纵横联想，从而读出新意。古人称之为"发扬旨意"。

心寂则痛微，心躁则痛甚，百端之起，皆自心生，痛痒疮疡，生于心也。（《素问·至真要大论》"诸痛痒疮皆属于心"王冰注）

热身则疮痛，热微则疮痒。心属火，其化热，故疮疡皆属于心也。（张介宾《类经·疾病类》）

从以上两则文献可以看出，对于《素问》病机十九条中的"诸痛痒疮皆属于心"，王冰注从精神活动与疼痛程度的关系来解释，这是一种创造性理解。对于《类经·疾病类》，张介宾则从热邪微甚与疼痛程度的关系来解释，这是另一个角度的创造性理解。今人认识到王冰注蕴藏的科学意义，并据此进一步领悟到痛感与血脉均为心所主，二者理应相关，而且临床上疼痛亦确能引起血管舒缩反映，因此选用指端血管容积脉搏波的变化，来作为测量针麻镇痛过程中经络气血活动状态的指标，则是现代化的创造性理解。

是以珍有大方，坐起有常，出入有行，以转神明。必清必净，上观下观，司八正邪，别五中部。按动脉静，循尺滑涩寒温之意，视其大小，合之病能。逆从以得，复知病名，诊可十全，不失人情。故诊之或视息视意，故不失条理；道甚明察，故能长久。不知此道，失经绝理，亡言妄期。（《素问·方盛衰论》）

本文摘自《素问·方盛衰论》，文中"不失人情"的原意，虽然是指若能恪守诊断之大法，就不会错失病情。张介宾在注释上文时，将"人情"推演到"病人之情"、"旁人之情"、"同道人之情"：病人之情有禀赋、体质、性情、好恶、交际、调摄、得失、心境、习俗、成见、隐私等种种情况；旁人之情有因利害所关、自负无知等而干扰诊断治疗，从而使医家掣肘的情况；同道人之情有阿谀便佞，欺诈孟浪、谗妒贪婪、侥幸贪功、怀私避嫌、平庸低劣等种种直接关系诊治结果的情况。洋洋二千余言（见张介宾《类经·脉色类》）。张氏这段义论经李中梓加工润色为《不失人情论》，成为中医社会心理学方面的名篇。如今细读该文献，从中品尝出祖国医学在诊治过程中历来都十分重视心理学。

中医理论和临床的发展得益于阅读前人著作时的创造性理解，也就是说是在创造性理解前人理论及经验的同时，启迪思维，不断创新的。这样的例子举不胜举。如朱丹溪从专治瘦妇气实难产的耗气引产方剂瘦胎饮，悟出专治胖妇气虚难产的大达生散（又名束胎散，见《格致余论·难产论》）；清代喻昌《素问·至真要大论》"'诸气膹郁皆属于肺，诸痿喘呕皆属于上'二条，明指燥病言"，《生气通天论》"秋伤于燥，上逆而欬，发为痿厥"才是燥病的总纲，"与病机二条，适相吻合"，因此撰写《秋燥论》，修正《内经》"秋伤于湿"的说法，充实了六淫致病学说；《伤寒论》六经辨证学说，反映了张仲景对《素问》之《热论》、《评热病论》中六经病理论的贯通理解和深化发挥；柯琴根据自己的理解，用以方类证的方法把《伤寒论》重编，在伤寒学说研究上独树一帜，等等。这些都是创造性理解的成功例子。梁启超在《治国学杂话》中说："发明的最初动机在注意。"王夫之《四书训义》亦说："学愈博则思愈远。"学识和经验的总结要靠平时积累，只有养成善于观察和勤于思考习惯，并在阅读时留心体察和纵横联想，才能读出新意，从而增长才干和智慧，做到学以致用，启迪思维，甚至有所发现，有所发明、创造。这就是阅读理解的最终目的和高度升华。

第二节 误解文意的原因

实践证明，文意理解需要综合运用文字词汇、语法修辞、医药文史等多方面的知识，还要具备一定的联想和推理的悟性，任何一方面失误，都有可能造成误解。误解文意主要表现为误注、误读、误译，因此，常见的致误原因亦与注释、句读、语译大体相同，有失于校勘、不明逻辑、不明行文体例、知识贫乏或欠缺、脱离宗旨等。本节主要剖析因知识欠缺、脱离宗旨所致似是而非的文意误解。

一、知识欠缺

由于中医药古代文献的内容涉及面广，加上古今社会文化背景、思想观念、知识结构、语言和表达习惯等差异，今人对古医书文句的意思不易一目了然。如果读书时懒于查阅工具书，只靠想当然，造成误解则不可避免。对于初学者来说，缺乏相关文史医药背景知识更是误解文意最为常见的原因。

【原文】纵闻养生之事，则断以所见，谓之不然；其次狐疑，虽少庶几，莫知所由；其次自力服药；半年一年，劳而未验，志以厌衰，中路复废。（《养生论》）

【误解】文中"其次狐疑，虽少庶几，莫知所由"的句读，应改为"其次狐疑虽少，庶几莫知所由。"意思是：一些人疑虑虽然不大，但几乎不知道从何做起。

此例由于不明"狐疑"、"庶几"之意，想当然地认为既然上文是不信养生，"其次"者就应该是怀疑较"少"，"疑虑""不大"，以致因误解而误读。其实，"狐疑"除了"怀疑"意思外，还有"犹豫"之意。"犹豫"者，信疑参半，彷徨未决，所以下文才有"虽少庶几"的可能。《易·系辞下》："颜氏之子，其殆庶几乎！"孔颖达疏："言圣人知几，颜子亚圣，未能知几，但殆近庶慕而已。"训"庶"为"庶慕"，而"几"乃"微"义，此指养生之精微。"虽少庶几，莫知所由"，是说此类"犹豫"之人虽然略微庶慕养生的精微，但没有谁知道正确的途径。

【原文】若夫预防之道，惟上工能虑在病前，不使其势已横而莫救，使元气克全，则自能脱邪于外。若邪盛为害，则乘元气未动，与之背城而一决，勿使后事生悔。此神而明之之术也。（《元气存亡论》）

【误解】"神而明之之术"意思是"最高明的方法"。

此例错在不明古人赋予"神"、"明"的含义。《易·系辞下》："阴阳不测之谓神。"注："神也者，变化之极，妙万物而言，不可形诘者也。"明者，日月之光，天道之象。古人把不可捉摸的事归于冥冥重的主宰，称之为"神明"。"神明"是形而上的精神力量，故又用以指称人的精神，精神活动的特点是无形可拘，无迹可寻，故凡不拘守成规，见人所不见、知人所不知的灵活思考和运用，亦称之为"神"、"明"。例如《本草纲目·菊》"神而明之，存乎其人"，言灵活运用之法在于自己，并无一定之规，语意与此例相类。

【原文】死生契阔，不可问天，赖有经方，仅得存者。（《外台秘要·序》）

【误解】"不可问天"的言下之意是天有不测风云，人有旦夕祸福，命运不可预料。

此例是说在封建宗法制度下，臣子的身家性命都是由君主主宰的，被贬之人即便是感慨"命运不可预料"，也有怨艾之嫌。王焘为了强调经方的作用，说明编撰《外台秘要》的原因背景，虽免要提及所受颠连之苦，但又怕罹获"怨上"之罪，故插入此句，谓死生离合之苦是自己本该受的惩罚，不能责怪上天（暗指皇上）。文中的"问"应理解为"责问"，而不是"询问"；此句旨在表白心迹，而不是感叹命运。

【原文】《素问·至真要大论》："诸寒之而热者取之阴，热之而寒者取之阳，所谓求其属于也。"王冰注："言益火之源，以消除翳；壮水之主，以制阳光。故曰求其属也。"（《〈素问〉注文四则》）

【误解】根据张介宾"属者，根本之谓。水火之本，则皆在命门之中耳"的注释，《素问·至真要大论》中的"取之阴，取之阳"以及王冰"益火之源"、"壮水之主"，都是指滋养肾水和命门火。

此例错在缺乏中医药理论发展史知识，肾与命门分主阴阳水火的认识形成于明代，张介宾是以当时的认识阐述《素问》旨意，而并非经文和王冰的原意。《素问》和王冰所说"火之源"指心阳，"水之源"指肾阴。

【原文】食之使人偃蹇壅郁，泄火生风，干喉痒肺，幽关不聪，心烦喜怒，肝举气刚，不能和平，故君子慎焉。（柳宗元《河东先生集·与崔连州论石钟乳书》）

【误解】"泄火生风"意思是"歇下热毒和患风痹证"。

本例作者缺乏基本医学知识，不明中医"泄火"和"泻火"的差别，亦不明此段医理所在。火有正邪虚实之分，元阳之火要内守固护，邪热之火才须清泻泄散。"泄火"可指泄散热邪，也可指元阳外泄，而"泻火"只能是指清泻热邪。石钟乳性温，晋唐人误用作日常服用的壮阳保健之药。劣质石钟乳为害更甚，作为养生药长期误用，使人神疲力乏、热壅气郁，"泄火生风"，产生种种症状："戟喉痒肺"是灼伤肺阴而干咳；"幽关不聪"、"心烦"是心精被劫、心阳浮越而致心智不聪、烦躁不宁；"喜怒"、"肝举气刚"是肝火亢盛、肝阳上逆。一派阴精受伤、阳气浮越外泄之象。由此可见，"泄火生风"是指耗散元阳，产生虚风的结果。

【原文】且贫者，士之常，贱者，道之实，处常得实，没齿不忧。（《皇甫谧传》）

【误解】贫贱是读书人和道家共有的常事，能同时成为士人和道家，终生都没有忧患。

此例错在不了解"贱者道之实"的含义。《庄子·知北游》："东郭子问于庄子曰：所谓道，恶乎在？庄子曰：无所不在。东郭子曰：期而后可。庄子曰：在蝼蚁。曰：何其下邪？曰：在稊稗。曰：何其愈下邪？曰：在瓦甓。曰：何其愈甚邪？曰：在屎溺。东郭子不应。庄子曰：夫子之问也，固不及质。正获之问于监市履狶也，每下愈况。"庄子用蝼蚁、稊稗、瓦甓、屎溺这些平凡卑微之物，来说明"道"的"无所不在"；用"监市履狶，每下愈况"的经验，说明越是具体、微末之处，越具有普遍意义，越能反映事物的本质。从中阐明"道越高，越平凡"的哲理。皇甫谧"贱者道之实"一语，即本乎此。全句的意思是：贫穷是读书人的常事，频繁微贱是"道"的本质，我身处贫贱而得"道"之真谛，终生无忧。皇甫谧以此理由婉拒"修名广交"，证明"居田里之中亦可以乐尧舜之道"。

二、脱离宗旨

如果孤立地看，一些语句、部分句段的理解似乎合情合理，但置于上下文意当中，或置于全段、全篇的宗旨以及相关理论系统的统辖之下，就显得突兀、不协调或不合理。这是犯了脱离宗旨、断章取义的错误。

【原文】岐伯曰："凡刺之真，必先治神，五藏已定，九候已备，后乃存针。众脉不见，众凶弗闻，外内相得，无以形先，可玩往来，乃施于人"。（《宝命全角论》）

【误解之一】"九候已备"。王冰注："备循九候之诊。"

【误解之二】"众脉不见，众凶弗闻"。据吴昆注，此二句谓病人无真脏死脉，无五脏败绝现象。

【误解之三】"外内相得，无以形先"。吴昆注："必因脉以合外，证以合内，表里相参，庶乎无失，是外内相得也。"吴昆注："非徒以察形而已，故曰无以形先。"

细读该段文献，由于认识到经气"是谓冥冥，莫知其形。见其乌乌，见其稷稷，从见其飞，不知其谁"，医者唯有静心体察感受，才能如《灵枢·九针十二原》所说，做到"守神"和"守机"。所以《内经》在讲医者用针前的准备时，首先强调"凡刺之针，必先治神"。"治神"是统领全段的宗旨和总纲，指医者调解自己的精神。精神活动与脏气密切相关，精神安和则五脏安定，故上文"五藏已定"是"治神"的结果；脉象反映脏气，"九候已备"是"五藏已定"、气血匀调和顺的表现（《礼记·祭统》："无所不顺谓之备。"）。"众脉（脈）不见，众凶（讻）弗闻"，是精神极度宁静专一的状态。承此逻辑，"外内相得"是指医者在精神极度专一状态下心手相应的境界，也就是用针前"治神"的最终目的；"无以形先"是强调不要使形体动作（针刺手法）在"治神"前先行。直至把精神调整到可以体察经气往来之时，才能对病人用针。如果把"九候已备"、"众脉不见，众凶弗闻"、"外内相得，无以形先"理解为全面诊察病人的脉候、症状，认识疾病的病机，排除危重病禁刺症，这虽然在医理上不失，却脱离了本段强调医者"必先治神"的总纲和宗旨，如此一来即犯了断章取义的大忌和原则性错误。

【原文】臣意曰："公所论远矣。扁鹊虽言若是，然必审诊，起度量，立规矩，称权衡，合色脉、表里、有余不足、顺逆之法，参其人动静与息相应，乃可以论。论曰：'阳疾处内、阴形应外者，不加悍药镵石。'夫悍药入中，则邪气辟矣，而宛气愈深。诊法曰：'二阴应外、一阳接内者，不可以刚药。'刚药入则动阳，阴病益衰，阳病益著，邪气流行，为重困于俞，忿发为疽。"意告之后百余日，果为疽发乳，上入缺盆，死。此谓论之大体也，必有经纪。拙工有一不习，文理阴阳失矣。（《医案六则》）

【误解】"此谓论之大体"四句的意思是：这只是医论的大要，经书上还有记载。粗劣的医生一旦不善于学习，对医学理论的领会以及运用阴阳理论来辨证都会失败。

本则医案主要是说明辨证施治的基本方法，全文的中心观点是"必审诊，起度量，立规矩，称权衡，合色脉、表里、有余不足、顺逆之法，参其人动静与息相应，乃可以论"。文中"公所论远矣"和"乃可以论"的"论"，都是指论病，也就是议论病因病机以及相应的治法方药。因此，作为全文的结束语，"此谓论之大体"的"论"，是指"论病"，而不是说"医论"；所谓"有经纪"，亦非经书有记载，而是说"有纲纪"，与"起度量，立规矩，称权衡"的意思相同；"拙工有一不习，文理阴阳失矣"，不是说"一旦不善于学习"，而是指"合色脉、表里、有余不足、顺逆之法，参其人动静与息相应"中，有一个方面不熟悉，气色脉理阴阳俱错。由此可见，阅读古医书时只要紧扣文章的宗旨，同时注意对上文的理解就文从义顺了。

【原文】夫喜于遂，悦于色，畏于难，惧于祸，外恶风寒暑湿，内繁饥饱爱欲，皆以形无所隐，故常婴患累于人间也。若便想慕滋蔓，嗜欲无厌，外附权门，内丰情伪，则动以牢纲，坐招燔燉，欲思释缚，其可得乎？是以身为患阶尔。《老子》曰："吾所以有大患者，为吾有身；及吾无身，吾有何患？"此之谓也。夫身形与太虚释然消散，复未知生化之气为有而聚耶？为无而灭耶？（《素问·六微旨大论》"无形无患"王冰注）

【误解】老子说，我之所以有大病的原因，是因为我有身体，等到我没有了身体，我还有什么疾病？说的就是这个道理。身形与无虚的天空涣然消失，再也不知生长化生之气，是因为其存在而聚集呢？还是因其不存在而灭绝呢？

研读古医书时，语句的具体意义要凭借上下文推求，而推求文意必须遵循作者的思想和思路，贯通前后文的逻辑关系。《六微旨大论》的原意是：有形器（身体）便有气机之升降出入，升降出入一旦反常，便有灾害病患；无形器（身体）则升降出入无所凭依而生化止息，当然也就没有病患了。王冰深受道家思想影响，这段注文是用《老子》十一章"有之以为利，无之以为用"的有无相生、利用相倾思想来发挥《六微旨大论》无形无患、有形有患之说。有身形标有七情、嗜欲、饥饱、六淫、人事等诸般祸患，因此"有身""无身"的言下之意是指有无物欲之负累，并非说有无身体。王冰引《老子》语来总结前文嗜欲伤身之论，其用意就在于此。在这一思想统领下，下文的意思是：人身若能像太虚般坦荡无物，了然无物欲之牵挂负累，那就不知体内的生化之气会因有身（指有物欲）而聚盈呢，还是会因无身（指无物欲）而消亡呢？王冰虽然对此未作结论，但依全文逻辑可推知，王冰认为这两者都不是，生化之气只会因有身（指有物欲）而消亡，因无身（指无物欲）而聚盈。其中的道理与《老子》十一章所指出的"三十辐，共一毂；当其无，有车之用"相同。张志聪注为"谓能出于天地之间，脱离形骸之外，而后能无患"，正说出了王冰未言之意。如果把此段注文理解为"气散形亡也就没有疾病了"，那么讨论这个问题还有什么意义？此例误解的主要原因是由于不明文章的思想宗旨，以至逻辑不清，推求语意失当所致。

在实际阅读当中，导致误解文意往往是多方面的原因所致。下面所举例子，当引以为戒。

【原文】人之有生，藏气为本，五内洞然，三垣治矣，故三曰藏象类。（《类经·序》）

【误解】五脏畅通，三焦就正常了。

本例错误的主要原因是没有认真审查行文体例。张介宾在介绍《类经》各类内容的分类方法和编排原由时，都事先强调其事重要，然后才说如果能做到怎样，便可怎样。例如此句的上文"夫人之大事，莫若死生，能葆其真，合乎天矣，故首曰摄生类。生成之道，两仪主之，阴阳既立，三才位矣，故二曰阴阳类"，下文"欲知其内，须察其外，脉色通神，吉凶判矣，故四曰脉色类"。同样，"五内洞然，三垣治矣"是说如果对五脏透彻了解，三焦也就掌握了。此外，中医藏象学说认为脏主藏精而贵固摄，因此"五脏畅通"的说法与医理相悖。

【原文】虽不备举其误，其意足可明矣；虽未备论诸疾，以此推之，则识病六气阴阳虚实，几于备矣。盖求运气言象之意，而得其自然神妙之情理。《易》曰："书不尽言，言不尽意。""设卦以尽情伪，系辞焉以尽其言.变而通之以尽利，鼓之舞之以尽神."《老子》曰："不出户，知天下；不窥牖，见天道。其出弥远，其知弥少。"盖由规矩而取方圆也。夫运气之道者，犹诸此也。（刘完素《素问玄机原病式·序》）

【误解】《老子》说："掌握了事物的规律，不出门就能知道天下的事，不看窗外就能了解天道的变化。如果没有掌握事物的规律，走的地方越远，他的知识也就越少。"这是说规律的指导性，就像用圆规和曲尺画取方圆的圆形一样。

此段文摘中刘完素引用《老子》的话是想表达什么意思，"由规矩而取方圆"，在这里是褒义还是贬义，这要从《老子》的思想和作者引用《老子》的用意去揣摩。《老子》认为"大象无形"（四十一章），道是无形可见，只能从众多具体事物的共性中领悟；又说"执大象，天下往"（三十五章），是说只要把握天理之道，就可以一通百通，执简驭繁。"圣人不行而知，不见而名，不为而成"，"不出户知天下，不窥牖见天道"（四十七章），正是据理推知，而非以目见之。"出而求天地者，求其形也，天地不可以形尽，而可以理尽"（魏源《老子本义》引李嘉谟语），所以《老子》认为他们走得越远，所见具体事物越多，就越易为事物的形迹所局限，对天道的本质也就了解得越少。刘完素认为这种人之所以"其出弥远，其知弥少"，是因为他们"由规矩而取方圆"，只会准照圆规曲尺来画方圆，不明原理，不知变通。再看前面刘完素的论述和所引《周易》文句，都是强调求象之意，得理之神，知其变通，合其神韵，与所引《老子》的旨意类同。由此可见，作者引用《老子》这句话是为了说明六气病机可以掌握规律以推求，但不应该"由规矩而取方圆"般拘泥形迹。例文中画线部分的误解，其主要原因是由于对《老子》思想缺乏了解和没有贯通上下文所致。

汤名三建，世莫一识。究其名，因以附子、天雄、乌头一类并产建平，同亩同陌，大热大毒，先哲总处，合为一方，不配他品，不加炮制，专主中风风痰不省人事为急，初非立建中建元立本而昭名也。何以考之？请详《神农》一经，凡此三品，咸主风寒湿寇变乱成病，昭若日星。当附子在土，受气既盛，颡结入傍，故号附子，除主风寒湿寇本功外，有强阴坚肌骨之能。天雄在土，受气既猛，长迭三寸，故号天雄，除主风寒湿寇本功外，有长阴气强志，令人武勇，力作不倦之能。乌头感气不正，一向剽悍，首加乌头头状，故号乌头，舍本功外，别无一善。<u>近世庸谬因见补益丸散掺入炮熟附子、天雄便谓三建，深可骤补，逾越举行，拙而不思。</u>补益丸散所处品味类皆平和，先哲以附子有前功能，故推是以为辅成，以为振作，何尝借乌头线路，纵其搅众乱群？（卢祖常《续易简方论后集·三建汤指迷》）

从该段文献可以看出，由于点校者把文中画线部分误解：近世庸谬之人因为看到补益丸散中掺入了炮熟附子和天雄便叫做三建汤，就用来深入猛补，越轨施用，拙劣而不加思考。作者这种理解是没有顾及上文并缺乏方药常识。上文已经说明因为附子、天雄、乌头三药皆是大热大毒、主治风寒湿寇变乱成病，又同产于建平，故合为一方，称为"三建汤"，专治中风风痰不省人事之症，方中不配它品，三药均不加炮制。"补益丸散中掺入了炮熟附子和天雄便叫做三建汤"的说法，显然是把"三建汤"的药物组成、药性主治全都弄错了，以至标点句读和对下文的理解亦随之而误。这句话的正确理解是：近世庸谬之人因见补益丸散中加有炮熟附子和天雄，便误认为三建汤也很适合大补，从而违背三建汤的方意主治，而误将该方用作补益之剂。这些人拙劣到就不想一想：补益丸散中其他药物全都是平和之药，前人因为附子具有前面所说的功能，所以才将它作为补益剂的配伍，用它帮助振作阳气，哪里有把药性剽悍、专主驱风散寒燥湿的乌头也当作补益之药用在补益剂中的呢？

第三节　文意理解实例解读

本节采用按语言、文句或篇章宗旨研读的方式，解读文意理解实例，演示阅读过程中归纳提炼文句旨意，发掘领悟文句义理和内涵的思维过程，旨在启迪读者能在实际运用中切实理解文意。

帝曰："余念其痛，心为之乱惑，反甚其病，不可更代。百姓闻之，以为残贼。为之奈何？"（问：如何救治百姓之病患）岐伯曰："夫人生于地，悬命于天，天地合气，命之曰人（答：人禀天地阴阳之气而生）。人能应四时者，天地为之父母；知万物者，谓之天子（懂得万物生存生长之理，生活起居顺应四时阴阳，便能得到天地之气的供养而健康无恙）。天有阴阳，人有十二节；天有寒暑，人有虚实（天人相应，正常人体的阴阳二气随天地阴阳的消长虚实而又规律地循环变化）。能经天地阴阳之化者，不失四时；知十二节之理者，圣智不能欺也（懂得顺天时养生、明白阴阳消长之理的人是最明智的）。能存八动之变，五胜更立，能达虚实之数者，独出独入，呿吟至微，秋毫在目（因为能通晓四时气候常与变的规律及其对人体的影响，就能洞察病患并灵活处治。按：《内经》中五运六气太过不及流行病常见病关系的理论，用热远热、用寒远寒等用药原则，以及后世张元素的四时阴阳用药理论等，都是这一认识的体现）。"（《宝命全角论》）

该文献叙述了黄帝问如何救治百姓的病患，岐伯的回答却似乎迂阔不着边际。但留意体会岐伯话语的言下之意和逻辑联系（参看文中括号内按语），就会发现岐伯是由远至近、层层深入地回答了黄帝的问题。理解了岐伯的语意，就不难明白岐伯实际上告诉黄帝三个基本方法：一是顺应四时养生，使自己成为自然之子，亦即未病先防；二是"呿吟至微"时便察知病兆，亦即有病早治；三是把四时阴阳与人体阴阳互参，知常达便，从中推求患者的阴阳虚实，灵活处理，即为中医整体观念、辨证施治的精髓。

夫以阳如阴中（指阳不胜阴，为阴气所困），动胃缠缘，中经维络，别下于三焦、膀胱（这是下文"阳脉下遂""阳内行""下内鼓而不起"的形象表述），是以阳脉下遂，阴脉上争（指以阳跷脉为代表的诸阳之气虚弱，以阴跷脉为代表的诸阴之气盛实，义同此前中庶子所介绍的"阳缓而阴急"），会气闭而不通（亦即中庶子所言"血气不时，交错而不得泄"），阴上而阳内行（义同"阳入阴中"）。下内鼓而不起（指下坠之阳气因为虚弱而不能自行振作），上外绝而不为使（指上争之阴气屏蔽于外，使阳气不能营运于表），上有绝阳之络，下有破阴之纽（指经络阴阳二气运行逆乱），破阴绝阳，色废脉乱，故形静如死状（鸡鸣时分本应是阴降阳升、生命开始活跃之时，而由于弱阳被强阴压抑于内，阳气当升不升，阴气当退不退，故于此时形静如死。下文扁鹊"循其两股，以至于阴，当尚温也"的推断就是基于这一认识）。（《史记·扁鹊仓公列传》）

该文献是扁鹊对虢太子尸厥证病机的分析。理解这一段文意的关键，是贯通全论领会文中阴阳、上下、内外的具体含义（参看文中括号内的按语）。明白文中的阴脉阳脉、上下、内外实际上是指阴阳二气的盛衰、升降、进退、出入、表里，便能领悟这一段表面看似迂回复杂的论述，其实是在反复说明一个机理：阳虚阴盛，阳不胜阴，为阴气困阻于内的症候。

常谓胸中有万卷书，笔底无半点尘者，始可著书；胸中无半点尘，目中无半点尘者，才许作古书注疏（尘为蒙蔽之物，有尘则有不明或失察之处）。夫著书固难，而注疏更难。注疏者往矣，其间几经兵燹，几番播迁，几次增删，几许抄刻。亥豕者有之，杂伪者有之，脱落者有之，错简者有之。如注疏者着眼，则古人之隐旨明，尘句新；注疏者失眼，非依样葫芦，则另寻枝叶，鱼目溷珠，碔趺胜玉矣。（以上为第一个层次，强调注释古医书是一件学识要求高、难度大、不可掉以轻心的事）《伤寒论》一书经叔和编次，已非仲景之书。仲景之文遗失者甚多，叔和之文附会者亦多矣。读是书者，必凝神定志，慧眼静观，逐条细勘，逐句研审：何者为仲景言，何者为叔和笔。其间若脱落、若倒句与讹字衍文，须一一指破，顿令作者真面目见于语言文字间。且其笔法之纵横详略不同，或互文以见意，或比类以相形，可因此而悟彼，见微而知著者，须一一指醒，更令作者精神见于语言文字之外。始可羽翼仲景，注疏《伤寒》（以上为第二个层次，说明注疏的基本目的、方法和要求。其中又分为两个工作层面：一是复原。即通过校勘辨伪之类的文字整理工作，恢复古医书的原貌，提供校勘精审的范本。二是导读。即通过注释，揭示行文体例，提示研读方法，以帮助读者领会文句的内涵旨意）。（柯琴《伤寒论注·序》）

该段文献强调了阅读古医书重在读出其观点要旨。这一段主要阐述了两个问题：注疏的重要，注疏的方法。通过区分语意的层次，则不难把握其旨意。

凡古今病名，率多不同，缓急寻检，常致疑阻，若不判别，何以示众？（提出古今病名不同是方书必须解决的重要问题。以下举例说明种种混乱而不规范的病名使用情况）且如世人呼阴毒伤寒最为剧病，尝深迹其由然，口称阴毒之名，意指少阴之证，病实阳易之候，命一疾而涉三病，以此为治，岂不远而？殊不知阴毒、少阴、阴易自是三候，为治全别。古有方证，其说甚明，今而混淆，害人最急。（此属名实不符、数证混淆，当辨病正名者）又如肠风、藏毒、咳逆、慢惊，遍稽方论，无此名称。深穷其状，肠风乃肠痔下血，藏毒乃痢之蛊毒，咳逆者，哕逆之名，慢惊者，阴痫之病。若不知古今，何以为人司命？加以古之经方，言多雅奥，以利为滞下，以蹷为脚气，以淋为癃，以实为秘，以天行为伤寒，以白虎为历节，以膈气为膏肓，以喘嗽为咳逆，以强直为痉，以不语为瘖，以缓纵为痱，以怔忪为悸，以痰为饮，以黄为瘅。诸如此类，可不讨论？（此属古今同病异名，供对应查检者。其中又可分为今名古所无、古名今不用两种）而况病有数候相类，二病同名者哉？宜其视伤寒、中风、热病、温疫通曰伤寒、肤胀、鼓胀、肠覃、石瘕率为水气，疗中风专用乎痰药，指带下或以为劳疾，伏梁不辨乎风根，中风不分乎时疾。（此属异证同名、异病同名，当弃共名而用专称者）此今天下医者之公患也，是以别白而言之。（《医书凡例三则》）

上段文献列举了古今病名异同和病名不规范甚至混淆的情况，同时也体现了作者在病名使用上的认识和主张。文中罗列病名众多，难得要领，通过梳理归类，不但规范了病名，而且作者的观点也更加明细了。

文意理解是知识、技能和悟性的综合运用，需要大量阅读积累和坚持不懈地练习，真积力久方能游刃自如。《礼记·中庸》："博学之，审问之，慎思之，明辨之，笃行之。"这句话是治学的基本思想，同样也是文意理解的基本方法。随着知识的增长，阅历的丰富，理解的能力亦会不断地提高，对于同一句段、同一篇章也就有了新的理解和领悟。有道是："旧书不厌百回读，熟读深思旨自知。"此为读书治学者的毕生追求和崇高境界。

综合练习

（一）填空题

1. 文意理解是指对文章语句_____的理解，以及对篇章_____及其文中_____的领悟。

2. 文意理解的过程，实际上是读者与作者_____和交流的过程。

3. 古人擅用譬喻、_____、例证等手法，委婉含蓄地表达自己的_____及意图。

4. 要理解古医籍文句的_____，必须联系相关的_____、文史知识、充分认识古人言论的学术、文化渊源和历史背景。

5. 读书或撰文务必注重_____，否则将毫无头绪，杂乱无章，悟不出明目。

6. 字、段、篇章的_____，可以通过找出_____、审度_____、剖析_____、略去枝节等方法来提取。

7. 读古医书重在读出其观点_____；研读古代医药文献，疏通文句是_____，提取_____才是目的。

8. 误解文意主要表现为_____、_____、_____。

9. 在研读古医书过程中，语句的具体意义要凭借_____，而推求文意必须遵循作者的思想和思路，贯通_____的逻辑关系。

10. 医案的撰写目的是_____，垂教训。

11. 《礼记·中庸》："博学之，_____，慎思之，_____，笃行之。"这句话是治学的基本方法，同样也是文意理解的基本方法。

（二）简答题

1. 正确理解古医书的文意，应具备哪些基本知识？

2. 文意理解的具体方法有哪些？

3. 误解文意的常见原因是什么？并举例予以说明。

5. 研读前人医案要注意吸取什么信息？

6. 简述提高文意理解能力的途径和方法。

（三）问答题

1. 如何理解《养生论》"忘欢而后乐足，遗生而后身存"？

2. 掌握医学文献的文章，应具有哪些方面的知识？

3. 《伤寒论·序》末段引述孔子的教导有什么用意？

4. 《丹溪翁传》最后引用西汉严君平的事迹，用意是什么？

5. 用层次分析法，总结《用药如用兵论》。

6. 举例说明文意理解实例解读的方法。

第九章 古代文化常识

中医药学的产生和成长，一直没有离开中国古代文化的滋养，中医古籍中随处可见古代文化知识，因此，增加对中国古代文化的了解，有助于提高阅读古医籍的能力。我国古代文化包罗万象，这里仅历法、记时方法、医官制度、姓名、避讳、年龄等方面的一般常识，作一简单介绍。

第一节 历 法

一、阳历、阴历

古今历法都是以地球绕太阳转一圈为一年，也称为"太阳年"。以太阳年为单位的历法叫做阳历。地球绕太阳一圈的时间约 365.24219 天，不是整数，但我们计算一年要用整数，所以历法规定，一年通常为 365 天。剩余的 0.24219 天，每四年凑足一天，加在用四除得尽的那一年的二月末，如 200020042008 年的二月都是 29 天，这一天称为闰日。因为大约是 400 年有 97 个闰日，所以逢百的年份，要用 400 除得尽的才能闰日，像 1900 年就不闰日。

我国古代以月亮绕地球一圈为一月，也称为"朔望月"。以朔望月为单位的历法叫做阴历。阴历大月 30 天，小月 29 天。朔望月以月相变化（即月亮的盈亏）为标志，每月初一称为"朔"，夜晚见不到月亮，以后逐渐出现一弯新月，到月亮最圆这一天称为"望"，以后月亮渐亏，到下月初又进入新的循环，周而复始。

我国古代的历法不是纯阴历，而是阴阳合历。所谓阴阳合历，就是用朔望月计"月"，用太阳年计"年"。但由于朔望月的十二个月，有六个大月各 30 天，六个小月各 29 天，全年合计仅 354 天，还剩余 11.24219 天，古人便想出用闰月的办法来解决。也就是说，定平年为十二个月，闰年为十三个月，多出的这个月也称为闰月，大约十九年有七个闰月。

辛亥革命后，我国启用西历，也叫阳历、新历，并管传统的历法叫"阴历"、"旧历"、"农历"（因与农业生产密切相关）。

二、四时

一年分为春、夏、秋、冬四时。四时就是四季。早在商代和西周前期，一年只分为春秋二时，所以后世常以春秋作为四时的代称。所以《庄子·逍遥游》中说"蟪蛄不知春秋"，意即蟪蛄的生命短促得不到一年。后来历法日趋详密，由春秋二时再分出冬夏二时，所以有些古书所列的四时顺序不是"春夏秋冬"，而是"春秋冬夏"。例如《礼记·孔子闲居》："天有四时，春秋冬夏。"

在中医古籍里除春夏秋冬四时外，还有一个"长夏"的名称。这是因为四时与五行相配缺少一位，故将六月改称"长夏"以配土。王冰在《素问·六节藏象论》注里说："四时之中，加之长夏，故谓得五行时之胜也。"为什么叫"长夏"？王冰又解释说："所谓长夏者，六月也，土生于火，长在夏中，既长而王，故云长夏也。"

三、二十四节气

古人在长期的生产实践中，逐步认识到季节的更替和气候的变化，对掌握农事季节、发展农业生产，具有十分密切的关系。于是把一个太阳年平分为二十四个节气，以反映四季、气温、雨雪、物候等方面的变化规律。这二十四个节气是：立春、雨水、惊蛰、春分、清明、谷雨、立夏、小满、芒种、夏至、小暑、大暑、立秋、处暑、白露、秋分、寒露、霜降、立冬、小雪、大雪、冬至、小寒、大寒。编成歌诀是：春雨惊春清谷天，夏满芒夏暑相连，秋处露秋寒霜降，冬雪雪冬小大寒。

二十四节气名称都有一定的含义。立春、立夏、立秋、立冬，分别表示春夏秋冬四季的开始。春分、秋分，意把春季和秋季各分为两半，同时也包含着"昼夜平分"的意思，因为春分和秋分这两天正好都是昼夜各半。夏至、冬至两个节气，分别表示炎夏与寒冬已经到来。雨水，指开始降雨，即此时天空的降水形式已开始由雪变为雨了。惊蛰，指气温逐渐上升，土地已经解冻，天上雷声隆隆，蛰伏在地下的小动物开始出土活动。清明，含有天气清澈明朗的意思，指此时气候温暖，草木萌茂，已完全改变了冬季寒冷枯黄的景象。谷雨，即"谷得雨而生"之意，言此时降雨量增多，有利于作物的生长。小满，指麦类等夏熟作物籽粒逐渐饱满，但未完全成熟。芒种，指"有芒之谷可播种也"，在现代农业上，这是夏收夏种最忙的季节。处暑，指"暑将退伏而潜处"。白露，谓天气渐凉，草木上的水蒸气开始凝结成白色的露水。霜降，天气渐冷，开始有霜。小雪、大雪，分别表示降雪的程度。小寒、大寒，表示天气进一步变冷，大寒为一年中最冷的时候。

一年每隔十五天或十六天就有一个节气。因为二十四节气是根据太阳年来计算的，所以节气在哪一天与阳历的日期有关，而与朔望月无关。下面附二十四节气表，节气日期为阳历时间。

春季	节气名	立春	雨水	惊蛰	春分	清明	谷雨
	节气日期	2月3—5日	2月18—20日	3月5—7日	3月20—22日	4月4—6日	4月19—21日
夏季	节气名	立夏	小满	芒种	夏至	小暑	大暑
	节气日期	5月5—7日	5月20—22日	6月5—7日	6月21—22日	7月6—8日	7月22—24日
秋季	节气名	立秋	处暑	白露	秋分	寒露	霜降
	节气日期	8月7—9日	8月22—24日	9月7—9日	9月22—24日	10月8—9日	10月23—24日
冬季	节气名	立冬	小雪	大雪	冬至	小寒	大寒
	节气日期	11月7—8日	11月22—23日	12月6—8日	12月21—23日	1月5—7日	1月20—21日

第二节　记时方法

古今记时方法不同，我国古代表达年、月、日、时的方法与今天都不同，下面介绍我国古代传统的记时方法。

一、纪年法

我们现在用的纪年法叫公元纪年法，以耶稣诞生的那一年作为公元1年，前一年叫公元前1年。公元纪年法是辛亥革命后的次年（1912年）才从西方引进的，这以前，我国古代用其他纪年方法，最主要的是年号纪年和干支纪年。

（一）年号纪年

我国从西周共和元年（公元前841年）开始有了连续纪年。最早是按照君王即位的年次来记年的，如周平王元年（公元前770年）、鲁隐公元年（公元前722年）、秦始皇二十六年（公元前221年）等等。这种记年法以元、二、三、四的序数递记，直至旧君去位新君即位为止。

从汉武帝建元元年（公元前140年）开始用年号记年，也是用元、二、三、四的序数递记，至更换年号又重新开始。有些皇帝只用一个年号，如大业（隋炀帝），武德（唐高祖）、贞观（唐太宗）、洪武（明太祖）、康熙（清圣祖）。有些皇帝则经常更换年号，有多至十余个的，如唐高宗李治在位三十三年，年号有永徽、显庆、龙朔等十四个之多。

（二）干支纪年

干支纪年始自东汉。干支是天干（gān）和地支的合称。天干有十：甲、乙、丙、丁、戊、己、庚、辛、壬（rén）、癸（guǐ）。地支有十二：子、丑、寅（yín）、卯（mǎo）、辰、巳（sì）、午、未、申、酉（yǒu）、戌（xū）、亥（hài）。

干支纪年，就是用天干和地支相配，单配单，双配双，始甲子，终癸亥，天干用六次，地支用五次，配成六十位，称为六十甲子。六十甲子用以纪年，周而复始，循环不断。例如，2004年是甲申年，2005年则是乙酉年，2006年是丙戌年，2007年是丁亥年，60年后的2065是乙酉年，2066年是丙戌年。现将六十甲子排列如下：

甲子乙丑丙寅丁卯戊辰己巳庚午辛未壬申癸酉

甲戌乙亥丙子丁丑戊寅己卯庚辰辛巳壬午癸未

甲申乙酉丙戌丁亥戊子己丑庚寅辛卯壬辰癸巳

甲午乙未丙申丁酉戊戌己亥庚子辛丑壬寅癸卯

甲辰乙巳丙午丁未戊申己酉庚戌辛亥壬子癸丑

甲寅乙卯丙辰丁巳戊午己未庚申辛酉壬戌癸亥

年号纪年和干支纪年都有一定的缺点。年号太多，一般人记不住；而干支纪年六十年就重复了，比如仅说辛亥年，便不知是1911年，还是1971年。所以古人经常兼用二者。如明·吴昆《医方考·自序》"皇明万历十二年岁次甲申孟冬月"，万历是明神宗年号，"万历十二年"（1584年）是年号纪年，这一年按干支算是甲申年。

二、纪月法

古人通常都用序数记月，如一月、二月、三月等等。一月也叫正月。

古代还把每季度的三个月，分为孟、仲、季三个阶段，然后对应相应的月份，作为相应月份的代称。十二个月依次为：孟春（一月）、仲春（二月）、季春（三月）、孟夏（四月）、仲夏（五月）、季夏（六月）、孟秋（七月）、仲秋（八月）、季秋（九月）、孟冬（十月）、仲冬（十一月）、季冬（十二月）。

此外，古代每个月还有特定的别名。据《尔雅·释天》记载："正月为陬（zōu），二月为如，三月为寎（bǐng），四月为余，五月为皋，六月为且，七月为相，八月为壮，九月为玄，十月为阳，十一月为辜，十二月为涂。"如《温病条辨·叙》末句"嘉庆十有七年壮月既望"中的"壮月"即指八月。

三、纪日法

我国古代都用干支纪日。早在殷商甲骨文中就有干支纪日的记载，从春秋战国开始，干支纪日正式成为历代史官纪日的传统方法，一直用到公元1911年，这是世界上迄今所知的应用时间最长的纪日法。

干支纪日法也是用六十甲子循环相配，如2006年5月1日是庚寅日，5月2日是辛卯日，六十天后的7月1日也是辛卯日。

此外，有些日子在古代有特定的名称。如根据月相的不同，将每月的第一天叫做"朔"，最后一天叫做"晦"，初三叫做"朏"（fěi），月半称"望"（小月指十五日，大月指十六日），望日前几天泛称"几（jǐ）望"（后来专指十四日），望日后到下弦前称"既望"（后来专指十六日），初七八称为"上弦"，每月二十二三称为"下弦"，上下弦又统称为"弦"。

四、纪时法

我们现在分一天为24小时，这也是辛亥革命后引进的。在此之前，中国人将一天分为十二个时辰，每个时辰相当于今天的两小时，用十二地支代表。24小时的钟点与十二时辰对应如下表：

钟点	23	24	1	2	3	4	5	6	7	8	9	10	11	12	13	14	15	16	17	18	19	20	21	22
时辰	子时		丑时		寅时		卯时		辰时		巳时		午时		未时		申时		酉时		戌时		亥时	
时段	夜半		鸡鸣		昧旦		日出		食时		隅中		日中		日昃		晡时		日入		黄昏		人定	
更时	三更		四更		五更																一更		二更	

在干支纪时前，古人最初根据天色把一昼夜分为十二个时段，并给这些时段取了个名称：夜半、鸡鸣、昧旦、日出、食时、隅中、日中、日昃、晡时、日入、黄昏、人定。把太阳正中的时候叫做"日中"，将近日中的时候叫做"隅中"，太阳开始西斜叫做"日昃（zè）"。较早的古人一日两餐，第一餐在"食时"吃，第二餐在"晡（bū）时"吃。把太阳下山的时候叫做"日入"，日入以后称为"黄昏"，黄昏以后称为"人定"，人定以后就是"夜半"了，夜半以后是"鸡鸣"，鸡鸣以后是"昧旦"，这是天将亮以前两个先后相继的时段。

古代在夜间还有专门的计时法，将一夜分为五更，戌时称"一更"，亥时称"二更"，依此类推。

第三节　医官制度

一、夏商周时期

夏、商两代，权力最大的官员是"史"或"巫"。巫是神权的体现者，主要的职司是奉祀天帝鬼神及为人祈福禳灾，并兼事占卜、星历、采药之术。这个历史阶段，确实存在着"巫医一体"的情况。

到了周代，巫、医开始分家。在东周时已设有医疗卫生机构，医生有了专业分工，并具有一套相应的管理措施。这是迄今所知最早的医事制度。《周礼》规定：医师为众医之长，医生分为四类：食医掌管周王一年四季的饮食，类似于营养医生；疾医掌管治疗万民的疾病，相当于内科医生；疡医掌管治疗肿疡、溃疡、金创、折伤等病，相当于外科和伤科医生；兽医掌管治疗兽病、兽伤，相当于今之兽医。

二、秦汉时期

秦王朝时有太医令、太医丞，以主医药。太医令为主官，太医丞为佐官，都是奉常（中央行政机关九卿之一，掌宗庙礼仪）的属官。

汉代基本承袭秦制的医事职官制度，并有所发展。西汉时太医令丞有二：一属太常（相当于秦代的奉常），负责为百官治病，如后世的太医院；一属少府（掌山海地泽收入和皇帝手工业制造，为皇帝的私府），负责为宫廷疗疾，如后世的内务府御药房。

东汉时，设太医令一人，职掌医政；药丞、方丞各一人，药丞负责药政事宜，方丞负责方剂配制。此外，又设有掌管宫廷药政的尚药监、掌管皇后服用之药的中宫药长、试尝皇帝服用之药的尝药太官。

三、魏晋南北朝时期

魏晋基本承袭汉制，但也有一些变化。如在宗正府（皇室事务机关）下另置太医令史。东晋并入太常，太医划归门下省。

南北朝大体沿用魏晋。南朝宋于殿中省下设太医司马。南齐置太医令、丞各一人，并于太常下设六品保学医二人。北魏恢复西汉旧制，太医令又划归太常管辖，并于门下省下另设尚药局。南梁、北周等，在太医令下又置太医正。此期，医官的名目繁杂，皇家医官有太医、御医、高手医、金疮医、医寺、行病师、医工长、上省医、医师、侍御师、医正等。掌管药政的职官有司马药师、典药吏、尝药监、尝药典御、司医（掌方药卜筮）、尚药丞、司药丞、司药（掌医巫剂）、中尝药典御等。

南北朝时期，始有官办医学校。公元443年，刘宋文帝时设置的"医学"，是我国最早的官办医校。北魏时新设置了掌管医药教育的官名"太医博士"、"太医助教"，并规定了所属的品位，太医博士，从第六品下；太医助教，从第八品中。但不久俱废，至隋代复置。

四、隋唐时期

隋朝文帝时由门下省统辖尚食、尚药等六局。炀帝时改由殿内省统辖。其中尚食局设专司大内膳食，尚药局总管御药房事。太常寺则辖太医等六署，其中太医署统领医之政令，设令二人，丞一人，下置主药二人，医师二百人，药园师二人，医博士二人，助教二人，按摩博士二人，祝禁博士二人。隋代的医药行政管理机构规模宏大，体制齐整，实为空前。

唐代基本沿袭隋制，但有新的发展。主要是完善了"太医署"制度。太常寺所属的太医署主管全国的医疗、教学等方面的组织管理；殿中省所辖尚食、尚药两局专司宫廷内的医疗保健事宜。太医署是国家最高医药管理机构，其行政长官为太医令二人，佐官为太医丞二人，医监四人，医正八人等。他们负责医疗之法，主司医疗、教学、药政以及医生考核晋级等管理工作。太医署下设四科一园，师生有二百七十余人，有统一的教材和相应的考试制度，是一所正规的国家医学院。四科即医科、针科、按摩科和咒禁科。一园即药园，药园是世界上最早的药学教育和药物研究中心。四科一园中有医师、医工、医生的称谓，大致体现其医技的优劣高下。公元629年，唐太宗下令各府州也分设"医学"，置有规模不等的医科教学机构。这样，从中央到地方形成了一个完整的医学教育体系。

五、宋辽金元时期

宋代熙宁九年（公元1076年）于太常寺下置"太医局"，宋徽宗时，将太医局改属国子监，太医局是医学行政和医学教育的最高管理机构。太医局规模宏大，有丞，有教授，有九科医生，共三百人。宋代全权负责皇室医疗保健事宜的是翰林医官院，负责宫廷医药的是御药院。宋代特别重视医学教育，宋神宗时太医局设方脉科、针科和疡科，以教授生徒，每年春季招考，"合格者三百人为额"。

辽代设有太医局、汤药局，各置局使、副使及都林牙使、汤药小底等职。都林牙使、汤药小底均为辽官称号。

金代官制缺乏系统性，往往随事置官，故机构增多，员额庞杂。在医事制度上，既有沿袭宋制的一面，又有女真族相应的特点，设有太医院、御药院、尚药局、惠民局。

元代基本沿袭宋、金制度。在医事方面，机构门类也相当繁多。太医院"掌医事，制奉御药物，领各属医职"。其间一度改称尚医监，不久恢复原名。职官名称屡有更改。元代药政机构名目很多。如广惠司、回回药物院、御药院、御药局、行御药局、御香局等。元代的医学教育及考试制度仍沿宋制。但在分科方面，由九科而扩大到十三科，即大方脉、杂医科、小方脉、风科、产科、眼科、口齿科、咽喉科、正骨科、金疮肿科、针灸科、祝由科、禁科。成宗大德九年（公元1305年）又将医学十三科并为十科，即：大方脉杂医科、小方脉科、产科兼妇人杂病科、口齿兼咽喉科、风科、正骨兼金镞科、眼科、疮肿科、针灸科、祝由属禁科。

六、明清时期

明朝医事设置多直接沿用前朝，但在职官配置及机构职能方面有一些差别。太医院是最高的医政管理机构，其首要职责是为皇帝及王公大臣们诊治疾病。全国各府、州、县都分设惠民药局，凡边关要塞及居民聚集之处，也都由太医院派遣医生、医士或医官，负责治疗。明代皇家药政机构的规章制度详尽严密。洪武六年（公元1373年）于内府设置御药房，嘉靖十五年（公元1536年）改称为圣济殿，另辟御药库掌贮存药材。

明代的医学教育体制比较完备。太医院医生主要从各世业医生中考选。太医院有专科教学的规定，分为十三科，即大方脉（相当于今内科）、小方脉（相当于今儿科）、妇人、疮疡、针灸、眼科、口齿、接骨、伤寒、咽喉、金镞、按摩、祝由科。

清代太医院制度非常完备。置院使一人，左右院判各一人。院使、院判"掌考九科之法，帅属供医事"，其下属的御医、吏目、医士则"各专一科"。初设十一科，后设九科，即大方脉科、小方脉科、伤寒科、妇人科、疮疡科、针灸科、眼科、咽喉科、正骨科。太医院下设西苑寿药房，以供内廷之需。另在内务府设御药房。

清末，医官名目引起了新职务，如民政部置六、七品医官各一人，隶卫生司，掌检医防疫，建置病院。陆军部和海浑部各置军医司，设司长一人；置卫生科和医务科，设科长一人，一、二、三等科员若干，掌防疫治疗及军医升职教育。法部（后改刑部）置监医正、医副各一人；禁卫军设有军医科，置监督一人，科员若干，并设副军医官、军医长等职；军制设总军医官，镇制设正军医官，皆各领所属医事。

清代的医学教育大体上继承宋明以来的制度，在分科及机构设置方面有所突破。在医学分科中，去掉了以前的祝由、禁咒等科。清初痘疹特设专科，说明当时防疫医学已有一定的发展。

第四节 姓 名

一、姓氏

姓与氏在上古是有区别的，姓是族号，氏是姓的分支。如屈原姓芈（mǐ），氏为屈。在周代，贵族才有姓氏，一般平民无姓氏。

战国以后，人们以氏为姓，姓和氏逐渐合一。到了汉代统谓之姓，从此上自天子下至庶人，都可以有姓了。

姓氏一般都有一定的来源。祖先原是一国之君的，子孙遂以国为姓氏，如郑、蔡、齐、宋；祖先是卿大夫的，则以受封的邑名为氏，如屈、叶；有以祖先所居地为姓氏，如东方、东门、北郭、南宫等；有以祖先的官职或职业为姓氏，如卜（掌卜筮之官）、司马、巫，等等。

二、名字

古人有名有字。上古婴儿出生三个月后由父亲命名。男子二十岁成人举行冠礼（结发加冠）时取字。女子十五岁许嫁举行笄（jī）礼（结发加笄）时取字。

名和字之间往往有意义上的联系。例如宰予，字子我；端木赐，字子贡；冉耕，字伯牛；屈原，名平，字原；李时珍，字东璧。名和字甚至可以是一对反义词，例如曾点，字晰；韩愈，字退之。春秋时男子取字最普通的方式之一是加"子"字，这是因"子"是男子的尊称。例如：子产（公孙侨）、子犯（狐偃）、子胥（伍员）、子渊（颜回）、子有（冉求）、子牛（司马耕）。这个"子"字有时可以省去，如可以直接称颜渊、冉有、司马牛。

古人尊卑分明，尊对卑称名，卑自称也称名；对平辈、长辈则尊称字，直呼其名被认为是不恭敬的。

三、别号

古人除名和字外，还有别号，别号又称别字。别号和名不要求有意义上的联系。别号可以是三个字或三个字以上，例如葛洪号抱朴子，皇甫谧号玄晏先生，李杲号东垣老人，徐大椿号洄溪老人。但常见的别号是两个字，例如朱震亨，别号丹溪；吴昆，别号鹤皋；李时珍，别号濒湖。称人的别号也是一种尊称。

本人除了名、字、号之外，有时还被别人称官爵和地望（出生地、住地、任职地）。称官爵的如：王冰曾任太仆令，被称为王太仆；许叔微曾任集贤院士，被称为许学士。称地望的如：刘完素为河间人，被称为刘河间；张仲景曾任长沙太守，被称为张长沙；柳宗元曾贬为柳州刺史，被称为柳柳州。

四、谥号

称谥号也是一种表示尊敬的称呼。古代帝王、诸侯、卿大夫、高官大臣死后，朝廷根据死者生前功过给予一个称号，以褒贬其善恶，称为谥号。如周武王（姬发）、周厉王（姬胡）、齐桓公（姜小白）、赵简子（赵鞅）、汉武帝（刘彻）、忠武侯（诸葛亮）、隋炀帝（杨广）。

帝王之谥，由礼官议上；臣下之谥，由朝廷赐予。谥号用字很讲究，有专门的"谥法"为依据。谥号用字大致可分为三类：一是带褒义的，如"文、武、昭、景、惠、穆"等；二是带贬义的如"灵、厉、幽、炀"等；三是表同情的，如"哀、怀、愍、悼"等。有的谥号用字很多，如李世民，谥号为"文武大圣大广孝皇帝"。

五、庙号

古代帝王还有庙号，如宋太祖（赵匡胤）、明太祖（朱元璋）、清圣祖（爱新觉罗·玄烨）。庙号是为在太庙主室奉祀死去的帝王而追尊为某祖某宗的名号。皇帝都给父祖追尊庙号，如史上曹操未称帝，后来其子曹丕称帝后，尊其父为"太祖武皇帝"，其中"太祖"为庙号，而"武皇帝"则为谥号。

第五节　避　讳

在封建社会里，凡遇到跟君主或尊长的名字相同的字或音同音近的字，不能直接说出或写出，要采用某种方法加以回避，这叫做"避讳"。大概在秦以前，只避正讳（避名中相同的字），不避嫌名（与名中的字音同音近的字）。后来，讳法逐渐严格，遇有嫌名，也要加以回避。历代医书受此影响，也有许多讳字。因而熟悉用讳规律，不仅有助于阅读古籍，而且有助于判定古籍版本和古代人物的年代。古籍中常见的避讳方法主要有改字、空字和缺笔三种。

一、改字

用改字的方法来避讳，大约到秦代就很盛行了。庄襄王名子楚，故称"楚"为"荆"，这是避正讳。秦始皇名政，故改称"正月"为"端月"，这是避嫌名。琅琊台刻石曰"端平法度"、"端直敦忠"，也都是以"端"代"正"。汉高祖名邦，于是《汉书》等汉代人著作都改"邦"为"国"。《论语·微子》"何必去父母之邦"，汉代改为"何必去父母之国"。《尚书·盘庚中》"安定厥邦"，汉代改为"安定厥国"。汉文帝名恒，于是改"恒山"为"常山"。汉光武帝名秀，于是改称"秀才"为"茂才"。唐高祖名渊，故《太素》

改"太渊"为"太泉"（针灸穴位名）。唐太宗名世民，故改"世"为"代"，从"世"之字改从"曳"（如"泄"作"洩"）。中药"薯蓣"，因为避唐代宗李豫嫌名改称薯药，到宋代又为避宋英宗赵曙名讳而改称"山药"后世沿用，成为通名。宋代药丸叫圆，如六味地黄圆、苏合香圆等，这是因避宋钦宗赵桓讳，改"丸"为"圆"。

二、空字

空字法就是遇到讳字，就让它空缺。例如《新修本草》的参修者有李世勣，但其书扉署名则作李勣，这是避太宗李世民名讳而删去"世"字。同书卷十七《葡萄》："陶景言用藤汁为酒，谬矣。"这是避唐高宗太子李弘名讳而不写作陶弘景。此外，还有空围"□"或用"某"字、"讳"字代替讳字的。

三、缺笔

缺笔避字法始于唐代。缺笔法就是遇到讳字，少写几个笔画，多为省略一笔。如为避孔子名讳，人们将"丘"写成"𠀉"。为避唐太宗李世民之"世"字，将之写成"卅"。《四库全书》为避康熙帝玄烨之讳，将"玄"写成"玄"，都是缺一笔。

上述几种方法，在同一朝代也可以同时使用。如清代医籍中对"玄参"、"玄明粉"、"玄胡索"、"玄府"等名词术语的处理，有改"玄"为"元"的，称"元参"、"元明粉"、"元胡索"、"元府"；也有把"玄"字写成缺笔如"玄"的，并不强求一律。

第六节　年　龄

年龄一般是用数词表示的，而古书中常常以其他词代称。古代对年龄的不同称谓，多来源于经书中的典故。

如《论语·为政》："子曰：'吾十有五而志于学，三十而立，四十而不惑，五十而知天命，六十而耳顺，七十而从心所欲不逾矩。'"后人便以"志学"、"而立"、"不惑"、"知命"、"耳顺"、"从心"分别表示十五岁、三十岁、四十岁、五十岁、六十岁、七十岁。

再如《礼记·曲礼上》："人生十年曰幼，学；二十曰弱，冠；三十曰壮，有室；四十曰强，而仕；五十曰艾，服官政；六十曰耆，指使；七十曰老，而传；八十、九十曰耄……百年曰期颐。"后人便以"幼学"表示十岁，"弱冠"表示二十岁，"壮室"表示三十岁，"强仕"表示四十岁，"艾"或"艾服"表示五十岁，"耆"表示六十岁，"老"表示七十岁，等等。

再如《礼记·王制》："五十杖于家，六十杖于乡，七十杖于国，八十杖于朝。"后人便以"杖家"、"杖乡"、"杖国"、"杖朝"分别表示五十岁、六十岁、七十岁、八十岁。

这里选择常见的有关年龄称谓，按其顺序介绍如下：

初度：指始生之年时。屈原《离骚》："皇览揆余初度兮，肇锡余以嘉名。"东汉·王逸注："言父伯庸观我始生年时。"后称人的生日为"初度"，如"四十初度"，指四十岁生日。

汤饼之期：指婴儿出生三日。汤饼犹今之汤面。旧俗婴儿出生第三日要举办备有汤饼的庆贺宴会，又称汤饼会、汤饼筵、汤饼宴。明·彭大翼《山堂肆考》："生子三朝会曰汤饼会。"

黄口：本指雏鸟的嘴，后因以指婴幼儿。《山堂肆考》："黄口，小儿也。"又称黄吻、黄童等。

百晬（zuì）：指婴儿出生百日。百晬为旧俗婴儿出生百日的宴会。宋·孟元老《东京梦华录·育子》："生子百日置会，谓之百晬；至来岁生日，谓之周晬。"

周晬：指婴儿周岁。周晬为旧俗婴儿出生一年的宴会。又称晬日、晬盘日。是日以盘盛纸笔、针线、钱币等物，任婴儿抓取，以占其将来的志趣，谓之试儿，也叫试晬、抓周。

孩提：指二三岁的幼儿。《孟子·尽心上》："孩提之童，无知爱其亲者。"东汉·赵岐注："孩提，二三岁之间，在襁褓知孩笑，可提抱者也。"又称提孩、孩抱。

免怀：指三岁幼儿。《论语·阳货》："子生三年然后免于父母之怀。"又称免怀之岁。

龆龀（tiáo chèn）：指小儿七八岁时。龆与龀均谓儿童换齿，即脱去乳齿，始生恒齿。

幼学：指十岁。《礼记·曲礼上》："人生十年曰幼，学。"郑玄注："名曰幼，时始可学也。"

总角：指童年。古时儿童未成年前束发为两结，形状如角，故称总角。后因称童年时代为"总角"。

垂髫（tiáo）：指童年。也称髫年、髫龄。髫：儿童垂下的头发。陶潜《桃花源记》："黄发垂髫，并怡然自乐。"

觿（xī）年：指童年。《诗·卫风·芄兰》有"童子佩觿"语，因称。

豆蔻年华：十三四岁少女的青春年华。豆蔻，喻处女，言少而美。

志学：指十五岁。又称志学之年。

成童：指长到一定年龄的儿童，通常指十五岁。《礼记·内则》："成童，舞象，学射御。"郑玄注："成童，十五以上。"《后汉书·李固传》："固弟子汝南郭亮，年始成童，游学洛阳。"李贤注："成童，年十五也。"

束发：一般指十五岁左右。古代男孩成童时将头发束成发髻，因用以代称成童。《大戴礼记·保傅》："束发而就大学，学大艺焉，履大节焉。"又称结发、结童。

及笄（jī）：指女子十五岁。《礼记·内则》谓女子"十有五年而笄"。郑玄注："女子许嫁，笄而字之；其未许嫁，二十则笄。"笄犹今之簪，盘发时用以插入固定，为女子成年之礼。又称笄年。

破瓜：指女子十六岁。因瓜字可剖分为两个八字，故称。说见清·翟灏《通俗编·妇女·破瓜》。又称瓜字初分。

弱冠（guàn）：指男子二十岁。《礼记·曲礼上》："男子二十冠而字。"孔颖达疏："二十成人，初加冠，体犹未壮，故曰弱也。"又称弱年、弱龄、弱岁、冠年、加冠等。

而立：指三十岁。《论语·为政》朱熹注："有以自立。"又称而立岁、而立之年。

壮室：指男子三十岁。《礼记·曲礼上》："三十曰壮，有室。"郑玄注："有室，有妻也。妻称室。"古俗男子三十而娶，授以室，故称。又称壮年。

不惑：指四十岁。《论语·为政》朱熹注："于事物之所当然，皆无所疑。"

强仕：指男子四十岁。《礼记·曲礼上》孔颖达疏："强有二义：一则四十不惑，是智虑强；二则气力强也。"《释名·释长幼》："四十曰强，言坚强也。"又称强、强仕之年。

知命：指五十岁。又称知命之年。

艾：指男子五十岁。"艾"有二义：《礼记·曲礼上》孔颖达疏："年至五十，气力已衰，发苍白，色如艾也。"谓苍白如艾。《释名·释长幼》："五十曰艾。艾，治也，治事能断割，芟刈无所疑也。"谓治事果断。又称艾服、艾服之年。

杖家：指五十岁。

知非：指五十岁。《淮南子·原道训》："蘧伯玉年五十，而知四十九年非。"又称知非之年。

耳顺：指六十岁。《论语·为政》邢昺疏："六十而耳顺者，顺，不逆也，耳闻其言，则知其微旨而不逆也。"又称耳顺之年。

耆：指六十岁。《释名·释长幼》："六十曰耆。耆，指也，不从力役，指事使人也。"又称耆年。

艾耆：泛指五六十岁。又称耆艾。

杖乡：指六十岁。

花甲：指六十岁。花甲本指六十甲子，天干地支错综相配，六十年循环一次，故称六十岁为"花甲"。又称花甲之年。

元命：指六十一岁。旧以干支纪年，六十岁为一甲子，至六十一岁，又当生年干支，谓之元命。

从心：指七十岁。《论语·为政》邢昺疏："七十而从心所欲不逾矩者，矩，法也，言虽从心所欲而不逾越法度也。"

老：指七十岁。《礼记·曲礼上》孔颖达疏："七十曰老而传者，六十至老境而未全老，七十其老已至，故言老也。既年已老，则传徙家事付委子孙，不复指使也。"

耆老：泛指六七十岁。又称老耆。

古稀：指七十岁。杜甫《曲江》诗："酒债寻常行处有，人生七十古来稀。"后因称七十岁为古稀。

杖国：指七十岁。

杖朝：指八十岁。

耋（dié）：指八十岁。《释名·释长幼》："八十曰耋。耋，铁也，皮肤为黑，色如铁也。"

耄（mào）：指八九十岁。《礼记·曲礼上》孔颖达疏："八十九十曰耄，耄者，僻谬也。人或八十而耄，或九十而耄，故并言二时也。"又称耄耋、耄龄等。

黄发：指高寿之人。高龄之人，鬓发变黄。

桑榆：指晚年、垂老之年。曹植《赠白马王彪》："年在桑榆间，影响不能追。"李善注："日在桑榆，以喻人之将老。"

期颐：指百岁。郑玄："期，犹要也；颐，养也。不知衣服厚味，孝子要尽养道而已。"

第七节　工具书

工具书是读书治学的工具，是"无声的老师"。学习医古文，阅读古代医籍文献，经常会遇到一些疑难问题，这就需要借助工具书。

所谓工具书，是指广泛汇集某一范围的知识资料，按一定方式加以编排，专供人们查检以解决某方面问题的一种图书。工具书具有解答疑难问题、指点读书门径、辅助自学和提供资料线索等多方面的作用。

一、工具书的种类

工具书的种类很多，主要有字典、词典、书目、索引、类书、丛书、政书、手册、年鉴、年表和百科全书等。

字典以解释字的形、音、义和用法为主。词典也写作辞典，以解释词语的意义和用法为主。前者有《说文解字》、《康熙字典》、《新华字典》、《简明中医字典》等，后者有《辞源》、《辞海》、《汉语大词典》、《中医大辞典》、《中药大辞典》等。但二者不是截然分开的。

书目是图书目录的简称，又称目录。它是一种旨在介绍图书基本情况的工具书，用以记录图书的名称、作者、卷数、版本，有的还叙及学术源流、书籍流传、内容评价和收藏情况等。如《四库全书总目》、《中医图书联合目录》、《中国医籍考》等。

索引，又称通检、备检、引得。它是将书刊中的内容（如字、词、句、人名、书名、篇名、刊名及内容主题名等）编成条目，按一定的方法排列，并标明出处，专供人们检索需要的工具书。如《十三经索引》、《全国报刊索引》、《黄帝内经章句索引》、《医学史论文资料索引》等。近年来，由于电子计算机的运用和普及，大大促进了索引等工具书的发展，如《史记索引》等。

类书是辑录各门类或某一门类资料，按类编排，以供查寻、征引的工具书。如《艺文类聚》、《古今图书集成·医部全录》、《太平圣惠方》等。

丛书是把原先独立成书的若干部书籍原封不动地汇编在一起，冠以一个总的书名的工具书。如《四库全书》、《古今医统正脉全书》、《珍本医书集成》等。

政书是专门记载我国古代典章制度，收集历代或某一朝代政治、经济、军事和文化制度方面的资料，分门别类地加以编排和论述的工具书。如《通典》、《文献通考》、《三国会要》等。

手册是供汇集某一方面需要随时翻检、查阅的文献资料或专业知识的工具书。如《针灸治疗手册》、《中医方剂临床手册》等。

年鉴是汇集一年内的各种大事和统计资料，按年度出版的工具书。如《中国百科年鉴》，《中国卫生年鉴》、《中国中医药年鉴》（原名《中医年鉴》）等。

年表是按年代顺序以表格形式编制的查考时间或大事的工具书。如《中国历史纪年表》、《中国医史年表》等。

百科全书是汇集某一方面或各个方面的知识，按照辞典的形式分列条目，并加以扼要说明的大型工具书。如《中国大百科全书》、《中国医学百科全书》等。

二、工具书的编排方法

从一定角度把文字资料分类编排的方法叫编排法，也称检字法。

由于汉字所具备的形、音、义三要素，中国工具书的编排方法也就有了形序、音序、义序三大类，每大类中又分几种具体的编排方法。形序包括部首编排法、笔画编排法、四角号码编排法等，音序包括拼音字母编排法、注音符号编排法、韵部编排法等，义序主要是主题事类编排法，各种类书大部分是按义序编排。这里主要介绍一下常用的几种方法。

部首编排法：根据字形特点，利用偏旁的同一性来编排词条的方法。同一偏旁归在一起算一部，放在开头，故称部首。东汉时期，许慎《说文解字》首创部首编排法，把汉字分为 540 部。而《康熙字典》将所收的 47035 个字分成 214 部，根据十二地支，把全书分成子丑寅卯辰巳午未申酉戌亥十二集。每集又分上中下，再把 214 个部首按笔画数从少到多分到十二集里。

笔画编排法：按每个字笔画多少来编排与查检的方法。同笔画的，再按起笔笔形"横、竖、撇、点、折"归类。《中医大辞典》、《中药大辞典》、《简明中医字典》都是采用笔画检字法的。实际上，许多工具书除用了部首编排法、主题事类编排法之外，还用了笔画编排法，如《汉语大字典》、《中国百科全书》等。

拼音字母编排法：按照汉字的汉语拼音字母编排查检的方法。如《新华字典》、《现代汉语词典》、《古汉语常用字字典》等。

韵部编排法：把韵母相同的排列的一起就是一个韵部，每部选一个字作韵目。如平水韵上平声的韵目就是"一东、二冬、三江、四支"等。使用韵部编排法的书都是古籍，如《佩文韵府》、《经籍纂诂》、《辞通》等。现在使用这些书多采用搭桥的方法，先从《辞海》、《辞源》找出该字韵部，然后再到那一韵部去查字。

主题事类编排法：又称按意义分类编排法，它是在一个主题下，将内容分为若干类别进行编排的方法。如《尔雅》、《释名》、《册府元龟》、《全国中医图书联合目录》等。

三、工具书的使用方法

使用工具书，首先要了解它的内容、性质和用途以及成书年代，其次要了解它的编写体例和查检立法。一定要认真阅读它的《前言》、《序》、《凡例》、《附录》等内容。

传统中医药学涉及的知识非常丰富，不仅有文字的、文化的，还有医学的，因此学习和研究中医药学，需要查找的工具书很多。现就阅读和研究中如何使用工具书的问题作简要介绍。

（一）查找字词

常用字，通常可翻检《新华字典》、《古汉语常用字字典》等。冷僻字、古字的古义，可翻检《说文解字》、《康熙字典》、《中华大字典》、《汉语大字典》等。通假字、古今字、异体字、俗别字，可翻检《汉语大字典》附表"通假字表"或"异体字表"、《古汉语通用字字典》、《宋元以来俗字谱》等。查寻词语，可翻检《辞源》、《辞海》、《汉语大词典》。查寻虚词，如果一般字典辞书查检不到，还可翻检《助字辨略》、《经传释词》、《词诠》、《古汉语虚词》等。查寻成语典故，如果《辞源》、《辞海》、《汉语大词典》等查检不到，还可翻检《汉语成语大词典》、《中国成语大辞典》等。而查寻中医药专门术语，如中医名词术语，可翻检《中医大辞典》、《中国医学大辞典》、《简明中医辞典》等；如中药方剂名，可翻检《中国药学大辞典》、《中药大辞典》、《中华本草》、《中医方剂大辞典》、《实用方剂辞典》等；如病名，可翻检《病源辞典》、《简明中医病名辞典》等；如针灸术语，可翻检《针灸学辞典》、《实用针灸辞典》等。

（二）查找人物、地名、年代、职官

著名人物、一般地名都可以在《辞源》、《辞海》中查到。而一般历史人物可可翻检《中国人名大辞典》，医史人物则可翻检《中国医学大辞典》、《中医人名辞典》等。而历史地名，则可翻检《中国古今地名大辞典》、《中国历史地名大辞典》等。历史年代可翻检《中国历史纪年表》、《中国历史大事年表》、《中国医史年表》等。古代职官名，则可翻检《历代职官表》、《中国历代职官词典》等。

（三）查找中医文献

可以通过翻检书目、索引、类书等查找中医文献。在书目中，医学书目可选《全国中医图书联合目录》、《中医图书联合目录》等；而考证古医籍源流的，则可选《中国医籍考》；非医学类，可选择《四库全书（提要）》等综合性目录书。在索引中，查医经词句出处，可选《黄帝内经章句索引》、《中医经典索引》等；查中医药专题论文资料，可选《中文医史论文索引》、《中药研究资料索引》等；查近期中医药论文，可选《医学期刊中医文献分类目录索引》等；而对古代经史书籍语句出处，可查《十三经索引》、《史记索引》等。在类书中，要搜集中医药某一方面资料，了解某一学术源流，可查阅《古今图书集成·医部全录》、《古今医统》等；要查找古代医方，可查《圣济总录》、《普济方》、《医心方》等。要查找古代著名医案，可查《名医类案》、《续名医类案》等；要查找《黄帝内经》对有关方面的论述，可查《类经》等；要查找古代文化的资料和知识，可查《艺文类聚》、《太平御览》等。

综合练习

（一）填空题

1. 在中医古籍里，"长夏"一般指_____月。孟秋为_____月，季春为_____月。

2. 每月的第一天叫做_____，最后一天叫做_____，初三叫做_____，月半称_____，望日前几天泛称_____，望日后到下弦前称_____，初七八称为_____，每月二十二三称为_____。

3. 《周礼》将医官分为_____、_____、_____、_____四种。

4. 我国古代的"大方脉科"相当于今天的_____科，小方脉科相当于今天的_____科。

5. "志学"、"而立"、"不惑"、"知命"、"耳顺"、"从心"分别表示_____岁、_____岁、_____岁、_____岁、_____岁、_____岁。

（二）解释下列的词语

1. 阳历、阴历	2. 四时	3. 纪年法	4. 名字
5. 谥号	6. 庙号	7. 汤饼之期	8. 周晬
9. 龆龀	10. 豆蔻	11. 花信	12. 知非
13. 桑榆	15. 空字	16. 索引	17. 类书
18. 政书	19. 药丞	20. 中医药文献	

（三）简答题

1. 唐代王冰《黄帝内经素问注·序》题作"时大唐宝应元年岁次壬寅"使用的是何种纪年法？

2. 依次列出二十四节气的名称。

3. 说出生肖纪年的依据和排列次序。

4. 古人的名字和别号有何不同？

5. 古代对老年时期有什么称呼？

6. 什么叫避君讳？

（四）问答题

1. 隋唐时期的医官制度有哪些？

2. 工具书的种类有多少，具体是哪些？

3. 如何查中医药文献，举例说几部？

4. 避讳的方法是哪几种，分别举一例说明。

5. 工具书的编排方法是什么？

6. 学习医古文一般需要配备哪些工具书？简述这些工具书的使用方法。

附 编

‖一、繁简字对照表‖

本表收录 1956 年以来国家公布的四批简化字，共五百余。凡简化字与繁体字都见于古代，而在意义上或用法上有所不同的，注以"＊"号，表后另附说明，以供查询。

本表以繁体字领简化字，按繁体字笔画排列。笔画数相同的，按起笔笔形复排，以"一丨丿丶乙"为序。说明中的文字，参照王力《古代汉语》（商务印书馆，1999 年）改编，以汉语拼音字母为序。

【7 画】 夾夹　兒儿　壯壮　妝妆

【8 画】 長长　東东　兩两　來来　協协　亞亚　狀状

【9 画】 剋克＊　係系＊　帥帅　後后＊　祇只＊　飛飞

【10 画】 鬥斗＊　執执　華华　莊庄　帶带　畢毕　韋韦　時时　豈岂　郵邮　倆俩
師师　倉仓　隻只＊　髣乡　氣气＊　個个　條条　殺杀　這这　凍冻　畝亩　脅胁
書书
陰阴　陳陈　陸陆　孫孙　務务

【11 画】 乾干＊　專专　麥麦　硃朱　捲卷＊　掃扫　捨舍＊　區区　堅坚　鹵卤
處处　國国　將将　開开　婁娄　過过　動动　術术＊　從从　進进　產产　啟启＊
牽牵　參参　婦妇　陽阳　鄉乡　習习　隊队　階阶　晝昼

【12 画】 報报　喪丧　殼壳　幹干　達达　棟栋　極极　揀拣　塊块　棗枣　堯尧
葉叶＊　萬万　雲云　惡恶　睏困＊　買买　單单　備备　筆笔　復复＊　傢家　喬乔
爲为　勝胜　傘伞　猶犹　爺爷　衆众　無无＊　惱恼　勞劳　運运　補补　發发＊
幾几＊　畫画＊　尋寻

【13 画】 蓋盖　夢梦　電电　幹干＊　嗇啬　聖圣　遠远　匯汇＊　勢势　當当
歲岁　啞哑　業业　裝装　園园　農农　號号　虜虏　愛爱　鳳凤　會会　節节　僅仅
傷伤　腫肿　僞伪　腦脑　煉炼　亂乱　傭佣　與与＊　遞递　溝沟　裏里＊　誇夸＊
滅灭　準准＊　義义　際际　遜逊　彙汇＊

【14 画】 臺台＊　墊垫　趕赶　蔔卜　奪夺　爾尔　構构　壺壶　壽寿　槍枪　鄰邻
趙赵　厲厉　厭厌　摺折＊　監监　緊紧　對对　團团　圖图　幣币　彆别　嘗尝
夥伙＊　嘆叹　僑侨　榮荣　製制＊　颱台＊　種种　稱称　賓宾　慘惨　複复＊　漢汉
滬沪　齊齐　寧宁＊　麼么＊　寢寝　滲渗　窪洼　滯滞　鄭郑　廣广　滷卤　認认
適适＊　養养　塵尘　獎奖　隨随　墮堕　鄧邓　劃划＊　盡尽＊　屢屡　態态　網网＊
蕭肅

【15 画】 樓楼　椿桩　標标　樣样　髮发＊　墳坟　麩麸　數数　熱热　歐欧　輛辆
穀谷＊　賣卖　憂忧　撲扑　鞏巩　確确　遷迁　邁迈　遼辽　罷罢　齒齿　慮虑　膚肤

劇剧　蝦虾　幟帜　噁恶　衝冲 *　徹彻　徵征 *　範范 *　價价 *　颳刮　膠胶　盤盘
質质　餘余 *　衞卫　億亿　劉刘　廠厂　瘡疮　敵敌　憐怜　窮穷　實实　寫写　審审
廟庙　憑凭 *　慶庆　潔洁　導导　漿浆　層层　遲迟　樂乐　選选

【16画】薦荐 *　薑姜　薔蔷　機机　樹树　橋桥　樸朴　擔担　擁拥　奮奋　據据
歷历 *　曆历 *　勵励　壓压　壇坛　醜丑 *　隱隐　踴踊 *　頭头　噹当　噸吨　還还
盧卢　嶼屿　戰战　縣县　燈灯　錶表　獨独　獲获 *　積积　舉举　錄录　墾垦　憶忆
營营　興兴　學学　築筑　鏇旋　濛蒙 *　濁浊　澱淀 *　劑剂　親亲　龍龙　憲宪
辦办　緻致 *

【17画】舊旧　藉借 *　醞酝　檔档　幫帮　聰聪　糞粪　環环　擠挤　擴扩　擬拟
聲声　趨趋　臨临　聯联　擊击　艱艰　闆板　點点　購购　嶺岭　虧亏　雖虽　戲戏
嚇吓　斃毙　爛烂　瞭了 *　膽胆　懇恳　燭烛　鍾钟 *　儘尽 *　優优　償偿　禦御
膳膳　禮礼　襖袄　濟济　濕湿　講讲　應应　療疗　癆痨　氈毡　褻亵　齋斋　彌弥 *
牆墙　隸隶　總总　縱纵　嚮向 *

【18画】藥药　藝艺　繭茧　櫃柜　檯台 *　擾扰　擺摆　藜冬　職职　霧雾　醫医
糧粮　礎础　鬆松　蟲虫　醬酱　矇懵 *　壘垒　蠅蝇　叢丛　歸归　龜龟　穢秽
穡获 *　燼烬　雙双　邊边　獵猎　竄窜　瘡疖　雜杂　瀋沈 *　瀉泻　瀏浏　離离
竅窍　斷断　豐丰 *　鞦秋 *　繩绳

【19画】瓊琼　壞坏　蘇苏　蘆芦　蘭兰　蘋苹 *　勸劝　麗丽　難难　繫系 *
礦矿　獸兽　羅罗　嚴严　關关　廬庐　癢痒 *　簽签 *　簾帘 *　臘腊 *　穩稳　辭辞
懲惩　類类　懷怀　瀘泸　證证　襪袜

【20画】攙搀　攀矾　麵面 *　攔拦　糰团　齣出 *　黨党　闢辟 *　齡龄　鹹咸 *
懸悬　獻献　籌筹　觸触　饑饥 *　雞鸡　艦舰　覺觉　巋蒉 *　爛烂　譽誉　犧牺
鐘钟 *　攉摆　寶宝　護护　競竞　爛烂　瀰弥 *　癥症 *　竈灶　響响　繼继

【21画】殲歼　轟轰　歡欢　攝摄　權权　欄栏　纍累 *　躍跃　蠟蜡 *　臟赃
鐵铁　顧顾　懼惧　襯衬

【22画】鑒鉴　驚惊　攤摊　聽听　體体　囌苏　囉罗　玀猓　罎坛　籙箓　灘滩
灑洒　彎弯　竊窃　變变

【23画】顯显　曬晒　籤签 *　黴霉　癱痪　纔才 *　戀恋

【24画】蠶蚕　韆千 *　鹽盐　靈灵　釀酿　觀观　讒谗　讓让　癱瘫

【25画】驢驴　糶粜　鑰钥　饞馋　廳厅　蠻蛮

【26画以上】鬱郁 *　鑿凿　豔艳　籲吁 *　齾岈 *　鑷镊　鑽钻

说　明

【C】

才纔——才，始，仅；又才能。纔，仅。二字本通用；但才能的才，决不与纔通用。

冲衝——冲的意义是幼小，空虚；用作动词时表示一直向上（冲天）。衝的意义是突击、衝撞；用作名词时表示交叉路口。这两个字在古书里一般是区别得很清楚的。

丑醜——二字古不通用。丑是地支名。醜是醜恶的醜。

出齣——齣是近代产生的字，来历不明。

【D】

淀澱——淀，浅水泊。澱，沉澱，滓泥。

斗鬭——斗，升斗。鬭，鬭争。

【F】

发髪發——發，發射，出發。髪，头髮。

范範——范，姓。範，模範。

丰豐——丰，丰满，丰采（风采，风度）。豐，豐富。二字在古书里一般不通用。丰字比较罕用。

复復複——反复的復本作复，但是和複并不是同义词。複只用于重複和複杂的意义；復字等于现代的"再"，它不表示複杂，一般也不用作形容词来表示重複。

【G】

干乾幹——干是干戈的干，读 gān，用于干戈、干犯、天干。乾为乾枯，亦读 gān，乾和干也绝不相通。幹，读 gàn，用于主幹及幹事、幹部。乾枯的乾，近时有人写作乾，但古书中没有乾字。特别应该注意的是乾坤的乾（qián）读音完全不同，规定不简化为干。

谷穀——谷，山谷。穀，百穀（稻麦等）。二字不通用。

【H】

后後——后，君王，皇后。後，先後。有些古书曾经以后代後，但用得很不普遍，后代一般不再通用。至于君王、皇后的后，则绝不写作後。

画畫，划劃——古代计畫的畫不写劃。劃是后起字，并且只表示锥刀劃开。划是划船的划（也是后起字），与计畫的畫更是没有关系。

汇匯彙——匯，匯合。彙，种类。

伙夥——伙，伙伴，傢伙。夥，很多。

获獲穫——獲，獲得。穫，收穫。二字不通用。

【J】

几幾——几是几案的几。幾是幾何的幾。二字绝不相通。

饥飢饑——飢，飢饱。饑，饑馑。上古一般不相通，后代渐混。

价價——价，善。價，價格。二字不通用。

荐薦——说文："荐，席也"；又："薦，兽之所食草。"二字古通用，都有重复、陈献、推荐等义。

借藉——借，借贷。藉，凭藉。二字一般不通用。注意：狼藉的藉（jí）不能简化为借。

尽盡儘——盡，完全，竭盡。儘，达到极限。儘是后起字，本写作盡。

卷捲——卷，卷曲；又书卷。捲，收捲。上古捲多写作卷。

【K】

克剋——克，能，胜。剋，剋制。

夸誇——夸，奢侈，夸大，自大。誇，大言，自大。在自大、夸大的意义上，二字通用。

困睏——困，劳倦，穷困。睏是困的后起字，专用于劳倦的意义。

【L】

腊臘——腊（xī），乾肉。臘，阴历十二月。

蜡蠟——蜡，即蛆；又音 zhà，古祭名。蠟，油脂中的一种，蠟烛。

累纍——累，积累，牵累，缠缚。纍，连缀，缠缚。在"缠缚"这个意义上，二字古通用。

里裏——里，乡里。裏，衣内，《诗经·邶风·绿衣》："绿衣黄裏"；内，《左传·僖公二十八年》："表裏山河。"二字古不通用。

历歷曆——歷，经历。曆，曆数。歷曆一般是有分别的。在古书中，曆数的曆可以用歷，但经历的歷绝不用曆。

帘簾——帘，酒家帜（后起字）。簾，门簾。

了瞭——了，了解。瞭，眼睛明亮。后来又有双音词"瞭望"。

【M】

么麼——么（yāo），幺的俗体，细小，与麼没有关系。

蒙濛，懞矇——蒙，披盖，遭受。濛，微雨的样子。懞，懞懂，不明白。矇，矇矓。

弥彌瀰——彌，满，更。瀰，瀰漫，水大的样子。

面麵——面，脸部。麵，粮食磨成的粉。二字不通用。

蔑衊——蔑是蔑视的蔑。衊是诬衊的衊。

【N】

宁寧——宁是贮的本字，与寧没有关系。

【P】

辟闢——辟，法，型，君。闢，开闢。二字上古曾经通用，后代不通用。

苹蘋——苹，草名，蒿的一种，《诗经·小雅·鹿鸣》："食野之苹"；又同萍。蘋，草名，一名田字草，蘋果的蘋是后起字，旧写作蘋。

凭憑——憑依的憑本作凭，又作冯、凴。

【Q】

气氣——气是氣的古字。但是现在简化为气的字，一般古书写作氣。

启啟——开啟的啟本作启。

千韆——千，数目。韆，鞦韆。

签簽籤——簽与籤意义相近，但簽押不能作籤押；竹籤、牙籤不能作竹簽。

秋鞦——秋，四季中的第三季。鞦，鞦韆。

【S】

舍捨——舍，客馆，居室；又放弃。捨，放弃。捨本作舍。

沈瀋——沈，沉（chén）的古字；又沈（shěn），姓。瀋，汁；又地名（瀋阳）。

适適——适，读 kuò，《论语》有南宫适，人名。適，到某地去，正巧。

术朮——朮（zhú），原写作朮，植物名，有白朮、苍朮，与術不相通。

松鬆——松鬆古代不同音。松，松树。鬆，鬆紧。

【T】

台臺颱檯——这四个字的意义各不相同。台（yí），我；又三台（tái），星名。臺，楼臺。檯（后起字），桌子。颱，颱风。

【W】

网網——网是網的古字。

无無——二字古代通用，但一般只写作無。

【X】

系係繫——这三个字意义相近，上古往往通用。后代逐渐分工，世系、系统、体系作系，关係和"是"的意义作係，缚的意义作繫。

咸鹹——咸，皆。鹹，鹹淡。不通用。

向嚮——嚮与向意义相近，但嚮導不作向導。在上古，嚮可能響，向不通響。

岸巘——二字古代通用。

【Y】

痒癢——痒，病，《诗经·小雅·正月》："癙忧以痒。"在这个意义上，痒癢不相通。

叶葉——叶（xié），同协；"叶音"，"叶韵"。叶与葉音义皆不同。

踊踴——二字古代通用。

余餘——余，我。餘，剩餘。二字不通用。

御禦——御，驾驭车马。御，阻当，防御。

吁籲——吁（xū），叹声："长吁短叹"。籲（yù），呼："籲天"，"呼籲"。

郁鬱——二字古不同音。郁郁，有文采貌；馥郁，香气浓。鬱，草木丛生；又忧鬱。按郁鬱有相通之处，但忧鬱的鬱决不作郁。

与與——赐與的與本作与。

云雲——依《说文》，云是雲的本字。但是在古书中，云谓的云和雲雨的雲已经有了明确的分工，绝不相混。

【Z】

折摺——二字古不同音，亦不通用。折，折断，屈折。摺，摺叠。

征徵——二字古不同音。征，行，征伐，征税。徵，徵召，徵求，徵信。按：只征税的意义古书偶然用徵，其余意义都不相通。特别要注意的是宫商角徵羽（五音）的徵，读音是zhǐ，不能简化为征。

症癥——症（zhèng），病症。癥（zhēng），癥结。

只祇隻——只，语气助词，这个意义不能作祇或隻（按，祇是祗的异体字）。只在中古以后与祇通，表示"单只"的意思。副词只与量词隻在古书中绝不通用。

致緻——緻是密的意思："细緻"；古与致通。当然，这只是说用緻的地方可以用致，不是说用致的地方可以用緻。

制製——制，制裁，法度，君命。製，製造。製造的意义在古代也可用制。

钟鐘鍾——鐘，乐器。鍾，酒器；又聚，《国语·周语》："泽，水之所鍾也。"上古鐘多作鍾，但酒器的鍾、鍾聚的鍾及姓鍾的鍾不作鐘。

筑築——筑，乐器名。築，建筑。二字不通用。

准準——准是準的俗体，但近代有了分工；准字只用于允许、决定等近代意义，而水準、準绳等古代意义则写作準。一般古书只有準字，没有准字。

‖二、常用异体字表‖

本表异体字大部分录自第 10 版《新华字典》（商务印书馆，2004 年 1 月）。该书异体字是在《第一批异体字整理表》、《简化字总表》及《现代汉语通用字表》的基础上整理而成。此外，增补本教材文选中所有的异体字及中医古籍中的一些常用异体字。

汉字产生于不同的时间和地点，由不同的人创造，因此造成了一个字有不同写法的现象，比如：群羣、杯盃桮、脉脈衇 。诸多写法中，最通行且被官方认可的那个字形称为正体字，也叫正字。与正体字同音同义但写法不同的字，称为异体字，古代也称"或体"。以上各组中，首字都是正体字，其后都是异体字（以下各例同）。

一般来说，异体字与正体字的意义应该完全相同，但有时候并非如此。如"凶兇"，异体字"兇"可以用于凶恶义，但不能用于吉凶义；"果菓"，异体字"菓"可以用于水果、果实义，但不能用于如果、果敢义。这种在某些意义上不能与正体字互替的异体字，叫非全同异体字，也称广义异体字。相反，与正体字在各种场合都可互相替用的异体字，叫全同异体字，也称狭义异体字，如：胸胷、够夠、杯盃桮。现行的异体字表、规范字表以及字典的字头下列出的异体字，既包含全同异体字，也包含非全同异体字。

本表以正体字领异体字，按正体字读音排列。正体字一般是简化字，为便于字形对照，必要时括号注明繁体字。异体字后标有＊号的为非全同异体字。

A

ai
挨：捱＊

an
鞍：鞌
庵：菴
暗：闇＊晻＊

ao
熬：爊＊
廒：厫
鳌：鼇
翱：翺
拗：抝

B

ba
霸：覇

bai
柏：栢＊
稗：粺

ban
坂：岅

bang
邦：邫
帮（幫）：幇幚
膀：髈＊
榜：牓
蚌：蜯

bao
褒：襃
宝（寶）：寳
褓：緥
刨：鉋鑤

bei
杯：盃桮
背：揹＊
悖：誖

ben
奔：犇＊逩＊

beng
绷：繃

bi
逼：偪
秕：粃
痹：痺
蓖：茟
躄：躃

毙（斃）：獘

bian
砭：碜
变（變）：变
遍：徧

biao
膘：臕
飙：飈飆

bie
鳖：鱉

ben

bin
宾（賓）：賔
滨（濱）：濵

bing
冰：氷
槟：梹
禀：稟
并：併＊並＊竝＊

bo
钵：缽盋
驳：駮＊
脖：頸
博：愽

bu
布：佈＊

C

cai
采：採＊寀＊埰＊
彩：綵＊

睬：倸
踩：跴

can
餐：飡飱
惭：慙
参（參）：条条

cao
草：艸
操：撡

ce
册：冊
厕：廁
策：筴筞

ceng
曾：曽

cha
叉：扠*
查：査
察：詧
插：挿

chan
铲（鏟）：剗剷

chang
肠（腸）：膓
尝：嚐*嘗
厂（廠）：廠
场（場）：塲

chao
剿：勦
晁：鼂
嘲：謿

che
扯：撦

chen
趁：趂

cheng
乘：乘椉
撑：撐
澄：澂

chi
吃：喫

痴：癡
篪：箎篪
耻：恥
齿：齒
翅：翄
敕：勅勑

chong
冲：沖*
忡：憃

chou
仇：讐*讎*
酬：酧醻詶
雏（雛）：鶵
瞅：盯矁

chu
厨：廚厨
橱：櫉
锄：鉏耡
橒：柠
处（處）：處处

chuan
船：舩舡

chuang
窗：窓窻牕
床：牀
创：剙*剏*

chui
捶：搥
棰：箠*
锤：鎚*

chun
春：旾
莼：蒪
醇：醕
淳：湻
唇：脣

ci
词：䛐
辞（辭）：辤

cong
匆：忩悤
葱：蔥
丛（叢）：藂

cou
凑：湊

cu
粗：觕麤麁
蹴：蹵

cui
脆：脃
淬：焠
粹：粋
悴：顇忰
瘁：痒

cun
村：邨

cuo
锉：剉

D

da
答：荅
瘩：瘩

dai
呆：獃騃
玳：瑇

dan
单（單）：单
耽：躭
啖：啗噉

dang
挡（擋）：攩
荡：盪*

dao
捣：擣
岛（島）：嶋嶋*
稻：稲

de
德：悳

deng
凳：櫈

di
堤：隄
抵：牴觝
递（遞）：逓
蒂：蔕

dian
踮：跕

diao
雕：彫*鵰*琱*
吊：弔

die
喋：啑
蝶：蜨
叠：疊疉

dou
兜：兠
斗（鬥）：鬪鬦鬭
豆：荳

du
渎（瀆）：瀆
睹：覩
妒：妬
蠹：螙蠧

duan
端：耑*

dun
墩：墪
炖：燉
遁：遯

duo
朵：朶
垛：垜
躲：躱
跺：跥

E

e
婀：妸
讹：譌
峨：峩
鹅：鵞
额：額

厄：阨阸	**G**	雇：僱	hou
扼：搤	gai	gua	侯：矦
恶（惡）：噁悪	丐：匄匃	刮：颳 *	糇：餱
腭：齶	概：槩	挂：掛罣 *	hu
鳄：鱷	盖（蓋）：葢	guai	呼：嘑 * 謼 *
er	gan	拐：枴 *	胡：衚 *
尔（爾）：尒	尴：尲	怪：恠	糊：餬 *
贰：弍	杆：桿 *	guan	沍：冱
F	秆：稈	关（關）：関	hua
fa	干（幹）：榦 *	馆（館）：舘	花：芲
筏：栰	赣：贛灨	管：筦	哗：譁 *
罚（罰）：罸	gang	罐：鑵鑵	huan
珐：琺	肛：疘 *	gui	欢（歡）：懽讙驩
法：灋泧	缸：瓨	圭：珪 *	浣：澣
发（發）：彂 *	杠：槓	规：槻	huang
fan	gao	瑰：瓌	恍：怳
帆：颿	皋：皐	guo	晃：撓 *
幡：旛	糕：餻	国（國）：囯	hui
翻：飜繙 *	槁：槀	馘：聝	辉：煇
凡：凣	稿：稾	果：菓 *	回：囘廻 *
繁：緐	ge	椁：槨	蛔：蚘蛕痐
泛：汎氾	歌：謌	**H**	毁：燬 * 譭 *
fang	胳：肐	han	汇（匯）：滙彙 *
仿：倣 * 髣 *	阁：閣 *	函：圅	彗：篲
fei	格：挌 *	捍：扞	hun
痱：痹	个：箇 *	悍：猂	昏：昬
废（廢）：癈	gen	焊：釬銲	溷：圂
fen	亘：亙	hao	**J**
氛：雰 *	geng	蚝：蠔	ji
feng	鲠：骾	嗥：獋	鸡（鷄）：雞
峰：峯	gong	皓：皞暠	期：朞 *
蜂：蠭	躬：躳	he	赍：賫齎
fu	汞：澒	喝：欱 *	羁：羇
麸（麩）：麱秬 *	gou	和：咊龢 *	楫：檝
佛：髴 * 彿 *	钩：鉤	核：覈 *	戟：戟
袱：襆 *	构（構）：搆 *	盍：盇	迹：跡蹟
幞：襆 *	够：夠	heng	绩：勣 *
桴：枹 *	gu	恒：恆	jia
俯：頫俛	菰：苽	hong	夹（夾）：裌 * 袷 *
妇（婦）：娝	鼓：皷	轰（轟）：揔 *	戛：戞
附：坿	谷（穀）：榖 *	哄：閧鬨	假：叚 *

jian

笺（箋）：牋槧
奸：姦 *
间（間）：閒
茧（繭）：絸
减：減
碱：城
硷（鹼）：鹻
谏：諌
剑（劍）：劎劒剣
鉴（鑒）：鑑鑒

jiang

僵：殭 *
缰：韁

jiao

侥（僥）：傲
脚：腳
剿：勦
叫：呌
教：敎

jie

阶（階）：堦
秸：稭
劫：刦刧
杰：傑
捷：捷
婕：媫
睫：㫏 *
解：觧
届：屆

jin

斤：觔 *
筋：觔 *
晋：晉

jing

经（經）：経
京：亰
粳：稉秔粇 *
阱：穽
径（徑）：逕 *
胫（脛）：踁

净（淨）：淨
竞（競）：競

jiong

迥：逈
炯：烱

jiu

臼：旧 *
纠：糺 *
韭：韮
厩：廐廄

ju

局：跼 * 侷 *
矩：榘
举（舉）：擧
巨：鉅

juan

镌：鑴
隽：雋
倦：勌 *
眷：睠

jue

撅：噘 *
决：決
蹶：蹷 *

jun

浚：濬

K

kai

慨：嘅 *

kan

刊：栞
瞰：矙

kang

糠：穅粇 *

kao

考：攷 *

ke

疴：痾
克（剋）：尅 *
咳：欬

ken

肯：肎

keng

坑：阬

kou

寇：宼冦
扣：釦 *

ku

裤：袴

kuan

款：欵

kuang

矿（礦）：鑛
况：況

kui

窥：闚
馈：餽
愧：媿

kun

坤：堃
昆：崑崐
捆：綑

kuo

阔（闊）：濶

L

la

辣：辢

lai

赖：賴

lan

揽（攬）：擥
懒：嬾
婪：惏 *

lang

螂：蜋
琅：瑯

lei

泪：淚

leng

棱：稜

li

厘：釐

梨：棃
犁：犂
藜：蔾 *
里（裏）：裡
历（曆）：厤
苈：藶泭
隶（隸）：隷
栗：慄 *
璃：瓈琍
狸：貍
荔：茘

lian

奁：匳匲
廉：廉
镰：鎌
敛：歛
炼（煉）：鍊

liang

凉：涼
梁：樑 *

lin

邻（鄰）：隣
磷：燐粦
麟：麐
凛：凜
廪：廩
懔：懍
檩：檁
吝：恡
淋：痳

ling

棂（欞）：櫺
菱：蔆

liu

留：畱畄㽞
琉：瑠瑈
瘤：瘤
柳：栁桺
溜：霤 *

lou
瘘（瘻）：瘺

lu
炉：鑪
卤（鹵）：滷
橹：樐艪艣
戮：剹勠

lüe
略：畧

lun
仑（侖）：崘崙

luo
骡：臝
裸：臝

M

ma
麻：蔴
骂：罵

mai
脉：脈脉*峰*

mao
猫：貓
牦：犛氂
卯：夘夗
貌：皃
冒：冐

mei
梅：楳槑
魅：彪

meng
虻：蝱
懵：懜

mi
眯：瞇
谜：詸
觅：覔
密：宓
秘：祕

mian
绵：緜

面：靣
面（麵）：麪

miao
渺：淼*
妙：玅

min
愍：惽

mu
幕：幙

N

na
拿：拏挐

nai
乃：迺廼
奶：嬭

nan
楠：柟枏

nao
硇：䂭
闹（鬧）：閙

ni
霓：蜺*
你：妳
昵：暱

nian
年：秊
捻：撚
念：唸*

niang
娘：孃

niao
袅：嫋嬝

nie
捏：揑
涅：湼
啮：齧嚙
孽：孼

ning
宁（寧）：甯

nong
农（農）：辳

nü
钮：𨥉䶊

nuo
糯：稬秔

P

pang
彷：徬*

pao
炮：砲礮
疱：皰

pei
胚：肧*
佩：珮*

pen
喷：歕

peng
碰：掽

pi
毗：毘
匹：疋*

piao
剽：慓*
飘：飃
嫖：闝

ping
凭（憑）：凴
瓶：缾

po
迫：廹

pu
铺：舖*

Q

qi
凄：凄*悽*
栖：棲
戚：慼*慽*
齐（齊）：斉
奇：竒

棋：棊碁
旗：旂*
启（啓）：啟
绮：綺
弃：棄
契：栔
器：噐
憩：憇

qian
铅：鉛
钳：箝拑
潜：潛
茜：蒨*

qiang
羌：羗
枪（槍）：鎗
强：強彊
墙（墙）：牆
樯（檣）：艢
襁：繦

qiao
跷（蹺）：蹻
荞：荍
憔：顦
峭：陗

qie
惬（愜）：悏

qin
勤：懃*懃*
琴：琹
寝：寢
揿：搇

qing
黥：剠
苘：檾

qiu
丘：坵*
秋：秌穐
球：毬*

qu
驱（驅）：駈敺

曲（麯）：麴 *
渠：佢 *
覷：覰覻

quan

蜷：踡

que

却：卻
确（確）：塙碻
権：摧

qun

裙：裠帬
群：羣

R

ran

冉：冄
髯：髥

rao

绕：遶

ren

韧：靭
衽：袵
妊：姙

rong

融：螎
绒：羢毧
冗：宂

ru

蠕：蝡

ruan

软：輭

rui

蕊：蘂蕋蘃
睿：叡

ruo

箬：篛

S

sai

腮：顋

san

伞（傘）：繖

sang

桑：桒

se

涩（澀）：澁濇

sha

傻：儍

shan

删：刪
姗：姍
珊：珊
栅：柵
扇：搧 *
潸：潜
膻：羶羴
膳：饍
鳝：鱔

shao

劭：卲

she

蛇：虵
慑：慴

shen

深：滨
参：葠蔘 *
慎：昚

sheng

升：昇 * 陞 *
剩：賸

shi

尸：屍 *
虱：蝨
湿（濕）：溼
实（實）：宲
时：旹
世：卋丗
柿：柹 *
是：昰 *
视：眎
谥：諡

shou

收：収

shu

菽：尗
倏：倐儵
疏：疎 *
薯：藷
竖（豎）：豎
庶：庻

si

厮：廝
祀：禩
俟：竢
似：佀

song

松：鬆 *
嵩：崧

sou

搜：蒐

su

苏：甦 *
诉：愬
溯：泝遡

suan

算：祘

sui

岁（歲）：崴歳
穗：繐

sun

飧：飱
笋：筍

suo

挲：挱 *
蓑：簑
锁：鎖

T

ta

它：牠
拓：搨 *
塔：墖

tai

抬：擡

tan

坛（罎）：壜罈
叹（嘆）：歎
祖：襢 *

tang

糖：餹 * 醣 *
倘：儻

tao

绦（縧）：條縚
韬：弢
逃：迯
啕：咷
掏：搯

teng

藤：籐

ti

啼：嗁
蹄：蹏
屉：屜
剃：鬀薙

tie

铁（鐵）：銕

ting

听（聽）：聴

tong

同：仝 * 衕 *
筒：箇

tou

偷：媮 *

tu

土：圡
涂（塗）：涂 *
兔：兎

tui

颓：穨
腿：骽

tun

臀：臋

tuo

托：託 *
拖：拕

脱：侻 *
橐：櫜

W

wa

挖：穵
蛙：鼃
袜（襪）：韤

wan

玩：翫 *
碗：盌椀
挽：輓 *

wang

尪：尫尩
望：朢

wei

为（爲）：為
沩（潙）：潙
伪（僞）：偽
卫（衛）：衞
喂：餵 * 餧 *
猬：蝟

wen

蚊：蟁蟁
吻：脗

weng

瓮：甕罋

wo

卧：臥

wu

污：汙汚
忤：悟
妩（嫵）：斌
捂：搗
坞（塢）：隖
误：悮

X

xi

嘻：譆
晰：皙
溪：谿
席：蓆 *

膝：厀
戏（戲）：戲
郄：郤 *

xia

狭（狹）：陿
辖：鎋 * 舝 *
厦：廈

xian

仙：僊
鲜：尠 * 尟 * 鱻
闲（閑）：閒 *
娴（嫻）：嫺
弦：絃
衔：啣
险（險）：嶮
线：綫
陷：䧟

xiang

厢：廂
享：亯
饷：饟
向（嚮）：曏 *

xiao

淆：殽
筱：篠
笑：咲
效：俲 * 効 *

xie

蝎：蠍
胁（脅）：脇
携：攜携
邪：衺
鞋：鞵
燮：爕
泄：洩
绁：紲
蟹：蠏

xin

欣：訢
囟：顖

xing

幸：倖 *

xiong

凶：兇 *
讻：訩
洶：洶
胸：胷

xiu

修：脩 *
绣：繡
锈：鏽

xu

虚：虗
叙：敍敘
恤：卹賉
勖：勗
婿：壻
煦：昫

xuan

萱：蕿蘐蒄蕙
喧：諠
璇：璿
炫：衒 *

xue

靴：鞾
学（學）：斈

xun

勋：勳
熏：燻 *
巡：廵
徇：狥
噀：潠

Y

ya

丫：椏 * 枒 *
鸦：鴉
玡：瑘
崖：崕厓
亚（亞）：亜

yan

胭：臙
烟：煙菸 *

恹（懨）：懕
淹：潐 * 湆 *
腌：醃
岩：巖嵒 *
檐：簷
掩：揜
咽：嚥 *
艳（艷）：艷豓豔
宴：醼讌
验（驗）：譣
雁：鴈
赝：贋
焰：燄
燕：鷰 *

yang

扬：颺 * 敭 *
养（養）：養

yao

夭：殀 *
肴：餚
窑：窰窑
徭：傜
咬：齩
耀：燿

ye

野：埜
曳：抴
夜：宖
烨（燁）：爆

yi

咿：吚
医（醫）：毉
壹：弌
迤：迆
移：迻
宜：宐
彝：彝
蚁（蟻）：螘
艺（藝）：萟
呓（囈）：讛
异：異

臆：肊

yin

因：囙
姻：婣
阴（陰）：隂
喑：瘖
殷：慇*
堙：陻
淫：婬*滛
龈：齗*
饮：歙
荫（蔭）：廕

ying

莺（鶯）：鸎
嚣（嚚）：嚻
颖：頴

yong

痈（癰）：臃*
雍：雝
咏：詠
涌：湧
恿：憃慂

you

尤：尢
疣：肬
游：遊*

yu

逾：踰*
欲：慾*
蛾：蟻
愈：癒*瘉*
寓：㝢
郁（鬱）：欝鬰欎

yuan

冤：寃
猿：猨
远（遠）：逺

yue

刖：跀
岳：嶽*
钺：戉

yun

韵：韻

Z

za

匝：帀
杂（雜）：襍

zai

灾：災烖菑
再：𠕲𠕋

zan

簪：簮
咱：喒偺
攒：儹*欑*
赞：賛讚*

zang

赃（臟）：臓
藏：臧

zao

糟：蹧
皂：皁
噪：譟*

zha

扎：劄*紥*紮*
楂：樝
鑢：齄
札：劄*
闸：牐*
炸：煠*
榨：搾*
栅：柵
咤：吒

zhai

寨：砦

zhan

沾：霑*
毡（氈）：氊
占：佔*

zhang

獐：麞

zhao

照：炤*

棹：櫂
肇：肈

zhe

哲：喆
辄：輙
谪：讁
浙：淛

zhen

侦：遉
针：鍼箴*
珍：珎
砧：碪
诊：紾
轸：軫
疹：㾢
鬒：顛
圳：甽
鸩：酖

zhi

卮：巵
栀：梔
侄：姪
跖：蹠
址：阯
只（祇）：衹祗
旨：恉*
纸：帋
志：誌*
帙：袠袟
稚：稺稺
置：寘

zhong

冢：塚
众（衆）：眾

zhou

周：週*
帚：箒
咒：呪

zhu

猪：豬
潴：瀦

煮：煑
仁：佇竚
注：註*
箸：筯

zhuan

专（專）：專尚*
砖（磚）：甎塼
撰：譔

zhuang

妆：粧

zhun

准（準）：準*

zhuo

桌：槕
斫：斲斮斱
镯：鋜

zi

资：貲*
兹：孳
姊：姉
眦：眥

zong

棕：椶
踪：蹤
鬃：騣騌鬉
总（總）：縂
粽：糉

zu

卒：崒崪
菹：葅
崒：崪

zuan

纂：篹
钻（鑽）：鑚

zui

最：宗取
罪：辠
醉：酔

zun

樽：罇

主要参考文献

［1］段逸山. 医古文. 北京：中国中医药出版社，2002

［2］沙涛. 医古文. 北京：中国中医药出版社，2006

［3］刘振民，钱超尘. 医古文基础. 上海：复旦大学出版社，2004

［4］张其成. 医古文. 北京：人民卫生出版社，2001

［5］王育林，李亚军. 医古文. 北京：中国中医药出版社，2012

［6］沈澍农. 医古文. 北京：人民卫生出版社，2012

［7］沙涛，沙恒玉. 医古文. 北京：人民卫生出版社，2012

［8］段逸山. 医古文. 北京：人民卫生出版社，1986

［9］沙涛，沙恒玉. 医药文献研读. 北京：中国华侨出版社，2007

［10］许敬生，刘从明，杨建宇. 医古文. 北京：中医古籍出版社，2005

［11］钱超尘. 中医古籍训研究. 贵阳：贵州人民出版社，1998

［12］沙涛，沙恒玉. 医学美学. 北京：人民卫生出版社，2010

［13］许慎. 说文解字（影印）. 北京：中华书局，1963

［14］段玉裁. 说文解字注. 上海：上海古籍出版社，1998

［15］王力. 古代汉语. 北京：中华书局，1979

［16］罗荣汉. 医用古代汉语基础. 重庆：重庆出版社，1989

［17］徐中舒. 甲骨文字典. 成都：四川辞书出版社，1993

［18］王育林. 中医古籍阅读学. 北京：高等教育出版社，2008

［19］沙涛. 上古音韵学概论. 南京：江苏科技出版社，1999

［20］王筑民，辛维莉. 中医古籍训诂学概论. 贵阳：贵州教育出版社，1994

［21］沙涛，沙恒玉. 医药文献评注. 北京：中国华侨出版社，2000

［22］段逸山，孙文钟. 新编医古文. 上海：上海中医药大学出版社，1998

［23］沙涛，沙恒玉. 医学心理学. 北京：中国中医药出版社，2006

［24］沙涛，沙恒玉. 中国中医古籍学研究. 北京：华夏出版社，2007

［25］沈澍农. 中医古籍用字研究. 北京：学苑出版社，2007